《审视瑶函》白话解

主审　李纪源
主编　张风梅　刘　莉

河南科学技术出版社
·郑州·

内容提要

《审视瑶函》又名《眼科大全》，是明代著名眼科医家傅仁宇纂辑的专著。全书六卷，卷首与卷一、卷二为眼科学基础：前贤医案、五轮八廓定位、运气学说、钩割针烙适应证与禁忌证、用药寒热生熟论、内外二障论、识病辨症金玉赋、目病三因论、原机证治十八条等。卷三至卷六为眼科临证各论：介绍目病108症、经验汤剂丸散309方、针内障手法、开内障（适应证与手法）图、煮针法（消毒）、眼科针灸要穴图等。本书作者对书稿进行了白话解读，使内容通俗易懂，便于临床工作者阅读参考。

《审视瑶函》白话解 / 张风梅, 刘莉主编. —郑州：河南科学技术出版社，2019.2
ISBN 978-7-5349-9337-4（2024.8重印）

Ⅰ. ①审… Ⅱ. ①张… ②刘… Ⅲ. ①中医五官科学—眼科学—中国—明代 Ⅳ. ①R276.7

中国版本图书馆CIP数据核字（2018）第192906号

出版发行：河南科学技术出版社
　　　　地址：郑州市郑东新区祥盛街27号　　邮编：450016
　　　　电话：（0371）65737028　65788613
　　　　网址：www.hnstp.cn
策划编辑：马艳茹
责任编辑：邓　为
责任校对：董静云
封面设计：中文天地
责任印制：朱　飞
印　　刷：永清县晔盛亚胶印有限公司
经　　销：全国新华书店
开　　本：787mm×1092mm　1/16　印张：25.5　字数：440千字
版　　次：2019年2月第1版　2024年8月第2次印刷
定　　价：98.00元

如发现印、装质量问题，影响阅读，请与出版社联系并调换。

本书编写人员名单

主　审　李纪源

主　编　张风梅　刘　莉

副主编　丁　虹　李昊洋　李亚敏

编　委　（以姓氏笔画排序）

　　　　丁　虹　王瑛璞　刘　莉　孙明星

　　　　李亚敏　李昊洋　李冠锋　张　萌

　　　　张风梅　张砾元　赵晓霜

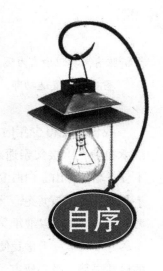

自序

余犹记澡发时，日肄椠铅，朝呫夕哔。冀幸逢年拾青紫，聿绍祖业而承父志。庶振袂猎缨，不致迈征而忝所生尔。乃生也不辰，历落孙山。呫呫徒嗟，青灯慧业，寒置河干，家严进不肖于庭而诏之曰：儿学业靡成，毋得淹抑东隅，作牢骚问天想也。无已，则有先人之衣钵在。幼鲜读书，几轶邯郸之步。壮营治生，难言谢傅之规。荧荧青囊箧底编，堪以继弓裘而费钻研，儿曷勉旃。已焉，焚笔砚，攻素枢，举桐、雷、俞、扁，石函、金匮，日蕲而月淬之，距三年，而始觉祖武之绳承亹亹，实获我心也。鸳鸯绣出，朒朒重明，悉从兰心莲舌，馥馥沁肌。而造车合辙，勿问之已。越甲申，南都医院乏员，管少宗伯采访廉能，奉温纶下颁，遂擢余进内殿保御。惟时入直朝参，奉职无状，兢兢以鳏旷是惧。归而仍理旧业，拉表弟文凯扃户著书。删繁辑略，讨诸名家方书，采缀要领，靡无详该。上溯轩岐，以及李、张、朱、刘四大名家，鸿裁硕论，博综而纂订之。越八载，书就绪，请诸家君，颜其额曰：《审视瑶函》。务令览之者察症以审因，鉴形而辨候，月华日采，胸尔昭明。何难以燃炬者鉴物，烛犀者燃明，穿石凿铁者咸浴日光天也哉。余渺识寡闻，徒读父书，安能以泽民利物为己任。抑使尺寸树绩，无忘锡奕之思，上下绍庭，克成祖业之绪，于以保王躬而济苍赤。卞之壶、邈之匮、唐之瓢，朗朗金石垂之，其何敢炫名市惠、致忝先人衣钵哉。海内名宿，读是函而信余累世刀圭，不惮剜心以道济，而仍廛隐于折肱者，其以余言为嚆矢也夫。

圣济殿侍直迪功郎，傅国栋维藩谨识。

　　我仍然记得少年时，攻读书籍，勤奋好学。希望有幸遇上好年头可以考取功名，继承祖业，承接父亲遗志。希望生活富裕安定，不致四处奔波而有辱父母。然而时运不佳，名落孙山。白白浪费了时间，徒劳无功，家父告诫我说：你求官不成，不要丧失上进心，也不要埋怨。不得已，则现在可以继承祖先衣钵。你自幼少读医书，虽不能考取功名，却可以继承父业，以谋求生计。世传的医籍，也值得你好好研究学习，你何不尽力于医学。于是我便放弃科举而专研医学，选取桐君、雷公、俞跗、扁鹊等名医家的珍遗书籍，潜心研究，经过三年的刻苦学习，小有所成。我阅读的医学著作，记载了古医家丰富的临证经验，使人重见光明成功的案例，大医都遵从高尚的医德准则，话语沁人肌肤。按照先人的医德要求和沿用其治疗经验，使我们在漫长的行医路上受益终生。至崇祯十七年，南郡医院缺乏人员，少宗伯奉皇帝之命广纳廉能之士，选取我为御医，于是可以当值朝见皇帝，奉职不敢懈怠，谨言慎行。后来辞官仍从医，于是请求表弟张文凯协助一起编著此书。删繁就简，参阅各家名医书籍，取其精髓要领，详尽完备。苦心钻研上至黄帝、岐伯以及李东垣、张子和、朱丹溪、刘河间四大名医的医籍，博采综合研究。经过八年的研究学习，遂成此书，请家父题名为《审视瑶函》。务必使读此书之人能够察症审因，鉴别征象，辨别证候，使双眼的功能可以明了于胸。何足责怪点燃火炬者以照物，燃烧犀角来照明辨物，石匠、铁匠都成就若天与日的伟大功勋啊！而我学识浅薄，只是学习自家医籍，成绩微小，不敢以恩泽百姓为己任。只要能让子孙不忘家业，以继承祖业，完成我未完成的功业，同时可以为皇帝和百姓祛除眼疾之苦就行了。卞、邈、唐三位名医都是享誉盛名的医家，我岂敢与之相夸耀，我只是继承整理前人衣钵罢了。使以后读此书的人明白这是我祖辈行医经验的总结，不期望可以流芳百世，只期望此书可以成为眼科专书的先导，以抛砖引玉。

目 录
Contents

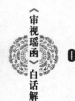

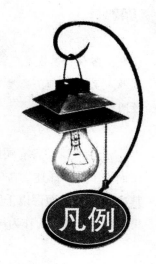

凡例

目受五脏六腑之精华，若日月丽天而不可掩，右阴左阳，涵光毓采，吐桑浴渊，胴晅迭行，坎离失度，霆瞥错经，燮理不齐，民病为殃，人开卷了然，至于五脏主病，五行附丽，五音分导，五方风气浸淫为厉，各有专司，安事拼赘。是函授自烈祖，奕叶钻研，经历三十余载，复访名公宗匠，讲究印可，广购藏书禁方，芟繁辑简，间有立论堪采，而主方雷同；有单方擅誉，而症候不明者；添频虽工，效鼙知陋，概不敢载。

眼受五脏六腑精气的滋养而视万物，犹如天上的日月不可遮掩，右眼属阴如月，左眼属阳如日。规律交替，相互协调共同行使其功能；若变化失度，昏暗错乱，不能相互协调便会发病。使人开卷可以一目了然。至于五脏主病，五行附丽，五音分导，五方风气的过度浸淫而为病各有专书记载，在此不再赘述。此书所载是授教于祖先，经历30余年世代相传的潜心研究，并咨访了世代的名家名医，得到他们的认可，广泛浏览藏书禁方，并删减拖沓冗长部分，采纳其精简部分编辑而成，其间或有立论可以采纳而主方雷同者；有单方精妙可以采纳而症候不明者；有修饰精巧而有效鼙之嫌者，一概删除，不敢编载。

五轮八廓，各分攸司，象形取义。脏腑部署，棋分星布，间不

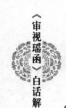

容发，俗仅得其皮毛，兹尽蒐其精奥。按经辨症，补泻得宜。先巡轮廓之变，随察受病之源。主客逆顺，毫厘千里。辟谬辨误，亥豕晰分。庶逖览者，可按图索骥，施治者不致罔然而探骊尔。

五轮八廓，各有司属，以形象而取其意。脏腑的部署结构联系紧密，在此只是一概而论，并不详述。按经辨证，补泻得益恰当。先按八廓理论查眼病之因，主客色及其逆顺差一丝而谬以千里。修改其谬误及辨证失误之处，并核校其中的错别字使读者易于理解，医者可作为辨病的参考。

历来医案，自汉华元化独振元首，倪仲贤集金玉大成，以及四大名家，《龙木论》，若七十二家，各树帜坛坫，迭奏宫商，抑称钧天异响哉。然有效臻独得，而瑕不掩疵，理由创获，而迥别青黄者，出朱入墨，鹄鹜难分，不载。

历来的医案，自从华佗独居元首，倪仲贤集金玉大成，以及金元四大名家，《龙木论》等七十二家各有理论，各抒己见，都有自己的高超医术。而我仅个人一家取得经验总结，或许有明显的谬误之处而不知，是初创的理论自不比医学经典，与经典相冲突、难症不能鉴别的均没有记入该书。

治法分门，迥若云泥，阴阳变换，具有权衡。不察司天，无以辨六气五运之极；不验经络，无以审内外三因之候；不参奇经，无以证七情六淫之气。虎诀虽存，鸲眸难别，是函翼经宣化，循法审因，取《原机启微》为鹄，辅以诸家鸿论，证验天行，赞理时气，纲领条目，珠联绣错，庶迎刃以而解，入彀而中尔，备载。

治疗的方法分门别类均有不同，阴阳的辨析变换都有权衡。不仔细观察天象就不能辨别六气五行的变化规律；不辨析经络，就不能审查出内外三因的症候；不参详奇经的变化就不能知晓七情六淫之气的患病特点。虽然总的治疗原则都明白，但是在遇见具体难辨症候时，要参考具体情况循法审因，参考《原机启微》和各家的论著，要顺应自然界变化，条理清楚，所有的难题都会迎刃而解，百发百中。

用药寒热，犹用兵虚实，确有主见，非空拳射覆，隔靴搔痒者比也。灼其受病于某经，主症于某络，病因于某部，感触于某候，宜温宜凉，内外表里，一以贯之。若不揣其本而治其末，宜热而反以寒沃之，宜寒而反以热炽之，刀圭逆施，攻砭倒置，鲜不旋踵而滋之殃者，可不慎哉！

用药寒热就像用兵，要有虚有实，判断正确果断有主见，而不是仅凭猜测，不切实际。斟酌受病于某经脉，表现某经络的症候，病因是什么，症候是什么，宜温还是宜凉，内外表里，概括言之。如果不思考疾病的根本，而只是治其标，治疗宜热反而用寒药，宜寒反而用热药，治疗方法错误，攻逐和补益倒置，这样就会造成大错，怎么可以不谨慎辨别呢！

汤剂丸散药味，用虽不同，而治法亦异，有宜丸者，宜散者，宜水渍者，宜膏煎者，亦有一物兼宜者，亦有不可入汤酒者，并随药性。汤者荡也，去大病用之；散者散也，去急病用之；丸者缓也，不能速去之，舒缓而治之也。丸散分两，可多可少，若锉为剂，必须七钱至八钱，以为中正。羸弱者，五六钱为剂，壮盛者必须两余，方得其效，少则药力不足，多则不胜药势。

汤剂、丸、散等剂型的不同，用法和治法亦不相同。有的病适宜用丸剂，有的适宜用散剂，有的适宜用水渍，有的适宜用膏煎，也有适宜用一种药物，也有不能入汤酒的，都要考虑其药性。汤剂去大病多用；散剂，急症多用；丸剂作用缓和，不能急用治疗。丸散剂的用量可以适当调整增减，以七钱至八钱为中等用量，体质羸弱可用五六钱，身体盛壮可用至一两多，才能有效果。用量少则药力不足，用量过多则不胜药势。

制法必须极工，用药料须择道地。若不拣择精良，以伪抵真，徒费工力，何能取效？如炮煨者，以整药入于炭火中，或用面裹，炮令药上有烈纹者方熟，附子、南星、豆蔻之类是也；炙者，以整药涂蜜，或姜汁、酥油、童便、酒浆等物，涂浸于药上，用炭火炙，令香熟得宜，黄芪、厚朴、甘草、皂荚、龟板、鳖甲之类是也；煅者，以整药入在炭火中稳定，烧熟为度，牡蛎、石决明、石膏、炉甘石、磁石之类，或用水、醋、童便淬飞是也；焙者，以绵纸隔药，火烘令香脆，天麦门冬、葶苈、石枣之类是也；炒者，以银锅、砂锅内炒，令香脆得宜，勿令焦枯，过失药性；若炼蜜者，每一斤只炼十二两五钱为定。火少火过，并不相宜。

药物的炮制必须严格讲究，药物的产地必须道地。如果不选择精良，将伪赝之品当作精良之品应用，那是白白浪费工力，怎么能有效果呢？炮煨，是将整药或用面包裹置于炭火中，烧至药物上有裂纹，方可。比如附子、南星、豆蔻等需要用炮煨的方法进行炮制。炙，是指用蜂蜜、姜汁、酥油、童便、酒浆等涂抹整个药物或将药物浸渍于以上汁液中后，再用炭火炙直至香熟即可，比如黄芪、厚朴、甘草、皂荚、龟板、鳖甲等需要用炙法进行炮制。煅，是指要将整个药物置于火炭中，以烧熟为度，比如煅牡蛎、煅石决明、煅石膏、煅炉甘石、煅磁石等，或者再用水、醋、童便浇在刚煅好的药材表面，这种方法叫淬飞。焙，是指用棉纸包裹药物后用火烘至香脆，比如天门冬、麦门冬、葶苈、石枣等可以用此方法进行炮制。炒，是指将药物放于银锅或砂锅中进行翻炒，直至色黄香脆，一定不能炒制时间太长以至于药物焦枯，失去了药性。炼蜜，是指用蜂蜜进行炼制，一般以一斤蜂蜜炼制十二两五钱为标准，火候不够和太过都是不相宜的。

开导，犹镜面拭尘而釜底抽薪也。宝镜玄机，阳秋铁镜，不啻家喻而户晓之。至拨云睹日，扫霾见天，称能手者，则罕觏焉。是函本自家钵，珍逾百朋，盖垂掌而味溢黄芽，凝眸而香霏绛雪者，匍匐经年，俄顷建绩，匪侈口乳石，而烹乌炼兔者类也，宜载。

开导法（是指开滞导郁的方法，如穴位放血疗法）就像擦拭镜面上的灰尘一样，亦同釜底抽薪，是治病求本的一种方法。此种方法家喻户晓。失明之眼经过手术治疗如拨云见日，扫霾见天一样重见光明，这样的能手是罕见的。此书秉承衣钵，得来十分珍贵，我倾尽全力经多年积累而有这样的成就，非同古时庸医方士吹嘘服石疗法，或借日月之力治疗疾病，所以开导之法应该记载。

古人治目，凡药力迟缓，不能急速取效者，则用针刺以济其急。然医者必须熟明经络，症的穴真，无不应手取效。但今人去古已远，一闻针灸，心怀怯惧，是以医心懈怠，鲜工于此耳。孰知其以效敏捷，立起沉疴，善用之者，靡有不验。其治疾也，岂曰小补云尔哉。

古人治疗眼病，凡是药力迟缓，不能急速起效时，就会选用针刺疗法，以治疗急症。这就要求医者必须熟知经络，选取正确的穴位，才能取得良好的治疗效果。但是现在距古已远，有些医者听见针刺，就心里畏惧，这是因为没有刻苦钻研经络，亦没有勤学苦练针法所致。殊不知针刺是可以立即起效的，所以只有善于应用，掌握方法才会屡见奇效。针刺并不只是治疗一些小病，所以此书对于此法亦有记载。

著书立论，汗牛充栋，非炫名以逐膻，则市惠而弋利，求厄言之中乎窍，而灼见筋膜者，盖什未有一。是函坚白孤鸣，而理必晰于粹精；按经考古，而症不遗乎险怪。列部分门，钻骨析髓，审轮定廓，察色观形。开卷了然，灼如观炬。较目宝论益详，散金碎玉篇愈著，令见者洞心，而凿壁分光焉，或亦持颠扶危之一助云尔，备载。

编著此书需要参照很多医书古籍，目的并不是为了炫耀和追求一己私利，只要能有十分之一的真知灼见就满足了。此书所载并不是人云亦云的翻版，而是追求理法方药的精准。参阅经文古书，不遗漏危症怪病，分门别类清晰，根据五轮八廓准确察色观形，使得阅读此书的人一目了然。该书较《目宝论》《散金碎玉篇》详尽，能使阅读者对医理更加明白或能为拯救危难病情有一丝贡献的记载，也详细收录在此书之中。

立方施症，研古敲今，历有成论，匪臆造测度，漫焉尝试者同也。昔人载一百六十症，则失之滥；上古著七十二症，则失之简。是函摘要删繁，纤巨各当，定为一百有八症。启蒙牖瞽，开豁茅塞，务令阴阳之缕晰，标本之攸分，内外表里之条贯，虚实逆顺之各殊。鉴形辨色，以验其因；按候察部，以镜其要。若夫智圆行方，化裁酌量，活活泼泼，时措咸宜，我不执方，方必符症，症自合方，随方随效，神而明之，存乎其人，不遇其人，方不虚传。高远之士，谒请鉴诸。

拟定方药治病，专研推敲古书医籍，历来都是有的，并不是我臆造和随便说的。《眼科全书》记载眼病一百六十症，过于繁杂；《龙木论》记载眼病七十二症，过于简单。此书摘要删繁共取一百零八症，为初学者启蒙，使思路闭塞的人开阔思维，也务必使阴阳、标本、内外、表里、虚实、逆顺的论述辨别详尽清晰，条理清楚，鉴别形态和色泽，究其病因；按三部脉象，察九部表象，鉴别病症的主要方面。至于说到我，便是要求知识广阔，思虑周密，行事慎重，严守规矩，斟酌化裁，随时采取适宜措施，熟练运用自如。使阅读者明白，虽不能固守一方，但方症必符，病症相合，方达药到病除之效，是否能够发挥方药作用，取决于个人，如果不能领会方之含义，便不会达到预期效果。所以，只有志存高远之人看了才能理会其中深意。

前贤医案

《云麓漫抄》云：淮南陈吉老，儒医也。有富翁子忽病目，视正物皆以为斜，几案书席之类，排设整齐，必更移令斜，自以为正，以至书写尺牍，莫不皆然，父母甚忧之，更历数医，皆不谕其疾。或以吉老告，遂以子往求治，既诊脉后，令其父先归，留其子，设乐开宴，酬劝无算，至醉乃罢，扶病者坐轿中，使人异之，高下其手，常令倾倒，展转久之，方令登榻而卧，达旦酒醒，遣之归家，前日斜视之物，皆理正之。父母跃然而喜，且询治之之方，吉老云：令嗣无他疾，醉中尝卧，闪倒肝之一叶，搭于肺上不能下，故视正物为斜，今复饮之醉，则肺胀，展转之间，肝亦垂下矣，药安能治之哉，富翁厚为之酬。

《云麓漫抄》中记载：淮南有位儒医叫陈吉老。有位富翁的儿子忽然得了眼病，看正的物体都是斜的，书桌上整齐摆放的书籍他都重新摆斜，自认为正，书写字体亦是斜的，他的父母非常担忧，给他看了很多医生，都没有效果。有人说吉老可以治，随即带他前去求治，吉老诊完脉后，就让他的父母回去了，留下他自己，设宴，饮酒，直至他大醉后才算罢休，便使人扶他坐在轿中，上下颠簸摇晃使他倾倒，而后让他卧床休息，至第二天早上等酒醒之后就让他回家，前日看东西为斜者，现在均能看正。他的父母见后非常高兴，便询问治疗的药方，吉老说，你儿子没有其他疾病，只是醉酒后曾经卧床，因体位突然变化而致肝的一叶搭于肺之上，所以看东西为斜的，现在让他喝醉后，令其肺胀并颠倒其位，使肝的那叶垂下复位，这不是药物所能治的病。于是富翁重金酬谢了吉老。

《九灵山房集》云：元末，四明有吕复，别号沧州翁，深于医道。临川道士肖云泉，眼中视物皆倒植，请治于复。问其因，肖曰：某尝大醉，尽吐所饮酒，熟睡至天明，遂得此病。复切其脉，左关浮促，即告之曰：尝伤酒大吐时，上焦反覆，致倒其胆腑，故视物皆倒植，此不内外因而致内伤者也。法当复吐，以正其胆，遂以藜芦、瓜蒂为粗末，用水煎之，使平旦顿服，以吐为度，吐毕，视物如常。

《九灵山房集》中记载：元末时期，浙江地带有一个叫吕复的人，别号沧州翁，精于医道。临川有位道士叫肖云泉，看东西是颠倒的，就前去请吕复医治，吕复问其原因，肖云泉说，有一次醉酒后呕吐，而后睡觉直到天亮，遂得此病。吕复诊脉，左关脉浮促，就告诉他，是醉酒后呕吐时上焦翻转，使胆腑颠倒，所以看东西是倒置的，这是不内外因所致的内伤。治法应当以吐，使胆腑复正，随即以藜芦、瓜蒂为粗末，水煎，嘱其天亮时顿服，直至呕吐，吐完后，视物正常。

张子和治一年幼子，十余岁，目赤多泪，众医无效。子和见之曰：此子目病，原为母腹中被惊得之。其父曰：孕时在临清被兵恐。令服瓜蒂散加郁金，上涌下泻，各去涎沫数升。人皆叹之曰：儿腹中无病，何以吐泻如此。至明日，了然爽明。

张子和治疗一个十余岁的孩子，患儿眼红流泪，许多医生看了之后都没有办法，张子和看后说，孩子的眼病是在母亲怀孕时受到惊吓所得。他父亲回忆说，孩子母亲怀孕时在临清被官兵惊吓，张子和让孩子服用瓜蒂散加郁金，使其上吐下泻，去除呕吐物和泻下物数升，人们都感叹，这孩子肚子没有病为何要以吐泻法。第二天，小孩眼睛就明朗清亮了。

《道山清话》云：张子颜少卿，晚年常目光闪闪然，中有白衣人如佛像者。子颜信之弥谨，乃不食肉，不饮酒，然体瘠而多病矣。一日从汪寿卿求脉，寿卿一见大惊，不复言，但投以大丸数十，小丸千余粒，祝曰：十日中服之当尽，却以示报。既如期，视所见白衣人变黄，而光无所见矣，乃欲得肉食，又思饮酒。又明日，黄亦不见，觉气体异他日矣。乃诣寿卿以告，寿卿曰：吾固知矣。公脾初受病，为肺所乘。心，脾之母也，公既多疑，心气不固，自然有所睹，吾以大丸实其脾，小丸补其心，肺为脾之子，既不能胜其母，其病自愈也。

《道山清话》中记载：张子颜少卿，晚年常感觉目光闪闪，视物有白衣人如同佛像。子颜非常笃信，就斋戒不吃肉食，不饮酒，但是身体逐日消瘦多病。有一天，在汪寿卿那里治疗诊脉，寿卿一见便大为惊奇，不再多说话，便给予大丸数十颗，小丸数千颗，叮嘱他说，十天吃完，再来找我。到了预定的日期，张子颜眼前所见白衣人颜色变黄，眼前闪光感消失，既想吃肉又想喝酒。又一天过去，黄衣人不见了，而且自觉身体比原来强健。于是就前往回告寿卿，寿卿说，我本来就知道会是这样，你所得的病，是脾脏先受病，脾虚弱被肺金所乘，心为脾之母，你本多疑，心气不固，故有所见，而得病。我给你的大丸药是补脾虚，小丸药是补心气，肺属金为脾之子，本不能相克，所以你的病就好了。

《北梦琐言》曰：有少年苦眩远、眼花，常见一镜子。赵卿诊之曰：来晨以鱼脍奉候。及期，延于内，从容久饥，候客退方得攀接。俄而，桌上施一瓯芥醋，更无他味，少年饥甚，闻芥醋香，径啜之，逡巡再啜，遂觉胸中豁然，镜影消无。卿曰：郎君吃眼前鱼脍太多，无芥醋不快，又鱼鳞在胸中，所以眼花。故权诳而愈其症也。

《北梦琐言》中记载：有一少年被眼病困扰，时常感觉眩晕、眼花，好像看见一面镜子在眼前。赵卿诊后说，明天早上来找我，我用鱼片宴请你。于是第二天，少年前往，赵卿请他在内庭等候，让他长时间忍受饥饿，等其他客人都走了，才接待他。不久，桌上摆了一小盆芥醋，再没有其他可以吃的，此时少年非常饥饿，闻见芥醋的香味，就直接喝了芥醋，一会儿又喝了一些，自觉胸中豁然，眼前的镜子亦消失。赵卿说，你原本是吃的鱼片太多，没有芥醋搭配，故觉胸中不快，又因为鱼鳞在胸中，所以眼花。我欺骗你，用鱼片宴请你，而只上了芥醋让你服用，是来治疗你的眼病的。

丹溪治一老人，病目暴不见物，他无所苦，起坐饮食如故，此大虚证也。急煎人参膏二斤，服二日，目方见。一医与青礞石药，朱曰：今夜死矣。不悟此病得之气大虚，不救其虚，而反用礞石，不出此夜必死。果至半夜死。

朱丹溪治疗一老人，眼睛突然不能视物，无其他不适，且饮食起居如常，朱丹溪认为这是大虚之证。用人参膏二斤，急煎，嘱患者服用两天，就能看到东西。另一医生认为应用青礞石，朱丹溪说，如果用了青礞石，今夜就会死。如果不知道此病是因为气虚，不治疗虚证，反而用祛痰下气的青礞石，过不了今夜就会死。果然，这个人用过青礞石，半夜便死了。

一少年早起，忽视物不见，熟卧片时，略见而不明，食减甚倦，脉缓大，重按散而无力。意其受湿所致，询之，果卧湿地半月，遂用苍术、白术、茯苓、黄芪、陈皮，少佐附子，二十剂而安。

有一少年，早上起床后，突然视物不见，躺下休息片刻，才稍微有光亮，但仍看不清，同时伴有食欲减退、身体困倦，脉缓大，重取则散而无力。朱丹溪推想应为湿邪侵袭所致，询问他病因，该患者果然睡在潮湿的地方半个月，于是便用苍术、白术、茯苓、黄芪、陈皮，辅佐少量附子，服用二十剂后病痊愈。

汪石山治一妇，年逾四十，两目昏昧，咳嗽，头痛似鸣，若过饥益甚。医治以眼科药，反剧，脉皆细弱，脾脉尤近乎弱。曰：脾虚也。五脏六腑之精，皆禀受于脾，上贯于目。脾虚不能输运脏腑精微归明于目，故目昏、脑鸣、头痛之候出矣。脾虚则肺金失养，故咳嗽形焉。医不补脾养血，妄以苦寒治眼，是谓治标不治本也。遂用参、芪，各钱半，麦门冬、贝母各一钱，归身八分，陈皮、川芎各七分，升麻、柴胡、甘草各五分，而安。

汪石山治疗一妇人，年过四十，两目昏暗，咳嗽，头痛，如果过度饥饿症状加重。以苦寒药物治疗，症状反重，脉皆细弱，右关脾脉弱，汪石山认为是脾虚。五脏六腑的精气，是靠后天脾胃运化水谷精微的滋养，而上输于目。脾虚不能运化，致使目昏、脑鸣、头痛。脾虚则肺金失养，故咳嗽。治疗不以补脾养血，而乱用苦寒药物，是治标不治本。应用人参、黄芪各半钱，麦门冬、贝母各一钱，当归身八分，陈皮、川芎各七分，升麻、柴胡、甘草各五分，病治愈。

薛立斋治一男子，日晡两目紧涩，服黄柏、知母之类反剧，更加便血。此脾伤不能统血输荣于目然也。遂用补中益气汤送下六味丸而安。

薛立斋治疗一男子，下午三时至五时便两目紧涩，服用黄柏、知母之类药反而症状加剧，而且便血。这是脾虚不能统摄血液上输于目，目失血养所致。应用补中益气汤送服六味地黄丸而治愈。

给事张禹功，目赤不明，服驱风散热之剂，反畏明重听，脉大而虚。此由心劳过度，思虑伤脾。盖心劳则不能生血，脾伤则不能运输，精败于目也，用补中益气汤加茯神、酸枣仁、山药、山茱萸、辽五味而安。后自摄不谨，复作益甚，用十全大补汤加前药而复愈。

给事张禹功，眼红原因不明，服用祛风散热之剂反而畏光重听，脉大而虚，这是由于心劳过度，思虑伤脾所致。心劳不能生血，脾虚不能运化，精华不能上行滋养于目，应用补中益气汤加茯神、酸枣仁、山药、山茱萸、辽五味即可。如果以后饮食生活起居等调摄不当便会复发，变得更为严重，应用十全大补汤加前药即愈。

王海藏治一女，形肥年将笄，时患目，或一月或两月一发，每发则红肿，如此者三年，服祛风热药，左目反生顽翳，从锐眦起遮瞳仁，右目亦生翳，自下而上。洁古云：从外走内者，少阳也；从下而走上者，阳明也，此少阳、阳明二经有积滞也。六脉短滑而实，轻取则短涩。遂用温白丸，减川芎、附子三分之二，倍加胆草、黄连下之，服如东垣瘰疬丸法：初服二丸，每日加一丸，如至大便利，则每日减一丸，复从二丸加起，忽一日，泻下黑血块，如黑豆大而硬，自此渐愈，翳膜尽去。

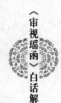

　　王海藏治疗一女子，形体肥胖，在即将成年时突然患上眼病，有时一月或二月发作一次，每次发作时眼睛红肿，如此反复三年，曾用祛风散热的药物治疗，左眼从外眦部开始生有翳膜，遮掩瞳仁，右眼也生翳膜，从下至上。张元素认为从外走内者，为少阳经病症；从下走上者，为阳明经病症，这是少阳、阳明二经有积滞导致，六脉短滑而实，轻取短涩。用温白丸减去川芎、附子三分之二的用量，加倍龙胆草、黄连的用量，服用方法同李东垣的痞疾丸：开始服两丸，每日加一丸，直到大便通利，再每日减一丸，直到二丸时再每日加一丸，至泻下黑豆大小的黑血块，翳膜慢慢消退，病愈。

　　撄宁生治一人，过食醋蒜猪肉煎饼，后复饮酒大醉，卧于暖炕，次日瞳神散大，视无定，以小为大，以大为小，行步踏空，百治不效。予曰：瞳子散大，由食辛热太过然也。盖辛主散，热助火，辛热乘于脑中，故睛散，睛散则视物无的也。遂用芩、连诸寒之药为君，归、芎诸甘、辛为臣，五味子酸为佐，人参、甘草、天冬、地骨皮为使，柴胡为肝窍之引，百剂而安。

　　撄宁生治疗一病人，是由于过食醋蒜、猪肉煎饼后，饮酒大醉又卧在暖炕上，次日出现瞳神散大，看东西模糊不清，视物变大或变小，走路踏空，用了很多方法都没有治好。撄宁生认为瞳神散大，是因为过食辛热之品。辛主散，热助火，辛热侵入头目所致瞳神散大，视物不清。应用寒凉之黄芩、黄连为君药，甘辛当归、川芎为臣药，味酸五味子为佐药，人参、甘草、天冬、地骨皮为使药，柴胡引诸药入肝经，服用百剂，病愈。

　　一妇人，目翳绿色，从下而上，病自阳明来，绿非正色，殆肺合肾而为病，犹画家以黑调白，合成谛视之象。乃用泻肺、肾之药，而以入阳明之药为引使。

　　有一妇人，眼睛生有绿色翳障，从下到上，此病是从阳明经来，绿色不是纯正之色，大概为肺肾合病，这就如同画家将黑白调和在一起，需仔细识别一样。应用泻肺、肾的药物，用入阳明经药物为引使。

　　唐高宗常苦头重，目不能视，召侍医秦鸣鹤诊之，请刺头出血可愈，太后不欲上疾愈，怒曰：此可斩也，乃欲于天子头刺血。上曰：但刺之，未必不佳，乃刺二穴。上曰：吾目似明矣。后举手加额曰：天赐也。自负彩缎百匹，以赐鸣鹤。

唐高宗经常头重，眼睛不能看东西，召集御医秦鸣鹤为他诊治，秦鸣鹤说针刺头部出血即可治愈。太后不希望唐高宗的疾病马上治愈，就怒斥：针刺皇帝的头，这可是死罪。唐高宗说：你只管针刺，说不定效果会很好，于是秦鸣鹤针刺他头部的两个穴位。唐高宗说：我的眼睛好像可以看清东西了。随后双手举过头顶说：这是上天的恩赐啊。于是赏赐秦鸣鹤彩缎百匹。

　　安喜赵君玉，目暴赤肿，点、洗不退，偶思戴人有云：凡病在上者，皆宜吐之。乃以茶调散涌之，一涌而目愈。君玉叹曰：法之妙，其迅如此，乃知法不远人，人自远法也。

　　古时河北定县赵君玉，眼睛突发红肿，点药、外洗均没有效果，偶然想到张子和曾说：凡是疾病在上者，均可用吐法治疗，遂用茶调散催吐，吐后眼病就好了。君玉赞叹这个方法精妙有效，方才明白治则其实离我们不远，而我们往往偏离了这些治则。

　　孙真人在仁庙朝，治卫才人患眼疼，众医不能疗，或用凉药，或用补药，加之脏腑不安。上召孙，孙曰：臣非眼科，乞不全责于臣，降旨有功无过。孙乃诊之，肝脉弦滑，非雍热也，乃才人年少时，人壮血盛，肝血并，不相通，遂问宫人，宫人云：月经已三月不通矣。遂用通经药，经既通，不日疾愈矣。上赐孙三十万缗。宫人谣曰：神医不来，双睛难开。

　　孙思邈朝见皇帝时遇见卫才人患眼疾，众多御医不能治疗，他们或用凉药，或用补药，用药后脏腑依旧未安，疾病难除。于是召来孙思邈，孙思邈说：我不是眼科专科医师，如果治不好，乞求皇帝不要责罚，皇帝随即下旨，治好有功，治不好也不记过失。孙思邈这才诊治，诊脉得肝脉弦滑，但并不是雍热，时值才人年少壮盛，肝血结聚不通，于是便问宫女才人月经情况，宫女答道：月经已经三个月未来。于是孙思邈便用通经药物治疗，月经通畅没几天，眼病就痊愈了。皇帝赏赐孙思邈三十万缗铜钱，宫廷的人们都唱道：神医不来，眼睛难以治愈。

　　许学士方：苟牧仲尝谓予曰：有人视一物为两，医作肝气盛，故一见为二，服泻肝药皆不验，此何疾也？予曰：孙真人曰：《灵枢》有云：目之系上属于脑，后出于项中。邪中于头目，乘目之虚，其入深，则随目系入于脑，入于脑则转，转则目系急，急则目眩以转。邪中其精，所中不相比也，则精散，精散则视歧，故见两物也。令服驱风入脑药得愈。

许学士有一药方中记载：荀牧仲曾对我说：有一个人复视，医生认为他是因为肝气盛，所以一个物品会看作两个，便给患者泻肝药，没有效果，这是怎么回事呢? 我回答：孙思邈曾说《灵枢》中记载：目系上属于脑，后出于颈后部。头目若感受邪气，邪气就会乘目系之虚进入深部，随目系进入脑，脑部发生旋转，眼部紧缩，遂产生头晕、眼花的症状。如果邪气直接侵袭目珠，中邪的眼睛不能协调，瞳神散大，视觉不能集中，视物发生分歧，就会发生视一为二。给予驱风入脑药服用，痊愈。

丹霞朱僧氏代章宗出家，既病三阳蓄热，常居静室，不敢见明，明则头疼如锥，每置水于顶上，不能解其热，历诸医莫能辨其病，后治之七日而愈，其法用汗、吐、下三法而已，后用凉物清镇之，平复如故。

江西南城县西南有一姓朱的和尚，他代替章宗完颜璟出家，平素患有太阳、阳明、少阳三阳蓄热证，经常在幽静的房间，不能见光，见到光头部就会针刺样疼痛，即使将水放置在他的头顶，也不能缓解热的症状，历代很多医生都无法辨别他的病症，后来有人用汗法、吐法、下法，然后用清凉的药物巩固治疗七日后，痊愈。

一女子，年十四岁，因恚怒，先月经不通，寒热胁痛，后两目生翳，青绿色，从外至内。予谓：寒热胁痛，足厥阴之症也；翳从外眦起，足少阳风证；左关脉弦数，按之而涩，肝经风热兼血滞也；遂以加味逍遥散加防风、龙胆草，四服，而寒热胁痛顿减，用六味丸，月余而翳消。

有一女子，十四岁，因为愤怒，起始月经不通、寒热交替、两胁胀痛，后来双眼从外至内开始出现青绿色翳障。寒热、胁痛是足厥阴肝经的病症；翳障从外眦部生起，是足少阳胆经风证；左关脉弦数涩，乃为肝经风热兼有瘀滞。用加味逍遥散，加防风、龙胆草，四服后，寒热、胁痛症状减轻，再服用六味地黄丸，一个月后翳障消失。

一妇人患偏头痛五七年，大便结燥，两目赤肿，眩运，世之头风药，无不服，其头上针、艾数千百矣。一日，戴人诊其脉，急数而有力，风热之甚也。此头角痛，是三焦相火之经，乃阳明燥金胜也。燥金胜乘肝，则肝气郁，肝气郁则气血壅，气血壅则上下不通，故燥结于里，寻至失明。治以大承气汤，令河水煎二两，加芒硝一两，煎成，顿令分三次服，下泄如汤二十余行，次服七宣丸、神功丸以润之，菠菱、葵菜、猪羊血以滑之，三剂之外，目豁然，首轻、燥泽、结释而愈。

有一妇女患偏头痛数年，大便燥结，双眼红肿，头晕目眩，所有治疗头风的药物都服用过了，针刺、艾灸已有千百遍，还是没有治好。有一天，戴人给她诊脉时觉得她脉象急数有力，这是风热偏盛的表现，此偏头痛是三焦相火，阳明燥金相胜而来，燥金盛乘肝，肝气郁滞，肝气郁滞则气血壅滞，气血壅滞则上下不通畅，所以有燥结于里，不久便失明，用大承气汤治疗，先将除芒硝之外的三味药用河水先煎至二两，再加入芒硝一两，煎好后分三次服，泻下二十余次，再服用七宣丸、神功丸、菠菱、葵菜、猪羊血等以滋润滑肠，三剂之后，双眼豁然清亮，头痛减轻，燥结消失，病即痊愈。

楼全善治一男子，每夜至，目珠连眉棱骨痛，头亦半边肿痛，以黄连膏等寒凉点之，益疼，诸药不效，灸厥阴少阴，痛随止。半日后又作，又灸又止。月余，遂用夏枯草、香附子各二两，甘草四钱，共为末，每食后茶清调服钱半，下咽疼即减半，七日痊愈。

明代名医楼全善，曾治疗一男子，每天晚上眼珠痛连眉棱骨，伴头半边肿痛，用黄连膏等寒凉的药膏点眼后更加疼痛，用什么药都没有效果，用艾灸的方法灸厥阴、少阴经穴，疼痛消失，半日后又发作，再灸后，疼痛停止，这样治疗一月余，楼全善用夏枯草、香附子各二两，甘草四钱，共研为药末，每次饭后用清茶水调服半钱，第一次疼痛减轻一半，连用七天后，痊愈。

子和尝自病目，或肿或赤，羞明隐涩，百余日不愈，忽眼科姜仲安云，宜刺上星、百会、攒竹、丝竹空诸穴上，血出，又以草茎内两鼻中，出血约升许，来日，愈大半，三日平复如故，此则血实宜破之之法也。

子和曾经患眼病，时有红肿，怕光痛涩不适，百余天仍未治愈，忽然遇见当时的眼科医生姜仲安，他说，宜针刺上星、百会、攒竹、丝竹空这几个穴位，使用放血疗法，并用草茎纳入两鼻中，出血约一升，第二天，治疗时病情已经好了一大半，这样治疗三天后痊愈。这是血实证，宜用放血疗法进行治疗。

禹锡云：向有崔承元，为官时，治一人死罪，因囚久乃活而出之，后囚病目数年，服药全愈，以别恙而终。一日，崔目忽病内障，苦极，丧明逾年。后半夜，独坐叹息时，闻阶除如蟋蟀之声。崔问为谁，答曰：是昔年蒙活出之囚也，今特报恩至此。遂以黄连羊肝丸告崔治目，言讫不见。崔乃依合，服不数月，其眼复明，因传于世。

唐代文学家刘禹锡曾有记载：从前有一个叫崔承元的人，当官时治一人死罪，因关押时间长久释放了这个被判死罪的囚犯。出狱后该囚犯眼睛病了多年，服药后痊愈。后来因为其他疾病死了。有一天，崔承元忽然罹患了眼病，十分痛苦，失明了一年多。有一天后半夜，他独自坐在床上叹息，忽然听见房屋前有像蟋蟀一样的声音，便问是谁，就听有人回答，说他是承蒙他当年释放而活的那个死囚，今天特地来报恩的，并告诉他黄连羊肝丸可以治疗他的眼病，说完就消失了。于是崔承元就按照方法调和药剂，服用了几个月，眼病就痊愈了，因此将该方传于后世。

晋范宁尝苦目痛，就张湛求方，湛戏之曰：古方宋阳里子少得其术，以授鲁东门伯，次授左丘明，遂世世相传，以及汉杜子夏，晋左太冲，凡此诸贤，并有目疾，得此方云：省读书一，减思虑二，专视内三，简外观四，早起晚五，夜早眠六，凡六物，熬以神火，下以气筛蕴于胸中，七日，然后纳诸方寸，修之一时，近能数其目睫，远能视棰之余，长服不已，非但明目，且亦延年。审如是而行，不可谓之嘲戏，亦奇方也。

东晋经学家范宁，因为眼痛，向当时的学者张湛求方，张湛开玩笑说：宋朝有一个叫阳里子的人，年轻时得到一奇方，先教给了鲁国的东门伯，又传授给左丘明，于是世世相传，传及汉代的杜子夏、西晋朝的左太冲等，这些文人贤人都患此眼病，这一奇方便是：一、减少读书，二、减少思虑，三、多闭目养神，四、少看外界事物，五、晚起，六、早睡，以上六个方面坚持精神灌注，结合运用气功，身体力行，七日后，铭记在心。如果修炼一时，眼睛明亮近距离可数清睫毛的数量，远距离也能看清像鞭子的尖端那样细小的东西。这样坚持下去，不仅可以明目，亦可延年益寿。范宁按照他说的坚持修炼，果真有奇效，这并不是开玩笑。

动功六字延寿诀

春嘘明目本扶肝，夏至呵心火自闲，秋呬定知金肺润，冬吹惟要坎中安。三焦嘻却除烦热，四季长呼脾化餐，切忌出声闻口耳，其功尤甚保神丹。

春天嘘气（指缓慢地发嘘声样吐气）可使肝清目明，夏至后呵气（指张口吐气）可降心火。秋天呬气（发呬音样吐气）可润肺金，冬季吹气（指吹气样吐气）旨在安肾。三焦嘻气（指嬉笑样吐气）可除烦热，四季长长地呼气（指撮口呼出气）可助脾化食，切忌在采取上述方式吐气时发出声音，此功法优于各种保养身心的灵丹妙药。

心呵顶上连叉手，举手则呵，反手则吸

呵则通于心，去心家一切热气，或上攻眼目，或面色红，舌上疮，或口疮。故心为一身、五官之主，发号施令，能使五官。故上古恬澹虚无，真气从之，精神内守，病安从来。是以志闲而少欲，心安而不惧，形劳而不倦也。秋冬时当暖其涌泉，不伤于心君。《素书》云：足寒伤心是也。澄其心，则神自清，火自降，是火降由于神之清也。心通舌，为舌之官，舌乃心之苗，为神之舍，又为血之海，故血少则心神恍惚，梦寐不宁也。冬面红受克，故盐多伤心血。冬七十二日，省盐增苦，以养其心也。

心病：呵气时同时两手轮流单举托天，举手时呵气，反手时吸气。

呵气此法与心相通，可去一切热气扰心之症，或火上攻于目，或面色发红，或生舌疮，或生口疮。心主宰人的全身，发号施令，支配五官的活动。因此在遥远的古代，人们秉承安闲清静，无私欲杂念的精神状态，真气得以顺应机体活动的需要，精、神二宝固守于体内而不外泄，疾病无以侵犯便不会生病。因此要神志闲定且减少私欲，心志安定不受惊惧，身体适当劳动却不倦怠。秋冬时节适当保暖足部涌泉穴，以防伤心。《素书》中有记载：足底寒冷，损伤心脉。要使君主之官心脏澄澈，神明便会自清，心火自降，然而火气下降依赖于神清。心通窍于舌，为舌之官，舌为心之苗，为神明安定的场所，又为血凝聚之处，因此血少可导致心神恍惚，夜寐不宁。冬季面色发红者，为五行相克所致（冬季属水，红属火，水克火），食盐过多可伤心血。因此，冬季的七十二天里，要少食盐，多吃性味苦者，以此养心。

肝若嘘时目睁睛

嘘则通肝，去肝家一切热聚之气。故胆生于肝，而胆气不清，因肝之积热，故上攻眼目。大嘘三十嘘，一补一泻，则眼增光，不生眼眵。故目通肝，肝乃魂之宅，夜睡眼闭，则魂归宅。肝为目之官，秋面青受克。辛多伤肝，秋七十二日，省辛增酸，以养肝气。

肝病：嘘气的同时要张开双眼。

嘘气此法与肝相通，可去肝内一切热聚之气。胆生于肝，胆气不清，是因为肝有积热，因此热邪上攻于目。大幅度地嘘气三十次，（吸气呼气）一补一泻，则能增加视力，不生眼眵。肝通窍于目，肝为魂所定居之处，夜晚睡觉时闭上双眼，则人之魂安

归于宅内。肝为目在内所对应的脏器，秋季面色青者，为五行相克所致（秋属金，青色属木，金克木），食辛过多可伤肝。因此，秋季的七十二天里，要少食辛味，多吃性味酸者，以养肝气。

肾吹抱取膝头平

吹则通肾，去肾中一切虚热之气，或目昏耳聋，补泻得宜，则肾气自调矣。故肾通耳，为耳之官，耳听走精，不可听于淫声。大吹三十吹，热擦肾堂，四季十八日，面黑受克。甘多伤肾，故季月各十八日，省甘增盐，以养肾气。

肾病：吹气时平坐，双手抱膝。

此吹气法与肾相通，可去肾内一切虚热之气，或有目昏耳聋，如果补泻得当，则肾气自可调达。肾开窍于耳，是耳在内所对应的脏器，耳听走精，不可听取淫乱之声。大幅度地吹气三十次，热擦肾堂。春、夏、秋、冬四季里各十八个日子里，面色发黑者为五行相克所致（黑色属水，四季各十八天应属土，土克水）。甘多伤肾，因此，每季度最后一个月的十八天里，要少吃甘，多吃盐，以养肾气。

肺病呬气手双擎

呬则通肺，去肺家一切所积之气，或风寒咳嗽，或鼻流涕，或鼻热生疮，大呬几呬，一补一泻，则肺气自然升降。肺为心之华盖，最好清，故肺清则不生疾也。肺通鼻，为鼻之官，肺为魄之舍也，夏面白则受克。苦属火，肺属金，夏七十二日，省苦增辛，以养肺气。

肺病：呬气的同时要双手上举托天。

呬气此法与肺相通，可去一切积于肺内之气，或风寒咳嗽，或鼻流涕，或鼻热生疮。大幅度地多呬气几次，（吸气呼气）一补一泻，则肺气自可升降得宜。肺为心之华盖，最宜清，因此肺清则无病以生。肺通窍于鼻，为鼻在内所对应的脏器，为魄所定居之处，夏日面色发白为五行相克所致（夏属火，白色属金，火克金）。苦属火（心主苦，属火，故苦属火），肺属金，因此，夏季的七十二天里，要少食苦，多吃性味辛者，以养肺气。

脾病呼时须撮口

呼则通脾，去脾家一切浊气，故口臭四肢生疮，或面黄脾家有积，或食冷物，积聚不能化，故脾为仓廪之官，又为血之用。故饮食不调，则不生血，四肢不动则脾困，故夜则少食，睡时脾不动，以致宿食，则病生矣。脾四季之官，为意之宅，故意不可以妄动，动则浩然之气不能清也。春面黄则受克，春七十二日，省酸增甘，以养脾气。

脾病：呼气时宜聚拢口唇。

呼气此法与脾相通，可去脾内一切污浊之气，如口臭、四肢生疮，或面色发黄，脾有积滞，或食生冷之物，积聚体内不能消化，因脾为仓廪之官，又有生血之用，故饮食不调，则血液不生，四肢不动则脾气受困，因此晚上要少食，睡觉时脾不运化，导致宿食（病名），以致病生。脾为四季之官，为意念定居之处，因此不可妄动意念，妄动则体内正气失于清明，春天面色发黄为五行相克所致（春属木，黄色属土，木克土）。因此，春季的七十二天里，要少食酸，多吃性味甘者，以养脾气。

三焦客热卧嘻嘻

嘻则通胆，去胆中一切客热之气，故卧时常嘻，能去一身之客热，补泻得当，胆气自清，目不生眵。胆怕热，四时饮食，热者少食，上膈无积，使胆气清爽也。

三焦有热：嘻气时要采取卧位。

嘻气此法与胆相通，可去胆内一切热邪之气，因此，平卧时常常嘻气，能去一身热邪，补泻得当，胆气自清，目不生眵。胆怕热，四季饮食，属热者要少食，胸膈上部无积热，则胆气清爽调顺。

太极阴阳动静致病例

《经》云：瞳子黑眼法于阴，白眼赤脉法于阳，故阴阳合转而睛明，此则眼具阴阳也。

《内经》中记载：瞳孔和黑睛遵循阴之法则，白睛和赤脉（眼球前部明显可见的粗浅血管）遵循阳之法则，因此，阴阳配合运转则目睛通明，这就是眼具阴阳的道理。

又曰："五脏六腑之精气，皆上注于目而为之睛，睛之窠为眼，骨之精为瞳子，筋之精为黑眼，血之精为络，其窠气之精为白眼，肌肉之精为约束，裹撷筋、骨、气、血之

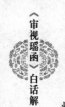

精，而与脉并为系，上属于脑，后出于项中。"此则眼具五脏六腑也。后世五轮八廓之说，盖本诸此。

又有记载："五脏六腑的精气，皆上注于目而为之精（即眼睛可表现出五脏六腑精气的盛衰），精之巢穴为眼，骨之精（肾精）化为瞳仁，筋络之精（肝精）化为黑睛，血之精（心精）化为络脉，窠内的精微物质（肺精）化为白睛，肌肉之精（脾精）化为约束（包括眼外肌及其受支配的神经），包裹筋、骨、气、血的精气，并与脉络合成目系上连于脑，后出于项后部。"这就是眼具五脏六腑的道理。后世的五轮八廓学说，大概皆起源于此。

脏腑主目有二：一曰肝。《经》云：东方青色，入通于肝，开窍于目，藏精于肝。又云：人卧血归于肝，肝受血而能视。又云：肝气通于目，肝和则目能辨五色矣。二曰心。《经》云：心合脉，诸脉皆属于目是也。至东垣又推之而及于脾，如下文所云。

脏腑中主眼目的主要有两个：一是肝。《内经》中记载：东方主青色，入通于肝，开窍于目，藏精于肝。又云：夜晚入睡时，全身血液归藏于肝，肝得到血液的供给而能视物。又有云：肝气通于目，肝气调和则目能辨别五色。二是心。《内经》中记载：心与脉相互契合，而人身诸脉皆属于目。到东垣时进一步研究推及与脾相关，如下文所言。

东垣曰：《五脏生成篇》云：诸脉皆属于目，目得血而能视。《针经九卷·大惑论》云：心事烦冗，饮食失节，劳役过度，故脾胃虚弱，心火太盛，则百脉沸腾，血脉逆行，邪害空窍，如天明则日月不明也。夫五脏六腑之精气，皆禀受于脾土，而上贯于目。脾者，诸阴之首也。目者，血气之宗也。故脾虚则五脏之精气皆失所司，不能归明于目矣。心者君火也，主人之神，相火代行其令。相火者，胞络也，主百脉，皆荣于目。既劳役运动，势乃妄行，及阴邪气并，损其血脉，诸病生焉。凡医者不理脾胃，及养血安神，治标不治本，不明正理也。

东垣在《五脏生成篇》中记载：人身诸脉皆属于目，目得到血液供养而能视物。《针经九卷·大惑论》中记载：人心事烦杂，饮食不规律，形体劳损过度，导致脾胃虚弱，心火太盛，则体内百脉沸腾，血脉逆行，病邪趁机侵害空窍，正如天明而日月不清明。五脏六腑的精气，皆秉受于脾，而上贯注于目。脾者，为诸阴之首。目者，为血气汇集之处。因此，脾虚则五脏的精气失其所司，不能上注于目使其通明。心者，为君火，主人的神志，相火代行其功用。相火，即为胞络，主人身百脉，皆对眼目有荣养的作用。劳役活动过度，体内气血津液妄行，等到阴邪气胜，损伤血脉，则诸病皆生。行医之人不调理脾胃，不注重养血安神，只治病之标而不治其本，这是不明确医理的表现。

张子和曰：圣人虽言目得血而能视，然血亦有太过不及也。太过则目壅塞而发痛，不及则目耗竭而失明。故少年之人多太过，老年之人多不及。但年老之人，其间犹有太过者，不可不察也。夫目之内眦，太阳经之所起，血多气少；目之锐眦，少阳经也，血少气多；目之上纲，太阳经也，亦血多气少；目之下纲，阳明经也，血气俱多。然阳明经起于两目旁交鼻頞之中，与太阳、少阳俱会于目，惟足厥阴经，连于目系而已。故血太过者，太阳、阳明之实也；血不及者，厥阴之虚也。故出血者，宜太阳、阳明，盖此二经血多故也。少阳一经不宜，血少故也。刺太阳、阳明出血，则目愈明；刺少阳出血，则目愈昏。要知无使太过不及，以养血、目而已。凡血太多则滥，太少则枯；人热则血行疾而多，寒则血行迟而少；此常理也。目者，肝之外候也。肝主目，在五行属木。虽木之为物，太茂则蔽密，太衰则枯瘁矣。

张子和说：圣人（指医圣）虽说目得血液的供养而能视物，但是血液供养也有太过与不足两种情况。血太过则目络血流瘀滞，不通则痛，血不足则目无所养，目精耗竭而失明。因此，年少之人多为血太过，年老之人多为血不足。但年老的人中，也有血太过之人，这一点不可漏查。目大眦处，为太阳经的起点，血多气少；目小眦处，为少阳经的起点，血少气多；目上睑缘处，为太阳经起点，也是血多气少；目下睑缘处，为阳明经起点，气血均多。然而阳明经起于两目间鼻梁凹陷处，与太阳经、少阳经交会于目，只有足厥阴经，仅与目系相连。因此血太过之人，责于太阳、阳明盛实；血不足者，为厥阴经亏虚。故运用放血疗法时，宜取太阳、阳明经，大概是因此二经血多的缘故，而不取少阳经，是因此经血少。针刺太阳、阳明经出血，则眼目更加清明；刺少阳经出血，则视物愈加模糊。要想让其不要太过与不及，就要擅养血脉。凡是血太过则泛滥，血太少则枯滞；人体热盛则血行加快而致太过，体寒则血行迟滞而致不足；这是医学的常理。目者，为肝脏在外之症候。肝主目，五行中属木。虽为木之物，太茂盛了就会遮蔽密闭，太衰弱了则会枯萎。

夫目五轮，乃五脏六腑之精华，宗脉之所聚。其白睛属肺金，肉轮属脾土，赤脉属

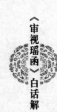

心火，黑水神光属肾水，兼属肝木，此世俗皆知之矣。及有目疾，则不知病之理，岂知目不因火则不病，何以言之，白轮变赤，火乘肺也；肉轮赤肿，火乘脾也；黑水神光被翳，火乘肝与肾也；赤脉贯目，火益炽也。能治火者，一句可了。故《内经》云：热胜则肿。凡目暴赤肿痛，羞明隐涩，泪出不止，暴寒目瞒者，皆太热之所为也。

目中的五轮，是五脏六腑的精华，经脉汇集的场所。白睛属肺金，肉轮属脾土，赤脉属心火，黑睛和瞳神属肾水，兼又属肝木，这是一般医者皆知的医理。患有目疾，却不知发病机理，又怎么能知目病皆因有火，为什么这样说呢，白睛发红，是火邪乘肺；肉轮红肿，是火邪乘脾；黑睛、瞳神被遮蔽（长有翳膜或其他所致的视力障碍），是火邪侵犯肝或肾；赤脉贯穿眼目（即眼部充血），是火邪炽盛所致。能将火邪祛除者，目疾即可治愈。因此，《内经》中记载：热太盛则肿胀，凡是眼目突然发红肿痛，怕光发涩，流泪不止，暴寒所致的视力不佳者，都是因热邪太过所致。

今列五轮所属，八廓主病，以令施治者指南焉。

现列出五轮（八廓）的归属，（五轮）八廓所主的目疾，意在指导后来医者的施治。

五轮歌括

肝有风轮是木形，肉轮属土是脾经，水轮肾水瞳神也，肺属金方号气轮，两眦血轮心属火，五轮原属五行分，能知生克分虚实，燮理阴阳血气平。

风轮为肝属木，肉轮为脾属土，水轮瞳神为肾属水，气轮为肺属金，两眦即血轮为心属火，五轮分属五行，知道生克规律辨别虚实，理解医理使阴阳气血调平。

五脏主病

劳神赤涩心家损，恚怒多伤肝气衰。寒暑不调伤脏腑，色欲无时致肾虚。饥饱不匀伤脾胃，风邪触犯可推详。肠中热结缘何故，解热须将虚实量。盛时眼内热火煎，热时白翳眼中连。衰时眼泪频频下，迎风泪下又头旋。

视力疲劳，眼部发红、涩痛使心部受损，恨怨、过度悲伤使肝气衰弱。寒暑季节不重调理损伤脏腑，任意放荡欲念导致肾虚。饥饱无时损伤脾胃，风邪触犯自可进一步推理判断。肠中热结是何缘故，解热要先辨证虚实。盛时眼内如同热火煎炽，热时眼中白翳相连。衰时眼泪接连流下，迎风流泪兼有头目晕眩。

八廓歌括

乾肺大肠传送廓，坎肾膀胱津液场。命门上焦会阴艮，胆肝清净震之方。肝络中焦巽养化，小肠离火心胞阳。肾络下焦关泉兑，坤脾水谷胃为强。合冲生克分虚实，对症投医病始康。

肺和大肠相表里为传送廓，八卦中属乾卦，肾和膀胱相表里为津液廓，八卦中属坎。命门和上焦为会阴廓，八卦中属艮，肝胆为清净廓，八卦中属震。肝和中焦为养化廓，八卦中属巽，心和小肠为胞阳廓，八卦中属离。肾和下焦为关泉廓，八卦中属兑，脾胃为水谷廓，八卦中属坤。人体内各种功能之间的协调和对抗，相生相克要分清虚实，对症治疗，疾病可尽快地康复。

八廓主病

传送原因是本经，肺家壅滞热伤睛，大肠若顺应须治，闭塞之时翳相侵，视物如看云雾多，抬头怕日病如何，急宜补肾禁房室，免得昏蒙不可过。视物依稀似雾中，时时手拭两睛瞳，要知冷泪频频出，此是肝虚胆气攻，小肠腑属关泉廓，受病先从心里传，两角俱赤心痒痛，但调经脉自然痊，昏蒙眼疾岂无由，酒色过时更带忧，莫道睛昏无大故，那堪障雾裹双眸。内抱真阴是命门，眼前花发色难分，不能补肾调虚气，睛瞳纵横似有根。饮食相伤在胃中，更加积热两相攻，睑胞渐肿睛生赤，不解中宫热不通。膀胱属水肾为天，冷泪相形本脏愆，赤脉纵横轮廓内，不逢妙手岂能痊。

本经的功能在于传送，肺经壅滞，热邪伤睛，大肠如果通顺，应及时施治，闭塞时翳膜就要侵袭目睛。视物似有云雾相隔，抬头怕光，此病如何治疗，宜当急补肾且禁房事，以免视物昏蒙加重。视物仿佛在雾中，经常两手揉搓目睛，这是冷泪频流所致，

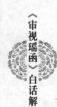

皆因肝虚，胆气上攻于目，小肠属关泉廓，得病初时先袭心部再下传，两眦发红痒痛，只要调顺经脉自可痊愈。视物昏蒙的眼病不是没有病由，酒色过度更应忧虑，更不要说视力不佳不是什么大病，就如障雾裹挟双眼一样。命门内含肾阴，眼前视力模糊难以辨别颜色，不能补肾调虚，睛瞳纵横似有根。饮食不当，损伤脾胃，更有积与热两邪合而上攻，眼睑渐肿发红，不解除脾土中的热邪，此症不退。膀胱属水肾为天，身体病变导致冷泪自下，眼内赤脉纵横交错，不遇医术高明的医生，此病是不会痊愈的。

脏腑表里三阴三阳轮廓贯通

目者，肝之官也。（脉色）

东方生风，在窍为目，其精阳气上走于目而为睛。（脏象）

敷和之纪，其主目。（运气）

足太阳脉通项入脑者，正属目本，名曰眼系，阴跷阳跷，阴阳相交，阳出阴，阴出阳，交于目锐眦。阳气盛则瞋目，阴气盛则瞑目。（俱针刺）

跷脉属目内眦，气不营，则目不合。任脉入目，督脉与太阳起于目内眦，其少腹直上者，上系两目之下。足太阳入于目内眦，足太阳之筋，支者为目上纲；足阳明之筋，上合于太阳，为目下纲；足少阳之筋，支者结于目眦为外维。足阳明还系目系，足少阳起目锐眦，至锐眦后。手太阳至目锐眦，支者至目内眦。手少阳至目锐眦，手少阴系目系，足厥阴连目系，手少阴合目内眦，足少阳系目系，合少阳于外眦。平旦阴尽，阳气出于目，目张则气上行于头，夜则气行于阴，而复合于目。（俱经络）

目者，心之使也。目者，五脏六腑之精也，营卫魂魄之所常营也，神气之所生也。五脏六腑之津液，尽上升渗于目。（俱疾病）

命门：太阳结于命门。命门者，目也。（亦经络）

目者，为肝之官。（脉色）

东方生风，在窍为目，其精阳气上行于目而为之睛。（脏象）

木运之年，主目。（运气）

足太阳脉通过颈项，入通于脑，正属目系，又名眼系，阴跷脉和阳跷脉，此阴阳二脉相交，阳出于阴，阴出于阳，相交于目锐眦（即目外眦）。阳气盛时则双目睁大，阴气盛时则双目闭合。（均需针刺）

跷脉属目内眦，气在经脉不运营时，则眼睑不能闭合。任脉入通于目，督脉与太阳脉（足太阳脉）均起于目内眦，（足太阳）经脉走行于少腹部之上，上行于两目之下。足太阳脉入通于目内眦。足太阳之经筋，其分支为目睑上缘。足阳明之经筋，向上合于太阳穴，为目睑下缘。足少阳之经筋，其分支结聚在目外眦。足阳明连于目系，足少阳起于目锐眦，向外斜行走于目锐眦后方。手太阳经走行经过目锐眦，其分支走至目内眦。手少阳经走至目锐眦。手少阴经连于目系。足厥阴经直连目系。手少阴经分支走至目内眦。足少阳经连于目系，与手少阳经在目外眦相交合。早晨时阴气耗尽，阳气出于目，眼睛张开则气即上行于头部。夜晚则气行于阴，相汇于闭合的眼睛之下。（均为经络）

目者，为心之使。目者，又为五脏六腑之精汇聚而成，营卫魂魄的运营之处，为神气所生。五脏六腑的津液，皆上升并渗养眼目。（均可致目疾）

命门：手太阳经脉经过命门（此指睛明穴）。命门，即为目。（亦为经络）

逐年六气总论

复慧子曰：天有四时，岁有六气，此即外因是也。四时者，春夏秋冬也；六气者，风寒暑湿燥火也。且初之气，自年十二月大寒节起，至立春、雨水、惊蛰前终止，乃厥阴风木用事；二之气，自二月春分节起，至清明、谷雨、立夏终止，乃少阴君火用事；三之气，自四月小满节起，至芒种、夏至、小暑终止，乃少阳相火用事；四之气，自六月大暑节起，至立秋、处暑、白露终止，乃太阴湿土用事；五之气，自八月秋分节起，至寒露、霜降、立冬终止，乃阳明燥金用事；六之气，自十月小雪节起，至大雪、冬至、小寒终止，乃太阳寒水用事。春温、夏热、秋凉、冬寒，四时序而六气调，病安生焉。过则为灾，未有不致目病者，至细分六气，已详列于后之诸卷中矣。

复慧子（即傅维藩）说：天有四季，岁（污秽、可致病者）有六气，此皆为外因。四季，为春、夏、秋、冬。六气，为风、寒、暑、湿、燥、火。初起之气，自每年的十二月大寒节气开始，到立春、雨水、惊蛰节气前终止，这是厥阴风木当令的时间段；第二起之气，自二月的春分开始，到清明、谷雨、立夏终止，这是少阴君火当令之时；第三起之气，自四月小满节气开始，到芒种、夏至、小暑终止，这是少阳相火当令；第四起之气，自六月大暑节气开始，到立秋、处暑、白露终止，这是太阴湿土当令；第五起之气，自八月秋分节气开始，到寒露、霜降、立冬终止，这是阳明燥金当令；第六起之气，自十月小雪节气开始，到大雪、冬至、小寒终止，这是太阳寒水当令。春温、夏热、秋凉、冬寒，四季的气候交替符合正常秩序，且自然界气候正常，又怎么会得病呢。任何事物太过即为灾祸，皆可导致目疾，至于可致病的六气，在后面几卷里详述。

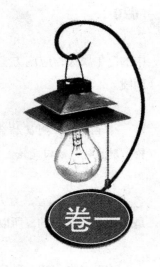

五轮所属论

夫目有五轮，属乎五脏。五轮者，皆五脏之精华所发，名之曰轮，其像如车轮圆转运动之意也。

眼有五轮，属于五脏。五轮是五脏精华所发，轮是指眼的外表像车轮，圆形旋转运动。

上下眼胞，属乎脾土，应中央，戊己辰戌丑未也。脾主肉，故曰肉轮。脾土主乎运动，磨化水谷，外应目之两胞，动静相应，开则万用，如阳动之发生；闭则万寂，如阴静之收敛。象土能藏万物而主静，故睥一合，则万有寂然而思睡，藏纳归静之应也。

上下眼睑属于脾土，在五方中属于中央，天干中的戊己和地支中的辰戌丑未属土，应中央。脾在五体中主肌肉，所以称肉轮。脾主运动，运化水谷，在外应眼之上下胞睑。眼睑的开闭与阳动阴静之理相呼应，眼睑张开则开始活动，眼睑闭合则停止活动，如阳主动，阴主静。土能藏万物主静，所以眼睑闭合则万物寂静，人欲思睡，是应于收藏寂静的属性。

目又有两锐角，为目大小眦，属心火，应南方，丙丁巳午也。心主血，故曰血轮。人脏有大小二心，故目眦亦有大小二轮之别。

眼有两眦，属于心火，五方中属于南方，天干中的丙丁及地支

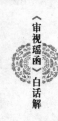

中的巳午属火，应南方。心主血，故称血轮，人的心脏有心和心包络，所以眼也有大小两眦。

其内白睛，则属肺金，应西方，庚辛申酉也。金为五行中之最坚，故白睛亦坚于四轮。肺主气，故曰气轮。

白睛属于肺金，五方中属于西方，天干中的庚辛及地支中的申酉属金，应西方。金是五行中最坚固的，所以白睛也是五轮中最坚固的一轮。肺主气，所以称气轮。

白睛内之青睛，则属肝木，应东方，甲乙寅卯也。木在四时为春，春生万卉，其色青莹，目能鉴视，故目为肝木之窍，肝木主风，故曰风轮。

白睛里面的黑睛属于肝木，五方中应东方，天干中的甲乙及地支中的寅卯，属木，应东方。木在四时中应春，春天万物生发，黑睛色黑而晶莹透亮，所以眼能看见万物，眼是肝之外窍。肝主风，所以黑睛称为风轮。

青睛之内一点黑莹者，则为瞳神，属乎肾水，应北方，壬癸亥子也。肾主水，故曰水轮。

黑睛中间有黑色晶莹的瞳神属于肾水，五方中应北方，天干中的壬癸及地支中的亥子属水，应北方。肾主水，故称水轮。

五轮之中，四轮不能视物，惟水轮普照无遗，神妙莫测，乃先天之精液，肇始之元灵，人身之至宝，犹夫天之日月也。是以人之瞳神损者，不能治矣。

五轮之中，其他四轮不能视物，只有水轮可以视万物而无遗漏，神妙无比，这是先天精液滋养产生神光所致，是人身最宝贵的，就像天地中日月一般。若瞳神被破坏则不能视万物。

八廓所属论

夫八廓应乎八卦，脉络经纬于脑，贯通脏腑，以达血气往来，滋养于目。廓者，如城廓之谓，各有门路往来，即匡廓卫御之意也。

八廓应八卦，脉络通于脑，贯通五脏六腑，气血通达滋养于眼。廓是指像城郭一样，各有门路相互往来，通达护卫。

故乾居西北，络通大肠之腑，脏属于肺。肺与大肠相为脏腑，上连清纯，下输糟粕，为传送之官，故曰传送廓。

乾居西北，络通大肠，在脏属于肺。肺与大肠互为表里，肺在上，运输清气，大肠在下，清运糟粕，为传送之官，故称传送廓。

坎正北方，络通膀胱之腑，脏属于肾。肾与膀胱相为脏腑，主水之化源，以输津液，故曰津液廓。

坎居正北，络通膀胱，在脏属于肾。肾与膀胱互为表里，主水液，输送津液，所以称为津液廓。

艮位东北，络通上焦，脏配命门。命门与上焦相为脏腑，会合诸阴，分输百脉，故曰会阴廓。

艮位于东北，络通上焦，在脏属于命门。命门与上焦互为表里，会合诸阴，分输百脉，故称会阴廓。

震正东方，络通胆之腑，脏属于肝。肝胆相为脏腑，皆主清净，不受秽浊，故曰清净廓。

震位于正东，络通胆腑，在脏属于肝。肝胆互为表里，肝胆主洁净，不受污秽，故称清净廓。

巽位东南，络通中焦之腑，脏配肝络，肝与中焦相为脏腑，肝络通血，以滋养中焦，分气以化生，故曰养化廓。

巽位于东南，络通中焦，在脏配肝络。肝络与中焦相为表里，肝络通血，滋养中焦，运行气血，化生万物，故称养化廓。

离属正南，络通小肠之腑，脏属于心。心与小肠相为脏腑，为诸阳受盛之胞，故曰胞阳廓。

离位于正南，络通小肠，在脏属于心。心与小肠互为表里，是诸阳受盛之胞，故称胞阳廓。

坤位西南，络通胃之腑，脏属于脾。脾胃相为脏腑，主纳水谷以养生，故曰水谷廓。

坤位于西南，络通于胃，在脏属于脾。脾胃互为表里，主水谷运化，故称水谷廓。

兑正西方，络通下焦之腑，脏配肾络。肾与下焦相为脏腑，关主阴精化生之源，故曰关泉廓。

兑位于正西方，络通下焦，脏配肾络。肾络与下焦互为表里，主阴精化生，故称关泉廓。

脏腑之相配，古圣《内经》已有定法。而三焦分配肝肾二络者，此目之配法，盖目窍于肝，而主于肾，故有二络之专主也。左目属阳，阳道顺行，故廓之经位法象，亦以顺行。右目属阴，阴道逆行，故廓之经位法象，亦以逆行。察乎二目两眦之分，则昭然可明阴阳顺逆之道矣。

脏腑表里相配，《内经》中已有明确的划分原则。而三焦分别配肝络、肾络，这是眼部的脏腑属配。大概是因为肝开窍于目，由肾所主，所以有肝肾二络专属。左眼属阳，阳道顺行，所以，廓的经位也是顺行。右眼属阴，阴道逆行，所以，廓的经位也是逆行的。细察左右两眼大小眦的位置正好相反，便可以明白阴阳顺逆的道理了。

五轮不可忽论

夫目之有轮，各应乎脏，脏有所病，必现于轮，势必然也。肝有病，则发于风轮；肺有病，则发于气轮；心有病，则发于血轮；肾有病，则发于水轮；脾有病，则发于肉轮，此五轮之易知者。木青、金白、水黑、火赤、土黄，此五色之易知者。轮也，色也，已灼然而现证，医犹不知为目病之验，又况亢则乘，胜则侮，并病合病，自病传病，生克制化，变通之妙，岂能知之乎。

眼的五轮属于五脏，五脏有病，也必表现在五轮，病势的发展也很明显。肝有病则表现于风轮；肺有病表现在气轮；心有病表现在血轮；肾有病表现在水轮；脾病表现在肉轮，这是五轮归属。木青、金白、水黑、火赤、土黄，这是五色的归属。五轮与五色相应，如果患者症状已显而易见，而医者却不知这些，怎么又会明白相乘、相侮、并病、合病、本经本脏病、传经传脏病以及生克制化的道理呢。

大约轮标也，脏本也。轮之有证，由脏之不平所致，未有标现证，而本不病者。今不知轮之证，则不知乎脏矣。夫轮脏相应，既不知轮，则是标本俱不明，标本既不明，何以知孰宜缓，孰宜急，而能治人之疾哉。间有知轮脏标本，而不知其中生此克此，自病传病，或并或合之不同，则乘侮制化变通之妙，又不能知。又有知标本缓急自传并合等症，而又不知人之强者弱者，在血在气，所受所与，当补当泻之不同，则顺逆反正攻守之治，必不能知。如此之医，岂能治人之疾乎。

五轮是标，五脏是本。五轮有病，是五脏不和的表现，没有五轮发生病变，而五脏不生病的情况。如果不辨五轮的症候，就不知道五脏的病变。五轮与五脏相应，若不知五轮，则标本俱不明，若标本不明，怎么会知道治病的急缓，而又如何治病呢？或有知道五脏五轮的表里关系，而不明白生克制化的道理，不知道自病、传病、并病、合病的不同，则又怎么能知道乘侮制化变通的道理呢。或悉知疾病的标本缓急，目病、传病、并病、合病等，而不观察人的强弱，病在气还是在血，不知道脏腑五轮之间的相生相克，就必然不知外泻，不知顺证、逆证、反治、正治、攻守的治法，这样的医生又怎能给人治病呢？

是患目者多，而治目者少，咎无良方，而嗟华佗之不再生，陋矣。佗即再生，而人不能精明佗之道耳。

现在患眼病的多，而能治眼病的医生少，责怪没有良方，抱怨华佗不能再生，这种观点是浅陋的啊。华佗即使在世，而人们没能学会华佗的医术也是不行的。

勿以八廓为无用论

五轮为病，间有知者。至于八廓之病，位且不知，况欲求其知经络之妙用乎。故古人云：经络不明，盲子夜行。夫八廓之经络，乃验病之要领，业斯道者，岂可忽哉。

间或有的人知道五轮为病的道理，可是至于八廓理论、八廓位置尚且弄不明白，更别说知道八廓经络的妙用了。所以古人说：不明白经络，就像盲人在夜间行走。八廓的经络理论，是检查眼科疾病的要领，做眼科医生不可忽略八廓理论。

盖验廓之病，与轮不同，轮以通部形色为证，而廓惟以轮上血脉丝络为凭。或粗细连断，或乱直赤紫，起于何位，侵犯何部，以辨何脏何腑之受病，浅深轻重，血气虚实，衰旺邪正之不同。察其自病传病，经络之生克逆顺而调治之耳。

八廓理论检查眼病和五轮学说理论检查眼病不同，五轮是根据眼睛各部形态、颜色的不同进行辨证的，而八廓是以眼轮上的血脉经络为辨证依据的，或粗细连断，或乱直赤紫，起始在什么地方，侵犯什么部位，来辨别脏腑的病变、病情的深浅轻重、气血的虚实及病邪与正气的衰旺。检查疾病是自病还是他经传病，即可以依据经络的生克逆顺进行调治。

人有谓此八廓如三焦之有名无实，以为无用者，此谬之甚者也。愚观《内经》黄帝少俞，论士勇法。言勇士刚急，三焦肉横；怯士柔缓，三焦肉纵。夫肉则有状，此《难经》之颇误也。今八廓有位有形，故如三焦之比。八廓丝络，比之三焦更为有据。三焦虽然有据，三焦在内而不见，尚有膈上膈下之分。八廓则明见于外，病发则有丝络之可验者，安得谓为无用哉。

有人认为八廓理论就像三焦一样有名而无实，认为是没有用的，这真是大错。我看《内经》中皇帝与少俞，评论勇士为性情刚急，三焦理横；怯士性情柔缓，三焦理纵，有肉体就有形状，这和《难经》中的记载有偏差。八廓有位有形，就像三焦一样。八廓的经络比三焦更有理有据。三焦虽有依据，但是在内看不到有形之体，只有膈上、膈下之分。八廓在外可见，发病后在内的经络也可以验证，又怎么能说八廓无用呢。

目为至宝论

大哉目之为体，乃先天之空窍，肇始之元明，经络之精华，荣卫之膏液，故有金珠玉液之称，幽户神门之号。究其始，实阴阳蕴气之时，二五凝精之际，神哉空窍，列分左右，妙合先天，太玄既备，神物渐凝，精明其聚，普照无穷。

目是先天的空窍，清净光明之体，是由经络的精华，荣气卫气的膏液所生，所以，目睛非常珍贵，幽雅而神妙。考究它的起源，是在阴阳五行合成之时形成的。此空窍列分在左右两侧，先天就已合成，虚无恬淡，有神之物逐渐凝结而成，清净精华聚集而成，光明普照而可以视万物。

稽诸古论，则曰：肺之精腾，结而为气轮；肝之精腾，结而为风轮；心之精腾，结而为血轮；脾之精腾，结而为肉轮；肾之精腾，结而为水轮。

考察古人的论述，有记载：肺之精华升腾而凝结为气轮，肝之精华升腾而凝结为风轮，心气精华升腾而凝结为血轮，脾之精华升腾而凝结为肉轮，肾之精华升腾而凝结为水轮。

气轮者，白睛是也，内应乎肺，肺为华盖，部位至高，主气之升降，少有怫郁，诸病生焉。血随气行，气若怫郁，则金受火克而亡血，血亡则病变不测。火克金，金在木外，故气轮先赤；金又克木，是以其病渐及于风轮也。金色宜白，故白而光泽者顺也。

气轮指白睛，在内与肺脏相对应。肺为华盖，部位最高，主气的升降，只要稍有心情不畅，便可导致各种疾病的发生。血随气运行，气郁则金受火克而缺血。血液缺失则病变无法预测。火能克金，白睛在黑睛外面，所以白睛先红；金又能克木，所以病变会渐渐波及风轮。金在五行中与白色相应，所以白色而且有光泽者，预示病情预后良好。

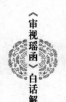

风轮者，白睛内之青睛是也，内应乎肝，肝在时为春，春生万卉，而肝开窍于目。肝木主风，故曰风轮。此轮清脆，内包膏汁，有涵养瞳神之功。其色宜青，故青莹者顺也。目有黄浊者，乃湿热之害，惟小儿之色最正，及长，食乎厚味，则泻其气，而色亦异矣。

风轮是指白睛之内的黑睛，在内对应肝脏，肝在四时中与春相应，春日生发万物，肝的外窍为目。肝在五行中应木，四气主风，所以称风轮。风轮清澈脆嫩，内含有滋养瞳神的神水，其有涵养瞳神的作用。风轮的颜色是青色的，所以风轮显示青色晶莹的颜色为顺证。风轮的颜色若为黄浊，则是感受湿热所致，只有小儿的黑睛颜色最正，长大后，由于嗜食很多味厚之品，则会泻黑睛之气，致使其色变化。

血轮者，目两角大小眦是也，内应于心，心主血，故曰血轮。夫火在目为神光，火衰则有昏瞑之患，火盛则有焚燥之殃。虽有两心，而无正轮。心君主也，通于大眦，故大眦赤者，实火也。命门为小心，小心者相火也，相火行君之令，通于小眦。小眦赤者，虚火也。若心君之主拱默，则相火自然清宁矣。火色宜赤，惟红活为顺也。

血轮是指大小两眦的部位，在内对应心脏，心主血脉，所以大小眦部位称为血轮。心火温煦，眼有神光可视万物，若心火衰败则眼睛昏蒙，若心火亢盛则会患燥热的眼病。大小两眦不在正中间而在眼的内外两边。心为君主之官，主大眦，所以大眦颜色红便是实火。命门为小眦，小眦主相火，所以小眦色红是虚火。如果心火宁静而不妄动，那么相火自然安宁。火在五行中与赤色相应，大小眦的颜色表现为红活者为顺证。

肉轮者，脾土是也。脾主肉，故曰肉轮。夫土为五行之主，故四轮皆脾之包含，土性主静，其色宜黄，得血为润，故黄泽为顺也。

肉轮属脾土，脾主肌肉，所以眼睑称为肉轮。土为五行之主，所以眼部的其余四轮均被上下胞睑所包含。土的特性是静，在五行中与黄色相应，胞睑的颜色表现为黄润者为顺证。

华佗云：目形类丸，瞳神居中而前，如日之丽东南而晦西北也。内有大络者五，乃心肝脾肺肾各主一络；中络者六，膀胱大小肠三焦胆包络各主一络；外有旁枝细络，莫知其数，皆悬贯于脑，下达脏腑，通乎血气往来，以滋于目。故凡病发，则目中有形色丝络，一一显见而可验，方知何脏何腑之受病。外有二窍，以通其气；内包诸液，液出则为泪；中有神膏、神水、神光，真血、真气、真精，皆滋目之液也。

华佗有言：眼睛形如鸟卵，瞳神位于前面中间位置，就像太阳如果在东南，则东南方亮，西北方向就比较晦暗。眼睛内部有五条大络，分别为心肝脾肺肾五脏各主一络；六条中络，分别为膀胱、大肠、小肠、胆、三焦、胃，各主一络；外部还有旁支及细小的脉络，其数目不详。这些大中小各个脉络均在上连贯于脑，在下连贯于脏腑，以使气血通畅往来，滋养眼睛。所以，眼部发生疾病时，可以通过经络在眼部的表现推测何脏何腑受病。眼睛的内眦部上下各有一泪点，以通行眼内诸气，涵养眼内诸液，神液流出则为泪液；眼睛中部有神膏、神水、神光，脏腑化生的气、血、精等均可滋养眼睛。

神膏者，目内包涵之膏液，膏液如破，则黑稠水出是也。此膏由胆中渗润精汁，升发于上，积而成者，方能涵养瞳神。此膏一衰，则瞳神有损。神水者，由三焦而发源，先天真一之气所化，在目之内，虽不可见，若被物触损伤，则见黑膏之外，有似稠痰出者是也。在目之外，则目上润泽之水是也。水衰则有火盛燥暴之患，水竭则有目轮大小之疾，耗涩则有昏眇之危。亏者多，盈者少，是以世无全精之目。神光者，谓目中自然能视之精华也。夫神光，原于命门，通于胆，发于心，皆火之用事。神之在人也，大矣。在足能行，在手能握，在舌能言，在鼻能嗅，在耳能听，在目能见，有莫知其所以然而然者。夫神源舍乎心，故发于心焉。神如游龙，变化不测，人能静之，抱元守一，岂独目之无病哉。

神膏是眼内包含的膏液，眼球破裂时，膏液就会流出。膏液是由胆分泌的精华物质，向上升发，聚集而成，有滋养瞳神的作用。此膏液如果缺少，则瞳神必有损伤。神水源于三焦，由先天真气化生而成，在眼内的部分虽然看不见，如果眼被外物损伤，则在黑睛之外就会有像稠痰一样的神水流出；在眼外的部分，则是润泽眼部的津。神水衰少，易患火盛暴燥的眼病；神水衰竭，易有眼轮缩小的眼病发生；神水耗伤，易患视昏视暗的眼病。神水方面的眼病，缺亏者多，丰盛者少，所以世上没有完全充盈精气的眼睛。神光是指能使目睛视物的精华。神光源于命门，交通于胆，始发于心，依赖于命门、胆、心等阳气的温煦。神对人体来说，是非常重要的。神在足则可以行走，在手则可以拿握物品，在舌则能说话，在鼻则能闻嗅气味，在耳则能听见声音，在眼则可看清世间万物，世人不知道出现这种状况的原因。心藏神，故神发于心。神形态如游龙，变化莫测，人能使神安定，是因为人身原气真气的守护，所以有神光守护全身，并不是只有眼目不生病。

真血者，即肝中升运于目轻清之血，乃滋目经络之血也。此血非比肌肉间易行之血，因其轻清上升于高而难得，故谓之真也。真气者，即目经络中往来生用之气，乃先天真一发生之元阳也。大宜和畅，少有郁滞，诸病生焉。真精者，乃先后二天元气所化之精汁，先起于肾，次施于胆，而后及乎瞳神也。凡此数者，一有所损，目病生矣。

真血是指肝内精微物质运营上升在眼中的血液，肝内轻清之血就是滋养目睛经络的血液。真血不是肌肉之间运行的血液，因为其性质轻清，能上升运行于人体上部、眼部，是最难得的，所以叫真血。真气是指经络中往来之气，由先天的真阳化生而成。真气和畅调和，只要稍有郁滞就会引发疾病。真精是指先天和后天的元气化生的精汁，起源于肾，输布于胆，而后上升至瞳神。此真血、真气、真精只要有损伤都会使眼病发生。

大概目圆而长，外有坚壳数重，中则清脆，内包黑稠神膏一函。膏外则白稠神水，水以滋膏；水外则皆血，血以滋水。膏中一点黑莹，乃是肾胆所聚之精华。惟此一点，烛照鉴视，空阔无穷者，是曰瞳神，此水轮也。其妙有三：胆汁、肾气、心神也。五轮之中，四轮不能视物，惟瞳神乃照物者。风轮则有包卫含养之功，故凡风轮有损，瞳神不久留矣。此即唇亡齿寒，辅车相依之意也。或曰：瞳神，水乎？气乎？血乎？膏乎？曰：非血、非气、非水、非膏，乃先天之气所生，后天之气所成，阴阳之妙蕴，水火之精华。血养水，水养膏，膏护瞳神，气为运用，神则维持。喻以日月，其理相同，而午前则小，午后则大，亦随天地阴阳之运用也。

眼睛的外部形态是横向的椭圆形，外有胞睑和眼球壁的保护，中间清脆，内部包含神膏。神膏外有神水，神水滋养神膏，神水外有血络，血络滋养神水。神膏中心黑色晶莹的一点是瞳神，是由肾和胆精华聚集而成。仅此一点，用烛光照看，用镜子照看，深黑而不见底，称为瞳神，这就是水轮。水轮的精妙之处在于是由胆汁、肾气、心神共同滋养温煦而成，五轮之中，其余四轮均不能视物，只有水轮可以视物；风轮在外有保护涵养瞳神的作用，如果风轮受损，则瞳神也将受损，两者利害关系十分密切。有人问瞳神是水吗？是气吗？是血吗？是膏吗？答说：不完全是水、气、血、膏，是先天之气所化生，后天之气所养成，阴阳相合，水火的精华。血养水，水养膏，膏护养瞳神，瞳神赖于气的正常运行，神维持它的正常。以日月作比，它们的道理是相同的，瞳神大小随天地阴阳变化而变化，午前因光强而缩小，午后因光弱而散大。

大抵目窍于肝，生于肾，用于心，润于肺，藏于脾，有大有小，有圆有长，皆由人禀受之异也。男子右目不如左目之精华，女子左目不如右目之光彩，此各得其阴阳之定理也。然贤愚佞直，刚柔寿夭，皆验目而知之。物之丝发差别可以辨，物之毫忽轻重可以定，遇物即知，远射无遗，岂不为神哉之至宝乎。故古人曰：天无二曜，一物无所生；人无两目，一物无所见。诚哉是言也，思之甚可惊畏。

眼是肝的外窍，生成靠肾，赖于心阳温煦，肺气滋养，脾气的保护。眼的形状有大，有小，有圆，有长，这是因为得于先天的不同。男子的右眼没有左眼有光彩，女子左眼没有右眼有光彩，这是个体阴阳属性的不同所致。所以人贤能与愚昧，奸诈和正直，性格的刚强或柔弱，寿命的长短都可以通过察看眼睛而获得。物体的丝毫差别，和细小的重量差别不同，只要看见便可以知道，看远也无所遗漏，所以说眼睛是人身的至宝。所以古人有说：自然若没有日月，则万物不可生；人若是没有双眼，什么也看不见。这说的是实话，仔细想想令人不由敬畏。

夫人之精血有限，岂可妄自斫丧真元，一旦疾成始悔。究其因，皆从耽酒恋色，嗜欲无穷；或痰火头风，哭泣太伤，思虑过度；风沙烟障，不知避戒，竭视劳瞻，而不知养息，或五味四气，六欲七情，不节之所致也。由微至著，而人不知省，及疾已成矣，仍仗血气之盛而不医，或泥巫祷灵而不治，遂成痼疾，悔怅无由。虽有金谷之富，台鼎之荣，即卢扁复生，亦不能疗。吁嗟，堂堂之躯，同于木之偶耳。

人的精血是有限的，怎么能随便过度损耗，一旦形成疾病就后悔也来不及了。探究其中的原因，或是因为贪恋酒色，纵欲过度，或是因为痰火头风，哭泣太过，思虑过度，风沙烟雾，过度使用眼睛，不注意休息，或者四气五味、七情六欲没有节制所导致。凡事都是从微小而逐渐明显，而人们没有认识到疾病已经形成，而仍然可以依仗着气血旺盛而不积极治疗，或者用一些巫医祷灵的方法，这样就形成了难治之病，后悔也已经来不及。虽然有富裕的家境，尊贵的职位，即使扁鹊这样的神医在世，也是不能治愈的。唉，纵使身体伟岸，可是眼睛却看不见，岂不是像木头人一样。

《经》云：欲无其患，先制其微。盖言疾之初起，即当疗治也，制之之法，岂独药哉，内则清心寡欲，外则惜视缄光。盖心清则火息，欲寡则水生，惜视则目不劳，缄光

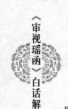

则膏常润；脏腑之疾不起，眼目之患即不生，何目疾之有哉。孔子曰：目不视邪色。戒颜子曰：非礼勿视。皆所以正其视，养心神也。而孟夫子亦曰：胸中不正，则眸子眊焉。又曰：物交物，则引之而已矣。岂非目由心之所使，心为目之所诱乎。故老子又曰：含眼光，缄舌气，还真子。又曰：目不著于物，则心无所用。心无所用，则神不驰，神不驰令，心自固。岂非心不正，由目之妄视乎。

《内经》上说：如果不想患病，要先制止身体微小的变化，从病开始之时治疗，而且治疗的方法不仅仅是靠药物，在内要清心寡欲，在外要珍惜视力。内心清净则心火自息，无妄欲则肾水源源不断生成，爱惜视力，使眼睛不疲劳，脏腑协调不生病，眼病就不会发生。孔子说过：眼睛不能看邪恶之色。戒颜子说：不看不合礼法的事物。这都是要求看好的事物，以养心神。孟子说：心中没有正直美好的思想，眼睛也不会有神采。也有人说：感官器官与外界接触总是会受到引诱和诱惑，并不都是心理、思想上的原因，心也会因为眼睛看到的事物而受到影响。所以老子说：含藏眼神，封存舌气，返回佛之真子之身。老子又说：眼睛看不到事物，心就不会有所想。心没有所想，心神便安定，心中自然坚定。所以应该是眼的妄见而致心不正。

故古之圣贤，保之有方，守之有道，缄舌含光，清心塞听，以养天真，则存德养身，不但目之无病，而寿亦延纪矣。

古代的圣贤之士，有各自的保养之道，均是闭眼多休息，少说话，清净心境，少听妄言，而养精气神，拥有良好的品德并且保养身体，不但不易生眼病，也可以延年长寿。

开导之后宜补论

夫目之有血，为养目之源。充和则有发生长养之功，而目不病；少有亏滞，目病生矣。犹水为生物之泽，雨露中和，则滋生之得宜，而草木秀；亢旱淫潦，则草木坏矣。皆一气之失中使然也。

眼睛的血液是眼睛的滋养之源。眼的血液充盈，则能供给其营养，促进生长发育，眼睛也不生疾患；若眼的血液亏少瘀滞，就会导致眼病发生。这就像水是万物的生命之源，雨露协调则能滋养草木，万物花草则会繁茂、充满生机；如果过于干旱或是水涝，则草木不能正常生长并发生灾害。这些道理是一样的，都是失去调和所导致的。

是故天之六气不和，则阴阳偏盛，旱潦乘之。水之盈亏不一，物之秀槁不齐，雨旸失时，而为物之害也。譬之山崩水涌，滂沛妄行，不循河道而流，不得已而疏塞决堤，以泄其泛滥，使无浧溢害物之患。

所以自然界中六气不和，则阴阳或盛或衰，旱涝灾害就会来临。若雨水盈亏不定，则花草树木也会秀槁不齐，下雨和晴天如果失于调和，则万物就会受其害，比如山崩水涌的时候，则水流不顺其道而行，就需要疏导淤塞，通过开决堤放水，以解决旱涝灾害。

人之六气不和，水火乖违，淫沴乘之。血之衰旺不一，气之升降不齐，荣卫失调，而为人害也。盖由其阴虚火盛，炎炽错乱，不遵经络而来，郁滞不能通畅，不得已而开滞导郁，以泄其瘀，使无胀溃损目之害。其理与战法同，而开导之要穴有六：谓迎香、内睥、上星、耳际、左右太阳穴也。内睥，乃破贼正队之前锋也，其功虽迟，渐可收而平顺；两太阳，击其左右翼也，其功次之；上星，绝其粮道也；迎香，攻贼之巢穴也，成功虽速，乘险而征也；耳际，乃击其游骑耳，道远功卑，智者所不取。

人的气、血、津、液、精、脉六气失于调和，则阴阳就会失调。血的盛衰不定，气的升降出入不协调，荣气、卫气失去协调，人就会生病。大概是因为阴虚火旺，火炽经络，则经络郁闭不畅，所以不得已要用开导的治疗方法，以通泄经络的瘀滞，使眼睛不受肿胀、溃损的破坏。这种方法同作战相似，开导的穴位主要有六个：迎香、内睥、上星、耳际、左右太阳穴。内睥穴，可以阻止邪气前锋的攻击，见效略慢，渐渐地才显示功效；左右太阳穴，可以攻击左右两翼的邪气，功效稍次；上星穴的功效，就像断绝敌军的粮道；迎香穴的作用，如同攻打敌军的巢穴，成功迅速但风险很大；耳际的功效如同零散的部队作战，长期且功效小，有智慧的人通常都不取用。

此实拯危之良术，挫敌之要机；与其闭门捉贼，不若开门逐之为良法也。夫盗人岂所欲遇乎，徜不幸而遇之，若盗寡而势弱，我强而势盛，贼成擒矣。设或群盗猖獗，又不若开门逐之为愈也。资财虽损，竭力经营，犹可补其损也。若一闭门，必有激变焚杀之势。目人岂所欲患乎，徜不幸而患之，病浅而邪不胜正者，攻其内而邪自退，目自明矣。

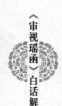

若六阳炽盛，不若开导以通之，则膏液虽损，随以药补之，犹无损也。不然，火邪瘀滞之极，目必有溃烂枯凸之害。

这是个拯救危机的最佳方法，也是攻击敌人的关键时机；与其关门捉贼，不如开门驱逐。盗贼都不希望被撞见，如果不幸被遇见，盗贼数寡势弱，而我方数多势强时，盗贼很容易就被擒住。如果盗贼数目多，实力强大，不如开门驱逐，虽然会损耗资财，但如果尽力驱逐，仍可以补救损失；如果此时不是开门逐邪而是闭门恶战，必然损耗巨大。眼病也是如此，如果不幸患了眼病，病情轻浅且邪气不能战胜正气时，攻其内邪，病就好了，眼睛便会恢复明亮。如果阳热之邪亢盛，不如使用开导的方法，虽然膏液会受到损坏，但是随证施以药物滋养，就不会有损害。否则，火热之邪郁闭太久，眼部就会遗留难治的疾病。

虽然，但开导之一法，其中有利害二者存焉。有大功于目，而人不知；有隐祸于目，而人亦不知。若论其摧锋挫锐，拯祸戡乱，则其功之大者也。至于耗液伤膏，弱光华而损滋生，又其祸之隐者也。医人若能识病之轻重，察病之虚实，宜开导而开导之，既导之后，随即补之。使病目者，气血无伤害之弊，庶可称通权达变之良医矣。

即使这样，但开导的治疗方法，利弊两者并存。有对眼睛有利的情况，医者不是太清楚；也有对眼睛不利的情况，医者亦不甚了解。如果仔细考究开导法，它导郁行滞的功效可以马上驱邪外出，效果明显。但是同时，也会耗伤津液、损伤神膏，使眼睛光华减弱，滋生作用受到损伤，这是它不利的方面。如果眼科医生都可以辨别疾病的轻重和虚实，适时地运用开导之法，开导之后马上施以补剂，使邪去而不伤正，就可以称得上好医生了。

眼不医必瞎论

世俗俚言，有眼不医不瞎之说，而愚人往往信之，蒙其害者亦多矣。夫神农尝百草，虑生民之病夭；华佗立眼科，忧后世之盲瞽。有是病必有是药，药而犹难于即愈，未有不药而愈者也。

有世俗的话语：眼病不用治也不会瞎，愚昧无知的人往往会相信，被蒙蔽受害的人也很多。神农尝遍世间所有草药，担虑世人的疾苦；华佗也单独提出眼病的章节来论述眼部的疾患，为世人医治目盲。所以，有这种病必然有治疗这种病的药，而用药有时也难以治愈，更不用说不用药就会痊愈了。

夫人之疾病，皆由不能爱养真元，及至斫丧之后，邪气乘虚而入。一旦疾发，而又不能调治，反惑于愚人之言，岂爱身之人哉。譬如火发而不急救，委之于数者，夫不救有不尽焚者乎。救之少迟，仅免其半，倘不救，未有不全焚者。患目者，治之少迟，即医治虽无全功，亦可以免枯凸之害，岂有不医不瞎之理乎。发此言者，皆系愚人之疾，陷于沉疴之地，其立心也不仁；听此言者，亦谓愚而不智甚矣。

人之所以生病，大概多是因为不爱惜自身的元气，待元气耗伤之后，邪气乘虚而入，就会发病。一旦生病，还不及时调治，反而被愚昧之人的话所迷惑，这难道是爱惜身体的人么？比如说发生火灾，不去救火，只是听天由命，哪有财物不被烧毁的道理。起始财物并不会全部烧毁，救得迟了，还可以挽救一半，如果不救，财物就会全部被焚烧掉。治疗眼病也是如此，一旦患了眼病，治疗不及时，医治虽然达不到完全治愈的功效，但可以避免到盲瞎的地步，怎么会有眼病不治也不会瞎的理论呢。有这样论述的人都是愚昧的，或者是已经患有重病不能医治的人，其情志思想也是不健康的；所以听信此种论调的人也是愚昧的，是不智慧的。

盖眼不医不瞎者，乃眼不医必瞎也。不、必二字，音语相近之误。且目为窍至高，火性上炎，最易从窍而出；脉道幽深，经络微细，少犯禁戒，则必患之。且今人能知保护者少，损耗者多，是目之感病最易，而治之则难。故深言警惕之曰：眼不医必瞎。必之一字意最重，实欲使人防微杜渐之意也。谓人目病若不早医，病必日深，而眼必瞎矣。此理之最易明，智者不待辨而自知也。其曰不医不瞎者，愚人之妄言也，安可听诸。

"眼不医不瞎"应该是"眼不医必瞎"，这是"不""必"两字语音相近而造成的错误。眼是位在人身最高的孔窍，火性炎上，火邪最易侵袭眼睛，眼睛的脉道幽深，经络细微，稍感邪气就会发病。但是现在知道保护眼睛的人很少，损耗眼睛的人很多，而眼病又容易发生，治疗眼病也比较难。所以要提醒人们：眼不医必瞎。"必"字语境最重，是在提醒人们防微杜渐。所以一旦患眼病，如果不及时治疗，疾病就会加重，眼睛便会瞎。这种道理最易明白，智慧的人不说都会明白。说"眼不医不瞎"的人，应该是愚昧人的无稽之谈，这种人是不可以相信的。

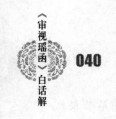

点服之药各有不同问答论

问曰：点服之治，俱各不同。有点而不服药者，有服药而不点者，有点服并行者，何谓乎？

曰：病有内外，治各不同。内疾已成，外症若无，不必点之，点之无益，惟以服药内治为生。若外有红丝赤脉，如系初发，不过微邪，邪退之后，又为余邪，点固可消，服药夹攻犹愈。倘内病始发，而不服药内治，只泥外点者，不惟徒点无益，恐反激发其邪，必生变证之害。若内病既成，外症又见，必须内外并治，故宜点服俱行。

有人问：眼部用药，有点眼的药，有口服的药，各不相同。有些患者只用点眼而不用口服的药，还有些患者只用口服而不用点眼的药，有的两者都需要，这是为什么？

回答说：眼病有内外的不同，所以治疗方法、用药也不同，如果内部疾病明显，没有外部症状，就不用点眼外用，用了也没有好处，只要内服药物就可以了；如果眼表有红丝赤脉，且首次患病，邪不甚，邪退后，也是余留之邪，用点眼睛的外用药可消除，加之口服药使邪去正安，病就痊愈了。如果内病发生，不口服内用药物，只是用点眼的外用药，不但没有用，反而会激发邪气，发生变证。如果既有内病又见外症，必须内外兼治，点眼和口服的药物一起用才行。

但人之性，愚拗不同。有喜于服而恶点者，有喜于点而恶服者，是皆见之偏也。殊不知内病既发，非服药不除。古云：止其流者，莫若塞其源；伐其枝者，莫若治其根。扬汤止沸，不如釜底抽薪，此皆治本之谓也。若内有病，不服药而愈者，吾未之信也。至于外若有翳，不点不去。古云：物秽当洗，镜暗须磨。脂膏之釜，不经涤洗，焉能洁净，此皆治标之谓也。若外障既成，不点而退者，吾亦未之信也。

由于人们的品性、喜好不同，有的愿意用口服药，而不愿意点眼；有的愿意点眼不愿意用口服药，这都是偏见。殊不知内病已发，不用口服药是不行的。古人说：要想阻断水流，必须阻塞其源头；砍伐树枝者，不如砍伐树根，这样才能治其根本。想要制止滚开的水继续沸腾，扬凉不如把火灭掉，这就是治病必须从根本治疗的道理。如果有病源于内，不口服药物进行调理就好的，我是不相信的。如果眼表面有翳障就要用眼药外用点眼，否则药物难达病所，翳障难去。古人说：物品要是脏了，就要清洗；铜镜昏暗，就要再磨光亮；油腻的锅需要清洗才会洁净，这是治疗疾病需要治其标的道理。如果外障眼病既成，不用眼药点眼就能治好，我是不相信的。

凡内障不服药而点者，反激其火，耗散气血，徒损无益，反生变症。又有内病成而外症无形，虽亦服药，而又加之以点，此恐点之反生他变。至于外症有翳，单服药而不点，如病初起，浮嫩不定之翳，服药亦或可退；若翳已结成者，服药虽不发不长，但恐不点，翳必难除，必须内外兼治，两尽其妙，庶病可愈矣。故曰：伐标兼治本，伐本兼治标。治内失外是为愚，治外失内是为痴，内外兼治是良医。

凡是内障眼病，不口服内用药物，只是点用眼药，反而可能激发其火，耗散气血，没有好处，反易生变证。也有内病已成而无外症的，虽然也口服药物，又加点眼，点眼之药的应用恐怕也是容易使变证发生。外障有翳，单单口服药物而不点眼，若是疾病初起，翳障的性质没有定型，可能会有效果；如果翳障日久，口服药可以控制其继续加重，但是如果不点眼，恐怕是翳障难除。必须内外法兼用，两者共同发挥作用，疾病才能治好。所以说：治标同时治本，治本兼顾治标。若只治本不顾标是愚蠢的，只治标不治本也是愚蠢的，只有标本兼治才是好的眼科医生。

用片得效后宜少用勿用论

有病目者问曰：片脑之功，治目何多？予闻而哂之曰：君知其功，亦知其害乎？病者愕然曰：举世之人，由稚及老，虽愚夫愚妇，皆知片脑为治眼之药，眼科无不以此为先，今后独言害者何也？莫非骇俗乎。曰：予非穿凿而好饶舌，亦非绝弃而不用，但用之得其当耳。子既病目，亦当点否？曰：点。曰：子既点，且以此试为子问。有点片脑初觉凉快，少顷烦热而闷燥者；有点片脑而目愈昏；有点而障愈厚病愈笃者，有之乎？病者曰：皆有之，且人之目病，无有不点片脑者，子之目既点片脑，今何为而不愈，而今乃美其功之多也。

有一患有眼病的人问：冰片能治疗很多眼病吧？我笑着回答说：您知道冰片的功效，可是知道它的坏处吗？他就非常吃惊地说：世人，无论小孩还是大人、老者，即使愚昧的人都知道冰片是治疗眼病的，而且眼科治病通常首先会用到，而你是唯独说冰片有坏处的人，这是为什么呢？你是在吓唬我们吧。我说：我不牵强附会，一味迎合大家的意思，也不是绝对放弃不用，我只是在恰当的时机，恰当地运用罢了。你患有眼病，你用过吗？他说：点用了。我说：既然你用过，我就问你，有人点用后开始觉得冰凉舒服，之后就会觉得烦热闷燥；也有点用冰片后眼睛更加昏暗的；也有点用之后翳障变

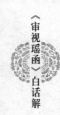

厚，病情加重的，有没有啊？他说：都有。且人要是患有眼病，没有不点冰片的。你的眼病也点用了冰片，现在为什么还没有好，而你现在又为什么羡慕冰片的功能之多呢。

客愀然而起曰：诚愚之所未闻，敢请教。曰：片脑利害兼有，功过相半。然利害虽在片脑之性味，而功过则由医者用之当不当耳。我以此语子，子静听而以理揆之。且目病非热不发，非寒不止，此指大意而言也。若夫血见热则行，见寒则凝；寒甚则伤血，热甚则伤精，此理之自然。今遍考诸家所论片脑，有称为寒，有称为热，有称为常，有称为劫，皆不知眼科心法之故。

此病人就脸色大变，站起来说：原谅我的愚昧，真是没听说过，冒昧请教。我回答说：冰片有有利的一面也有不利的一面，功过各占一半。冰片的有利和不利在于冰片的气味性能，而它的功过主要取决于医生运用的恰当与否。我告诉你这些，请你静静地听，仔细想想其中的道理。眼病非热药不能令其发散，非寒药不能对抗热邪，这是大致而言。就像血液遇热则可帮助血液运行循环，遇寒则寒凝血瘀，寒性伤血，热性伤精液，这些道理是一样的。现在诸医家讨论冰片的性味，有说是性寒，有说是性热，有说是性平，有说是性烈，这都是不明白领悟眼科的心法原则啊。

夫片脑寒热兼有，阴中之阳，味凉而性热，实眼科之劫药也。味有形也，性无形也；血有形也，气无形也。今片脑味凉性热，味不能退无形之火，性不能行有形之血，是以，血虽得热而欲行，而寒又为之绊；火虽得寒而欲退，而热又为之助，故寒反伤其血，热反伤其精。古人有曰：寒非纯寒，热非纯热，寒热夹攻，反伤精血，而目之为窍至高，火性炎上，最易攻犯。今内火炽，已怫郁极矣。况其脉道幽深，经络高远，而内治之药，未能便达于目，故用外劫之药，反攻之法，假其性以引夫邪火从窍而出，假其味以润之，舒其涩痛，且香能通窍，不过暂用其劫，而不可常也。

冰片寒热兼有，阴中之阳，味凉而性热，是眼科的性味比较强夺的药。味有形，性无形；血有形，气无形。冰片味凉而性热，味凉不能退无形之火，性热但不能行有形之血。所以，使用冰片，血得其热将要运行，而其寒味又有约束，火虽得寒而欲退，而热又为之助，寒就反伤其血，热反伤其精。古人也有说：冰片寒非纯寒，热非纯热，寒热夹攻，反伤精血。眼睛位居人身高位，火性上炎，最易侵犯眼睛，现在内火炽热，已经郁闭之极，眼睛脉道幽深，经络高远，而内治的药物难达病所，所以用外用的药，其味寒反攻其性热，凭借冰片的热性来引导火邪从目窍而出，凭借其味寒，可以润泽目窍，舒缓眼睛涩痛，加之冰片气香可通鼻窍，只能短时间运用而不能长期运用。

如凝脂赤肿，天行暴风、蟹睛赤虬、风烂涩痛等症，是其所治之病也，其他俱不可用耳。如若火息，不赤痛涩烂之症，皆宜减去片脑。片脑之功，只能散赤劫火，润涩定痛。其害则耗散阳光，而昏眇不明；凝结膏汁，而为白障难除。为其热极生寒，火兼水化也。屡见患凝脂、赤膜、花翳、蟹睛，皆片脑凝结，成大白片而不得去，方见片脑生寒，火兼水化之害。

如凝脂翳、天行暴风、蟹睛赤扎、风烂涩痛等症都是冰片的适应证，其他都不能用。如果没有火热症状，没有红赤疼痛涩烂的症状，应该把冰片去掉。冰片的功能是退赤散火，润涩定痛，其不利的是耗散神光，使眼昏不明，所以没有热象时仍用冰片，就会造成膏汁凝结，形成角膜瘢痕而难以除去，这是因为热极生寒，寒凝所致翳障难去之症。我见过很多凝脂翳、赤膜、花翳白陷、蟹睛等都是在不恰当的时候用了冰片而导致寒凝，使得翳障难去。这可见冰片生寒，味凉而性热的害处。

大抵目病用片脑，如以贼攻贼，其功亦速，贼败则我胜。若不夺其权而再纵之，则骄肆生祸乱作矣。故凡用片脑劫病，既退之后，再复多用，则膏汁凝而目之光华弱矣。必减片脑用之方妙，而内仍须服补养调治之药，庶不损于瞳神耳。

大概眼病用冰片就像用兵时的以贼攻贼，功效迅速，贼被功败，我方胜利，就不能再继续用了，若一味地继续使用，就会徒生祸乱。所以用冰片时，若热证已退，再继续使用就会使膏汁凝结，眼睛的光华减弱，一定会减弱冰片的治病功效，停用冰片，应该加口服补养之剂，这样就不会损伤瞳神了。

钩割针烙宜戒慎论

原夫钩割针烙之法，肇自华佗。今人效之，不识病症之轻重，不辨部位之当否，盲医瞎治，妄加痛楚于人，此等乱为，定遭天谴，为子孙殃。今予将部位病症之当否，钩割针烙之所宜者，请备言之，以为后学规矩准绳，庶无妄治之愆，或于阴功谅有小补云。

推究钩割针烙之法是从华佗开始的，现在的医生效仿他，可是不辨病症的轻重，部位是否恰当正确，盲目地乱治，白白增加病人的痛苦，这样的行为必然会遭到上天的惩罚，给后代子孙带来灾难。现在我将钩割针烙的适应证和恰当的部位，详细地进行论述，以给后学者一个准则和规范，希望今后没有因治疗不当而产生错误，或者可以用暗自积累的功德有所弥补吧。

夫钩，钩起也；割，割去也；针，非砭针之针，乃针拨瞳神之针；烙，即熨烙之烙。此四者，犹夫刑之杀戮凶强，剪除横逆之法也。要在审察明而决断定，然后加刑。先灭巨魁，以及从恶，则情真罪当，而良善无枉屈侵扰之害，强暴无激变作乱之祸。若论治法，实开泄郁滞，涤除瘀积之一法也。惟要症候明而部分当，始可施治。先伐标而后治本，则气血宁，而精膏无耗涩枯伤之患，轮廓无误失损害之处。

钩，是钩起来；割，是割掉，去除；针，不是砭针，而是针拨内障的针；烙，是熨烙的烙。这四种方法，像受刑一样有杀戮的凶险，是粗暴无礼的治法，所以要在审查明白后才能做决定，而后施刑。先去除重要的始作俑者，再去除次要的罪犯，使善良者免受冤枉、侵扰之害，使强暴者没有叛变作乱之祸。若论治疗方法，以上四法，均是开泄郁滞，去除瘀积的方法。只有在症候辨别清晰，部位选择恰当之后，才可以实施，先治其标，进而治疗疾病的根本，这样气血宁静调和，眼睛的膏液没有损伤，五轮八廓才不会受到损坏。

如钩，先须认定何处皮肉，筋脉浮浅，可钩不可钩，酌量治之。即手力，亦随病之轻重行之。

钩法，必须先确定在什么部位，以及部位筋脉的深浅，是否可以用钩，要仔细斟酌而治之。手法的力度也要根据疾病的轻重而斟酌使用。

如针，必须内障。即症候可针，必候年月已足，血气已定者，方可针之，庶无差谬，不可妄为，使病人受无辜之痛楚，致同道之耻笑。针后当照病用药，内治其本，或补或泻，或温或凉，各随症之所宜。若只治其标，不治其本，则气不定，不久复为患矣。

针法，只是用于内障。待其症状适宜用针法的时候，一定要等翳障生长老熟，这时气血已定，才可以用针法，不能有任何偏差，不能肆意妄为，使得病人受无谓的伤痛，而被同道之人耻笑。用针法去除翳障后，要辨证用药治疗疾病的根本，根据疾病的症状、性质，运用寒凉或者温热的药物进行或补或泻。如果只是用针法将翳障去除，没有治疗疾病的根本，则会造成气血不安定，不久疾病就会复发。

如割，在气血肉三轮者可割。而大眦一块红肉，乃血之英，心之华，决不可割，误割则目盲。若神在此而伤之，必死。有割伤因而惹风，及元气虚弱之人，烦躁湿盛者，必为溃烂，为漏，为目枯。凡障如攀睛胬肉、鸡冠蚬肉、鱼子石榴、赤脉虬筋、胞肉粘轮等证，可割。若在风轮之浅者，误割之，则珠破而目损。

割法，是疾病在气轮、血轮、肉轮时用的方法。而像大眦部的泪阜，是气血积聚之处，心在外的表现，绝对不能割除，一旦误割，眼睛将会盲无所见。如果在割之时损伤神气，定会造成死亡。另外，有人因为割伤之后遭风邪侵袭，以及元气虚弱，而造成烦躁湿盛，必定会有溃烂或泪流不止甚至眼球萎缩。凡是胬肉攀睛、鸡冠蚬肉、鱼子石榴、赤脉虬筋、胞肉粘轮等症可以用割法，如果病变部位在风轮的深部，切不可以用割法，否则真珠容易溃破而致目睛受损。

至于烙，只能治残风溃弦，疮烂湿热，重而久不愈者；轻者亦不必烙，服药自愈。若红障血分之病，割之必用烙以断之，否则不久复生。若在气分白珠，不可用烙。若在乌珠，针烙皆不可犯，不惟珠破，亦且甚痛。凡乌珠有恶障厚蔽者，钩割亦宜浅，浅割外边赤丝瘀肉，其内贴珠翳障，只宜缓缓点药服药，耐心治之，久而自消，不可性急而取快也。

烙法，只适用于风弦赤烂，疮烂湿热，重病久不愈的情况，病情轻浅的不用烙法，服药即可治愈。如果是红色的翳障，病变在血分，割除之后，必须用烙法，否则容易复发。如果病变在气分白睛，万不能用烙法。如果病在黑睛，针法和烙法皆不可用，否则不仅会造成黑睛破损，而且非常疼痛。凡是黑睛上生有厚翳恶障，用钩割的方法也必须浅钩，浅割外部边缘的瘀肉，黑睛上残留的翳障只能用点眼和口服药，耐心治疗，日久慢慢消散，不能性急而运用钩割的治疗方法，进行去除。

若劙割风毒、流毒、瘀血等症，当以活法审视，不可拘于一定。必须口传亲授，临症亲见，非笔下之可形容。

镰割的方法治疗风毒、流毒、瘀血等症时，应该根据症状、病情运用灵活，不能

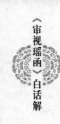

拘泥一定，这个必须亲口传教，亲自手把手授予，是难以用笔墨形容清楚的。

大抵钩割针烙之治，功效最速，虽有拨乱反正之功，乃乘险救危之法，亦不得已而用之。全在心细而胆大，必症候明而部分当，又兼服药内治，方为两尽其美。若只治外症而不治内，虽有今日之功，恐为后日之害也。业斯道者，甚无忽焉。

大概钩割针烙的方法是见效最快的，虽然有拨乱反正之功，但这是治疗危急病症的方法，是在不得已的时候才会运用。要求必须心细胆大，辨明症候和部位，并且要加内服药物进行调理，才可以达到两全其美的治疗效果。如果只是用外用的手术方法治疗疾病的标而没有治疗疾病的根本，目前可以看见治疗效果，可是日后便会遗留祸害。所以，眼科医生千万不能疏忽！

弃邪归正论

治病犹治乱破敌，综理无错，攻守得宜，少失机权，变症先矣。夫有诸中然后形诸外，病既发者，必有形色部位之可验，始为何脏何腑，某经某络，所患虚实轻重，然后对症医治，则综理清而攻守当矣，夫何变症之有。今人治目，不知形症部分，辄乱投药，每受其害。间有侥幸而愈，则往往引以为例，蒙害者甚多，亦不能尽具，略举数节，以为后戒。

治疗疾病就像打仗、平定战乱一样，要兵法道理恰当，攻守得当，稍微不能随机应变，就会产生变证。内在的情况在外面都有所表现，疾病既然发生了，在外面都会有形色或者部位可以验证，可以辨别是内在的哪个脏腑功能异常而发病，并且可以辨别是哪条经络的病变，所患疾病的虚实轻重，那么辨别清楚之后再对症治疗，辨别疾病的机理正确，攻守的方法得当，就不会发生变证。现在很多医生治疗眼病，不辨病的证型、部位就胡乱用药，使很多病人都受其害。或者有侥幸治愈的，就引以为例，使很多人受到蒙蔽，在此不能一一列举，只举典型的几例，以示后来者引以为戒。

且如，人之患目者，皆曰：服菊花洗心散、龙胆四物汤、三黄汤、明目流气饮、羊肝丸、补阴丸之类，不见效，则反归怨于药。殊不知病不对药，非药之过耳。
有以黄连汤、薄荷汤、泥浆、井水、鸡子清、水晶、金银等物，取其凉气，以之熨洗，爽快一时，反致血凝，变症日增，亦不知悟，及疾成而始悔。

有人饮烧酒，食辛辣，烘火向日，谬云以热攻热。若尔人者，譬如蜉蝣泛火，乃火将熄之时，被其一激而散，偶尔侥幸，遂以为常，比比诲以示人。吁，倘遇炎炽之病，是赍敌以粮，授贼以刃也。此理之甚明，而人何不悟，可谓愚矣。有以舌舐目而珠破，不知其害者。不知舌乃心之苗，为心火之用，且又腥膻燥炙，无不皆尝，以之舐轻清脆嫩之目，焉得不伤破哉。或曰：古人舐目而复明，非舐之功乎。岂知古之舐目，不过一二人而已，此实诚心孝感所致，岂可以此为例。

比如，只要患了眼病，就说可以服用菊花洗心散、龙胆四物汤、三黄汤、明目流气饮、羊肝丸、补阴丸等之类，若没有效果就埋怨是药物的问题，其实不知道是病症的证型与药物的作用不对应，并不是药物没有作用。

有用黄连汤、薄荷汤、泥浆、井水、鸡子清、水晶、金银等物，用其凉性，以冷敷或清洗患眼，可以使患眼觉得一时清凉，但冰敷容易造成血凝，变证渐渐生成，如果还不知道反省而继续用的话，待疾病形成便后悔不及。

有人饮用烧酒，吃辛辣的食物，以火来熏烤眼睛，或面朝太阳用眼睛直接注视太阳，说这样的治疗方法是以热攻热，像这样的人就像蜉蝣扑火，若是在火将要熄灭的时候，或许火会被蜉蝣扑灭，把这个侥幸的例子当作是平常的治疗案例，到处炫耀夸说。唉，这是错误的呀，如果遇到实热证，就像作战时给予敌军粮食，授予贼寇刀刃一样。这样的道理非常明显，如果人不悔悟，真是愚蠢啊。

还有用舌尖舐舐眼睛的治疗方法，真是不知道其中的伤害之大啊。不知道舌为心之苗，靠心火的温养，而且腥膻热辣等各种滋味均由舌先尝，用舌舐舐清脆娇嫩的眼睛，怎能会没有损伤呢。有人说：古人用舌舐舐眼睛可以使眼睛复明，难道不是舌头舐舐的功劳。怎知道古代用此方法治好眼睛的最多不过一两个，只是偶然侥幸罢了，怎么可以以此为例呢。

又有信巫祝，而明灯向日，摘草抢丝，谓之劫眼，决无此理，《外台秘要》亦无此法。屡有痕撅水伤，俱由此致。盖努力强挣劳瞻，以耗弱之精华，而敌赫赫之阳光，安得无损。间有客热天行，银星微火自退之症，偶然幸愈者，则以为巫祝之灵，愈信鬼神而弃医，彼此夸援为例，而愚者遂以此为信，因成痼疾，而悔之迟矣。吁！士大夫尚蒙其蔽，又况愚人乎。

还有相信巫医，用点亮的明灯靠近眼睛，或让眼睛直视太阳，折取禾草扎进眼睛

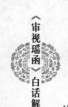

以劫取眼部丝络，这种方法叫作劫眼，这根本就是没有道理的，《外台秘要》中也没有这样的记载。曾看到黑睛有溃疡或穿孔，神水受伤的患者，估计都是用这方法所致的。这样的治法使眼睛强行睁开，受劳苦、外伤等耗伤眼睛的精华，用娇嫩的眼睛去看赫赫的阳光，怎能没有损伤。或有暴风客热，天行赤热等经巫医祈祷自行治愈的，这是偶然治愈的，而误认为是巫医显灵，更加相信鬼神而放弃正规的医治，以此病例而相互夸耀，使愚昧的人相信，只接受巫医祈祷治疗，随即成难治的眼病时，就后悔莫及了。唉，士大夫还有些被蒙蔽，又何况愚昧的人呢？

　　或有因将草汁点洗，误中其毒者；有将毒草，贴于曲池、合谷、太阳等穴，而致目珠损凸者；有刮指甲、金玉、骨血等屑点目，而擦破其珠者；如此妄治，皆愚人自取其祸，若医者为之，则不才之甚者也。

　　还有用草汁点眼，使眼睛中毒的；也有用毒草贴敷曲池、合谷、太阳等穴位而导致眼睛外凸的；有用指甲、金银、动物骨血等磨屑，点在眼睛里造成黑睛擦破的；以上这些治疗方法都是恣意妄为的治疗，愚昧的人接受这些治疗后都受到了伤害，如果是专业的眼科医生也这么治疗的话，那他肯定是没有才能和技术的人。

　　又有庸医图利，证尚不明，滥治人疾，或不当点而强点，不当熨割而强熨割，当开导而失于开导；至于用药，当补者而反泻，当泻者而反补，寒其寒而热其热，损不足而益有余；凡此皆医害之也。故人有信巫而不信医者，决不可强之医，此下愚之甚者，虽强之医，而终无全功，反为所鄙。

　　也有一些庸医，只是贪图盈利，证型尚未辨别清楚就滥用药物进行医治，或不该点眼而用点眼的药，或不该用熨割方法时用了熨割的方法，或者该用开导的方法时而没有用；在用药方面，或该用补药反用泻药，该用泻药反用补药，病本寒时用寒药，病本热时又用热药，损其不足，补益其有余，诸如这些都是害人的医生。所以，相信巫医，不信医生者决不能强求他接受治疗，这是非常愚蠢的，虽然勉强让他接受治疗，他也不会说是医生治好的，而说是巫医祈祷就能治好的，反而被鄙视。

　　大抵目病由肝肾之本虚，而后标病始发于目，未有本实而标病者。然人有气血表里，虚实远近，男妇老幼缓急之异病；药有寒热温凉，君臣佐使，补泻逆从反正之异治。要验症而辨其脏腑经络，察远近而审其寒热虚实，认症的当，病真理明。然后投之以药，则内外攻伐补泻，各得其宜，庶医无害人之过，人无损目之痗，病者必再加之以清心寡欲，耐久医治，又何目病之不除哉！

大概眼病都是由于肝肾本虚，而标病发于眼部，没有肝肾本实而发病的。但是人有气血、表里、虚实、远近，有男女老幼、病之缓急的不同；药物也有寒热温凉的不同，用药也有君臣佐使的区别，治法也有补泻、逆从、正治、反治的不同。所以治疗疾病要审辨脏腑经络，要审查疾病的远近、寒热、虚实，准确辨证，审明疾病的机理，然后再用药，恰当地进行内外攻伐或补泻，这样医生才不至于出错给病人带来伤害，同时病人应该清心寡欲，相信医生，耐心接受治疗，这样就没有不能医治的眼病了。

用药寒热论

用药如用兵，补泻寒热之间，安危生死之所系也，可不慎与。虽云目病非热不发，非寒不止，此言天火之大概耳。内有阴虚、冷泪、昏眇、脱阳等症，岂可独言是火，而用寒凉也。

用药就像在战场上的用兵，补泻寒热的不同运用都关系到病人的生死安危，不可以不谨慎。虽说眼病是不用热药不能发散，不用寒药不能令热病除，可是这只是说的大实热病的大概原则，在内会有阴虚、冷泪、昏眇、阳脱等症的存在，怎么只说是火热致病，而用寒凉的药物呢。

今之庸医，但见目病，不识症之虚实寒热，辨别气血，惟用寒凉治之。殊不知寒药伤胃损血，是标未退而本先伤；至胃坏而恶心，血败而拘挛，尚不知省，再投再服，遂令元气大伤，而变症日增。

现在很多的庸医，只要看见是眼病，不辨疾病的虚实寒热，不辨气血，就直接运用寒凉的药物进行治疗。却不知寒凉的药物会损伤脾胃和气血，导致标病没退反而伤了正气和根本；直到伤了胃气恶心不止，伤血而痉挛时，还不醒悟，继续错误的治疗，就会导致元气大伤，变证一天天加重。

必虚寒之症已的，始可投以温和之药，否则有抱薪救火之患。设是火症，投以热药，

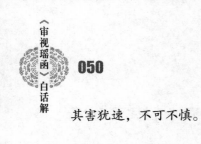

其害犹速，不可不慎。

　　确诊是虚寒证时，开始的时候可以用温和的药，不然就像抱薪救火一样使疾病发生变证。如果是热证，用热性的药，危害就大了，不可以不谨慎。

　　大抵燥赤者清凉之，炎热者寒凉之，阴虚者滋补之，脱阳者温热之。然热药乃回阳之法，寒药乃救火之方，皆非可以常用者。外障者养血去障，内障者滋胆开郁，故治火虽用芩、连、知、柏之类，制之必以酒炒，庶免寒凉泄泻之患。而寒热补泻之间，又宜谅人禀受之厚薄，年力之盛衰，受病之轻重，年月之远近，毋使太过不及，当于意中消息，如珠之走盘，如权之走秤，不可拘执，是为良医。

　　大概燥赤证者，用清凉的药，实热证用寒凉的药，阴虚证用滋阴药，阳脱证可以用温热的药补阳救脱。热药可以回阳，寒药可以降火，但是都不是长久用的药物。外障病要养血退翳障，内障病要滋胆开郁。所以，治疗火热证时虽然要用黄芩、黄连、黄柏、知母等药，但这些药要用酒炒，以减少药物的寒凉、泄泻的不良反应。寒热补泻药物的运用还要考虑人的体质强弱、先天禀赋的盛衰、年龄的大小、病情的轻重、病程的长短，不能用药太过，也不能太轻，应当依照医学原理仔细斟酌使用，能准确恰当地运用又要灵活变通，不可拘泥偏执，才是好的医生。

用药生熟各异论

　　药之生熟，补泻在焉；剂之补泻，利害存焉。盖生者性悍而味重，其攻也急，其性也刚，主乎泻，熟者性淳而味轻，其攻也缓，其性也柔，主乎补。补泻一差，毫厘千里，则药之利人害人，判然明矣。如补药之用制熟者，欲得其淳厚得助之故；泻药之用制熟者，欲其克去悍烈之故。实取其补泻得中，毋损于正气耳，岂为悦观美听而已哉。

　　药物生熟的不同，其补泻的功效也有差异；方剂的补泻，关系到疾病的利害。生药其性强烈味重，作用较急，其性刚，多主泻；经炮制的药，性味朴实温厚，味轻，作用较缓，性柔，多主补。补泻要是用错了，那就大错特错了，药是有利于人还是害人，都在医生的权衡选择之间，要区别清楚。比如补药用炮制过的，是为了增加本身的淳厚性味和补的功效；而泻药要用炮制过的，是为了去除强烈的性味，避免泻的作用太过，损伤正气。所以用药一定要补泻生熟取用恰当，不能损伤正气，并不是为了让药看上去美观。

何今之庸医，专以生药饵人。夫药宜熟而用生，生则性烈，脏腑清纯中和之气，服之宁无损伤，故药生则性泻，久泻则耗损正气，宜熟岂可用生。又有以生药为嫌，专尚炮制称奇。夫药宜生而用熟，熟则其性缓，脏腑有郁滞不正之邪，服之难以驱逐。故熟药则性缓，性缓则难攻邪气，宜生岂可用熟。殊不知补汤宜用熟，泻药不嫌生。夫药之用生，犹夫乱世之贼寇，非强兵猛将，何以成摧坚破敌之功；药之用熟，犹夫治世之黎庶，非礼东教化，何以成雍熙揖让之风。故天下乱则演武，天下治则修文。医者效此用药，则治病皆得其宜，庶不至误人之疾也。噫，审诸。

现在的庸医，专门用生药给病人服用。应该用熟药时反而用生药，生药的性烈，脏腑清纯中和之气，服用生药后，怎会没有损伤，因此，生药性泻，长久服用会损伤人体的正气，所以这时就应该用熟药，不能用生药。有些医生厌恶用生药，崇尚炮制的药物功效奇好，但是该用生药时用了熟药，熟药的性缓，脏腑如果有郁滞不通的邪气，则服熟药后是难以驱除的。所以，熟药性缓，性缓则攻逐之力差，这种情况应该用生药，不能用熟药。补剂应该偏用熟药，泻剂应该偏用生药。用生药就像打仗时驱逐贼寇，若非强兵猛将怎么能摧坚破敌；用熟药犹如和平年代治理国家，管理黎民百姓，若非用安抚礼乐教化怎么能成就和谐平定、其乐融融的风气。所以，天下乱则用武，天下平定则修文。医生用药也是如此，这样治病才能恰到好处，不贻误治病时机，不耽误治救病人。所以一定要慎重啊！

识病辨症详明金玉赋

论目之病，各有其症，识症之法，不可不详。故曰：症候不明，愚人迷路；经络不明，盲子夜行，可不慎乎。

探讨眼科的疾病，各有不同症象表现，辨症的方法不能不详细清楚。所以说症候辨不明白者，就像愚笨的人迷了路；经络辨不明白者，就像盲人在夜间行走，所以一定要谨慎细心。

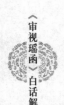

凡观人目，而无光华神色者，定是昏朦，男子必酒色劳役，女子则气怒郁结。多因气血虚损，则目疾昏花，因之而起。

故宜先察部分形色，次辨虚实阴阳，更别浮沉，当知滑涩。分形色之难易，辨根脚之浅深。

观察人的眼睛，如果没有神采光华，他一定是昏朦看不清东西的，在男子多是好酒色劳伤眼睛，在女子多是气怒郁结，气血亏损，导致眼病的发生。

所以应该先审察局部的形态颜色，然后辨疾病的虚实阴阳，以及疾病部位的深浅浮沉，最后询问疾病的性质是干涩还是润滑。细察形色，辨别易治难治，辨别疾病的根本与病情的轻重。

《经》云：阳胜阴者暴，阴胜阳者盲。虚则多泪而痒，实则多肿而痛，此乃大意然也。夫血化为真水，在脏腑而为津液，升于目而为膏汁。得之则真水足而光明，眼目无疾，失之则火邪盛而昏朦，翳障即生。是以，肝胆亏弱目始病，脏腑火盛眼方病。赤而且痛火邪实，赤昏不痛火邪虚，故肿痛涩而目红紫，邪气之实；不肿不痛而目微红，血气之虚。大眦赤者，心之实；小眦赤者，心之虚。眵多热结肺之实，眵多不结肺之虚，黑花茫茫肾气虚，冷泪纷纷肾精弱。赤膜侵睛火郁肝，白膜侵睛金凌木。迎风极痒肝之虚，迎风刺痛肝邪实。阳虚头风夜间暗，阴虚脑热早晨昏。日间痛者是阳邪，夜间痛者是阴毒。肺盛兮白睛肿起，肝盛兮风轮泛高。赤丝缭乱火为殃，斑翳结成气为滞。气实则痛而燥闷，气虚则痛而恶寒。

有经典论著记载：阳胜阴时病急，阴胜阳时病盲。虚证多流泪、痒甚；实证多肿痛明显，大致都是这样的。血液可以化生肾水，在脏腑而为津液，升于目则为神膏、神水。所以如果血液充盛，肾阴充足，眼睛光亮有神，眼不生病；若是血虚亏损，则火邪旺盛，就会导致眼昏，发生翳障等眼病。所以，肝胆亏损，脏腑火盛都会导致眼病的发生。病变部位色红而且疼痛为火邪实证，如果色红不痛是火邪虚证，所以眼部肿、痛、涩、目睛红紫都是实证的表现。如果不肿、不痛、目睛微红为气血亏虚等虚证的表现。大眦部色红是心血实证，小眦部色红是心血虚证。眼屎多并且干结是肺部实证，眼屎多不干结是肺部虚证。视野中有黑点飘动是肾气虚证，流冷泪多是肾精亏虚。有色红的翳膜侵袭黑睛是火郁于肝脏，有白色的翳膜侵袭黑睛是肺金乘肝木。迎风眼痒是肝虚受风，迎风眼痛是肝经邪实。夜间看不清是阳虚头风，早晨视物不清是阴虚脑热。白天疼痛明显是阳邪为病，夜间疼痛明显是阴毒致病。肺气过盛可导致白睛肿起，肝气过盛可导致风轮隆起。有血脉乱生者为火邪致病，有斑翳集结者为气滞不通。气实则眼痛而燥闷，气虚则眼痛而畏寒。

风痰湿热，恐有瞳神散大丧明之患；耗神损肾，必主瞳神细小昏盲之殃。眸子低陷伤乎血，胞胪突出损乎精。左传右兮阳邪盛，右传左兮阴邪兴。湿热盛而目睛黄色，风热盛而眼沿赤烂。近视乃火少，远视因水虚。脾肺液损，倒睫拳毛，肝肾邪热，突起睛高。故睛突出眶者，火极气盛，筋牵胞动者，血虚风多。阳盛阴虚，赤星满目，神劳精损，黑雾遮睛。水少血虚多痛涩，头眩眼转属阴虚。目昏流泪，色欲伤乎肾气；目出虚血，邪火郁在肝经。大病后昏，气血未足；小儿初害，营卫之虚。

风痰湿热上攻，恐怕会患瞳神散大失明的疾病；耗神伤阴，多半会患瞳神细小昏盲的疾病。眼球萎缩多是伤血，胞睑肿胀多是肾精损伤。阳邪盛时左传右，阴邪盛时右传左。湿热盛时，白睛呈黄色；风热盛时，睑弦赤烂。近视多是心火虚，远视多是肾水虚。脾肺阴液耗损，则出现倒睫拳毛；肝肾邪热则突起睛高。因此，眼睛高凸目眶者，为火极气盛；胞睑振跳是血虚生风；阳盛阴虚，赤星满目，神劳精损则出现云雾移睛。津亏血少多表现疼痛干涩，头眩眼晕多属阴虚，眼昏流泪多是色欲伤肾；眼出虚血，火邪郁在肝经。大病后眼昏，是因为气血不足；小儿初次患病，是因为营卫气虚。

久视伤睛成近觑，因虚胞湿变残风。六欲过多成内障，七情太伤定昏盲。暴躁者外多紫脉，虚淫者内多黑花。隐隐珠疼，只为精虚火动。绷绷皮急，皆因筋急气壅。迎风泪出，分清分浊；天行赤热，有实有虚。目赤痛而寒热似疟，小便涩，乃热结膀胱；脑胀痛而涩痛如针，大便闭，乃火居脏腑。三焦火盛，口渴疮生；六腑火炎，舌干唇燥。目红似火，丝脉忌紫如虬；泪热如汤，浊水怕稠如眵。脑胀痛，此是极凶之症；连眶肿，莫言轻缓之灾。脑筋如拽若偏视，当虑乎珠翻之患，珠疼似击若鹘眼，须忧乎眸突之凶。鼻塞生疮，热郁于脑，当和肝而泻肺；耳鸣头晕，火盛于水，宜滋肾以清心。

因为长久阅读，损伤眼睛，多发近视；因气虚湿困，多发胞睑粘连。六欲过度多发内障，七情过伤多患昏朦。暴躁者多紫脉，虚淫者内多黑花。眼珠隐隐疼是精虚火动；眼睑皮肤紧缩，多是气滞筋挛。迎风流泪要分辨是清泪还是浊泪；天行赤热病要辨虚实。眼红疼痛，寒热往来如疟疾发作，小便涩，是热结膀胱；脑部胀痛、眼部涩痛如针刺，大便秘结是脏腑实热证。三焦火盛则口舌生疮，六腑有热则舌干唇燥。眼红其赤脉犹如虬龙，色紫红而盘曲；热泪不断如热汤，泪水混浊，如眼眵般黏稠，脑

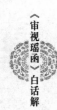
胀痛，以上种种都是极其凶险的病症。如果眼睚肿就不会是轻缓的病症。眼睛出现斜视时，要考虑避免发展成极度斜视。眼红疼痛如鹘眼，要避免发展到眼球高凸的凶险之症。鼻塞生疮，是热郁于脑，应该疏肝和肝，清泻肺热。耳鸣头晕，多是阴虚火旺，应该滋肾阴降心火。

　　嗜酒之人，湿热熏蒸精气浊，多赤黄而瘀肉；贪淫之辈，血少精虚气血亏，每黑暗以昏朦。孕中目痛为有余，乃血气之蕴实，产后目疾为不足，因营卫之衰虚，水少元虚或痰火，则天行赤热；燥急风热并劳苦，则暴风客热。瘀血滞而贯睛，速宜开导；血紫赤而侵瞳，轻亦丧明。睑硬睛疼，肝风热而肝血少；胞胀如杯，木克土而肝火盛。黄膜上冲，云生膜内，盖因火瘀邪实，赤膜下垂，火郁络中，故此血滞睛疼。凝脂翳生，肥浮嫩而易长，名为火郁肝胆；花翳白陷，火烁络而中低，号为金来克木。

　　嗜好饮酒的人，由于湿热向上熏蒸，目中精气变污浊，多见红黄色的胬肉攀睛；贪婪色欲的人气血少而精血亏虚，多在暗光时，眼睛出现昏朦。孕妇眼痛多是由于血气实证，产后患眼病多是营卫虚衰等不足之虚证。肾元虚衰或者痰火旺盛多患天行赤热；燥急兼感风热并劳苦则多患暴风客热。瘀血阻滞于眼睛则适宜立即用开导的治疗方法，如果为血灌瞳神，即使病情轻浅也会失明。胞睑硬，眼珠疼多是因为肝经风热，肝血虚少，胞睑胀肿高起如杯，多是肝火盛乘克脾土所致。黄膜上冲多因为火瘀邪实，赤膜下垂多是火郁络中，而致血滞眼疼。凝脂翳生，外观见肥浮嫩易进展者，多是火郁肝胆。花翳白陷，火热之邪侵袭经络导致黑睛溃疡，多是金克木所致。

　　鸡冠蚬肉，火土燥瘀；鱼子石榴，血少凝滞；胞虚如球，血不足而虚火壅；睥急紧小，膏血耗而筋膜缩；实热生疮，心火炽而有瘀滞；迎风赤烂，肝火盛而多泪湿。迎风冷热泪流，肝肾虚而精血弱；无时冷热泪下，肝胆衰而肾气虚。大小眦漏血水，泻其南而补其北；阴阳漏分黄黑，黑则温之黄则凉。神水将枯，火逼蒸而神膏竭；神光自现，孤阳飞而精气亏。视定为动，水虚火盛来攻击。睥翻粘睑，气聚血壅风湿滞。色似胭脂，血热妄侵白睛赤；白珠俱青，肝邪蒸逼气轮蓝。火郁风轮，则旋胪泛起；血瘀火炽，则旋螺尖生。

　　鸡冠蚬肉多因火土燥瘀；鱼子石榴多因血少凝滞；胞虚如球多因精血不足而致虚火上炎；睥急紧小多因膏血耗伤而致筋膜紧缩；实热生疮多因心火炽盛兼有瘀滞；迎风赤烂症，多因肝火旺盛兼有湿邪；迎风冷、热流泪症多因肝肾精血亏虚；不时经常流冷泪、热泪，多因肝胆肾气虚衰。大小眦部流血水，应用泻火补水的方法治疗；阴漏阳漏之症，要分清楚分泌物黄黑颜色的不同，色黑用温法，色黄用凉法。神水将枯之症多是由于火热盛极，神膏枯竭；神光自现之症多是由于阳脱精血亏虚。视定为动之症是由于肾水亏虚，火热来袭所致；脾翻粘睑是由于气滞血瘀兼风湿侵袭所致；白睛颜色红如胭脂是由于血热上侵；白睛色青是因为邪气侵袭肝经所致；旋胪泛起症多因火郁风轮；旋螺尖起症多由于血瘀火热炽盛。

精亏血少虚损，则起坐生花；竭视酒色思虑，则昏朦干涩。暴盲似祟，痰火思虑并头风；赤痛中邪，肝肾亏损营卫弱。枣花障起，痰火色酒怒劳瞻；萤星满目，辛燥火痰劳酒色。眼若虫行因酒欲，悲思惊恐怒所伤，云雾移睛见旗筛，蝇蛇异形虚所致。

精亏血少虚损导致坐起生花之症；久视劳瞻，贪图酒色，思虑过甚，会导致视物昏朦、干涩之症；眼睛暴盲症多由于痰火壅结，过于思虑合并头风所致；赤痛中邪症多因为肝肾亏虚、营卫虚弱所致；枣花翳是由于痰火壅结，贪图酒色，久视劳瞻所致；萤星满目症是由于嗜食辛味，燥邪侵袭，痰火壅盛，久视劳瞻贪图酒色所致；眼若虫行症是由于嗜饮酒食，七情所伤；云雾移睛症可见眼前旌旗飘飘，蚊蝇飞舞或其他奇怪的形状，均是由虚所致。

淫欲多而邪气侵，则膜入乎水轮；肝心热而痛流泪，则睛出乎珠外。或血少而或哭泣，津液枯而目涩痛；或酒欲而或食毒，脾肾伤而眼赤黄。风热邪侵，眉棱骨重而痛；风热邪盛，眼胞睛眶硬肿。风木克乎脾络，故迎风即作赤烂；血虚不润乎肌，故无风常作烂赤。血少神劳精气衰，则瞻视昏眇。火邪有余在心经，则痛如针刺。五脏毒而赤膜遮睛，脾积毒而胬肉侵目。水晶障翳瘀滞，凉剂片脑所因；鱼鳞形异歪斜，气结膏凝难愈。逆顺生翳，内有瘀滞；白星乱飞，血弱精虚。火胀大头须分风热湿热，风胀痛而湿热泪；怕热羞明要辨血虚火燥，血少羞明火怕热。怕热涩痛知脾实，羞明不痛是脾虚。目昏乃血少，肾亏多昏暗。积年目赤号风热，两目赤肿名风毒。粟疮湿热椒风热，椒疮红硬粟黄软。

淫欲太过又受外邪侵袭，则发生膜入水轮症；心肝经热则出现眼部疼痛流泪，珠突出眶症。或是由于精血亏虚或是因为哭泣导致津液枯竭，则发为眼部涩痛；或是因为饮酒或其他食物中毒导致脾肾两伤，则发生眼部赤黄。风热邪侵而致眉棱骨痛；风热邪盛而致睑硬睛疼症。风木之邪克脾络，导致眼睛迎风即生赤烂；血虚不能滋养时可致无风也生赤烂。血少、神劳、精气虚衰则视瞻昏眇。火邪有余在心经则眼睛痛如针刺；五脏邪毒侵袭则赤膜遮睛；毒邪侵袭脾土则生胬肉攀睛。黑睛上色淡、晶莹的翳障瘀滞，可能是因为过用寒凉制剂，如冰片所致；鱼鳞障症是因为气结膏水凝结属难治之症。逆顺障证是因为内有瘀滞；白星乱飞症是因为血亏精虚。火胀大头之症要分风热和湿热的不同，风邪侵袭有胀痛，湿热侵袭有流泪；怕热羞明要辨别血虚还是火燥，血虚有怕光羞明的症状，火燥侵袭则有恶热的表现。眼睛有怕热涩痛的症状就该知道是因为脾实；眼睛怕光羞明而不痛应该是脾虚。目昏是由于血少，视物昏暗是由于肾亏。长年的眼红是感受风热之邪，两眼红肿是感受风毒之邪。粟疮是感受湿热之邪，色黄质地较软；椒疮是感受风热之邪，色红质地较硬。

　　肝经有邪，故玉翳浮睛；肾脏风热，亦羞明生花。聚开之障，时圆缺而时隐见，症因于痰火湿热；聚星之障，或围聚而或连络，疾发多见于痰火。青眼膏损，皆因火炽；瘀血贯睛，总由凝滞。故房欲烦躁辛热多，则火炙神膏缺损；久视劳瞻郁风烟，则瘀滞赤丝脉乱。胎风兮小儿赤烂，胎毒兮小儿瘢疹。血气滞兮星上，火邪实兮障遮。痘症多损目，浊气来损清和之气。疳病亦伤睛，生源而失化养之源。小儿青盲肝血虚，小儿白膜肺实热，小儿雀目肝不足，小儿目疮胎污秽。青盲内障肝风炽。二目赤肿脑热冲。老幼同发天行邪，时常害眼心火盛。

　　肝经有邪则发生玉翳浮睛症；肾脏感受风热则发生羞明生花症。聚开障症是指翳障时圆时缺，时隐时现，此症多由于痰火湿热所致；聚星障表现为黑睛上星星点点聚集的翳障或彼此联络，此症多由于痰火所致。真睛膏损症是因为火热炽盛所致；瘀血贯睛症是由于气血凝滞所致。房劳、烦躁、嗜食辛热会导致火热之邪旺盛，以致发生神膏受损；久视劳瞻、肝郁气滞、感受风烟毒邪会导致气血瘀滞则发生赤丝脉乱的眼病。感受胎风会导致小儿眼睑及眦部赤烂；感受胎毒会导致小儿患斑疹。气血壅滞时星点状翳障就会出现；火邪实证时翳障则会加重遮蔽神光。小儿如患水痘，则多伤眼睛，是因为水痘毒邪的浊气损伤了眼睛的清和之气。小儿如患疳积，则也多会使眼部发病，这是因为疳积病是脾胃失于运化，滋养眼睛的后天营养失去来源所致。小儿青盲是因为肝血虚，小儿白膜是因为肺部实热，小儿雀目是因为肝血不足，小儿目疮是因为在胎儿时期受到污秽之毒的侵袭。青盲内障多是肝风炽热；两目红肿多是热邪侵袭。老人和小孩都患天行赤热，时常是因为心火亢盛所致。

　　痰火并燥热，伤睛之本；头风兼烘炙，损目之宗。为怒伤睛，怒伤真气；因哭损目，哭损神膏。酸辣食多损目，火烟冒久伤瞳。劳瞻竭视，能致病而损光华；过虑多思，因乱真而伤神志。目中障色不正，急宜早治；睛内神水将枯，速图早医。原夫目之害者起于微，睛之损者由于渐；欲无其患，防制其微。

痰火和燥热之邪是导致眼病的根本；头风兼热邪，是损伤眼睛的主要因素。七情中怒伤睛，主要指怒伤真气；哭也损伤眼睛，主要损伤神膏。嗜食酸辣多损伤眼睛，长久处在火烟之地会损伤瞳神。长久用眼可以导致眼部损伤而无光华；过于思虑，损乱真气而伤神志。如果眼睛翳障颜色不纯正，应该及早治疗；眼睛内神水将枯之症也应该迅速及早治疗。这是因为眼病多是从微小病变开始，从而损害真睛，所以要想不生病，就应该在疾病微小时及时防治。

大抵，红障凹凸，怕如血积肉堆；白障难除，喜似水清脂嫩。瞳神若损，有药难医；眸子若伤，无方可救。外障珠不损，何必多忧；内障瞳虽在，其实可畏。勿以障薄而为喜，勿以翳厚而为忧，与其薄而沉坚，不若厚而浮嫩。红者畏紫筋爬住，白者怕光滑如瓷。故沉涩光滑者，医必难愈；轻浮脆嫩者，治必易除。颜色不正，详经络之合病、并病；形状稀奇，别轮廓之或克或生。翳有正形，风无定体。血实亦痛，血虚亦痛，须当细辨，病来亦痒，病去亦痒，决要参详。

大致上，红色的翳障如血积肉堆般凹凸不平；白色翳障呈油脂状，晶莹脆嫩均为难治之症。瞳神如果受损，睛珠受损都是无药无方可以医治的。外障眼病只要睛珠没有受到损伤就不必过于担心；内障眼病虽然瞳神形态没有改变，可是也不可掉以轻心。不要认为翳障质地薄就好治，不要认为翳障质地厚就担心治不好，如果翳障薄，但是位置深且坚牢，还不如翳障厚，位置表浅且脆嫩者容易治疗。翳障色红其上有紫红色血丝爬满以及白色翳障光滑像白瓷一般，都是难治之症。所以，翳障位置深、牢固、表面光滑者，属难治；翳障位置表浅、脆嫩者，只要及时治疗，一般都会消除。如果病变部位颜色不正，一定要详细审辨经络是否有合病、并病；病变部位的形状若是稀奇，就应该辨别轮廓之间的生克乘侮。翳障有典型的形状，感受风邪的病变则会出现不同的表现。血实、血虚都有痛的表现，疾病将要发生和疾病将要痊愈之时都会出现痒的症状，所以一定要仔细辨别和参详。

识经络之通塞，辨形势之进退。当补当泻，或行或止。内王外霸，既了然于胸中，攻守常劫，其无误于指下。知病症之虚实阴阳，熟药性之温凉寒热。症的治当，百发百中，吾辈能以药代刀针，则技之精妙，更入乎神。

　　辨别经络的通与塞可以预知疾病形势的进与退，便可以知道宜用补法还是泻法，宜该通行还是制止。内心要仁慈，行动要果敢，疾病的机理应该了然于胸，犹如作战，攻守常劫，都不会指导错误。了解疾病的虚实阴阳，熟知药性的温热寒凉。辨对症候，治疗恰当，就可以百发百中。如果有医生可以用药物替代刀针就能治好眼病，那他的医术当属精妙，可谓神医。

　　以上关节备陈，奥妙尽载。当熟读而深详，宜潜思而博览，则症之微甚，皆为子识，目之安危，尽系于君矣。名曰散金碎玉，不亦宜乎。

　　以上各种眼病的关键已经详细论述了，其中的奥妙应该熟读仔细参详才可以领略。这样就可以明白眼病各症的轻重微甚，眼部的安危都全靠医生的治疗。以上这些种种经验方法称为散金碎玉，实在是恰当不过了。

内外二障论

　　医门一十三科，惟眼科最难，而常人无不易之也。岂惟常人易之，即专是科者，亦易之也。由于道理不明，究心不到，或不知儒书，或暗于医学，甚至有一字不谙者，或得一方及得一法，试之稍验，辄自夸耀，以为眼科无出其右，便出治人。而世之愚夫，蒙其害者屡屡，亦各不自知也。若尔人者，是诚以管窥天，所见者不广也。

　　中医分科有十三，其中眼科最难，平常的人没有不知道的，所以专科的眼科医生也是知道的。由于道理不明，缺乏追求真理的耐心，或不读书学习，或不明医学道理，甚至还有一字也不识的，或者在得到一个方法、方药，试着用后稍有效果，就开始夸耀，以为那就是治疗眼病最好的方法，便开始给病人治疗眼病。世人找他看病常常蒙受其害，而且自己还不知道已受其害。像这样的人，真是以管窥天，见识不广。

　　然自古迄今，轩岐之后，明医世出。如伤寒则有张长沙，杂症则有李东垣，治火则有刘河间，补阴则有朱丹溪，四家之外名手甚多。然于杂病，则靡不著论立方，以传后世，以开来学。故后之学者，有所依归，是以察脉验症，即论视病，按方用药，苟用之当，靡不通神。乘时奋发，驰名遐迩，皆赖古人所定之方耳。惟眼科岂独今人见易，吾意张、李、朱、刘，亦略于是，皆未见其精详垂论焉，使后世无所本也。但云血少也，神劳也，肾虚也，风热也，苟执是四者而治，其不陷于一偏者亦鲜矣。

从古至今，轩岐之后，有很多出名的医生。伤寒方面有张仲景，杂症方面有李东垣，治火派有刘河间，补阴派有朱丹溪，除了这四大家外还有很多名家。这样在各种内科杂症方面几乎都有论著书籍沿传后世，以启发后来学者。后世的人可以研读学习有所归依，按照传承的医学理论诊视疾病，察脉辨症，按方用药，如果运用恰当，治疗效果很少有不神速的。加上乘此时机努力学习，便会远近闻名，这是依赖古人的方药经验。唯独眼科论著极少，张、李、朱、刘四大家都只是简略的论述，皆没有精深详尽的理论流传下来，所以后世没有原则可以依照，只是提及血少、劳神、肾虚、风热四证，如果只是依照这四证治疗眼病，未免会有偏差。

且夫内障之症，不红不紫，非痛非痒，惟觉昏朦，有如薄纱笼者，有如雾露中者，有如见黑花者，有如见蝇飞者，有如见蛛悬者，有眉棱骨痛者，有头旋眼黑者，皆为内障。障者，遮也，如物遮隔，故云障也。内外障者，一百零八症之总名也。其外障者，乃睛外为云翳所遮，故云外障。然外障可治者，有下手处也。内障难治者，外不见症，无下手处也。

内障眼病，眼部颜色不红不紫，不痛不痒，只是视物昏朦，有的如薄纱笼罩，有的如在雾霭之中，有的眼前黑影飘动，有的眼前蚊蝇飞舞，有的像有蜘蛛悬挂于眼前，有的眉棱骨疼痛，有的头眩眼前发黑，这些都是内障眼病的表现。障，就是遮蔽，眼前如有物体遮隔，所以叫作障。内障外障，是眼病一百零八症的总称。外障，是指睛珠外表有云翳遮挡，所以叫作外障，外障因为在外可以看见其形态，着手治疗相对容易。内障之所以难治是因为外部没有症候表现，无从下手治疗。

且内障之人，二目光明，同于无病者，最难分别；惟目珠不动，微可辨耳。先贤俱言脑脂下垂，遮隔瞳神，故尔失明。惟有金针可以拨之，坠其翳膜于下，能使顷刻复明。予因深思，眼乃五脏六腑之精华，上注于目而为明，如屋之有天窗也，皆从肝胆发源，内有脉道孔窍，上通于目，而为光明，如地中泉脉流通，一有瘀塞，则水不通矣。夫目属肝，肝主怒，怒则火动痰生。痰火阻隔肝胆脉道，则通光之窍遂蔽，是以二目昏朦，如烟如雾。目一昏花，愈生郁闷，故云久病生郁，久郁生病。今之治者，不达此理，俱执一偏之论，惟言肝肾之虚，止以补肝补肾之剂投之，其肝胆脉道之邪气，一得其补，愈盛愈蔽，至目日昏，药之无效，良由通光脉道之瘀塞耳。余故譬之井泉，脉道塞而水不流，同一理也。如执定以为肝肾之虚，余思再无甚于劳瘵者，人虽将危，亦能辨察秋毫。由此推之，因知肝肾无邪，则目决不病。专是科者，必究其肝肾果无邪而虚耶，则以补剂投之，倘正气虚而邪气有余，必先驱其邪气，而后补其正气，斯无助邪害正之弊，则内障虽云难治，亦可以少尽病情矣。

内障眼病的患者，双眼外观端好，和无病者一样，最难辨别；只有睛珠不能转动还可以分辨。古代名医有言脑脂下垂症，可以遮挡瞳神，使人失明。只有用针拨内障的治法，才可以使其顷刻复明。我仔细思考其中的病理成因，大概是因为眼睛靠五脏六腑的精华，向上升华滋养而可以看见光明，就像屋子有天窗一样，眼内的脉道、经络、孔窍与脏腑都有联系，这些经络脉道均发源于肝胆，上联系眼而能视物，就像地下泉水有泉脉流通一样，如果通道有瘀塞，则水流就不通畅。眼在五脏对应肝，肝五志主怒，怒则动火，火动痰生。痰火阻隔肝胆脉道，通光的脉道就被阻闭，所以眼睛视物昏朦，像隔层烟雾一般。眼睛昏花，就会引起心情郁闷，所以久病必郁，久郁生病。现在治疗眼病的医生，不明白这些机理，都是偏执地持一偏之论，只是认为肝肾亏虚，仅以补益肝肾的方剂治疗，这样一来，肝胆的脉道受补之后会更加郁闭，不仅治不好，且会日益加重眼昏，用药没有效果，是因为疾病的根本原因为肝胆脉道瘀塞，就像井泉的通道堵塞，水就不会通流一样。如果偏执地认为病因是肝肾亏虚，我认为如果是虚损重症，人的性命危在旦夕之时，眼睛视力还很好可以辨认秋毫细微的东西，由此可以推理，肝肾如果不受邪，眼睛就不会患病。眼科医生，要仔细辨别肝肾，确实是虚证时，才能用补剂治疗。如果正气虚，邪气旺盛，就应该先祛除邪气，再用补剂补其正气，这样才可以既不会助长邪气又能补养正气。内障眼病都说难以治疗，如果能做到这些，至少也会减轻病情。

至于外障，必据五轮而验症，方知五脏之虚实。而五脏之中，惟肾水神光，深居于中，最灵最贵，辨析万物，明察秋毫。但一肾水而配五脏之火，是火太有余，水甚不足。肾水再虚，诸火益炽，因而为云、为翳、为攀睛、为瘀肉。然此症虽重，尚可下手施治，非如内障之无可下手也。

至于外障眼病，必须进行五轮辨证，才可以了解五脏的虚实。而且五脏之中，肾水滋养神光，肾水深居于内，最为珍贵，只有肾水充足滋养瞳神，才能辨析万物，明察秋毫。但是五脏之中肾水难敌五脏之火，火有余而水不足。如果肾水再虚亏，诸火便更加亢盛，故易发云翳、胬肉攀睛等症。虽然这些症比较严重，尚可以下手治疗，不像内障的一些疾病，无从下手。

然今之业是科者，煎剂多用寒凉以伐火，暂图取效；点药皆用砒硇以取翳，只顾目前。予观二者皆非适中之治，亦非仁术之所宜也。故治火虽云苦寒能折，如专用寒凉，不得其当，则胃气受伤，失其温养之道，是以目久病而不愈也。至于药之峻利，夫岂知眼乃至清至虚之府，以酷烈之药攻之，翳虽即去，日后有无穷之遗害焉，良可慨也。

然而现在即使是专业的眼科医生，有的也多用寒凉汤剂以清伐亢盛之火，贪图暂时迅速取效；点眼也是专用砒石之类以快速祛翳，这些都是只顾眼前的做法。在我看来，这两种方法都不是恰当的治疗，也不是仁义的做法。虽然治疗火热之证只有苦寒可治，如果专用寒凉，就会损伤胃气，不符合温养的治疗原则，所以眼部久病不愈。至于用药性峻烈的药物，那是因为不知道眼睛是人身至清至虚之腑，倘若单用峻烈药攻逐，翳虽祛，日后必有遗害，徒徒只剩下遗憾。

予业岐黄，朝夕承先大人庭训，附以管见，遂忘固陋。订制煎剂点药，虽非适中之治，然亦不越于规矩准绳之外也。所用煎剂，惟以宽中开郁，顺气消痰，滋阴降火，补肾疏风为主。点药专以去翳明目为先，然点药惟用气而不用质，去翳虽不神速，决无后患，其制药之玄妙。诚非世俗所得知也。但药得于家传，兼以苦心思索有年，幸得其妙，至于目疾危急，万不得已，间用砒硇；亦必用药监制其毒，分两之中，十用其一，毫不敢多也。此予治人之目，必抱兢业之心。

我从开始从事医学，就天天受到先父的教导，现总结一些自家的治疗经验，使原来的治疗错误有所改善。定制的煎剂点药，虽然并非都是适当的，但都是按照规矩准绳制定的。所用的煎剂，都是以宽中开郁，顺气消痰，滋阴降火，补肾疏风为主。点药专门以祛翳明目为先，但是点眼的药都是取用药物的寒热温凉精制而成，祛翳的效果虽然不算神速，但是没有后患，制药的玄妙不是世人所知道的，都是得于家传，经过自己的苦心研究，历经数年才明白其中的精妙。关于急性眼病万不得已时才用砒霜之类，而且用药监制其毒性，只是使用十分之一，丝毫不敢多用。我治疗眼病必抱有谨慎勤恳的态度。

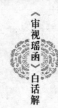

　　至病目者，愈当小心禁戒，即如劳神酒色忿怒诸事，并宜捐弃。否则目愈之后，不能久视；久视则目珠隐隐作痛，日后决伤于目。是以劳神诸事，俱宜忌也。盖心藏乎神，运光于目。凡读书作字，与夫妇女描剌，匠作雕銮，凡此皆以目不转睛而视，又必留心内营，心主火，内营不息，则心火动，心火一动，则眼珠隐隐作痛，诸疾之所由起也。且人未有不亏肾者，夫肾属水，水能克火。若肾无亏，则水能上升，可以制火；水上升，火下降，是为水火既济，故虽神劳，元气充足，亦无大害。惟肾水亏弱之人，难以调治；若再加以劳神，水不上升，此目之所以终见损也。

　　至于患有眼病的人，就更加应该小心养护，比如久视、劳神、酒色、情志愤怒等都应该避免。否则即使眼病治愈之后，不能久视；久视则会出现眼珠隐隐疼痛，日后眼睛易于受损。劳神的事宜也是应该避免的。大致因为心藏神，心阳向上温煦眼睛而眼睛明亮可见，凡是读书写字、妇女针线、雕刻等精细工作者都是需要目不转睛地长久注视，必须专心留意，心营易伤。心主火，心意惑乱则心火动，心火一动则眼珠隐隐作痛，这就是疾病发生的原因。况且人没有不肾亏者，肾属水，水能克火。若肾无亏损，水能上升制约心火；水上升，心火下降，助肾阳，水火既济，虽然劳神，元气充足，则不会发病。在肾水亏虚时，就难以调治；如果劳神，肾水不能上升，水火不济，就会发生眼部疾患。

　　今吾辈治目，务宜先审其邪正之虚实。首当驱其有余之邪气，而后补其不足之正气，治斯当而病斯愈矣，此治目之次第。至于临症圆机，神而明之，又在乎人，专是业者，宜究心焉。

　　现在我们治疗眼病，务必要先审查正气邪气的虚实。首先祛除有余的邪气，随即补益不足的正气，治疗得当疾病就可以治愈。这是治疗疾病的先后顺序。至于能否掌握原则，灵活运用，在于个人的智慧。如果想要做专业的眼科医生，就必须用心研究学习。

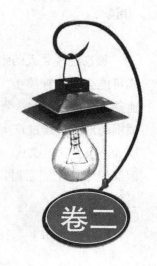

目病有三因

陈无择曰：喜怒不节，忧思兼并，以致脏腑气不平，郁而生涎，随气上厥，乘脑之虚，浸淫目系，阴注于目，轻则昏涩，重则障翳，眵泪鬌肉，白膜遮睛，皆内因；如数冒风寒，不避暑湿，邪中于项，乘虚循系以入于脑，侵于目而生目病者，皆外因；若嗜欲无节，饮食不时，频食五辛，过啖炙煿，驰骋田猎，冒涉烟尘，劳动外睛，皆丧明之本，此不内外因也。

陈无择说：喜怒不加节制，忧思并重，会导致脏腑气机失调，郁滞而生痰涎，痰涎随气上升至头部，侵犯眼睛，轻则出现眼睛昏涩，重则发生翳障类的疾患，如眵多流泪，鬌肉攀睛，白膜遮睛等，这些皆是内因致病；如果多次感受风寒邪气，不避暑湿之邪，邪气侵袭项部，乘虚上行侵袭至脑，侵犯眼睛则易生目病，这些为外因致病；如果饮食没有节制，嗜食辛辣厚味、烘烤油炸食品，经常驰骋打猎，被烟尘笼罩，久视劳瞻等原因而出现眼病，是不内外因所致。

徐彦纯曰：人之眼目，备脏腑五行，相资而神明，故能视。内障乃瞳神黑小，神光昏昧也，外障则有翳膜可见。内障有因于痰热血热、培阳培阴、虚脱荣卫所致，种种不同。外障有起于内眦、外眦、睛上、睛下、睛中，视其翳色，从何经来，惟宜分治。目之为病，肝热则昏暗，心热则烦痛，风湿血少则涩痒，肾虚则不禁固，甚则陷突，缓则翳暗矣。

徐彦纯说：人的眼睛，内应脏腑，由五脏滋养而有神光，所以能视万物。内障眼病可能会有瞳神黑小，视物昏花，外障眼病可能会有翳膜遮挡。内障眼病多是痰热、血热、阳虚、阴虚、荣卫虚脱导致，病因不同。外障眼病发于内眦、外眦、黑睛及其周围的部位，通过审辨翳障的颜色、形状、性质，判断病变来自哪个经络，从而进行医治。眼目发生疾病，肝热则眼睛昏暗，心热则心烦、眼痛，风湿邪气侵袭兼血虚则眼部涩痒，肾虚则津液不固，甚至发生眼珠隆突或萎缩的重症，病缓者则易发翳障。

诊视

《脉经》曰：左寸脉洪数，心火上炎也；左关脉弦而洪，乃肝火盛也；左尺脉微弱，乃肾水不升，而火在上也；右寸关脉俱弦洪，乃肝木挟相火之势，来侮所不胜之金，而戕己所胜之土也；右尺脉洪数，为相火邪火上炎，挟肝木之邪，而烁目也。

《脉经》上说：左寸脉洪数，为心火上炎；左关脉弦洪，为肝火旺盛；左尺脉微弱，为肾水不能上升而心火炎上；右寸关脉弦洪，为肝木火旺反侮肺金，乘犯脾土；右尺脉洪数，为相火上炎，挟肝火之邪侵袭眼睛。

按，六脉：浮紧有力者为寒，沉数有力者为热，微细而弱者为虚，洪大而滑者为实。夫五脏常欲相顺相生，如心见缓，肝见洪，肺见沉，脾见涩，肾见弦，此五脏相合相生之理，禀太和之气，其疾何以生焉。是为疾者，五脏必相克相反，如心见沉细，肝见短涩，肾见迟缓，肺见洪大，脾见弦长，此五脏相刑相克，递相互变之机，其疾再无不作者。万物生克，一定之理，岂止于病目而言哉。《经》谓五脏不和则六腑不通，六腑不通则九窍疲癃，九窍疲癃则气血壅滞，亦令人憎寒发热，恶风自汗，胸膈痞满，有类伤寒似疟。但目红赤而头不痛，项不强，身发寒而不致战栗，发热而不致闷乱为异，而为外障。或头眩目昏，头痛而目不红，为内障。由人于六淫、七情、饮食、色欲过度，运动失宜，岂能一一中节而无所乖乱，脏腑关窍，不得宣通，而痰内渍也。予特叙痰饮之脉，皆弦微沉滑；或云左右关脉大者或伏而大者，皆痰也；眼皮及眼或如灰烟黑者，亦痰也。然治法：痰因火动，降火为先，火因气逆，顺气为要，亢则害，承乃制者，寒极则生热，热极则生寒，木极而似金，火极而似水，土极而似木，金极而似火，水极而似土也。

按语：六脉之中，浮紧有力为寒证，沉数有力为热证，脉弱微细为虚证，洪大滑脉为实证。五脏顺从各自的本性相互资生，心病则见缓脉，肝病则见洪脉，肺病则见沉脉，脾病则见涩脉，肾病则见弦脉，此为顺从五脏相生的规律，禀受阴阳冲和之气，则疾病不易发生。凡是生病，五脏必然是相反相克的，如心病见沉细脉，肝病见短涩脉，肾病见迟缓脉，肺病见洪大脉，脾病见弦长脉，这是五脏相克，递相传变，疾病便会发生。万物的生克制化都有一定的道理，不仅仅是对眼病而言。《内经》中记载：五脏气机不和则六腑不通，六腑不通则九窍不利，九窍不利则气血壅滞，便会使人恶寒发热，恶风自汗，胸膈痞满，出现类似伤寒疟疾的症状。眼红而头不痛，颈项不强直，身略发寒而不是瑟瑟颤抖，发热而不烦闷则为外障眼病。头眩目昏，头痛而眼睛不红者为内障眼病。因为人经常受到六淫、七情、饮食、色欲过度、运动失宜等的影响，不能一一调整，所以会出现逆乱的情况，脏腑关窍不通畅，痰涩瘀滞于内。在此我专门叙述痰饮的脉象表现，痰饮为病，脉多弦微沉滑；左右关脉大或伏大者为痰饮之病；眼及眼睑如烟灰黑色者也是痰饮之病。对于治疗方法，痰饮因火而动，所以当先降火，火因气逆，所以降火的关键是要理顺气机，过亢则为害，相互制约才能保持平衡，寒极生热，热极生寒，肝木旺盛则反克肺金，心火旺盛则反克肾水，脾土旺盛则反克肝木，肺金旺盛则反克心火，肾水旺盛则反克脾土。

左手寸口，心与小肠之脉所出，君火也；左手关部，肝与胆之脉所出，风木也；左手尺部，肾与膀胱之脉所出，寒水也；右手寸口，肺与大肠之脉所出，燥金也；右手关部，脾与胃之脉所出，湿土也；右手尺部，命门与三焦之脉所出，相火也。

左手寸口部脉诊为心与小肠，为君火；左手关部脉诊为肝胆，主风木；左手尺部脉诊为肾与膀胱，为寒水；右手寸口部脉诊为肺与大肠，易燥金；右手关部脉诊为脾胃，为湿土；右手尺部脉诊为命门与三焦，主相火。

六脉者，浮、沉、迟、数、滑、涩也。浮者为阳，在表，为风为虚也；沉者为阴，在里，为湿为实也；沉迟者为阴，寒在脏也；浮数者为阳，热在腑也；滑者血多气盛也；涩者气滞血枯也。八要者，表、里、虚、实、寒、热、邪、正也。表者，病不在里也；里者，病不在表也；虚者，五虚也，脉细、皮寒、气少、泄利、饮食不入也，浆粥入胃，泻止则生；实者，五实也，脉盛，皮热，腹胀，前后不通，瞀闷也，大小便通利而得汗者生；寒者，脏腑积寒也；热者，脏腑积热也；邪者，外邪相干也；正者，脏腑自病也。

六脉分别是浮、沉、迟、数、滑、涩。浮脉为阳，主表证，主风，主虚；沉脉为阴，主里证，主湿，主实；沉迟脉为阴，主脏寒；浮数脉为阳，主腑热；滑脉主血多气盛；涩脉主气滞血枯。八要是指表、里、虚、实、寒、热、邪、正。表证指疾病不在里；里证指疾病不在表；虚证指五虚，即脉细、皮寒、气少、泄利、饮食不入，浆粥入胃，泄痢停止即为虚证；实证指五实，即脉盛、皮热、腹胀、大小便不利、心中闷乱，要使大小便通利，汗出则愈；寒证指脏腑积寒；热证指脏腑积热；邪气指外部的邪气侵袭；正气指体内维持脏腑正常功能之气。

《内经》谓：目痛，赤脉从上下者太阳病，从下上者阳明病，从外走内者少阳病，从内走外者少阴病。太阳病宜温之散之，阳明病宜下之寒之，少阳病宜和之，少阴病宜清之。

《灵枢·论疾诊尺篇》中说：眼痛，赤脉自上而下侵袭者为太阳经病变，自下而上侵袭者为阳明经脉的病变，从外走内者为少阳经病变，从内走外者为少阴经病变。太阳经病治疗宜温宜散，阳明经病治疗宜下宜寒，少阳经病治疗宜和解，少阴经病治疗宜清泄。

《保命集》云：眼之为病，在腑则为表，当除风散热；在脏则为里，当养血安神。暴发者为表，易治；久病者为里，难疗。按此论，表里之不同明矣，用以治病，如鼓应桴也。

《素问病机气宜保命集》中说：眼病，在腑为表证，治疗应该除风散热；在脏为里证，治疗应该养血安神。发病急骤者为疾病在表，容易治疗；发病时间较长为疾病在里，比较难治。按此原则，治疗疾病时分清表里，可以达到药到病除的目的。

《灵枢·癫狂篇》云：目眦外决于面者为锐眦，在内近鼻者为内眦；上为外眦，下为内眦。

《灵枢·癫狂篇》中说：目眦位于睑裂外侧的为锐眦；位于睑裂鼻侧的为内眦。

凡看目疾者，男子多患左目，女子多患右目，此阴阳气血不同故也。或有左右无常者，乃邪热攻迫故也。如男先伤左目，而右目屡发，定不可保；女先伤右目，而左目屡发，亦不能救。必须观人老少壮弱为主，少而壮者易治，老而弱者难治。易治者用药温和，难治者用药滋补，随症用药，不可执一。目症虽有多端，然看者先将难易预定，用药不致有误。如瞳神凸凹者不治，青绿白色者不治，纯黑者不治，晴少光彩者不治，此老人血衰之症。若翳障如半月之状，俱难治之。若晴圆不损，不论星多少，翳厚薄，悉皆治之。翳怕光滑，星怕在瞳神，总宜翳膜轻薄，星点细小。若遇翳障未尽，切不可用刀割，目得血而能视，刀割则伤血，亦不可用火灸，翳膜生自肝火，又以火攻之，是以火济火，岂是良法。惟服药于先，必兼点药，则病渐退，根除而不复发也。

凡是看眼病的患者中，男子多左眼患病，女子多右眼患病，这是因为阴阳气血不同的缘故。或有左眼或右眼发病无常者，是邪热攻迫所致。如果男子先伤左眼，后右眼也多次发病，其病难治；如果女子先伤右眼，继而左眼屡次发病，也是难治。医者在看病时要审辨患者的年龄老少，体质壮弱，年少体壮者易治，年老体弱者难治。易治者用药宜温和，难治者用药宜滋补，并随症加减用药，不能拘于一方。目病虽然千变万化，然而只要先辨难易，用药便不会有误。比如瞳神有凹凸者，颜色呈青绿色者或白色者或纯黑色者或目睛无光彩者多是老人血衰的征象，均属难治。如果翳障呈半月状也属难治。如果黑睛形圆而没有缺损，不论星障多少、翳障厚薄，都是可治的。翳膜形态光滑者难治，星障生在瞳神者难治，翳膜轻薄，星障细小者均属易治。如果翳障没有完全消退，千万不可用刀割，因为眼睛得到血液的滋养才能视物，刀割必定伤血，也不能用火灸；翳膜是因为肝火旺盛而生，又用火攻，是以火救火，这是不正确的方法。只有先口服药物，然后配合点眼，才可以使翳膜渐渐消退，祛除病根，不再复发。

按，目病有外感，有内伤。外感者，风、寒、暑、湿、燥、火，此标症也，患者致目暴发疼痛，白晴红肿，眵泪赤烂，其势虽急，易治。内伤者，喜、怒、忧、思、悲、恐、惊，此七情也，患者致黑珠下陷，或起蟹睛，翳膜障曚，或白珠不红，瞳神大小，视物昏花，内障不一，其势虽缓，难治。又有不内不外，而饮食不节，饥饱劳役所致，当理脾胃为主。目症虽多，不外风热虚实之候，治亦不离散清补泻之法。然补不可过用参、术，以助其火，惟用清和滋润之类。泻不可过用硝、黄、龙胆，以凝其血，惟用发散消滞之类。药用当，则目自愈。今人治目，往往非大补则骤用大寒，多致受伤。治目册投寒剂，固是要法，又当省其致病之源以治之。如贪酒者徐徐戒其酒，好色者缓缓戒其色，暴怒者异言戒其暴怒，不听，则难疗也。然心生血，脾统血，肝藏血，血得热则行，得寒则凝，凝则生翳生膜，目斯患矣，不可不慎。凡病目后，宜滋肾水，何也？目以肝为主，肝开窍于目，目得血而能视，若滋肾水，则水能生木，木能生火，火能生土，土能生金，金能生水，生生不已，其益无穷。若肾水亏耗，则水不能生木，木不能生火，火不能生土，土不能生金，金不能生水，肝血亏而火妄炽，其害可胜言哉。

按语：眼病有因外感发病者，也有因内伤而发病者。外感是指感受风、寒、暑、湿、燥、火六淫邪气发病，多为标证，患者眼睛突发疼痛，白睛红肿，流泪赤烂，分泌物增多，病势虽然急，但容易治疗。内伤是指喜、怒、忧、思、悲、恐、惊七情致病，患者可表现为黑睛下陷，蟹睛，翳膜障朦，白睛不红，瞳神散大或缩小，视物昏花，表现不一，病势虽然缓和，但是难治。还有因不内外因发病的，因饮食不节，劳累所致，治疗上应该以调理脾胃为主。眼病虽然症状很多，但不外乎风热虚实之症，所以治疗上离不开疏散、清热、补泻的方法。然而补法不能过用人参、白术，防止助火，只能用清和滋润的药物。泻法不能过用芒硝、大黄、龙胆草之类，防止凉性太过而致血凝，应该用发散消滞的药物。药物使用得当，眼病才可治愈。现在很多医生治疗眼病，经常不是用大补之药就是用大寒之药，往往导致患者气血受伤。治疗眼病禁用大寒类的药物，固然是治疗的根本，但也要仔细查看病因再用药。比如嗜好饮酒的患者应该慢慢戒酒，好色的患者应该慢慢戒色，暴躁易怒的患者应该嘱其改变性格，如果不听从的话，则疾病难治。因为心生血，脾统血，肝藏血，血得热而行，得寒而凝，血凝则易生翳膜，眼病的病理机制就是这样，应当谨慎。凡是患眼病者，治疗应该注意滋养肾水，这是为什么呢？因为肝开窍于目，眼睛与肝关系密切，眼睛靠血液的滋养而能视物，滋养肾水，则水能生木，木能生火，火能生土，土能生金，金能生水，生生不息，受益无穷。如果肾水亏耗，则水不能生木，木不能生火，火不能生土，土不能生金，金不能生水，肝血虚而火妄攻，其危害是不言而喻的。

目不专重诊脉说

夫曰：有是病即有是脉者，此亦大概言之，其微眇未必皆可恃乎脉也。如目病，必视其目为内障为外障，内障有内障之症，外障有外障之症，必辨其为何症，所中所伤之浅深，果在何轮何廓，辨之明而后治之当。今闺阁处子，暨夫贵介之族，但舒手于帷幔之外，诊其脉即欲治其病，且责其用药当而效之速，不知即方脉之专重乎脉者，尤望闻问居其先，而切脉居于后。盖切而知之，仅谓之巧耳，况症之重者，关乎性命，而惟恃巧以中之，何轻视乎性命耶。必精详审辨，而后治之可也。重性命者，当必以是言为然也，矧目为五官之最要者哉。假令一瞽目，隐身于帷幔之中，舒其手于帷幔之外，其六脉未尝不与有目者相同也。切脉者，从何脉辨知其为瞽耶。恐神于脉者亦未易知，后学岂能臻此之妙，定其残好，必猜度拟议之，而用药亦猜度拟议之药尔，欲其当而效之速，实难矣。较而论之，两误之中，病者之自误为尤甚也。兹特摘出其弊，必于诊脉之外，更加详视，始不至有误矣。

所谓有什么病就表现相应的脉象，这只是大概而言，其中的微妙之处不是都可以凭脉象断定的。眼病必须先看是内障病还是外障病，内障、外障都有其各自的临床表现，必须辨证，判断病情部位的深浅，辨清病在五轮八廓中的哪轮哪廓，辨明之后才能治疗恰当。现在女子和贵族人患病后都是隔着帷幔伸出手诊脉，只单单是诊脉就进行治疗，而且要求用药得当起效迅速，却不知除了注重脉象外，望闻问三诊应在切脉之前，最后诊脉。仅仅诊脉后就知道整个病情，只不过是巧合罢了，况且病情症状严重时，是关乎人的生命的，仅仅凭凑巧，岂不是太轻视性命了吗？所以必须仔细审辨，然后施以治疗才行。重视性命的人，应该认为这样做是可行的才对。何况眼睛是人体器官中最重要的感官之一，假设令一盲人坐在帷幔中，只是伸出手诊脉，其六部脉象可能与双眼正常的人的脉象没有什么差别，切脉是诊断不出眼睛是不是盲的。恐怕切脉技巧神妙的医生也不容易诊出来，何况是后来的学者肯定是诊不出盲与不盲的，所以必定是以猜度而定的，用药也是猜度着用药，想要用药得当并且起效迅速是很困难的。比较而言，在错误之中，患病本人的错误认识更为严重危险。因此特意摘出本篇指出其中的弊端，应该在诊脉之后详尽地审辨其他症状表现，才不至于有谬误发生。

目症相同所治用药不同并戒慎问答

复慧子曰：昔有客问先大人云：均一病也，其症不异，子何以治之不同，用药各异，其效有速有迟，有愈有不愈者，有治之者，有辞而不治者，其故何也？大人闻而应之曰：夫古之善医，先精造乎学业，次通达乎人事，见几而作，圆融变通，不拘一隅，不执一方。子谓予同病而异治，不知人事有种种不同也。或男子妇人，婴儿处女，鳏寡老弱，师尼婶妾，兼之胎前产后，与夫情性之温暴，饮食之多寡，二便之通塞，四时之寒暑温凉，病症之虚实冷热，岁月之远近浅深，有能节戒不能节戒者，服药曾伤元气未伤元气者，千态万状，不可胜计，治之安可同于一辙乎？况富贵贫贱之殊途。盖富贵之人，其志乐，其性骄，或酒色之不戒，家务之劳心，暴怒之伤肝，以致五火俱动，且药饵委诸童仆，火候或失宜，故致其效也不易。至于贫贱者，其志苦，其形劳，或因薪谷之忧，忿怒之伤，或药饵力乏不继，欲愈其疾也更难。予之症同而治异者，盖为此也。

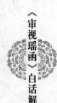

复慧子说：曾经有客人问父亲，都是一样的病，症状也没有不一样，为什么你给予的治疗却是不同的，用的药也不同，效果有快的有慢的，有治愈的有没治愈的，有给予治疗的，有婉言拒绝不给予治疗的，这是什么原因呢？父亲听了就回答说：想要做一名好的医生，必须先精专于学业，然后通达人情事理，仔细洞察微细的情况，灵活变通，不能拘于一个方面，不能拘于固定的一方进行治疗。你说一样的疾病用不同的治疗方法，只是没有仔细观察人情事理。来的患者有男子、女子、妇人、婴儿、鳏寡、老弱、和尚、尼姑、丫鬟、妾室的不同，而且女性有胎前产后的不同，男性有脾气性格温雅暴躁的不同，况且饮食的多少，二便的通塞，四时的温凉寒暑，病症的虚实冷热，病程的远近，病情的深浅，有能做到节制戒止恶习的，有做不到戒止恶习的，有曾经服药伤元气的，有没有伤元气的，其中的状况千变万化，各不相同，治疗怎么能一样呢？而且富贵之人和贫苦之人的治疗也是不一样的，富贵之人，情志乐观，性情骄纵，酒色难戒，家务事多劳心，易暴怒伤肝，五脏的火气都被引发出来，而且煎药是仆人做的，其火候的掌握恐怕也不见得适宜，所以治疗的效果也不容易达到。贫苦之人，苦于生计，形体劳累，还有为衣食担忧的，忿怒，情志易伤，或者会因为药物力度达不到，所以想要治疗他们的疾病也更难。你所说的症状相同而治疗不同的情况，大概就是以上这些原因吧。

今就先大人之论思之，诚不可拘一隅，不可执一方也。但他恙之戒人酒色劳怒犹易，独目病之戒人则难。他病身体无力，四肢疲倦，而念难起。惟病目者，身体强健，而念易动，动则精出窍矣。夫天地以日为阳雨为阴，人以火为阳水为阴。人静则生阴，动则生阳，阳生岂不为火乎。至于怒，又为七情之一，最易伤肝，肝伤则目必损，肝窍于目故也。恣酒助阳，动湿热而烁阴，纵色又为伤肾之要，人身脏腑皆火，单有肾水一点以制之，岂可轻忽不慎。丹溪先生言：人心君火一动，相火即起，虽不交而精亦暗流矣。又有愚夫愚妇，病目不知自爱，俱言假此以泄其火。愚谓此非去其火，实乃抱薪救火也，将见火未熄，而焰愈炽矣。病目者不知乎此，则轻症变重，重症变为不治之症者，靡不由乎此耳。业是科者，善为词以深戒之可也。

那么现在就先探讨一下父亲大人的治疗思想，不能拘于一个方面，不能拘于固定的一方进行治疗。患有其他疾病的患者嘱其戒酒色，控制情志容易些，而患有眼病的患者就难做到。其他疾病致使身体无力，四肢疲倦，杂念就不易生。而眼病患者，身体强壮，意念易动，动则易消耗真精。自然界以太阳为阳，雨露为阴，人以火为阳，水为阴，人静则生阴，动则生阳，阳盛太过就会化火。怒为七情之一，最易伤肝，眼睛是肝的外窍，肝伤则眼睛易伤。如果恣意饮酒必定助阳，湿热伤阴，纵色伤精，人身脏腑都是火，只靠肾水的滋润而制火，这些一定是不能忽视的。朱丹溪认为：人心君火一动，相火就会起，此时即使没有男女交合，阴精也已经受伤，如果不加以节制，反而过度伤精，就不是泄其火，而是抱薪救火，造成火势更大。治疗眼病不清楚这一点，轻症就会加重，重症就会成为不治之症。如果要精专于眼科，一定要谨记这一点。

君臣佐使逆以反正说

君为主，臣为辅，佐为助，使为用，置方之规也；逆则攻，从则顺，反则异，正则宜，治症之要也。必热必寒，必散必收者，君之主也；不宣不明，不授不行者，臣之辅也；能授能令，能合能分者，佐之助也；或击或发，或劫或开者，使之用也。破寒必热，逐热必寒，去燥必润，除湿必泄者，逆则攻也；治惊须平，治损须温，治留须收，治坚须溃者，从则顺也。热病用寒药，而导寒攻热者必热，阳明病发热，大便硬者，大承气汤，酒制大黄热服之类也；寒病用热药，而导热去寒者必寒，少阴病下利，服附子干姜不止者，白通汤加人尿、猪胆之类也；塞病用通药，而导通除塞者必塞，胸满烦惊，小便不利者，柴胡加龙骨牡蛎汤之类也；通病用塞药，而导塞止通者必通，太阳中风下利，心下痞硬者，十枣汤之类也。反则异也。治远以大，治近以小，治主以缓，治客以急，正则宜也。

君臣佐使是组方的原则，从逆反正是治疗的原则。针对主症起主要治疗作用的药物为君药；辅助君药治疗主症或主要治疗兼症的药物为臣药；配合君臣药治疗兼症或制约君臣药的毒性，或起反佐作用的药物为佐药；引导诸药直达病变部位或调和诸药的药物为使药。治疗实寒证必须用热药，治疗实热证必须用寒药，治疗燥证必须用滋润的药物，祛除湿邪必须要用清泄的方法，此为逆治；治疗惊证需要镇静的药物，治疗虚损需要温补的药物，治疗滞留需要收敛的药物，治疗坚硬需要破溃的药物，此为从治。治疗热病本该用寒药，但病情异常时必须用热药以导寒攻热，比如阳明腑实发热，大便硬者，应该用大承气汤，酒制大黄热服，就属于这样的治法；治寒病本该热药，但病情异常时必须用寒药以导热去寒，比如少阴下利口服附子干姜汤无效时应用白通汤加人尿、猪胆汁进行治疗；治疗塞病本应该用通利的药，但病情异常时，必须用塞药以导通除塞，治疗胸满烦惊，小便不利，必须用柴胡加龙骨牡蛎汤进行治疗；治疗通利的病变本应该用塞药，但是病情异常时，必须用通利药以导塞止利，比如太

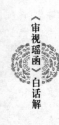

阳中风下利的治疗，心下痞硬，用十枣汤进行治疗，这是从治之法。用反治法是不对的。治疗离中胃较远的病用大些的方剂，治疗离中胃较近的病用小一些的方剂，治疗主胜所致的疾病用药宜缓，治疗客胜所致的疾病用药宜急，这是逆治之法。

《至真要大论》曰：辛甘发散为阳，酸苦涌泄为阴，咸味涌泄为阴，淡味渗泄为阳，六者或收或散，或缓或急，或燥或润，或软或坚，以所利而行之，调其气使其平也。故味之薄者，阴中之阳，味薄则通，酸苦淡平是也；气之厚者，阳中之阳，气厚则发热，辛甘温热是也；气之薄者，阳中之阴，气薄则泄，辛甘淡平寒凉是也；味之厚者，阴中之阴，味厚则泄，酸苦咸寒是也。《易》曰：同声相应，同气相求，水流湿，火就燥，云从龙，风从虎，圣人作而万物睹。本乎天者亲上，本乎地者亲下，物各从其类也。故置方治病如后。

《素问·至真要大论》中记载：辛甘味药有发散作用属阳，酸苦味药有涌泄作用属阴，咸味药有涌吐作用属阴，淡味药有利渗作用属阳，酸苦甘辛咸淡六味有收有散，有缓有急，有燥有润，有软有坚，以有利于脏腑为原则应用合适的药味，调理脏腑气机使其平和。味薄者为阴中之阳，味薄则通，酸苦淡平气味是这样的；气厚者为阳中之阳，气厚则有发热的作用，辛甘温热是这样的；气薄者为阳中之阴，气薄则泄，辛甘淡平寒凉是这样的；味厚者为阴中之阴，味厚则泄，酸苦咸寒是这样的。《易经》有记载：同声相应，同气相求，水流湿，火就燥，云从龙，风从虎，圣人作而万物睹。本来属于天的就与上亲近，本来属于地的就与下亲近，物体都各有其类。方药及治病之法见下文。

淫热反克之病

膏粱之变，滋味过也；气血俱盛，禀受厚也；亢阳上炎，阴不济也；邪入经络，内无御也。因生而化，因化而热，热为火，火性炎上，足厥阴肝为木，木生火，母妊子，子以淫胜，祸发反克，而肝开窍于目，故肝受克而目亦受病也。

膏粱所致之病变，是由于饮食过于厚腻；气血过于旺盛，是禀赋过厚所致；阳亢上炎，是阴虚不能相济所致；邪气侵袭经络，是内无抗邪能力的原因。因邪气生而化热，火性炎上，足厥阴肝经五行属木，木生火，火邪亢盛，反克肝木，眼睛是肝的外窍，所以肝木受火邪反克，眼睛必然患病。

其病眵多，眊矂，紧涩，赤脉贯睛，脏腑秘结为重，重者芍药清肝散主之，通气利中丸主之；眵多，眊矂，紧涩，赤脉贯睛，脏腑不秘结者为轻，轻者减大黄、芒硝、芍药，清肝散主之，黄连天花粉丸主之。火盛，服通气利中丸。目眶烂者，内服上药，外以黄连炉甘石散收其烂处，兼以点眼春雪膏、龙脑黄连膏，嗜鼻碧云散，攻其淫热。此治淫热反克之法也，非膏粱之变，非气血俱盛，非亢阳上炎，非邪入经络，毋用此也，用此则寒凉伤胃，胃气不升降，反为所害，治疾者不可不明也。噫，审诸。

淫热反克之病可见眼眵增多，视物不明，紧涩，赤脉贯睛，脏腑秘结不通的症状，这是属于严重的，应用芍药清肝散和通气利中丸治疗；如果有以上症状但脏腑不秘结者属于轻症，应用减大黄、芒硝之芍药清肝散和黄连天花粉丸治疗。火邪偏盛服用通气利中丸。眼眶眼睑溃烂除口服以上药外，外涂黄连炉甘石散以收敛，兼用春雪膏、龙脑黄连膏点眼，用嗜鼻碧云散吹鼻攻其邪热。这是治疗淫热反克病的方法，不是饮食过度，不是气血亢盛，不是阳热上炎，邪入经络，不能用以上方法治疗，如果错误地用了以上方法，会导致寒凉伤胃，胃失和降，反而对病情不利，治疗疾病不能不明白以上道理。

芍药清肝散　治眵多眊矂，紧涩羞明，赤脉贯睛，脏腑秘结。
白术　石膏　真川芎　防风　桔梗　滑石_{各三钱}　荆芥穗　前胡　芍药
甘草　苏薄荷_{各二钱半}　柴胡　黄芩　知母　山栀仁　羌活_{各二钱}　芒硝_{三钱半}
大黄_{四钱}
共末，每服三钱，水二钟，煎至一钟，食后，热服。
上方为治淫热反克而作也。风热不制之病，热甚大便结者，从权用之。盖苦寒药也，苦寒伤胃，故先以白术之甘温，甘草之甘平，生胃气，为君；次以川芎、防风、荆芥、桔梗、羌活之辛温，升发清利，为臣；又以芍药、前胡、柴胡之微苦，薄荷、山栀、黄芩之微苦寒，且导且攻，为佐；终以知母、滑石、石膏之苦寒，大黄、芒硝之大苦寒，祛逐淫热，为使。惟大便不结者，减大黄、芒硝。此逆则攻之治法也，大热服者，反治也。

芍药清肝散　治疗眼眵多，视物不明，眼睛紧涩怕光，赤脉贯睛，脏腑秘结之症。
白术　石膏　真川芎　防风　桔梗　滑石_{各三钱}　荆芥穗　前胡　芍药

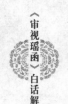

甘草　苏薄荷_{各二钱半}　柴胡　黄芩　知母　山栀仁　羌活_{各二钱}　芒硝_{三钱半}

大黄_{四钱}

共为细末，每服三钱，水二钟，煎至一钟，食后热服。

上方治疗淫热反克之病，风热盛病，大便秘结者可以权衡加减应用。苦寒之药伤胃，所以先用甘温之白术、甘平之甘草生胃气，为君药；以川芎、防风、荆芥、桔梗、羌活辛温之药升发清利，为臣药；以芍药、前胡、柴胡微苦之药和薄荷、山栀、黄芩微苦寒之药通导攻热，为佐药；最后以知母、滑石、石膏苦寒之药和大黄、芒硝大苦寒之药祛逐淫热，为使药。大便不秘结者减大黄、芒硝。这是逆则攻之的逆治法，大热证服后可治。

通气利中丸　治证同上。

锦纹大黄_{二两半}　滑石_{取末另入}　牵牛_{取末}　黄芩_{各两半}　云头白术_{一两}　白芷

羌活_{各五钱}

除滑石、牵牛另研极细末外，余合为细末，入上药和匀，滴水为丸，如桐子大，每服三十丸，加至百丸，食后，临睡，茶清送下。

上方以白术苦甘温，除胃中热，为君；白芷辛温解利，羌活苦甘平微温，通利诸节，为臣；黄芩微苦寒，疗热滋化，滑石甘寒，滑利小便，以分清浊，为佐；大黄苦寒，通大便泻诸实热，牵牛苦寒，利大便除风毒，为使。逆攻之法也，风热不制之病，热甚而大便结者，亦可兼用。然牵牛有毒，非神农药，今与大黄并用，取性猛烈而快也。大抵不宜久用，久用伤元气，盖从权之药也，量虚实加减。

通气利中丸　治疗主症同芍药清肝散。

锦纹大黄_{二两半}　滑石_{取末另入}　牵牛_{取末}　黄芩_{各两半}　云头白术_{一两}　白芷

羌活_{各五钱}

除滑石、牵牛另研极细末外，余合为细末，入上药和匀，滴水为丸，如梧桐子大，每服三十丸，加至百丸，食后，临睡，茶清送下。

上方以白术苦甘温，除胃中热，为君药；白芷辛温解利，羌活苦甘平微温，通利诸节，共为臣药；黄芩微苦寒，泻热滋润，滑石甘寒，通利小便，以分清浊，共为佐药；大黄苦寒，通大便泻实热，牵牛苦寒，利大便除风毒，共为使药。这也是逆治法，风热盛大便秘结者也可以应用。牵牛有毒，非《神农本草经》所收载之药，与大黄同用，取其药性猛烈起效迅速，不宜久用，久用必伤元气，根据虚实加减，权衡灵活运用。

黄连天花粉丸　治同上。

黄连　菊花　苏薄荷　川芎_{各一两}　黄柏_{六两}　连翘_{二两}　天花粉　黄芩

栀子_{各四两}

上为细末，滴水为丸，如桐子大，每服五十九，加至百丸，食后，临卧，茶清下。

上方为淫热反克，脏腑不秘结者作也。风热不制之病，稍热者亦可服。以黄连、天花粉之苦寒为君，菊花之苦甘平为臣，川芎之辛温、薄荷之辛苦为佐，连翘、黄芩之苦微寒，黄柏、栀子之苦寒，为使。合之则除热清利，治目赤肿痛。

黄连天花粉丸　治疗症状同上。

黄连　菊花　苏薄荷　川芎_{各一两}　黄柏_{六两}　连翘_{二两}　天花粉　黄芩

栀子_{各四两}

上为细末，滴水为丸，如梧桐子大，每服五十丸，加至百丸，食后，临卧，茶清送下。

黄连天花粉丸是治疗淫热反克，脏腑不秘结症的主方。风热偏盛，热不甚时也可以应用。以黄连、天花粉苦寒之药为君药，菊花苦甘平为臣药，川芎辛温、薄荷辛苦为佐药，连翘、黄芩苦微寒，黄柏、栀子苦寒共为使药。以上药共同达到除热清利的作用，治疗目赤肿痛。

黄连炉甘石散　治眼眶破烂，畏日羞明，余治同上。

炉甘石_{一斤}　黄连_{四两}　龙脑_{量入}

先以炉甘石置巨火中，煅通红为度。另以黄连，用水一盆，瓷器盛贮，纳黄连于水内，却以通红炉甘石淬七次，就以所贮瓷器置日中晒干，然后同黄连研为细末。欲用时，以一二钱再研极细，旋量入龙脑，每用少许，井花水调如稠糊，临睡以箸头蘸敷破烂处。不破烂者，点眼内眦，锐眦尤佳，不宜使入眼内。

上方以炉甘石收湿除烂为君，黄连苦寒为佐，龙脑除热毒为使。凡目病俱可用，宜者固可，即不宜者亦无害也。奇经客邪之病，量加朴硝泡汤，滴眼瘀肉黄赤脂上。

黄连炉甘石散　治疗眼眶溃烂，怕光，余治疗症状同上。

炉甘石_{一斤}　黄连_{四两}　龙脑_{量入}

先将炉甘石放在烈火中烧红。另用水一盆，盛于瓷器之中，将黄连放于水中，烧红的炉甘石置于黄连水中反复淬七次，将盛水之瓷器置于太阳下晒干，然后与黄连研为细末。用时以一至二钱再研成更细末，酌量加入龙脑，每次用少许，用刚打的井水调成糊状，临睡前敷患处。没有溃烂的可以点在内眦处，外眦处尤佳，避免进入眼中。

上方用炉甘石收湿除烂为君药，黄连苦寒为佐药，龙脑除热毒为使药。凡是眼病均可以应用，没有伤害。奇经克邪病症酌量加朴硝泡汤，点于眼内胬肉之上。

龙脑黄连膏　治目中赤脉如溜热灸人。

川黄连_{八两}　龙脑_{二钱}

上以黄连去芦，刮去黑皮，洗净锉碎，以水三大碗，贮于瓷器内，随入黄连于中，用文武火慢熬成大半碗，滤去滓，以滓复煎，滤净澄清，入薄瓷器碗内，重汤蒸炖成膏，约半盏许，再复滤净，待数日，出火毒。临时旋加龙脑，以一钱为度，用时酌量加之，不拘时，以少许点眼大眦内。又方，加熊胆、蚺蛇胆各少许更妙。

上方，以黄连治目痛、解诸毒为君，龙脑去热毒为臣，乃君臣药也。凡目痛者，俱宜用。

龙脑黄连膏　治疗眼红，眼部发热。

川黄连_{八两}　龙脑_{二钱}

黄连去芦头，刮掉黑皮，洗净锉碎，用水三大碗，盛于瓷器之中，放入黄连用文武火煎煮至大半碗，滤去滓，药滓再次煎煮，过滤澄清，盛入瓷碗内，隔水蒸煮直至成膏状，约半盏，再次过滤，放置数日，使火毒出。待用时加入龙脑，大致以一钱为度，酌量使用，不定时点眼大眦内。还有一方可加入熊胆、蚺蛇胆少许，效更佳。

上方用黄连治目痛，解诸毒为君药，龙脑去热毒为臣药，君一臣一，为小方剂，凡是眼痛都可以应用。

嗜鼻碧云散　治肿胀红赤，昏暗羞明，瘾涩疼痛，风痒鼻塞，头痛脑痠，外翳攀睛，眵泪稠黏。

鹅不食草_{二钱}　青黛　真川芎_{各一钱}

上为细末，每用如大豆许，先噙水满口，嗜入鼻中，以泪出为度，不拘时。

上方以鹅不食草解毒为君，青黛去热为佐，川芎大辛，除邪破留，为使，升透之药也。大抵如开锅盖法，常欲使邪毒不闭，令有出路，然力少而锐，嗜之随效，宜常嗜以聚其力。凡目病俱可用。

嗜鼻碧云散　治疗眼睛肿胀红赤，昏暗怕光，涩痛，眼痒，鼻塞，头痛脑昏，胬肉攀睛，眼眵、眼泪黏稠。

鹅不食草_{二钱}　青黛　真川芎_{各一钱}

以上药物共为细末，用时取少许，如大豆大小，口中含满水后，吸入鼻内以流泪为度，不拘时间使用。

上方以鹅不食草解毒为君药，青黛祛热为佐药，川芎大辛，除邪，破除郁滞，为使药，其道理是像揭开锅盖一样使邪毒有出路，但是药力小，宜经常使用以增强药效，凡是眼病均可以应用。

蕤仁春雪膏　治肝经不足，内受风热，上攻头目，昏暗痒痛，癮涩难开，昏眩赤肿，怕日羞明，不能远视，迎风有泪，多见黑花。

蕤仁_{去皮壳心，压去油，四钱}　龙脑_{五分，研}

先将蕤仁研细，入龙脑和匀，用生好真川白蜜一钱二分，再研和匀，每用簪角蘸点内眦、锐眦。

上方以龙脑除热毒为君，生蜜解毒和百药为臣，蕤仁去暴热治目痛为使。此药与黄连炉甘石散、龙脑黄连膏并用。

蕤仁春雪膏　治肝经不足，内受风热，上攻头目所致眼睛昏暗、痒痛、涩痛难睁、昏眩红肿、怕光、不能远视、迎风流泪、眼前暗影飘动等症状。

蕤仁_{去皮壳去心，压去油，四钱}　龙脑_{五分，研}

先将蕤仁研细，加入龙脑和匀，用白蜂蜜一钱二分调和均匀，用时将少许点在两眦处。

此方用龙脑除热毒为君药，蜂蜜解毒，调和诸药为臣药，蕤仁去暴热，治疗眼痛为使药。此药可与黄连炉甘石散、龙脑黄连膏联合应用。

风热不制之病

风动而生热，譬犹烈火焰而必吹，此物类感召，而不能违间者也。因热而召，是为外来；久热不散，感而自生，是为内发；内外之邪，为病则一。淫热之祸，条例如前，益以风邪，害岂纤止。风加鼻塞，风加肿胀，风加涕泪，风加脑巅沉重，风加眉骨酸痛，有一于此，羌活胜风汤主之。风加痒，则以杏仁龙胆草泡散洗之。

风动生热，就像风吹烈焰，二者同类从不分开。因热生风是由于外感，久热不散

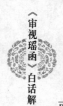

而生风是由于内生，内外之邪均可致病。淫热之病前章论述详细，现在又加上风邪侵袭，危害更大。感受风邪，鼻塞，肿胀加重，流鼻涕流眼泪症状加重，更有头沉脑重，眉棱骨疼痛，有这样的症状，可用羌活胜风汤。痒甚可用杏仁龙胆草泡散洗患处。

病者有此数证，或不服药，或误服药，翳必随之而生，翳如云雾，翳如丝缕，翳如秤星。翳如秤星者，或一点，或三四点，而至数十点。翳如螺盖者，为病久不去，治不如法，至极而至也，为服寒凉药过多，脾胃受伤，生意不能上升，渐而至也。然必要明经络，方能应手。凡翳自内眦而出，为手太阳、足太阳受邪，治在小肠、膀胱经，加蔓荆子、苍术，羌活胜风汤主之；自锐眦客主人而入者，为足少阳、手少阳、手太阳受邪，治在胆与三焦、小肠经，加龙胆草、藁本，少加人参，羌活胜风汤主之；自目系而下者，为足厥阴、手少阴受邪，治在肝经、心经，加黄连，倍加柴胡，羌活胜风汤主之；自抵过而上者，为手太阳受邪，治在小肠经，加木通、五味子，羌活胜风汤主之。热甚者兼用治淫热之药，嗜鼻碧云散，俱治以上之证。大抵如开锅盖法，嗜之随效，然力少而锐，宜不时用之，以聚其力。虽然，始者易而久者难，渐复而复，渐复又复可也，急于复者则不治。

眼病有以上症状的，不服药或者错误服药，翳随之即生，有的翳如云雾状，有的翳如丝缕状，有的翳如秤星状。翳如秤星状的有一点或三四点或至数十点。翳呈螺旋形者是因为久病不愈，治疗不得当，病情发展至极点而形成，或为服用寒凉药过度，脾胃受伤，清气不能上升而渐至如此。所以疾病要辨明经络才能对症用药。凡是翳从内眦处开始出现的，是手太阳、足太阳经脉受邪所致，治疗应该从小肠经和膀胱经论治，用羌活胜风汤加蔓荆子、苍术进行治疗；翳从锐眦上关穴处开始出现的，是因为足少阳经、手少阳经和手太阳经受邪所致，治疗应从胆经、三焦经和小肠经论治，用羌活胜风汤加龙胆草、藁本，少加人参进行治疗；若翳从目系而下的，是足厥阴经、手少阴经受邪所致，治疗应从肝经、心经论治，用羌活胜风汤加黄连，倍加柴胡进行治疗；若翳从抵过而上的，是手太阳经受邪所致，治疗应从小肠经论治，用羌活胜风汤加木通、五味子进行治疗。如果热证明显，可用治疗淫热的药物进行治疗。嗜鼻碧云散治疗以上诸症，其机制就像打开锅盖使邪出有路，嗜鼻后随即见效，但是药力较小，要不时应用以增强药效。初期病变容易治疗，晚期病变不易治疗，必须用逐渐恢复的方法使疾病逐渐恢复，如果采取急于恢复的方法则不容易治愈疾病。

今世医用磨翳药者有之，用手法揭翳者有之。噫，翳犹疮也，奚能即愈乎。庸医用此，非徒无益，增害尤甚，愚者蒙害，欣然而不悟，可胜叹哉。故置风热不制之病治法。

现在的医生治疗翳病，有用磨药的，有用手法揭掉的。哎，翳就像疮一样，哪能随即就治愈呢？庸医采用这种治疗方法不但没有益处反而增加了害处，愚昧的人被蒙害还全然不悔悟，真是感叹啊。所以就论述了风热炽盛而导致疾病的治疗方法。

羌活胜风汤　风胜者服，兼治眵多眊矂，紧涩羞明，赤脉贯睛，头痛鼻塞，肿胀涕泪，脑巅沉重，眉骨痠疼，外翳如云雾、丝缕、秤星、螺盖。

柴胡七分　黄芩　白术各六分　荆芥穗　枳壳　川芎　白芷　川羌活　防风

独活　前胡　苏薄荷各五分　桔梗　甘草各三分

上锉剂，白水二钟，煎至八分，去滓，食后热服。

上方为风热不制而作也。夫窍不利者，皆脾胃不足之证。故先以枳壳、白术调治胃气为君；羌活、川芎、白芷、独活、防风、前胡诸治风药皆主升发为臣；桔梗除寒热，薄荷、荆芥清利上焦，甘草和百药，为佐；柴胡解热，行少阳、厥阴经，黄芩疗上热、主目中赤肿，为使。又治伤寒愈后之病。热服者，热性炎上，令在上散，不令流下也。生翳者，随翳所见经络加药：翳凡自内眦而出者，加蔓荆子治太阳经，加苍术去小肠、膀胱之湿，内眦者，手太阳、足太阳之属也；自锐眦而入客主人斜下者，皆用龙胆草，为胆草味苦，与胆味合，少加人参，益三焦之气，加藁本，乃太阳经风药，锐眦客主人者，足少阳、手少阳、手太阳之属也；凡自目系而下者，倍加柴胡行肝气，加黄连泻心火，目系者，足厥阴、手少阴之属也；自抵过而上者，加木通导小肠中热，五味子酸以收敛，抵过者，手太阳之属也。

羌活胜风汤　治疗风热炽盛，兼治眼眵增多、视物不明、涩痛怕光、赤脉贯睛、头痛鼻塞、肿胀流泪，头脑沉重，眉棱骨酸疼，形状像云雾、丝缕、秤星或者螺盖的翳。

柴胡七分　黄芩　白术各六分　荆芥穗　枳壳　川芎　白芷　川羌活　防风

独活　前胡　苏薄荷各五分　桔梗　甘草各三分

上锉剂，白水二钟，煎至八分，去滓，食后热服。

上方治疗风热炽盛导致的眼病。官窍不利是因为脾胃不足。所以先用枳壳、白术调理脾胃为君药；羌活、川芎、白芷、独活、防风、前胡等治风药均有升发的作用，共为臣药；桔梗除寒热，薄荷、荆芥清利上焦，甘草调和百药，共为佐药；柴胡解热，行少阳经和厥阴经，黄芩清上焦热，治疗眼部红赤肿痛，共为使药。又可以治疗伤寒愈后

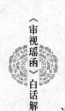

遗留的疾病，热服是因为热性炎上，令药在上部发挥作用，不使下流。治疗翳时，随着翳所在经络加药运用：翳从内眦开始出现的是手太阳、足太阳经受邪，用羌活胜风汤加蔓荆子治疗太阳经病变，加苍术去小肠经、膀胱经之湿；自锐眦上关穴开始出现的翳，是手足少阳经和手太阳经受邪，用羌活胜风汤加龙胆草，胆草味苦，与胆味相合，少加人参以益三焦之气，加太阳经风药藁本；凡是翳自目系而下者，是足厥阴经和手少阴经受邪，用羌活胜风汤倍加柴胡行气疏肝，黄连清泻心火；翳自抵过而上者是手太阳经受邪，加木通导小肠火，加五味子以酸敛。

杏仁龙胆草泡散　治风热上攻，眵瞙赤痒。

滑石_{另研取末}　龙胆草　黄连　当归尾　杏仁_{去皮尖}　赤芍药_{各一钱}

以白沸汤泡，顿蘸洗，冷热任意，不拘时候。

上方以龙胆草、黄连苦寒去热毒为君；当归尾行血，杏仁润燥为佐；滑石甘寒泄气，赤芍药苦酸除痒为使。惟风痒者可用。

杏仁龙胆草泡散　治疗风热上攻而致视物不明，眼睛红、痒。

滑石_{另研取末}　龙胆草　黄连　当归尾　杏仁_{去皮尖}　赤芍药_{各一钱}

以白沸汤泡，顿蘸洗，冷热任意，不拘时候。

上方用龙胆草、黄连苦寒之品去热毒为君药；当归尾行血、杏仁润燥为佐药；滑石甘寒泄气，赤芍药苦酸除痒，为使药。所以此方是治疗风热上攻的风痒症的主方。

七情五贼劳役饥饱之病

《阴阳应象大论》曰：天有四时，以生长收藏，以生寒暑燥湿风。寒暑燥湿风之发耶，发而皆宜时，则万物俱生；发而皆不宜时，则万物俱死。故曰生于四时，死于四时。又曰：人有五脏，化为五气，以生喜怒忧悲恐。喜怒忧悲恐之发耶，发而皆中节，则九窍俱生；发而皆不中节，则九窍俱死。故曰生于五脏，死于五脏。目，窍之一也，光明视见，纳山川之大，及毫芒之细，悉云霄之高，尽泉沙之深，是皆光明之所及也。

《素问·阴阳应象大论》有记载：自然界有四时，万物生长收藏，生寒暑燥湿风。寒暑燥湿风适宜四时发生，则万物得其滋助而生长；如果不适宜四时，万物便失去生机。所以说生于四时，死于四时。又有记载说：人有五脏，化为五气，以生喜怒忧悲恐，五志发生适当，不太过而有节制则九窍生，否则九窍死，所以说生于五脏，死于五脏。眼睛，是九窍中的一窍，神光明朗，视物清晰，能看见巨大的山川，也能视清细小之物，能见云霄之高，也能观览泉沙，神光所及之处均能视清。

或因七情内伤，五贼外攘，饥饱不节，劳役异常。足阳明胃之脉，足太阴脾之脉，为戊己二土，生生之原也。七情五贼，总伤二脉，饥饱伤胃，劳役伤脾，戊己既病，则生生自然之体不能为生生自然之用，故致其病，曰七情五贼劳役饥饱之病。

因为七情内伤，五贼外袭，饥饱不节，劳役失常，都会导致足阳明胃经和足太阴脾经的受累，脾胃为后天生化之源。七情五贼，易伤此二经，饥饱不节易伤足阳明胃经，劳逸失常易伤足太阴脾经，若脾胃二经受邪则后天的生化之源匮乏，疾病由此而生，这就是七情五贼劳役饥饱之病。

其病红赤，睛珠痛，痛如针刺，应太阳眼睫无力，常欲垂闭，不敢久视，久视则酸疼，生翳皆成陷下，所陷者或圆或方，或长或短，或如点，或如缕，或如锥，或如凿。证有若此者，柴胡复生汤主之，黄连羊肝丸主之。睛痛甚者，当归养荣汤主之，助阳活血汤主之，加减地黄丸主之，决明益阴丸主之，加当归黄连羊肝丸主之，龙脑黄连膏主之。以上数方，皆升发阳气之药，其中有用黄连、黄芩之类，去五贼也，搐鼻碧云散亦可兼用。最忌大黄、芒硝、牵牛、石膏、栀子之剂，犯所忌，则病愈厉。

此病的表现是眼红，眼珠刺痛，怕光，难睁，不能久视，久视则酸痛，黑睛生翳或陷下。黑睛陷下相当于现代的角膜溃疡，其陷下的形状或圆或方，或长或短，或点状或缕状，或呈锥状小而深，或呈凿状，边缘陡峭。若有此症状，治疗用柴胡复生汤、黄连羊肝丸。眼睛疼痛明显的用当归养荣汤、助阳活血汤、加减地黄丸、决明益阴丸、黄连羊肝丸加当归、龙脑黄连膏治疗。以上各方都是以升发阳气为主，其中用黄连、黄芩之类是去除五邪，搐鼻碧云散也可以应用。忌用大黄、芒硝、牵牛、石膏、栀子之剂，如果误用则疾病愈加严重。

柴胡复生汤　治红肿羞明，泪多眵少，脑巅沉重，睛珠疼痛，应太阳眼睫无力，常欲垂闭，不敢久视，久视则痠痛，翳陷下，所陷者或圆或方，或短或长，或如缕如锥如凿。

柴胡六分　苍术　白茯苓　黄芩各五分　白芍　甘草炙　苏薄荷　桔梗各四分

羌活　独活　蔓荆子　藁本　川芎　白芷_{各三分半}　五味子_{二十粒}

上锉剂，水二钟，煎至一钟，去滓，食后热服。

上方以藁本、蔓荆子为君，升发阳气也；川芎、白芍、羌活、独活、白芷、柴胡为臣，和血、补血、疗风，行厥阴经也；甘草、五味子为佐，为协诸药敛脏气也；薄荷、桔梗、苍术、茯苓、黄芩为使，为清利除热，去湿分上下，实脾胃二土，疗目中赤肿也。此病起自七情五贼劳役饥饱，故使元气下陷，不能上升。今主以升发，辅以和血补血，导入本经，助以相协收敛，用以清利除热实脾胃，如此为治，理可推也。睛珠痛甚者，当归养荣汤主之。

柴胡复生汤　治疗眼睛红肿怕光，泪多眵少，头脑沉重，眼珠疼痛，畏光，难睁，不能久视，久视则酸疼，黑睛生翳或者陷下症，形状或圆或方，或短或长，或如缕状，或如锥状，或如凿状。

柴胡_{六分}　苍术　白茯苓　黄芩_{各五分}　白芍　甘草_炙　苏薄荷　桔梗_{各四分}

羌活　独活　蔓荆子　藁本　川芎　白芷_{各三分半}　五味子_{二十粒}

上锉剂，水二钟，煎至一钟，去滓，食后热服。

上方以藁本、蔓荆子为君药，升发阳气；川芎、白芍、羌活、独活、白芷、柴胡为臣药，和血、补血、疗风，行厥阴经；甘草、五味子为佐药，协助诸药收敛脏气；薄荷、桔梗、苍术、茯苓、黄芩为使药，清利除热，上下分利其湿，实脾胃，治疗眼红肿。此病是七情五贼劳役饥饱等因素导致元气下陷，不能上升所致。所以用药以升发为主，辅以和血补血，导药入本经，佐以收敛，用以清利除热并实脾胃，症药相符，道理明确。若眼睛疼痛感明显者可用当归养荣汤治疗。

黄连羊肝丸　治目中赤脉红甚，眵多，肝经不足，风毒上攻，眼目昏暗，泪出，羞明怕日，瘾涩难开，或痒或痛。又治远年近日内外障眼、攀睛胬肉，针刮不能治者，此药治之。

川黄连_{去须为末}　白羯羊肝_{一个}

先以黄连研为细末，将羊肝以竹刀刮下如糊，去筋膜，入擂盆中研细，入黄连末为丸，如梧桐子大，每服三五十丸，加至七八十丸，茶清汤送下，忌猪肉及冷水。

上方以黄连除热毒明目为君，用羊肝者，肝与肝合，引入肝经，为使。不用铁器者，金克木，肝乃木也，一有金气，肝则畏而不受，盖专治肝经之药，非与群队者比也。肝受邪者，并皆治之。睛痛者加当归。

黄连羊肝丸　治疗眼红明显，眵多，肝经不足，风毒上攻，以致眼睛视物昏暗，流泪，怕光、涩痛难睁、或痒或痛。也可以治疗无论病程长短的内外障、胬肉攀睛，针刮手术不能治疗的均可应用此方药进行治疗。

川黄连_{去须为末}　白羯羊肝_{一个}

先将黄连研成细末，将羊肝用刀刮下如糊状，去筋膜，放在擂盆中研细，放入黄连末，制成如梧桐子大小的丸，每次服用三五十丸，加至七八十丸，茶清汤送服，忌食猪肉及冷水。

上方以黄连除热毒明目为君药，用羊肝，肝与肝合，引入肝经，为使药。不用铁器是因为金克木，肝属木，一有金气，肝则畏而不受，此为专治肝经之药，只要是肝经受邪，都可以应用。眼睛痛者加当归。

当归养荣汤　治睛珠痛甚不可忍者，余治同上。

熟地黄　当归　川芎　白芍_{各一钱}　川羌活　防风　白芷_{各七分}

上锉剂，白水二钟，煎至一钟，去滓，温服。

上方以七情五贼，劳役饥饱重伤脾胃，脾胃多血多气，脾胃受伤，则血亦病，血养睛，睛珠属肾，今生气已不升发，又复血虚不能养睛，故睛痛甚不可忍。以防风升发生气，白芷解利，引入胃经，为君；白芍药止痛，益气通血，承接上下，为臣；熟地黄补肾水真阴，为佐；当归、川芎行血补血，羌活除风，引入少阴经，为使。血为邪胜，睛珠痛者，及亡血过多之病，俱宜服也。服此药后，睛痛虽除，眼睫无力，常欲垂闭不减者，助阳活血汤主之。热者兼服黄连羊肝丸。

当归养荣汤　治疗眼睛痛不可忍，余治同上。

熟地黄　当归　川芎　白芍_{各一钱}　川羌活　防风　白芷_{各七分}

上锉剂，白水二钟，煎至一钟，去滓，温服。

七情五贼、劳役饥饱损伤脾胃，脾胃为多血多气之腑，脾胃受伤，气血亦受伤，血养睛珠，睛珠属肾，气不升发，血虚不能滋养睛珠，所以眼睛痛不可忍。用防风升发生气，白芷解利，引入胃经，共为君药；白芍止痛，益气通血，承接上下，为臣药；熟地黄补肾阴，为佐药；当归、川芎行血补血，羌活除风，引入少阴经，共为使药。邪盛伤血而致眼睛疼痛以及失血过多的疾病均可以应用此方治疗。用当归养荣汤后，眼痛症状消失，但是眼睛难睁无力未有减轻者可用助阳活血汤，兼有热者可兼用黄连羊肝丸。

助阳活血汤　治眼睫无力，常欲垂闭，及眼发致热壅白睛，红眵多泪，无疼痛而癮涩难开。此服寒药太过，而真气不能通九窍也，故眼昏花不明。

炙甘草　黄芪　当归　防风_{各一钱}　蔓荆子　白芷_{各五分}　柴胡　升麻_{各七分}

上锉剂，水二钟，煎至一钟，去滓，稍热服。

上方以黄芪治虚劳，甘草补元气，为君；当归和血、补血，为臣；白芷、蔓荆子、防风主疗风升阳气，为佐；升麻导入足阳明、足太阴脾胃，柴胡引至足厥阴经、肝经，为使。心火乘金，水衰反制者，亦宜服也。有热者兼服黄连羊肝丸。

助阳活血汤　治疗眼睛无力，难睁，眼睑痛疮而致的热壅白睛，眼红，眵多流泪，不痛而紧涩难睁。此为服用寒凉药物太过而致真气不通九窍，导致眼睛昏花不明。

炙甘草　黄芪　当归　防风_{各一钱}　蔓荆子　白芷_{各五分}　柴胡　升麻_{各七分}

上锉剂，水二钟，煎至一钟，去滓，稍热服。

上方中黄芪治虚劳，甘草补元气，共为君药；当归和血补血，为臣药；白芷、蔓荆子、防风祛风，升发阳气，共为佐药；升麻引药入脾胃二经，柴胡引药入厥阴经、肝经，共为使药。心火亢盛反克肺金，肾水虚衰导致心火盛者亦可以应用。有热者兼服黄连羊肝丸。

决明益阴丸　治畏日恶火，沙涩难开，眵泪俱多，久病不痊者，并皆治之。

羌活　独活　归尾_{酒制}　五味子　甘草　防风_{各五钱}　黄芩_{一两五钱}　石决明

知母　黄连_{酒制}　黄柏_{酒制}　草决明_{各一两}

上为细末，炼蜜为丸，如梧桐子大，每服五十丸，加至百丸，茶汤下。

上方以羌活、独活升阳为君；黄连去热毒，当归尾行血，五味收敛，为臣；石决明明目磨障，草决明益肾疗盲，防风散滞祛风，黄芩去目中赤肿，为佐；甘草协和诸药，黄柏助肾水，知母泻相火，为使。此盖益水抑火之药也，内急外弛之病，并皆治之。

决明益阴丸　治疗怕光，眼涩难睁，眵多泪多，久病不愈等症。

羌活　独活　归尾_{酒制}　五味子　甘草　防风_{各五钱}　黄芩_{一两五钱}　石决明

知母　黄连_{酒制}　黄柏_{酒制}　草决明_{各一两}

上为细末，炼蜜为丸，如梧桐子大，每服五十丸，加至百丸，茶汤下。

上方中羌活、独活升阳，共为君药；黄连去热毒，当归尾行血，五味子收敛，共为臣药；石决明明目退翳，草决明益肾，防风疏散风邪，黄芩去眼睛红肿，共为佐药；甘草调和诸药，黄柏滋肾水，知母泻相火，共为使药。这是益水抑火之药，内急外弛之病，都可以治疗。

加减地黄丸　治男妇肝虚热积，上攻头目，翳膜遮睛，羞涩多泪。此药多治肝肾两虚，风邪所乘，并治暴赤热眼。

生地黄_{酒洗}　熟地黄_{各半斤}　枳壳_{三两}　牛膝　当归身_{各三两}　川羌活　杏仁_{去皮尖}

防风_{各一两}

上为细末，炼蜜为丸，如桐子大，每服三十九，空心，食前，温酒送下，淡盐汤亦可。

上方以地黄补肾水真阴，为君，夫肾水不足者，相火必胜，用生熟地黄退相火也；牛膝逐败血，当归益新血，为臣；麸炒枳壳和胃气，谓胃能生血，是补其原，杏仁润肺，为佐；羌活、防风俱升发清利，大除风邪，为使。为七情五贼饥饱劳役之病，睛痛者，与当归养血汤兼服。伤寒愈后之病，及血少、血虚、血亡之病，俱宜服。

加减地黄丸　治疗无论男女肝虚热积，上攻头目所致的翳膜遮睛，羞涩多泪等症。此药治疗肝肾两虚，风邪乘虚入侵等症，以及暴赤热眼。

生地黄_{酒洗}　熟地黄_{各半斤}　枳壳_{三两}　牛膝　当归身_{各三两}　川羌活　杏仁_{去皮尖}

防风_{各一两}

上为细末，炼蜜为丸，如梧桐子大，每服三十丸，空心，食前，温酒送下，淡盐汤亦可。

上方中地黄补肾阴，为君药，肾水不足，则相火横行，故用生熟地黄以退相火；牛膝祛瘀血，当归生新血，共为臣药；麸炒枳壳和胃气，胃能生血，是补其生血之源，杏仁润肺，共为佐药；羌活、防风升发之药，清利头目，除风邪，共为使药。被七情五贼饥饱劳役所伤而致的眼痛可与当归养血汤同服。伤寒愈后、血少、血虚、亡血等证均可以服用。

血为邪胜凝而不行之病

血阴物，类地之水泉，性本静，行，其势也，行为阳，是阴中之阳，乃坎中有火之象，阴外阳内，故行也。纯阴，故不行也，不行则凝，凝则经络不通。《经》曰：足阳明胃之脉，常多血多气。又曰：足阳明胃之脉，常生气生血。手太阳小肠之脉，斜络于目眦；足太阳膀胱之脉，起于目内眦；二经皆多血少气，血病不行，血多易凝。《灵兰秘典论》曰：脾胃者，仓廪之官，五味出焉。五味淫则伤胃，胃伤血病，是为五味之邪，从本生也。又曰：小肠者，受盛之官，化物出焉，遇寒则阻其化。又曰：膀胱者，州都之官，津液藏焉，遇风则散其藏。一阻一散，血亦病焉。是为风寒之邪，从末生也。

血属于阴，类似于地上的水泉，性本属静，其势是流通的，流动属于阳，是阴中之阳，是水中有火，阴外阳内，故能行。纯阴不能行，不行则凝，凝则经络不通。《素问·气血形志》中记载：足阳明胃经，是多血多气的经脉，也是生血生气的经脉，手太阳小肠经斜络于眼内眦，足太阳膀胱经起于眼内眦，这两条经脉是多血少气的经脉，由于血液引起的疾病多为血液不流通，不流通就会造成血行凝滞。《灵兰秘典论》上说：脾胃，如主管粮食的仓库，受盛一切饮食，运化谷食，如果摄入五味过度就会损伤脾胃，脾胃受伤，血液就会不流通，这是因为五味过度而伤及脾胃后天之本。小肠为受盛之官，传导食物消化后的产物，遇风寒则会阻碍小肠的化物功能。膀胱，专门管治水液的流通，津液循其道而行。遇见风邪侵袭就会导致津液的散失。这样一为阻滞，一为散失，则会导致血液的虚损和凝滞，这是因为感受风寒邪气，伤及小肠和膀胱引起的。

凡是邪胜，血病不行，不行渐滞，滞则易凝，凝则病始外见。以其斜络目眦耶，以其起于目内眦耶，故病环目青黯，如被物伤状，重者白睛亦黯，轻者或成瘀点，然不痛不痒，无泪眵眊瞁、羞涩之证，是曰血为邪胜，凝而不行之病。此病初起之时，大抵与伤风证相似，一二日则显此病也。川芎行经散主之，消凝大丸子主之。睛痛者，更以当归养荣汤主之，如此则凝散滞行，邪消病除，血复如故，宁有不愈也耶。

凡是邪胜，则血行不畅，血行不畅就会慢慢停滞，停滞就会造成血液凝滞，血行凝滞则会发生疾病而显现于外。所以就会表现为从眼内眦部开始，眼睑周围皮肤青紫，像被外物所伤一样，白睛亦有青紫。病情轻者，大小呈瘀点状，然而不痛不痒，没有泪眵、烦躁、酸涩、怕光，是因为血为邪伤，凝滞不行所致的疾病。此病初起时与伤风症状类似，一两天后就会表现在眼部，治疗用川芎行经散、消凝大丸子。眼睛疼痛者改用当归养荣汤。这样治疗凝滞消散，邪消病除，血行通畅，疾病即会痊愈。

川芎行经散　治目中青黯如物伤状，重者白睛如血贯。

桔梗_五钱_　茯苓_七钱_　羌活　蔓荆子　白芷　防风　荆芥　薄荷叶　独活_各四钱_

柴胡　川芎　甘草_炙，三钱_　当归　枳壳_各六钱_　红花_二钱_

共为末，每服三钱，水二钟，煎至一钟，去滓，乘热食后服。

上方以枳壳、甘草和胃气为君；白芷、防风、荆芥、薄荷、独活，疗风邪升胃气为臣；川芎、当归、红花行滞血，柴胡去结气，茯苓分利除湿为佐；羌活、蔓荆子引入太阳经，桔梗利五脏为使，则胃脉调，小肠膀胱皆利，邪去凝行也。见热者，以消凝大丸子主之。

川芎行经散　治疗眼睛胞睑青紫如被外物碰伤，重者可见白睛出血的症状。

桔梗_{五钱}　茯苓_{七钱}　羌活　蔓荆子　白芷　防风　荆芥　薄荷叶　独活_{各四钱}

柴胡　川芎　甘草_{炙，三钱}　当归　枳壳_{各六钱}　红花_{二钱}

共为末，每服三钱，水二钟，煎至一钟，去滓，乘热食后服。

方中枳壳、甘草调和胃气为君药；白芷、防风、荆芥、薄荷、独活散风邪，升发胃气为臣药；川芎、当归、红花活血行滞，柴胡疏肝解郁，茯苓利水渗湿共为佐药；羌活、蔓荆子引药入太阳经，桔梗利五脏，载药上行为使药。共同达到调和胃气、小肠膀胱水气通利、驱邪行血消滞的功效。有热象者，用消凝大丸子治疗。

消凝大丸子　治症同上，或有眵泪沙涩并治。

川芎　当归尾　桔梗　甘草_炙　连翘　家菊花_{各七钱}　防风　荆芥　羌活

苏薄荷　藁本_{各五钱}　滑石　石膏　山栀子　白术　黄芩_{各一两}

先将滑石、石膏另研，余作细末，和匀，炼蜜为剂，每剂一两，分八丸，每服一丸，或二丸，茶汤嚼下。

上方消凝滞药也，君以川芎、当归，治血和血；臣以羌活、防风、荆芥、藁本、薄荷、桔梗，疗风散邪，引入手足太阳经；佐以白术、甘草、滑石、石膏，调补胃虚，疏通滞气，宣泄足阳明胃经之热；使以黄芩、山栀、连翘、菊花，去热除烦，淫热反克，风热不制者，俱宜服也。

消凝大丸子　治疗的症状与川芎行经散相同，或者有眵泪、涩磨等症状也可以应用。

川芎　当归尾　桔梗　甘草_炙　连翘　家菊花_{各七钱}　防风　荆芥　羌活

苏薄荷　藁本_{各五钱}　滑石　石膏　山栀子　白术　黄芩_{各一两}

先将滑石、石膏另外研细，其余研为细末，调成均匀，制成蜜丸，每剂一两，分制成八丸，每次服一至两丸，茶汤送服嚼下。

上方能够消散凝滞，方中川芎、当归活血行气为君药；羌活、防风、荆芥、藁本、薄荷、桔梗祛风散邪，引药入手足太阳经，为臣药；白术、甘草、滑石、石膏调胃补虚，疏通滞气，宣泄足阳明胃经之热，为佐药；黄芩、山栀子、连翘、菊花祛热除烦，为使药。淫热反克之病和风热不制之病皆可应用。

气为怒伤散而不聚之病

气阳物，类天之云雾，性本动。聚其体也，聚为阴，是阳中之阴，乃离中有水之象，阳外阴内，故聚也。纯阳，故不聚也，不聚则散，散则经络不收。《经》曰：足阳明胃之脉，常多气多血。又曰：足阳明胃之脉，常生气生血。七情内伤，脾胃先病。怒，七情之一也。胃病脾病，气亦病焉。《阴阳应象大论》曰：足厥阴肝主木，在志为怒，怒甚伤肝。伤脾胃则气不聚，伤肝则神水散。何则，神水亦气聚也。

气属于阳，与天上的云雾类似，性本善动，气聚则其形体属于阴，是为阳中之阴，即火中有水，阳在外，阴在内，所以气能聚。纯阳则不聚，不聚则散，散则经络不收。《素问》中记载：足阳明胃经为多气多血之脉，能生气生血，七情内伤，脾胃先受其害而病，怒，是七情之一。《素问·阴阳应象大论》中记载：足厥阴肝经主木，在志为怒，怒甚伤肝，进而脾胃受伤，则气不聚，胃病、脾病之时，气亦不顺畅，伤肝则瞳神散大。这是为什么呢？是因为瞳神亦为气聚之处。

其病无眵泪痛痒羞明紧涩之证，初但昏如雾露中行，渐空中有黑花，又渐睹物成二体，久则光不收，遂为废疾。盖其神水渐散，而又散，终而尽散故也。初渐之次，宜以千金磁朱丸主之，镇坠药也；石斛夜光丸主之，补益药也；益阴肾气丸主之，壮水药也。有热者，滋阴地黄丸主之。此病最难治，饵服上药，必要积以岁月，必要无饥饱劳役，必要驱七情五贼，必要德性纯粹，庶几易效。不然必废，废则终不复治。久病光不收者，亦不复治。一证因为暴怒，神水随散，光遂不收，都无初渐之次，此一得永不复治之证也。又一证为物所击，神水散如暴怒之证，亦不复治，俗名为青盲者是也。世病者多不为审，概曰目昏无伤。始不经意，目病已成，世医亦不识，直曰热之所致，竟以凉药投治之。殊不知凉药又伤胃，况不知凉为秋为金，肝为春为木，凉药又伤肝，往往致废然后已。病者犹不以药为非，而委之曰命也。医者犹不自悟其药，而赘之曰病拙。吁，二者若此，罪将谁归，予屡见也，故兼陈凉药之误。

此病无眵泪、疼痛、痒涩、畏光的症状，病初期视昏如在雾露中行走，逐渐眼前黑花飘动，而后出现复视症状，最后导致失明。这是神水渐散，进而又散，最后散尽所致。在疾病发展阶段可以用重镇类药：千金磁砟丸；补益类药：石斛夜光丸；壮水类药：益阴肾气丸等进行治疗。有热者，用滋阴地黄丸。此病最难治疗，除了用药外，要避免病程过长，避免饥饱劳役，避免七情五邪，要保持心情恬淡，不受外界因素影响，这样才有可能有效果，不然则难治，最终会导致失明，无法医治。久病之时，瞳神散大而不收，也不能救治。或有因为暴怒致使瞳神散大，发作形势急迫，没有渐次，此种症状也是难治。或有眼部受外物击伤，导致瞳神散大，也是难治的症候，这些统称为青盲。患有此种疾病的人多不注意，自认为只是看东西不清楚，而没有其他什么外伤，其实此时眼病已经形成。以前很多医生见此病以为是热邪所致，均投以凉药治疗，其实他们是不知道寒凉药伤脾胃，凉在四时为秋，五行属金，肝属春木，金克木，凉药伤肝，导致病情加剧，患病的人不认为是用药错误，而埋怨命运不好，医生亦不醒悟，不反省是用药不当而是埋怨疾病不易治疗。这样罪过该怪谁呢，我遇见了很多这样的情况，所以在此也论述了寒凉药的错误使用。

　　千金磁砟丸　治神水宽大渐散，昏如雾露中行，渐睹空中有黑花，渐睹物成二体，久则光不收，及内障神水淡绿色、淡白色者。

　　磁石_{吸针者佳}　辰砂　神曲

先以磁石置巨火中煅，醋淬七次，晒干，研极细二两，辰砂另研极细一两，生神曲末二两，与前药和匀，更以神曲末一两，水和作饼，煮浮为度，搜入前药，炼蜜为丸，如桐子大，每服十九，加至三十九，空心饮汤下。

　　上方以磁石辛咸寒，镇坠肾经为君，令神水不外移也。辰砂微甘寒，镇坠心经为臣。肝其母，此子能令母实也，肝实则目明。神曲辛温甘，化脾胃中宿食为佐，生用者发其生气，熟用者敛其暴气也。服药后，俯视不见，仰视渐睹星月者，此其效也。亦治心火乘金，水衰反制之病。久病屡发者服之，则永不更作。空心服之，午前更以石斛夜光丸主之。

　　千金磁砟丸　治疗瞳神散大并且是逐渐散大，视昏不清如在雾露中行走，然后逐渐形成眼前黑花飘动，进而复视，最终失明，神水显现淡绿色或淡白色的内障眼病。

　　磁石_{吸针者佳}　辰砂　神曲

先把磁石放在火中煅烧，用醋淬七遍，晒干，研成极细粉末，二两，然后取辰砂一两研成细末，生神曲末二两，以上三种药末混合，再用神曲末一两，用水搅合制成饼，水煮至饼飘起为宜，放入前三种药末制成蜜丸，如梧桐子大小，每次服十丸，加至三十丸，空腹，饭汤送服。

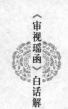
方中磁石辛咸寒，重镇入肾经，使神水不外流，为君药。辰砂微甘寒，重镇入心经，木生火，肝木为心火之母，子能令母实，肝实则目明，为臣药。神曲辛温甘，助脾胃运化宿食，为佐药，生用神曲是取其升发作用，用熟神曲是取其收敛暴气的作用。服药后，低头看不见，但是仰望时可以逐渐看见星月，说明此方有效。该方也可以治疗心火亢盛，反克肺金，肾水虚衰的病症。久病多次复发的患者服用后不再复发，空腹饭前服用。中午饭前可以服用石斛夜光丸。

滋阴地黄丸　治血少神劳肾虚，眼目昏暗，神水淡绿色、淡白色内障者。眵多眫瞜者，并治。

当归身_{酒制}　黄芩　熟地黄_{各半两}　枳壳_{炒，三钱半}　天门冬_{去心焙}　柴胡　五味子
甘草_{各三钱}　生地黄_{酒制，两半}　黄连_{一两}　地骨皮　人参_{各二钱}
上为细末，炼蜜为丸，如桐子大，每服百丸，食后茶汤送下，日进三服。

上方治主以缓，缓则治其本也。以黄连、黄芩苦寒，除邪气之盛为君。当归身辛温，生熟地黄苦甘寒，养血凉血为臣。五味子酸寒，体轻浮，收神水之散大，人参、甘草、地骨皮、天门冬、枳壳苦甘寒，泻热补气为佐。柴胡引用为使也。亡血过多之病，有热者，亦宜服。

滋阴地黄丸　治疗血少神劳肾虚所致眼睛昏暗，神水淡绿色或者淡白色等症状的内障眼病。兼见烦躁、眼眵增多等症一同治疗。

当归身_{酒制}　黄芩　熟地黄_{各半两}　枳壳_{炒，三钱半}　天门冬_{去心焙}　柴胡　五味子
甘草_{各三钱}　生地黄_{酒制，两半}　黄连_{一两}　地骨皮　人参_{各二钱}
上为细末，炼蜜为丸，如梧桐子大，每服百丸，食后茶汤送下，日进三服。

滋阴地黄丸治疗较缓，缓则治其本。黄连、黄芩苦寒，清热驱邪为君药。当归辛温，生熟地黄苦甘寒，养血凉血，为臣药。五味子酸寒，质轻收敛，人参、甘草、地骨皮、天门冬、枳壳苦甘寒，泻热补气为佐药。柴胡引药为使药。亡血过多有热也可以应用。

石斛夜光丸　治内障初起，视觉微昏，空中有黑花，神水变淡绿色；次则睹物成二，神水变淡白色；久则不睹，神水变纯白色；及有眵泪眫瞜等证。

天门冬_{去心}　麦门冬_{去心}　人参　茯苓　熟地黄　生地黄_{各一两}　牛膝_{酒浸}　杏仁_{去皮尖}
枸杞子_{各七钱半}　草决明_{八钱}　川芎　犀角_{锉细末}　白蒺藜　羚羊角_{锉细末}　枳壳_{麸炒}
石斛　五味子_炒　青葙子　甘草　防风　肉苁蓉　川黄连_{各五钱}　菊花　山药

菟丝子_{酒煮，各七钱}

上为细末，炼蜜为丸，如桐子大，每服三五十丸，温酒盐汤任下。

上方补益药也，补上治下，利以缓，利以久，不利以速也。故君以天门冬、人参、菟丝子之通肾安神，强阴填精也。臣以五味子、麦冬、杏仁、茯苓、枸杞子、牛膝、生熟地黄，敛气除湿，凉血补血也。佐以甘菊花、蒺藜、石斛、苁蓉、川芎、甘草、枳壳、山药、青葙子，疗风治虚，益气祛毒也。使以防风、黄连、草决明、羚羊角、犀角，散滞泻热，解结明目也。阴弱不能配阳之病，并宜服之，此从则顺治之法也。

石斛夜光丸　治疗内障病初起，视物微昏，眼前有黑花飘动，神水淡绿色；复视，神水变成淡白色；病久不能视物，神水变成纯白色；以及眵泪增多、烦躁等症。

天门冬_{去心}　麦门冬_{去心}　人参　茯苓　熟地黄　生地黄_{各一两}　牛膝_{酒浸}　杏仁_{去皮尖}
枸杞子_{各七钱半}　草决明_{八钱}　川芎　犀角_{锉细末}　白蒺藜　羚羊角_{锉细末}　枳壳_{麸炒}
石斛　五味子_炒　青葙子　甘草　防风　肉苁蓉　川黄连_{各五钱}　菊花　山药
菟丝子_{酒煮，各七钱}

上为细末，炼蜜为丸，如梧桐子大，每服三五十丸，温酒盐汤任下。

此方多用补益药，补上治下，有益于缓症，病久之症，而不宜于急症。天门冬、人参、菟丝子通肾安神，强阴填精，为君药。五味子、麦冬、杏仁、茯苓、枸杞子、牛膝、生熟地黄敛气除湿，凉血补血，为臣药。菊花、蒺藜、石斛、肉苁蓉、川芎、甘草、枳壳、山药、青葙子祛风补虚，益气祛毒为佐药。防风、黄连、草决明、羚羊角、犀角散滞泻热，解结明目，为使药。阴虚不能制阳等症状也可以应用，此为从治之法。

益阴肾气丸

白茯苓_{乳蒸，八钱}　泽泻_{四钱}　当归尾_{酒制}　丹皮　五味子　山药　山茱萸_{去核，酒制}
柴胡_{各五钱}　熟地黄_{酒蒸，二两}　生地_{酒炒，二两}

上为细末，炼蜜为丸，如桐子大，外水飞辰砂为衣，每服五六十丸，空心，淡盐汤送下。

上方，壮水之主，以镇阳光。怒为气伤，散而不聚也，气病血亦病也。肝得血而能视，又目为心之窍，心主血，故以熟地黄补血衰，当归尾行血，牡丹皮治积血，为君。茯苓利中益真气，泽泻除湿泻邪气，生地黄补肾水真阴，为臣。五味子补五脏，干山药平气和胃，为佐。山茱萸强阴益精通九窍，柴胡引入厥阴经，为使。蜜丸者，欲泥膈难下也。辰砂为衣者，为通于心也。

益阴肾气丸

白茯苓_{乳蒸，八钱}　泽泻_{四钱}　当归尾_{酒制}　丹皮　五味子　山药　山茱萸_{去核，酒制}

柴胡_{各五钱}　熟地黄_{酒蒸，二两}　生地_{酒炒，二两}

上为细末，炼蜜为丸，如梧桐子大，外水飞辰砂为衣，每服五六十丸，空心，淡盐汤送下。

此方为壮水之主以制阳光的药方，即指滋阴以制阳亢的法则，适用于真阴虚损，因阴虚不能制约阳亢而导致的虚火亢盛的病症。怒则气伤，气散而不聚，气病血亦病。肝得血而能视，又因为心开窍于目，心主血，所以用熟地黄补血，当归尾行血活血，牡丹皮治疗积血，合而为君药。茯苓和中益气，泽泻除湿泻邪气，生地黄补肾水真阴，为臣药。五味子补五脏，山药平气和胃，为佐药。山茱萸强阴益精通九窍，柴胡引药入厥阴经，为使药。为了避免蜜丸停滞膈上难下，所以用辰砂为外衣以通心气。

血气不分混而遂结之病

轻清圆健者为天，故首象天；重浊方厚者为地，故足象地；飘腾往来者为云，故气象云；过流循环者为水，故血象水。天降地升，云腾水流，各宜其性，故万物生而无穷；阴平阳秘，气行血随，各得其调，故百骸理而有余。反此则天地不降升，云水不腾流，各不宜其性矣；反此则阴阳不平秘，气血不行随，各不得其调矣。故曰：人身者，小天地也。《难经》曰：血为荣，气为卫。荣行脉中，卫行脉外。此血气分而不混，行而不阻也，明矣。故如云腾水流之不相杂也。

头轻清，圆形矫健者像天，脚重浊，方形厚实者像地，气像云一样飘腾往来，血像水一样循环流动不止。天地升降，云腾水流，各宜其性，万物生而无穷。阴阳调和，气行血随，相互协调，故全身部位理顺协调，相反天地不升不降，云水不腾流，各不顺应其性，阴阳失调，气血不行，则会出现各种不相协调之象。所以说人身就像小天地。《难经》中记载：血为荣，气为卫，荣气行于内，卫气行于外，这样血气分而不混，行而不阻，就像云腾水流一般，互不混杂。

大抵，血气如此，不欲相混，混则为阻，阻则成结，结则无所去还，故隐起于皮肤之中，遂为疣病，然各随经络而见。疣病自上眼睑而起者，乃手少阴心脉，足厥阴肝脉，血气混结而成也。初起时但如豆许，血气衰者，遂止不复长，亦有久止而复长者，盛者渐长，长而不已。如杯如盏，如碗如斗，皆自豆许致也。凡治在初，大要令病者食饱不饥，先汲冷井水洗眼如冰，勿使气血得行，然后以左手持铜箸，按眼睑上，右手翻眼皮令转，转则疣肉已突。换以左手大指按之，勿令得动移。复以右手持小眉刀尖，略破病处，更以两手大指甲捻之令出，则所出者如豆许小黄脂也。恐出而根不能断，宜更以眉刀尖断之。以井水再洗，洗后则无恙。要在手疾为巧，事毕须投以防风散结汤，数服即愈。此病非手法决不能去，何则？为血气初混时，药自可及，病者则不知其为血气混也。既结，则药不能及矣，故必用手法去。去毕，必又以升发之药散之，药手皆至，庶几可矣。

大概是因为血气也是如此，不能相互混杂，混则阻滞，阻则凝结，凝结则不能运行流动，阻在皮肤表现为疣病，眼睑疣病随经络走行。疣病从眼睑开始出现是手少阴心经、足厥阴肝经气血混结造成的。初起时如豆大小，血气衰虚，随即不再生长，也有很久不长而又生长的，血气旺盛之时逐渐长大，如杯如盏，如碗如斗皆是从小如豆的疣长大而成的。在治疗初期，嘱病人吃饱，不能空腹，先用冰冷的井水洗患处，使血气不行，然后用左手持铜箸按在眼睑上，右手翻转眼睑，使疣肉突出，左手拇指按住固定，用右手持手术刀切破病患处，用两手拇指捻动，则有豆状大小的黄色脂肪样物汲出。为避免复发，要用尖刀切断根部，破坏囊壁，最后用井水清洗，洗后没有损伤。手术的关键是技术熟练轻巧，术后应服防风散结汤，数服即可痊愈。此病必须手术才能消除，这是为什么？是因为在疾病初始，血气初混，药物可以治疗，患者自己不知道是血气混，继而血气结，药力无法到达，必须用手术切除治疗，术后用升发药疏散，药物和手术治疗都要做到才行。

防风散结汤　治目上下睑瘾起肉疣，用手法除病后服之。
防风　羌活　归尾　白芍药_{各六分}　红花　苏木_{各少许}　苍术　白茯苓　独活
前胡　黄芩_{各五分}　细甘草　防己_{各四分}
上锉剂，水二钟，煎至一钟，热服，滓再煎。
上以防风、羌活，升发阳气为君；白芍药、当归尾、红花、苏木，破凝行血为臣；茯苓泻邪气，苍术祛上湿，前胡利五脏，独活除风邪，黄芩疗热滋化为佐；甘草和诸药，防己行十二经为使。病在上睑者，加黄连、柴胡，以其手少阴、足厥阴受邪也。病在下睑者，加藁本、蔓荆子，以其手太阳受邪也。

防风散结汤　治疗眼睑上下的疣病，相当于现代的霰粒肿，手术去除后服用。
防风　羌活　归尾　白芍药_{各六分}　红花　苏木_{各少许}　苍术　白茯苓　独活

前胡　黄芩_{各五分}　细甘草　防己_{各四分}

上锉剂，水二钟，煎至一钟，热服，滓再煎。

方中防风、羌活，升发阳气为君药；白芍、当归尾、红花、苏木破凝行血为臣药；茯苓健脾利湿祛邪，苍术燥湿，前胡通利五脏，独活除风邪，黄芩滋阴清热为佐药；甘草调和诸药，防己行十二经为使药。病在上眼睑时，是手少阴经、足厥阴经受邪，加黄连、柴胡。病在下眼睑时，是手太阳经受邪，加藁本、蔓荆子。

热积必溃之病

积者，重叠不解之貌。热为阳，阳平为常，阳淫为邪。邪行则病易见，易见则易治，此则前篇淫热之病也。若邪深则不行，不行则伏，因伏而又伏，故日渐月聚，势不得不为积也。积已久，久积必溃，溃则难治；难治者，非不治也，为邪积久，此溃已深；何则？溃犹败也，故败者庶可以救。

积为日久累积不散而成。热为阳邪，阳气调和则不会生病，如果阳热过剩即为阳邪，可以致病。邪行则病易看见，容易看见的疾病就容易治疗，如前篇淫热之病。如果邪侵袭部位深入，则结聚而不行，不行则隐藏，日积月累则成积块。积久必溃，溃则难治，难治并不是不可以治疗，此为积久溃深，则邻近组织坏死缺损，如腐败之物，这样就很少可以治疗了。

其病隐涩不自在，稍觉眊𥉠，视物微昏，内眦开窍如针目，按之则沁沁脓出，有两目俱病者，有一目独病者。目属肝，内眦属膀胱，此盖二经积邪之所致也，故曰热积必溃之病，又曰漏睛眼者，是也。竹叶泻经汤主之。大便不硬者，减大黄，惟用蜜剂解毒丸主之。不然，药误病久，终为枯害也。

此病隐匿，眼部不适，稍觉烦躁，视物微昏，按压内眦部有脓液流出，有双眼患病，也有单眼患病者。眼属肝，内眦属膀胱，此二经受邪导致疾病的发生，热极必溃之病又叫漏睛眼，相当于现代的慢性泪囊炎。用竹叶泻经汤治疗。大便不硬者，减去大黄，只用蜜剂解毒丸治疗。否则病久，又误用药物，最终会导致眼球萎缩。

竹叶泻经汤　治眼目隐涩，稍觉眊𥉠，视物微昏，内眦开窍如针目，按之脓浸出。

柴胡　栀子仁_炒　川羌活　升麻　甘草_炙　川黄连_{各五分}　白茯苓　泽泻

赤芍　草决明　车前子_{各四分}　黄芩　大黄_{各六分}　青竹叶_{十片}

上锉剂，水二钟，煎至一钟，食后温服。

上方逆攻者也，先以行足厥阴肝、足太阳膀胱之药为君，柴胡、羌活是也；二经生意，皆总于脾胃，以调足太阴、足阳明之药为臣，升麻、甘草是也；肝经多血，以通顺血脉，除肝邪之药，膀胱经多湿，以利小便，除膀胱湿之药为佐，赤芍药、草决明、泽泻、茯苓、车前子是也；总破其积热者，必攻必开，必利必除之药为使，栀子、黄芩、黄连、大黄、竹叶是也。

竹叶泻经汤　治疗眼睛隐涩不适，稍觉烦躁，视物微昏，按压内眦部有脓液流出的病症。

柴胡　栀子仁_炒　川羌活　升麻　甘草_炙　川黄连_{各五分}　白茯苓　泽泻

赤芍　草决明　车前子_{各四分}　黄芩　大黄_{各六分}　青竹叶_{十片}

上锉剂，水二钟，煎至一钟，食后温服。

上方用柴胡、羌活行足厥阴肝经和足太阳膀胱经，为君药；肝经、膀胱经有病，总责之于脾胃，所以用升麻、甘草调理足太阴脾经和足阳明胃经，为臣药；肝经多血，因此要通顺血脉，祛除肝经之邪；膀胱多湿，因此要利小便，祛除膀胱湿邪，所以用赤芍药、草决明、泽泻、茯苓、车前子共为佐药；要破其积热，必须发散行气，攻下逐瘀，所以用栀子、黄芩、黄连、大黄、竹叶为使药。

蜜剂解毒丸　治症同上。

山栀仁_{炒末，十两}　杏仁_{泡去皮尖，取霜二两}　锦纹大黄_{末，五两}　川石蜜_{一斤，炼熟}

上末，和蜜为丸，如桐子大，每服三十丸，加至百丸，茶汤送下。

上方以杏仁甘润治燥为君，为燥为热之原也；山栀子微苦寒，治烦为臣，为烦为热所致也；石蜜甘平温，安五脏为佐，为其解毒除烦也；大黄苦寒，性走不守，泻诸实热为使，为攻其积，不令其重叠不解也。

蜜剂解毒丸　治疗病症同竹叶泻经汤。

山栀仁_{炒末，十两}　杏仁_{泡去皮尖，取霜二两}　锦纹大黄_{末，五两}　川石蜜_{一斤，炼熟}

上药锉为细末，和蜜为丸，如梧桐子大，每服三十丸，加至百丸，茶汤送下。

方中杏仁甘润治燥为君药；山栀子微苦、寒凉，清热除烦为臣药；石蜜甘平温，安五脏且解毒除烦为佐药；大黄苦寒，其性通散不固守，清泻诸实热，泻下攻积为使药。

阳衰不能抗阴之病

或问曰：人有昼视通明，夜视罔见，虽有火光月色，终为不能睹物者，何也？答曰：此阳衰不能抗阴之病，谚所谓雀盲者也。

有人问：患者白天可以看见，而晚上不能看见，即使有火光、烛光也不能看见，这是什么原因呢？回答说：这是阳衰不能抗阴之病，即所说的雀盲，又叫夜盲症。

问曰：何以知之？答曰：《黄帝生气通天论》曰：自古气之通天者，为生之本。天地之间，六合九州之内，其气无不共贯。人身九窍、五脏、十二节，皆通乎天气。又曰：阴阳之气在人，平旦阳气生，日中阳气隆，日西阳气虚，气门乃闭。又曰：阳不胜其阴，则五脏气虚，九窍不通，故知也。

有人问：是怎么知道的？回答说：《黄帝生气通天论》中记载，自古以来认为气通天，为生命之本，天地之间、六合九州之内，气无处不贯通。人身九窍、五脏、四肢的十二大关节皆通于气。又有人说，阴阳在人的体内，清晨阳气生，中午阳气充盛，晚上阳气开始虚弱，阳气散泄的门户汗孔就闭合了。又有人说：阳虚不能制约阴，导致五脏气虚，九窍不通。这就是其中的道理。

问曰：何以辨其阳耶？答曰：凡人之气，应之四时者，春夏为阳也；应之一日者，平旦至昏为阳也；应之五脏六腑者，六腑为阳也。

有人问：怎样辨别阳气的盛衰呢？回答说：人体的阳气，顺应四时的变化，春夏属阳；一日之内，早晨到傍晚为阳；五脏六腑之中，六腑为阳。

问曰：阳何为而不能抗阴也？答曰：人之有生，以脾胃中州为主。《灵兰秘典》曰：脾胃者，仓廪之官。在五行为土，土生万物，故为阳气之原，其性好生恶杀，遇春夏乃生长，遇秋冬则收藏。或有忧思恐怒，劳役饥饱之类，过而不节，皆能伤动脾胃。脾胃受伤，则阳气下陷；阳气下陷，则五脏六腑之中阳气皆衰。阳气既衰，则五脏六腑之中阴气独盛，阴气既盛，故阳不能抗也。

那又问：阳气在什么情况下不能够抵抗阴气呢？回答说：人体的生命活动以脾胃为

主。《灵兰秘典》中记载：脾胃主管食物的受纳与消化，像粮仓一般。在五行应土，土生万物，所以，脾胃也是阳气的生化之源，其本性喜好生长而恶杀戮，在春夏之季生长，秋冬之际收藏。过度忧思恐怒或劳役饥饱，不加节制，都容易损伤脾胃，脾胃受伤则阳气下陷，阳气下陷则五脏六腑的阳气皆虚衰，阳气虚衰，不能制约阴气，使阴气显得亢盛，所以形成了阳气偏衰不能抗阴之病。

问曰：何故夜视罔见？答曰：目为肝，肝为足厥阴也；神水为肾，肾为足少阴也；肝为木，肾为水，水生木，盖亦相生而成也。况怒伤肝，恐伤肾，肝肾受伤，亦不能生也。昼为阳，天之阳也；昼为阳，人亦应之也。虽受忧思恐怒劳役饥饱之伤，而阳气下陷，遇天之阳盛阴衰之时，我之阳气虽衰，不得不应之而升也，故犹能昼视通明。夜为阴，天之阴也；夜为阴，人亦应之也。既受忧思恐怒劳役饥饱之伤，而阳气下陷，遇天阴盛阳衰之时，我之阳气既衰，不得不应之而伏也。故夜视罔所见也。

有人问：为什么会夜间盲无所见呢？回答说：眼为肝之外窍，肝属足厥阴经；神水属肾，肾属足少阴经；肝属木，肾属水，水生木，肝木肾水两者相生相成。怒则伤肝，恐则伤肾，肝肾受伤，水木则不生。白天属阳，为天之阳，天人均应之。所以受忧思恐怒劳役饥饱之伤而致阳气下陷，在天之阳时（即白天），人体的阳气虽然衰微，但要与天之阳气相应也会上升，所以，白天可以看见。夜属阴，为天之阴，人亦应之。受伤后阳气下陷，在夜晚也就是天在阴盛阳衰之时，此时，人体本来阳气就虚衰，又要与天之阴相应，就更是潜伏于内。所以，夜晚即出现盲无所见。

问曰：何以为治？答曰：镇阴升阳之药，决明夜灵散主之。

问道：此病如何治疗？回答：应用镇阴升阳的药物决明夜灵散。

问曰：病见富贵者乎？贫贱者乎？答曰：忧思恐怒劳役饥饱，贫贱者固多，富贵者亦不能无之也。

问道：那此病是富人多患还是贫穷的人多患呢？回答：易受忧思恐怒劳役饥饱之伤者易患此病，贫贱者固然多些，但富贵之人也有。

决明夜灵散　治目至夜则昏，虽有灯月，亦不能睹。

夜明砂_{另研，二钱}　石决明_{醋煅，二钱}　羖羊肝_{一两，生用。食猪者，用家生猪肝，勿用外来并母猪，伤目}

二药为末和匀，以竹刀切肝作二片，以上药铺于一片肝上，以一片合之，用麻皮缠定，勿令药得泄出，淘米泔水一大碗，连肝药贮砂罐内，不犯铁器，煮至小半碗。临卧，连肝药汁并服。

上方以石决明，镇肾阴益精为君；夜明砂，升阳主夜明为臣；米泔水，主脾胃为佐；肝与肝合，引入肝经为使。

决明夜灵散　治疗眼睛至夜晚昏朦，虽有灯光，但却视不见。

夜明砂_{另研，二钱}　石决明_{醋煅，二钱}　羖羊肝_{一两，生用。食猪者，用家生猪肝，勿用外来并母猪，伤目}

以上二药为末，调和均匀，用竹刀切两片羊肝，将上药铺于两片羊肝之间，用麻皮缠裹，不使药汁泄漏，用淘米水一大碗，连同羊肝放入砂罐中，忌用铁器，煎煮至小半碗。临睡前，连同羊肝一并服用。

上方石决明，镇肾阴益精为君药；夜明砂，升举阳气，治夜盲为臣药；米泔水，调脾胃为佐药；肝与肝合，羊肝引药入肝为使药。

阴弱不能配阳之病

五脏无偏胜，虚阳无补法，六腑有调候，弱阴有强理。

五脏没有偏盛，阳虚不用补法，六腑可以调理，阴弱不能配阳之病可用强有力的方法治疗。

心肝脾肺肾，各有所滋生，一脏或有余，四脏俱不足，此五脏无偏胜也。或浮或为散，是曰阳无根，益之欲令实，翻致不能禁，此虚阳无补法也。膀胱大小肠，三焦胆包络，俾之各有主，平秘永不危，此六腑有调候也。衰弱不能济，遂使阳无御，反而欲匹之，要以方术盛，此弱阴有强理也。

心肝脾肺肾相互滋生，一脏倘若有余，其余四脏皆不足，这就是五脏没有偏盛。虚阳浮散无根，如果想要令其实，反而导致不能禁，这是虚阳无补法。膀胱、大小肠、三焦、胆、心包络、六腑各有所主，阴平阳秘调节有序，这是六腑有调候。阴弱而不能相济，随即会造成阳不能匹配，要用方术才行，这就是弱阴可以用强有力的方法整治。

《解精微论》曰：心者，五脏之专精，目者其窍也，又为肝之窍。肾生骨，骨之精为神水，故肝木不平，内挟心火，为势妄行，火炎不制，神水受伤，上为内障，此五脏病也。劳役过多，心不行事，相火代之。《五脏生成论》曰：诸脉皆属于目。相火者，心包络也，主百脉，上荣于目，火盛则百脉沸腾，上为内障，此虚阳病也。膀胱小肠三焦胆脉，俱循于目，其精气亦皆上注而为目之精，精之窠为眼。四腑一衰，则精气尽败，邪火乘之，上为内障，此六腑病也。神水黑珠，皆法于阴；白眼赤脉，皆法于阳；阴齐阳伴，故能为视，阴微不立，阳盛即淫。《阴阳应象大论》曰：壮火食气，壮火散气，上为内障，此弱阴病也。

《解精微论》中记载：心是五脏的专精，眼是其窍，眼又是肝的外窍。肾主骨，骨之精为神水，所以肝火不平，内挟心火，火势妄行，火炎没有制约，神水受伤，发为内障，这是因为五脏功能失调导致的疾病。劳役过度，心脏君火功能失调，相火代之。《五脏生成论》中记载：诸脉皆与眼相连，相火归属心包络，心主百脉，上荣于眼，相火亢盛则百脉热盛，上攻则发为内障，这是阳虚致病。膀胱、小肠、三焦、胆脉皆循行于眼部，其精气均上注于目而为之精，精之窠为眼，其余四腑虚衰，则精气衰弱，火邪上攻发为内障，这是六腑致病。神水黑珠，依靠阴液的滋养，白睛赤脉依靠阳气的温煦，阴阳平衡，则眼睛功能正常。阴虚不能制约阳气，则阳气过亢。《阴阳应象大论》中有载：过亢的命门之火会耗损阳气，阳气遇过亢之火就会耗散，火邪上攻发为内障，这是阴虚致病的道理。

其病初起时，视觉微昏，常见空中有黑花，神水淡绿色；次则视歧，睹一成二，神水淡白色。可为冲和养胃汤主之，益气聪明汤主之，千金磁砵丸主之，石斛夜光丸主之，有热者泻热黄连汤主之。久则不睹，神水纯白色，永为废疾也。

疾病初起时，视物微昏，眼前有黑花，神水淡绿色，然后会有复视，神水变成淡白色。用冲和养胃汤、益气聪明汤、千金磁砵丸、石斛夜光丸治疗，有热象者，用泻热黄连汤治疗。病程较长且神水变成纯白色，就会盲无所见。

然废疾亦有治法，先令病者以冷水洗眼如冰，气血不得流行为度，用左手大指、次指按定眼珠，不令转动，次用右手持鼠尾针，去黑睛如米许，针之令入，白睛甚厚，欲入甚难，必要手准力完，重针则破，然后斜回针首，以针刀刮之，障落则明。有落而复起者，起则重刮，刮之有至再三者，皆为洗不甚冷，气血不凝故也。障落之后，以绵裹

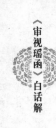

黑豆数粒，令如杏核样，使病目重闭，覆眼皮上，用软帛缠之，睛珠不得动移为度。如是五七日，才许开视，视勿劳也，亦须服上药，庶几无失。此法治者五六，不治者亦四五。

盲无所见也有治疗的方法，先用冷水洗眼至眼冰凉，使气血不得流畅，用左手两指按住眼珠固定，右手持内障拨针，在距离黑睛一粒米左右处进针，白睛较坚韧，进针不是那么容易，必须手法准确，力度够大才能刺破，然后斜着抽回针尖，用针刀刮障使障下落，障下落眼睛就可以看见光明了。也有刮落后再起来的，可以重新刮，如果刮多次仍然再起来，是因为没有用冷水充分冰洗眼，气血不凝的缘故。针拨内障后，用棉纱裹黑豆数粒，大小如杏核般，闭上眼睛，用软帛包缠眼睛，使眼珠不能转动。五到七天才可以去除缠带，看东西，切记不能过度用眼，而且要口服上述药才能没有错失。这种治疗方法，治愈率百分之五六十，治不好者也有百分之四五十。

五脏之病，虚阳之病，六腑之病，弱阴之病，四者皆为阴弱不能配阳之故。噫！学者慎之。

五脏之病，虚阳之病，六腑之病，弱阴之病，这四种疾病都是因为阴弱不能制约阳盛所致。后学者要谨慎。

冲和养胃汤　治内障初起，视觉微昏，空中有黑花，神水变淡绿色；次则视物成二，神水变淡白色；久则不睹，神水变纯白色。

白茯苓四分　柴胡七分　人参　甘草炙　当归身酒制　白术土炒　升麻　葛根各一钱
白芍药六分　羌活一钱二分　黄芪蜜制，钱半　防风五分　五味子三分

上锉剂，水三钟，煎至二钟，生姜一片，入黄芩、黄连二钱，再煎至一钟，去滓，稍热，食后服。

上方，因肝水不平，内挟心火，故以柴胡平肝，人参开心，黄连泻心火，为君；酒制当归荣百脉，五味敛百脉之沸，心包络主血，白芍药顺血脉散恶血，为臣；白茯苓泻膀胱之湿，羌活清利小肠之湿，甘草补三焦，防风升胆之降，为佐；阴阳皆总于脾胃，黄芪补脾胃，白术健脾胃，升麻、葛根行脾胃之经，黄芩退壮火，干生姜入壮火，为导为使。此方逆攻从顺，反异正宜俱备。

冲和养胃汤　治疗内障病初起，视物微昏，眼前有黑影，神水变成淡绿色；或出

现复视，神水变成淡白色；或病久不能视物，神水变成纯白色。

白茯苓_{四分} 柴胡_{七分} 人参 甘草_炙 当归身_{酒制} 白术_{土炒} 升麻 葛根_{各一钱}

白芍药_{六分} 羌活_{一钱二分} 黄芪_{蜜制，钱半} 防风_{五分} 五味子_{三分}

上锉剂，水三钟，煎至二钟，生姜一片，入黄芩、黄连二钱，再煎至一钟，去滓，稍热，食后服。

上方所治之病是因为肝水不平，内挟心火，所以用柴胡平肝，人参开心，黄连泻心火，共为君药；酒制当归荣百脉，五味子收敛百脉，心包络主血，白芍顺血脉散恶血，共为臣药；白茯苓泻膀胱之湿，羌活清利小肠之湿，甘草补三焦，防风升胆气，为佐药；阴阳总归于脾胃，黄芪补脾胃，白术健脾胃，升麻、葛根行脾胃之经，黄芩泻退相火，干姜入壮火为使药。此方逆攻从顺，正治反治都有。

东垣泻热黄连汤　治眼暴发赤肿疼痛。

黄连_{酒制} 黄芩_{酒制} 龙胆草 生地黄_{各钱半} 升麻 柴胡_{各五分}

上锉剂，水二钟，煎至一钟，去滓，午时，食前，热服；午后服之，则阳逆不行；临睡休服，为反助阴也。

上方治主、治客之剂也。治主者，升麻主脾胃，柴胡行肝经，为君；生地黄凉血，为臣，为阳明太阴厥阴多血故也。治客者，黄连、黄芩皆疗湿热，为佐；龙胆草专除眼中诸疾，为使。为诸湿热，俱从外来，为客也。

东垣泻热黄连汤　治疗眼睛暴发红肿、疼痛。

黄连_{酒制} 黄芩_{酒制} 龙胆草 生地黄_{各钱半} 升麻 柴胡_{各五分}

上锉剂，水二钟，煎至一钟，去滓，午时，食前，热服；午后服之，则阳逆不行；临睡休服，为反助阴也。

上方治疗主病和客病。治疗主病，升麻主脾胃，柴胡行肝经，为君药；生地凉血，为臣药，缘于阳明经、太阴经、厥阴经为多血的经脉，因此治疗主病。治疗客病，黄连、黄芩祛湿热，为佐药；龙胆草除眼中各疾，为使药。佐使药祛除外来湿热，为治客病之药。

益气聪明汤　治证同上，并治耳聋耳鸣。

蔓荆子_{钱半} 黄芪 人参_{各五分} 黄柏_{酒炒} 白芍药_{各一钱} 甘草_{炙，四分} 升麻 葛根_{各三分}

共为一剂，水二钟，煎至一钟，去滓，临睡，热服，五更再煎服。

上方以黄芪、人参之甘温，治虚劳，为君；甘草之甘平，承接和协，升麻之苦平微

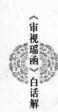

寒，行手阳明、足阳明、足太阴之经，为臣；葛根之甘平，蔓荆子之辛温，皆能升发，为佐；芍药之酸微寒，补中焦，顺血脉，黄柏之苦寒，治肾水膀胱之不足，为使；酒制又炒者，因热用也，或有热，可渐加黄柏，春夏加之，盛暑倍加之，脾胃虚者，去之。热倍此者，泻热黄连汤主之。

益气聪明汤　治疗的病症与上方相同，且治耳聋耳鸣。

蔓荆子_{钱半}　黄芪　人参_{各五分}　黄柏_{酒炒}　白芍药_{各一钱}　甘草_{炙，四分}　升麻　葛根_{各三分}

共为一剂，水二钟，煎至一钟，去滓，临睡，热服，五更再煎服。

方中黄芪、人参甘温，治虚劳，为君药；甘草甘平，承接和协，升麻苦平微寒，行手足阳明经、足太阴经，为臣药；葛根甘平，蔓荆子辛温，都能升发，为佐药；芍药微酸寒，补中焦，顺血脉，黄柏苦寒，治肾水膀胱之不足，共为使药；酒炒黄柏增加祛热之功，有热象者可以逐渐加大黄柏用量，春夏季用时要加，盛暑用时要加倍，脾胃虚弱时去黄柏。若热象重者，可用泻热黄连汤治疗。

心火乘金水衰反制之病

天有六邪，风寒暑湿燥火也。人有七情，喜怒悲思忧恐惊也。七情内召，六邪外从，从而不休，随召见病，此心火乘金，水衰反制之原也。

天有六邪，风寒暑湿燥火。人有七情，喜怒悲思忧恐惊。七情内伤，六邪外袭，人们不断受邪，时时发病，导致心火亢盛而克肺金，肾水反衰而受心火所制。

世病目赤为热，人所共知者也，然不审其赤分数等，治各不同。有白睛纯赤如火，热气炙人者，乃淫热反克之病也，治如淫热反克之病；有白睛赤而肿胀，外睑虚浮者，乃风热不制之病也，治如风热不制之病；有白睛淡赤，而细脉深红，纵横错贯者，乃七情五贼、饥饱劳役之病，治如七情五贼、饥饱劳役之病；有白睛不肿不胀，忽如血贯者，乃血为邪胜，凝而不行之病也，治如血为邪胜，凝而不行之病。

人们都知道眼红是因为有热，可是不知道其中还有很多分类，治疗方法也不尽相同。白睛色红如火，热气盛，是淫热反克之病；白睛红赤、肿胀，胞睑浮肿，是风热亢盛之病；白睛色淡红，脉络较细，色深红，纵横交错，是由于七情五贼、劳役饥饱致病；白睛不肿胀，忽然色红如血贯者，是血为邪盛，凝而不行之病。

有白睛微变青色，黑睛稍带白色，白黑之间，赤环如带，谓之抱轮红者，此邪火乘金，水衰反制之病也。此病或因目病已久，抑郁不舒，或因目病误服寒凉药过多，或因目病时，内多房劳，皆能内伤元气。元气一虚，心火亢盛，故火能克金。金乃手太阴肺，白睛属肺；水乃足少阴肾，黑睛属肾；水本克火，水衰则不能克，反受火制。故视物不明，昏如雾露中，或睛珠高低不平，其色如死，甚不光泽，赤带抱轮而红也。口干舌苦，眵多羞涩，稍有热者，还阴救苦汤主之，黄连羊肝丸主之，川芎决明散主之。无口干舌苦，眵多羞涩者，助阳活血汤主之，神验锦鸠丸主之，万应蝉花散主之。有热、无热，俱服千金磁硃丸，镇坠心火，滋益肾水，荣养元气，自然获愈也。

白睛微变青色，黑睛略带白色，黑白之间，环绕风轮，环带状充血，称为抱轮混赤，是邪火乘金，水衰反制之病。这是因为患眼病时间长久，心情抑郁不舒，或因为眼病误服寒凉药过度，或因患眼病时房劳过度，导致元气大伤。元气虚弱，心火亢盛，火能克金，金为手太阴肺经，白睛属肺，水为足少阴肾经，黑睛属肾，水本克火，水衰则不能克火反受火制。表现为视物不明，昏朦如在雾露中，或睛珠高低不平，没有光泽，抱轮混赤。口苦口干，眵多涩磨，畏光，微热者用还阴救苦汤、羊肝黄连丸、川芎决明散治疗。没有口苦口干，眵多涩磨，畏光者，用助阳活血汤、神验锦鸠丸、万应蝉花散治疗。有热、无热者，均可用千金磁硃丸，镇坠心火，滋益肾水，荣养元气，可以治愈。

噫，天之六邪，未必能害人也，惟人以七情召之而致也。七情弗召，六邪安从，反此者，欲其无病，奚可得哉。

天之六邪未必能害人生病，皆是因为人的七情过度致使身体失调，正气受伤而招致六淫侵袭所致。如果七情正常，体内正气旺盛，则六邪不能致病。

还阴救苦汤　治目久病，白睛微变青色，黑睛稍带白色，黑白之间，赤环如带，谓之抱轮红。视物不明，昏如雾露中，睛珠高低不平，其色如死，甚不光泽，口干舌苦，眵多羞涩，上焦应有热邪。

升麻　苍术　甘草梢_炙　桔梗　柴胡　防风　川羌活_{各五分}　细辛_{二分}　藁本_{四分}

川芎_{一钱}　当归尾_{七分}　黄连　黄芩　黄柏　生地黄　知母　连翘_{各六分}　红花_{一分}

龙胆草_{三分}

上锉剂，白水二钟，煎至八分，去滓，热服。

上方以升麻、苍术、甘草，温培元气为君，为损者温之也。以柴胡、防风、羌活、细辛、藁本，诸升阳化滞为臣，为结者散之也。以川芎、桔梗、红花、当归尾行血脉为佐，为留者行之也。以黄连、黄芩、黄柏、知母、连翘、生地黄、龙胆草，诸祛热邪药为使，为客者除之也。奇经客邪之病，强阳抟阴之病，服此亦俱验。

还阴救苦汤　治疗眼病久不愈，白睛变为青色，黑睛稍带白色，黑白之间，环绕风轮充血，称为抱轮混赤。视物不清，睛珠高低不平，没有光泽，口干口苦，眵多涩磨，畏光等应为上焦邪热的病症。

升麻　苍术　甘草梢_炙　桔梗　柴胡　防风　川羌活_{各五分}　细辛_{二分}　藁本_{四分}

川芎_{一钱}　当归尾_{七分}　黄连　黄芩　黄柏　生地黄　知母　连翘_{各六分}　红花_{一分}

龙胆草_{三分}

上锉剂，白水二钟，煎至八分，去滓，热服。

方中升麻、苍术、甘草，温培元气为君药，宜损者温之。柴胡、防风、羌活、细辛、藁本，升阳化滞为臣药，宜结者散之。川芎、桔梗、红花、当归尾，行血脉为佐药，宜留者行之。黄连、黄芩、黄柏、知母、连翘、生地黄、龙胆草祛热邪为使药，宜客者除之。奇经客邪，阳盛阴衰之症亦可服用。

菊花决明散　治证同上。

石决明_{东流水煮一伏时，另研极细，入药}　石膏_{另研极细，入药}　木贼草　川羌活　甘草_炙　防风

甘菊花　蔓荆子　川芎　黄芩　草决明_{各等分}

上为细末，每服三钱，水二钟，煎至八分，连末，食远服。

上方以明目除翳为君者，草决明、石决明、木贼草也；以散风升阳为臣者，防风、羌活、蔓荆子、甘菊花也；以和气顺血为佐者，甘草、川芎也；以疗除邪热为使者，黄芩、石膏也。内急外弛之病，亦宜其治。

菊花决明散　治证同上。

石决明_{东流水煮一伏时，另研极细，入药}　石膏_{另研极细，入药}　木贼草　川羌活　甘草_炙　防风

甘菊花　蔓荆子　川芎　黄芩　草决明_{各等分}

上为细末，每服三钱，水二钟，煎至八分，连末，食远服。

上方草决明、石决明、木贼草，明目退翳为君药；防风、羌活、蔓荆子、菊花，

散风升阳，为臣药；甘草、川芎，和气顺血，为佐药；黄芩、石膏，除邪热，为使药。胞睑外皮松弛而内面紧急的病症，也可以采用这种治法。

神验锦鸠丸　治证同上，兼口干舌苦，眵多羞涩，上焦邪热。

锦癍鸠_{一只，跌死，去皮毛头嘴爪，文武火连骨炙干}　茯苓_{四两}　羯羊肝_{一具，竹刀薄批，炙令焦，忌用铁刀去筋膜}

肉桂_{二两}　蔓荆子_{二升，淘尽，绢袋盛，甑蒸一伏时，晒干}　牡蛎_{洗，煅粉}　甘菊花_{各五钱}　瞿麦

蕤仁_{去皮尖}　草决明　川羌活_{各三两}　细辛　防风　白蒺藜_{炒，去尖}　川黄连_{各五两}

上为细末，炼蜜为剂，杵五百下，丸如桐子大。每服二十丸，加至三五十丸，空心温汤下。

上方以甘菊、草决明主明目为君；以蕤仁、牡蛎、黄连、蒺藜，除湿热，为臣；以防风、羌活、细辛之升上，瞿麦、茯苓之分下，为佐；以癍鸠补肾，羊肝补肝，肉桂导群药入肝肾为使。此方制之大者也，肾肝位远，服汤药散不厌频多之意也。

神验锦鸠丸　治症同上，兼治口苦口干，眵多羞涩，上焦邪热。

锦癍鸠_{一只，跌死，去皮毛头嘴爪，文武火连骨炙干}　茯苓_{四两}　羯羊肝_{一具，竹刀薄批，炙令焦，忌用铁刀去筋膜}

肉桂_{二两}　蔓荆子_{二升，淘尽，绢袋盛，甑蒸一伏时，晒干}　牡蛎_{洗，煅粉}　甘菊花_{各五钱}　瞿麦

蕤仁_{去皮尖}　草决明　川羌活_{各三两}　细辛　防风　白蒺藜_{炒，去尖}　川黄连_{各五两}

上药共研为细末，制成蜜丸，捣捶数下，丸如桐子大小，每次服二十丸，加至三五十丸，空腹，温汤送服。

上方中菊花、草决明，明目，为君药；蕤仁、牡蛎、黄连、白蒺藜，除湿热，为臣药；防风、羌活、细辛升上，瞿麦、茯苓分下，为佐药；癍鸠补肾，羊肝补肝，肉桂引药入肝肾，为使药。此方较大，肝肾位远，服汤药，散剂不便，故制成丸剂，便于多次服用。

万应蝉花散　治大人小儿，远年近日，一切风眼气眼，攻注昏眼，睑生风粟，或痛或痒，渐生翳膜，或久患头风，牵搐两目，渐渐细小，眼眶赤烂，并宜治之。若常服此，祛风退翳明目。

石决明_{东流水煮一伏时，研极细，一两五钱}　蝉蜕_{去土，五钱}　当归身　甘草_炙　川芎　防风

白茯苓　羌活_{各一两}　苍术_{泔制，四两}　蛇蜕_{炙，三钱}　赤芍药_{三两}

上为细末，每服二钱，食远，临卧时，浓米泔调下，热茶清亦可。

上方制之复者也，奇之不去，则偶之，是为重方也。今用蝉蜕，又用蛇蜕者，取其重脱之义，以除翳，为君也；川芎、防风、羌活，皆能清利头目，为臣也；炙甘草、苍

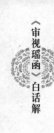

术，通主脾胃，又因脾胃多气多血，故用赤芍药补气，当归身补血，为佐也；石决明镇坠肾水，益精还阴，白茯苓分阴阳上下，为使也；亦治奇经客邪之病耳。

万应蝉花散　治疗无论大人、小儿，外感还是内伤引起的眼昏，胞睑肿物，或痛或痒，眼生翳膜，或久患头风引起的眼睑抽搐，睑裂逐渐变小，眼眶红肿赤烂皆可以应用，常服用可祛风、退翳、明目。

石决明_{东流水煮一伏时，研极细，一两五钱}　蝉蜕_{去土，五钱}　当归身　甘草_炙　川芎　防风

白茯苓　羌活_{各一两}　苍术_{泔制，四两}　蛇蜕_{炙，三钱}　赤芍药_{三两}

上为细末，每服二钱，食远，临卧时，浓米泔调下，热茶清亦可。

上方诸药炮制复杂，因一味主药之方用于病因单纯之病，因此，病因复杂者，应用多种药味治疗。方中蝉蜕、蛇蜕，退翳，为君药；川芎、防风、羌活，清利头目，为臣药；炙甘草、苍术，通理脾胃，因脾胃为多气血脏腑，故用赤芍补气，当归补血，为佐药；石决明镇坠肾水，益精还阴，白茯苓分阴阳上下，为使药。也可治奇经客邪之病。

内急外弛之病

阴阳以和为本，过与不及，病皆生焉。急者，紧缩不解也；弛者，宽纵不收也。紧缩属阳，宽纵属阴，不解不收，皆为病也。

阴阳以调和为本，太过与不及都会导致疾病的发生。急，为紧缩不解；弛，为松弛不收；紧缩属于阳，松弛属于阴，不能松解亦不能紧缩，便会生病。

手太阴肺，为辛为金也。主一身皮毛，而目之上下睫之外者，亦其属也。手少阴心为丁，手太阳小肠为丙，丙丁为火，故为表里，故分上下，而目之上下睫之内者，亦其属也。足厥阴肝为乙，乙为木，其脉循上睫之内，火其子也，故与心合，心肝小肠，三经受邪，则阳火内盛，故上下睫之内，紧缩而不解也；肺金为火克，则受克者必衰，衰则阴气外行，故目之上下睫之外者，宽纵而不收也。

手太阴肺经，在天干属辛，在五行属金。主一身皮毛，眼睑外层为肺所主。手少阴心经在天干属丁，手太阳小肠经属丙，丙丁五行属火，故为表里，分上下，眼睑内层为

心与小肠所主。足厥阴肝经在天干属乙，五行属木，肝脉循上睑，火为木之子，与心相合。心、肝、小肠三经受邪，阳火内盛，所以，上下眼睑之内紧缩不解；火克金，受克的肺金必定衰微，衰则阴气外行，所以眼睑之外松解不收。

上下睑既内急外弛，故睫毛皆倒而刺里，睛既受刺，则深赤生翳。此翳者，睛受损也，故目所病者皆具，如羞明沙涩，畏风怕日，沁烂，或痛或痒，生眵流泪等证俱见。有用药夹，施于上睑之外者，欲弛者急，急者弛，欲睫毛无倒刺之患者，非其治也。此徒能解厄于目前，而终复其病也。何则？为不审过与不及也，为不能除其病原也。

上下眼睑如果内紧缩、外松弛，而导致睫毛倒向，黑睛受睫毛刺伤，眼睛则会红赤生翳。翳膜的产生是因为黑睛受损，表现为目病的症状，如畏光涩磨、怕风、眼睑湿烂，或痛痒、眵多流泪等症。有用涂药的夹子进行治疗，使睫毛方向朝外，不使刺扎黑睛，令松弛的眼睑紧缩，紧缩的眼睑松弛，不使睫毛倒向内侧，这不是治疗的根本，这样只能解决当前的情况，而疾病又可反复。这是什么原因呢？大概是因为没有审查疾病的太过与不及，没有治疗根本的缘故。

治法，当攀出内睑向外，速以三棱针刺拨出血，以左手大指甲迎其针锋，后以黄芪防风饮子主之，无比蔓荆子汤主之，决明益阴丸主之，菊花决明散主之，嗜鼻碧云散亦宜兼用。如是则紧缩自弛，宽纵渐急，或过不及，皆复为和，夹治之法，慎勿施也，徒为苦耳，智者宜审此。

治疗此病，应牵拉内眼睑向外，用三棱针刺入分离，把松弛组织切除，而后缝合。术后服用黄芪防风饮子、无比蔓荆子汤、决明益阴丸、菊花决明散、嗜鼻碧云散。如此治法，可使紧缩的眼睑松弛，使松解的眼睑收紧，矫正过与不及，疾病即可治愈，用药夹的方法要谨慎勿施，只会徒增痛苦，聪明的人应该会明白这一点。

黄芪防风饮子　治眼棱紧急，以致倒睑拳毛，损睛生翳，及上下睑眦赤烂，羞涩难开，眵泪稠黏。

蔓荆子　黄芩各钱半　黄芪蜜制　防风各八分　北细辛二分　甘草炙，五分　葛根一钱

上锉剂，白水二钟，煎至一钟，去滓，大热服。

上方以蔓荆子、细辛为君，除手太阳手少阴之邪，肝为二经之母，子平母安，此实则泻其子也。以甘草、葛根为臣，治足太阴足阳明之弱，肺为二经之子，母薄子单，此虚

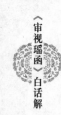

则补其母也。黄芪实皮毛，防风散滞气，用之以为佐。黄芩疗湿热，去目中赤肿，为之使也。

黄芪防风饮子　治疗眼睑紧缩而致倒睫，以及倒睫引起的黑睛生翳，上下眼睑赤烂，畏光涩磨难睁，眵泪稠黏。

蔓荆子　黄芩_{各钱半}　黄芪_{蜜制}　防风_{各八分}　北细辛_{二分}　甘草_{炙，五分}　葛根_{一钱}

上锉剂，白水二钟，煎至一钟，去滓，大热服。

方中蔓荆子、细辛，除手太阳、手少阴经邪气，为君药；肝为二经之母，子平则母安，实则泻其子，所以用甘草、葛根治疗足太阴、足阳明经之弱。肺为二经之子，母薄子单，虚则补其母，所以用黄芪益气以实皮毛，防风散滞气，共为佐药。黄芩祛湿热，疗眼红肿赤，为使药。

无比蔓荆子汤　治证同上。

黄芪_{一钱二分}　川黄连_{七分}　人参　甘草_{各一钱}　柴胡_{七分}　蔓荆子　当归　葛根

防风_{各五分}　细辛叶_{三分}

上锉剂，白水二钟，煎至一钟，去滓，温服。

上方为肺气虚耶，黄芪、人参实之，为君。心受邪耶，黄连除之，肝受邪耶，柴胡除之，小肠受邪耶，蔓荆子除之，为臣。当归和血，葛根解肌，为佐。防风疗风散滞，生甘草大泻热火，细辛通利九窍，用叶者，取其升上之意，为使也。

无比蔓荆子汤　治症同上。

黄芪_{一钱二分}　川黄连_{七分}　人参　甘草_{各一钱}　柴胡_{七分}　蔓荆子　当归　葛根

防风_{各五分}　细辛叶_{三分}

上锉剂，白水二钟，煎至一钟，去滓，温服。

方中黄芪、人参实肺气，为君药。黄连清心火，除心之邪气；柴胡疏肝，除肝之邪气；蔓荆子除小肠邪气；以上药物为臣药。当归和血，葛根解肌，为佐药。防风散风滞，生甘草泻热，细辛通利九窍，用细辛叶，是取其上升之意，为使药。

奇经客邪之病

人之有五脏，犹天地之有五岳也。六腑者，犹天地之有四渎也。奇经者，犹四渎之外，别有江河也，奇经客邪，非十二经之治也。十二经之外，别有治奇经之法也。

　　人有五脏，就像天地自然有五岳，六腑犹如天地的四条主要河流。奇经犹如四条主要河流之外的其他江河，邪客于奇经，不是治疗十二经。十二经之外，还有治疗奇经病的方法。

　　《缪刺论》曰：邪客于足阳跷之脉，令人目痛，从内眦始。启玄子王冰注曰：以其脉起于足，上行至头，而属目内眦，故病令人目痛，从内眦始也。《针经》曰：阴跷脉入鼽，属目内眦，合于太阳、阳跷而上行，故阳跷受邪者，内眦即赤，生脉如缕，缕根生瘀肉，瘀肉生黄赤脂，脂横侵黑睛，渐蚀神水，此阳跷为病之次第也。或兼锐眦而病者，以其合于太阳故也。锐眦者，手太阳小肠之脉也，锐眦之病，必轻于内眦者，盖枝蔓所传者少，而正受之者必多也，俗呼为攀睛，即其病也。还阴救苦汤主之，拨云退翳丸主之，栀子胜奇散主之，万应蝉花散主之，磨障灵光膏主之，消翳复明膏主之，朴硝黄连炉甘石泡散主之。

　　《缪刺论》中记载：邪客于足阳跷脉时，令人眼睛从内眦部开始疼痛。王冰注解：足阳跷脉起于足，上行头部，属眼内眦，所以此经脉受邪，眼睛从内眦部开始疼痛。《针经》记载：阴跷脉入面颊颧骨，属眼内眦，合于太阳、足阳跷脉并行而上，所以，阳跷脉受邪，内眦部红赤，生血脉如缕，而生瘀肉即胬肉，胬肉可生黄色或红色脂样物，侵袭黑睛甚至遮盖瞳孔，这就是阳跷脉病的发展顺序。或也有起于外眦部的，外眦属于手太阳小肠经，外眦部病变必然轻于内眦部病变，大概是因为经脉循行经过外眦部的少于内眦部，俗称攀睛眼，指的就是此病。治疗选用还阴救苦汤、拨云退翳丸、栀子胜奇散、万应蝉花散、磨障灵光膏、消翳复明膏、朴硝黄连炉甘石泡散等方剂灵活运用。

　　病多药不能及者，宜治以手法。先用冷水洗，如针内障眼法，以左手按定，勿令得动移，略施小眉刀尖，剔去脂肉，复令冷水洗净，仍作前药饵之。此治奇经客邪之法也，故并置其经络病始。

　　如果不能用药物治疗者，就要选用手术疗法。先用冷水充分冰洗患眼，像针拨内障术一样，左手按住固定眼球，用小眉刀刮除胬肉，后用冷水再次冰洗患处，术后仍用上方治疗。这就是治疗奇经客邪的方法，此法一并治疗其经络所在之病。

拨云退翳丸 治阳跷受邪，内眦即生赤脉如缕，缕根生瘀肉，瘀肉生黄赤脂，脂横侵黑睛，渐蚀神水，锐眦亦然，俗名攀睛。

白蒺藜 川当归 川芎_{各两半} 川椒_{七钱} 甘菊花 地骨皮 荆芥_{各八钱} 木贼_{去节}

密蒙花 蔓荆子_{各一两} 蛇蜕_炙 甘草_{各三钱} 天花粉_{六钱} 楮桃仁 蝉蜕_{去头足}

黄连 苏薄荷_{各五钱}

上为细末，炼蜜成剂，每一两，作八丸，每服一丸，食后，临睡，细嚼，清茶下。

上方为奇经客邪而作也。《八十一难经》曰：阳跷脉者，起于踝中，循外踝上行入风池。风池者，脑户也。故以川芎治风入脑，以菊花治四肢游风，一疗其上，一平其下，为君；蔓荆子，除手太阴之邪，蝉蜕、蛇蜕、木贼草、密蒙花除翳，为臣；薄荷叶、荆芥穗、白蒺藜疗诸风者，清其上也，楮桃仁、地骨皮诸通小便者，利其下也，为佐；黄连除胃中热，天花粉除肠中热，甘草和协百药，川椒皮利五脏明目，诸气所病处，血亦病，故复以当归和血，为使也。

拨云退翳丸 治疗阳跷脉受邪引起的内眦部或合并外眦部红赤并生胬肉，胬肉侵袭黑睛，遮挡瞳神的病症。即现代所称的翼状胬肉。

白蒺藜 川当归 川芎_{各两半} 川椒_{七钱} 甘菊花 地骨皮 荆芥_{各八钱} 木贼_{去节}

密蒙花 蔓荆子_{各一两} 蛇蜕_炙 甘草_{各三钱} 天花粉_{六钱} 楮桃仁 蝉蜕_{去头足}

黄连 苏薄荷_{各五钱}

上为细末，炼蜜成剂，每一两，作八丸，每服一丸，食后，临睡，细嚼，清茶下。

上方专门为奇经客邪之病的组方。《八十一难经》中记载：阳跷脉，起于脚踝中，循外踝上行入风池。风池是进入大脑的门户，所以用川芎治风入脑，菊花治四肢游风，一个疗上，一个平下，为君药。蔓荆子除手太阴之邪，蝉蜕、蛇蜕、木贼草、密蒙花明目退翳，为臣药。薄荷叶、荆芥穗、白蒺藜治疗诸风，清其上，楮桃仁、地骨皮通小便，利其下，为佐药。黄连除胃中热，天花粉除肠中热，甘草调和诸药，川椒皮利五脏明目，诸气所病，血也有病，所以用当归和血，以上四药为使药。

栀子胜奇散 治一切赤脉如缕，风热痛痒，胬肉攀睛，眵多泪涩，羞明怕日难开。

白蒺藜_炒 蝉蜕 谷精草 甘草 木贼草 黄芩 草决明 菊花

山栀子_炒 川芎 荆芥穗 羌活 密蒙花 防风 蔓荆子_{各等分}

上为细末，每服二钱，食远，临睡，热清茶调下。

上方以蝉蜕之咸寒，草决明之咸苦寒，为君。为味薄者通，通者，通其经络也。川芎、荆芥穗之辛温，白蒺藜、谷精草之苦辛温，菊花之苦甘平，防风之甘辛，为臣。为气辛者发热，发热者升其阳也。羌活之苦甘温，密蒙花之甘微寒，甘草之甘平，蔓荆子之辛微寒，为佐。为气薄者发泄，发泄者，清利其诸关节也。以木贼之甘微苦，山栀子、黄芩之微苦寒，为使。为味厚者泄，泄者，攻其壅滞之有余也。

栀子胜奇散　治疗一切赤脉如缕，风热痛痒，胬肉攀睛，眵多，流泪，涩磨，畏光难睁等病。

白蒺藜_炒　蝉蜕　谷精草　甘草　木贼草　黄芩　草决明　菊花

山栀子_炒　川芎　荆芥穗　羌活　密蒙花　防风　蔓荆子_{各等分}

上为细末，每服二钱，食远，临睡，热清茶调下。

方中蝉蜕咸寒，草决明咸苦寒，气味薄，薄通经络，为君药。川芎、荆芥穗辛温，白蒺藜、谷精草苦辛温，菊花苦甘平，防风甘辛，气味均辛温发热，升阳，共为臣药。羌活苦甘温，密蒙花甘微寒，甘草甘平，蔓荆子辛微寒，气薄者发泄，清利头目，利诸关节，为佐药。木贼甘微苦，山栀子、黄芩微苦寒，为使药，味厚者泄，泄其壅滞。

磨障灵光膏　治证同上。

炉甘石_{另以黄连一两锉，置水内，烧炉甘石通红，淬七次，六两}　黄丹_{水飞，三两}　硇砂_{另研}　白丁香_{取末}

海螵蛸_{取末}　轻粉_{各一两}　川黄连_{锉如豆大，一两，童便浸一宿，晒为末}　麝香_{另研}　乳香_{各五钱}

当归身_{二钱，研末}　龙脑_{少许}

先用好白沙蜜一十两，或银器，或砂锅内，熬五七沸，以净纸搭去蜡面，除黄丹外，下余药。用柳枝搅匀，次下黄丹再搅，慢火徐徐搅至紫色，却将麝香、乳香、轻粉、硇砂和匀，入上药内，以不粘手为度，急丸如皂角子大，以纸裹之。每用一丸，新汲水化开，旋入龙脑少许，时时点眦上。

上方以黄连去邪热，主明目，为君；以黄丹除毒除热，炉甘石疗湿收散，为臣；以当归和血脉，麝香、乳香诸香通气，轻粉杀疮，为佐；以硇砂之能消，海螵蛸之磨障翳，白丁香之消胬肉，龙脑之散赤脉，去外障，为使也。

磨障灵光膏　治疗病症同上。

炉甘石_{另以黄连一两锉，置水内，烧炉甘石通红，淬七次，六两}　黄丹_{水飞，三两}　硇砂_{另研}　白丁香_{取末}

海螵蛸_{取末}　轻粉_{各一两}　川黄连_{锉如豆大，一两，童便浸一宿，晒为末}　麝香_{另研}　乳香_{各五钱}

当归身_{二钱，研末}　龙脑_{少许}

先用上好的白沙蜜十两，或银器或砂锅熬至五七沸，用纸将浮面的蜡去除，除黄丹外其余各药放入，用柳枝搅和均匀，然后下黄丹，再搅，慢火炖煮，直至变成紫色，

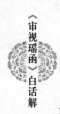
最后将麝香、乳香、轻粉、硇砂和匀，入上药中，以不粘手为度，制成如皂子大小的丸剂，用纸包裹，每次一丸，用刚打出来的井水化开，入龙脑少许，时时点在胬肉上。

上方黄连祛邪热，明目，为君药；黄丹除毒热，炉甘石疗湿收散，为臣药；当归和血脉，麝香、乳香通气，轻粉杀疮，为佐药；硇砂能消，海螵蛸除翳障，白丁香消胬肉，龙脑散赤脉，祛外障，为使药。

消翳复明膏　治证同上。

海螵蛸_{取末，三钱}　黄丹_{水飞，四两}　诃子_{八个，去核，取末}　白沙蜜_{一斤}　青盐_{另研，一两}

先将蜜熬数沸，净纸搭去蜡面，却下黄丹，用棍搅匀，旋下余药，将至紫色取出。

龙胆草_{二两}　黄连_{十两}　杏仁_{七十五个，去皮尖}　木贼草_{一两}　蕤仁_{去壳皮，五钱}

通将药入瓷器内，水一斗浸之，春秋五日，夏三日，冬十日，入锅内，文武火熬至小半升。滤去滓，重汤炖成膏子，却入前药熬之，搅至紫色，入龙脑一钱，每用少许，点上，药干，净水化开用。

上方以黄连为君，为疗邪热也；蕤仁、杏仁、龙胆草为臣，为除赤痛，润燥解热毒也；黄丹、青盐、龙脑、白沙蜜为佐，为收湿烂，益肾气，疗赤肿，和百药也；诃子、海螵蛸、木贼草为使，为涩则不移，消障磨翳也。

消翳复明膏　治疗病症同上。

海螵蛸_{取末，三钱}　黄丹_{水飞，四两}　诃子_{八个，去核，取末}　白沙蜜_{一斤}　青盐_{另研，一两}

先将白蜜熬数沸，用干净的纸去除表面蜡层，下黄丹搅匀，再下其余药末，至紫色取出。

龙胆草_{二两}　黄连_{十两}　杏仁_{七十五个，去皮尖}　木贼草_{一两}　蕤仁_{去壳皮，五钱}

将上药放入瓷器内，用水一斗浸泡，春秋季节泡五天，夏天泡三天，冬天泡十天，再入锅内，用文武火熬至小半升。滤其滓渣，炖成膏，再加入前药，搅拌均匀，成紫色时加入龙脑一钱，每次用少许点上。药干的话用净水化开用。

方中黄连疗邪热，为君药；葳蕤仁、杏仁、龙胆草除赤痛，润燥解热毒，为臣药；黄丹、青盐、龙脑、白沙蜜收湿烂，益肾气，疗赤肿，调和百药，为佐药；诃子、海螵蛸、木贼草涩而不移，消障磨翳，为使药。

为物所伤之病

养之固者，则八风无以窥其隙；本之密者，则五脏何以受其邪。故生之者天也，召之者人也，虽生弗召，莫能害也，为害不已，召之甚也。《生气通天论》曰：风者，百病之始也。清净则肉腠闭拒，虽有大风苛毒，莫之能害。《阴阳应象大论》曰：邪风之至，疾如风雨，故善治者，治皮毛。夫肉腠固，皮毛密，所以为害者，安从来也。

皮肤紧凑，卫气充盛，八风便没有机会侵袭人体。正气旺盛于内，五脏便不会受邪。天地邪气，自然而生，人若正气不足，便会感受邪气，若人体质强壮，卫气正气旺盛，阴阳调和，外界邪气也不会侵袭人体致病。反之就是因为人身正气虚，给邪气可乘之机，而侵袭人体发病。《生气通天论》中记载：风邪，虽然容易侵袭人体，为百病的开始，但是人体的正气旺盛，腠理闭合，虽有大风邪气而来，也不会导致疾病的发生。《阴阳应象大论》中记载：风邪侵袭，疾如风雨，所以善于治疗者，治其皮毛。腠理密固，皮毛紧密，邪气就无从为害。

今为物之所伤，则皮毛肉腠之间，为隙必甚，所伤之际，岂无七情内移，而为卫气衰惫之原，二者俱召，风安不从。故伤于目之上下左右者，则目之上下左右俱病，当总作除风益损汤主之。伤于眉骨者，病自目系而下，以其手少阴有隙也，加黄连，除风益损汤主之。伤于颊者，病自抵过而上，伤于耳中者，病自锐眦而入，以其手太阳有隙也，加柴胡，除风益损汤主之。伤于额交巅、耳上角及脑者，病自内眦而出，以其足太阳有隙也，加苍术，除风益损汤主之。伤于耳后、耳角、耳前者，病自客主人之穴斜下。伤于颊者，病自锐眦而入，以其手少阳有隙也，加枳壳，除风益损汤主之。伤于头角、耳前后及目锐眦后者，病自锐眦而入，以其足少阳有隙也，加龙胆草，除风益损汤主之。伤于额角及巅者，病自目系而下，以其足厥阴有隙也，加五味子，除风益损汤主之。诸有热者，更当加黄芩，兼服加减地黄丸。伤甚者，须从权倍加大黄，泻其败血。《六节藏象论》曰：肝受血而能视。此盖滋血、养血、复血之药也，此治其本也。

又有物暴震，神水遂散，更不复治，故并识之于此。

现在被外物所伤，皮毛腠理必定受伤，七情也失去平衡，风邪这时侵袭，必定会导致疾病的发生。风性趋上，易伤眼部，伤眼则上下左右均可能发病，治疗应用除风益损汤治疗。伤于眉棱骨，疾病从目系而下，是由于手少阴经受邪，治疗时用除风益损

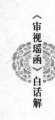

汤加黄连。伤于眼眶下，病从抵过而上，伤于耳中，病从外眦部而入，是由于手太阳经受邪，治疗时用除风益损汤加柴胡。伤于头顶、耳上及脑者，病从内眦部入，是由于足太阳经受邪，治疗时用除风益损汤加苍术。伤于耳后、耳角、耳前者，病从客主人穴斜向下，伤于面颊者，病从外眦部入，是手少阳经受邪，用除风益损汤加枳壳治疗。伤于头角、耳前后以及眼外眦后部，病从外眦而入，是由于足少阳经受邪，除风益损汤加龙胆草治疗。伤于额角及头顶，病从目系而下，是由于足厥阴经受邪，用除风益损汤加五味子治疗。有热者，加黄芩，兼服加减地黄丸。伤势情况严重者，须权衡加大黄，以泻败血。《六节藏象论》中记载：肝受血而目能视。此方具有滋血、养血、复血的作用，是治疗疾病的根本。

如果由于猛烈、急剧地碰撞，导致瞳孔残缺，就不能复原了，应当注意与此鉴别。

除风益损汤　治目为物伤者。

当归　白芍　熟地　川芎各一钱　藁本　前胡　防风各七分

上锉剂，白水二钟，煎至八分，去滓，大热服。

上方以熟地黄补肾为君，黑睛为肾之子，此虚则补其母也。以当归补血，为目为血所养，今伤则血病，白芍药补血又补气，为血病气亦病也，为臣。川芎治血虚头痛，藁本通血，去头风，为佐。前胡、防风，通疗风邪，俾不凝留，为使。兼治亡血过多之病。伤于眉骨者，病自目系而下，以其手少阴有隙也，加黄连疗之。伤于顖者，病自抵过而上。伤于耳者，病自锐眦而入，以其手太阳有隙也，加柴胡疗之。伤于额交巅、耳上角及脑者，病自内眦而出，以其足太阳有隙也，加苍术疗之。伤于耳后、耳角、耳前者，病自客主人斜下。伤于颊者，病自锐眦而入，以其手少阳有隙也，加枳壳疗之。伤于头角、而耳前后及目锐眦后者，病自锐眦而入，以其足少阳有隙也，加龙胆草疗之。伤于额角及巅者，病自目系而下，以其足厥阴有隙也，加五味子疗之。眵泪多，羞涩赤肿者，加黄芩疗之。凡伤甚者，从权倍加大黄，泻其败血。

除风益损汤　治疗眼为外物所伤。

当归　白芍　熟地　川芎各一钱　藁本　前胡　防风各七分

上锉剂，白水二钟，煎至八分，去滓，大热服。

根据虚则补其母的治疗原则，需要补肾，黑睛属于肾之子，方中用熟地补肾，为君药。眼睛依靠血液的滋养，现眼部受伤，并受风邪侵袭，气血亏虚，用当归补血，白芍补血、补气，为臣药。川芎治疗血虚头疼，藁本通血、祛头风，为佐药。前胡、防风治疗风邪，使邪不滞留，为使药，兼治亡血较多之病。伤于眉棱骨者，病自目系而下，手少阴受邪，加黄连。伤于眼眶下缘，病自抵过而上。伤于耳者，病从外眦部而入，手太阳受邪，加柴胡。伤于额、头顶、耳上角及脑部者，病从内眦部而入，是足太阳经受邪，加苍术。伤于耳后、耳角、耳前，病从客主人斜下。伤于面颊者，病从外眦而入，是手少阳经受邪，加枳壳。伤于头角、耳前后以及眼外眦后者，病从外眦部而入，是足少阳经受邪，加龙胆草。伤于额角及头顶者，病从目系而下，是足厥阴经受邪，加五味子。眵泪多、羞涩赤肿，加黄芩。凡是伤情重甚者，权衡加大黄，以泻败血。

伤寒愈后之病

伤寒病愈后，或有目复大病者，以其清阳之气不升，而余邪上走空窍也，其病隐涩赤胀，生翳羞明，头脑骨痛，宜作群队升发之剂饵之，数服斯愈。

伤寒病愈后，或有眼病复发加重者，是由于清阳之气不升，外邪容易侵袭眼耳鼻口等孔窍而导致眼部隐涩、红肿、生翳、畏光，头脑骨痛，应用一些升发阳气的药，多次服用，才可能治愈。

《伤寒论》曰：冬时严寒，万类深藏，君子固密，不伤于寒，触冒之者，乃名伤寒。其伤于四时之气者，皆能为病。又《生气通天论》曰：四时之气，更伤五脏，五脏六腑一病，则浊阴之气不得下，清阳之气不得上。今伤寒时病虽愈，浊阴、清阳之气，犹未来复，浊阴、清阳之气未复，故余邪尚炽不休，故其走上而为目之害也。是以，一日而愈者，余邪在太阳；二日而愈者，余邪在阳明；三日而愈者，余邪在少阳；四日而愈者，余邪在太阴；五日而愈者，余邪在少阴；六日而愈者，余邪在厥阴；七日而复，是皆清阳不能出上窍；而复受其所害也。当为助清阳上出，则治。人参补胃汤主之，羌活胜风汤主之，加减地黄丸主之，嚏鼻碧云散亦宜用也。忌大黄、芒硝，苦寒、通利之剂，用之必不治。

《伤寒论》中记载：冬季严寒，万物深藏，正气旺盛、体魄强壮、腠理紧固的人不会受其伤害。有感受其邪发病者，为伤寒病。四时之气皆可伤人使其发病。《生气通天论》中记载：四时之气，伤及五脏，五脏六腑患病，导致浊阴之气不得下，清阳之气不得上。患过伤寒病者，虽伤寒病治愈了，浊阴、清阳之气还没有康复，余邪来袭，伤于

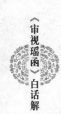

上，眼则受其害。所以有记载说，伤寒病，一日而愈，余邪在太阳；二日而愈，余邪在阳明；三日而愈，余邪在少阳；四日而愈，余邪在太阴；五日而愈，余邪在少阴；六日而愈，余邪在厥阴；七日而愈，是清阳之气不能出于上窍，而又受其害，应该助清阳之气上出，即可治愈。选用人参补胃汤、羌活胜风汤、加减地黄丸、嗜鼻碧云散等方药进行治疗，忌大黄、芒硝等苦寒通利之剂，倘若用了必不能治。

人参补胃汤　治伤寒愈后，余邪不散，上走空窍，其病隐涩赤胀，生翳障，羞明，头脑骨皆痛。

羌活　独活各六分　白芍药　生地黄　泽泻各三分　人参　白茯苓　炙甘草

白术　黄芪　熟地黄酒洗　当归身各四分　柴胡　防风各五分

上锉剂，白水二钟，煎至一钟，去滓，热服。

上方分利阴阳，升降上下之药也。羌活、独活，为君者，导阳之升也。茯苓、泽泻，为臣者，导阴之降也。人参、白术，大补脾胃，内盛则邪自不容。黄芪、防风，大实皮毛，外密则邪自不入，为之佐也。当归、熟地黄，俱生血，谓目得血而能视，生地黄补肾水，谓神水属肾，白芍药理气，柴胡行经，甘草和百药，为使。

人参补胃汤　治疗伤寒病愈后，余邪不散，上袭眼部所致隐涩，红肿，生翳，畏光，头脑骨疼痛。

羌活　独活各六分　白芍药　生地黄　泽泻各三分　人参　白茯苓　炙甘草

白术　黄芪　熟地黄酒洗　当归身各四分　柴胡　防风各五分

上锉剂，白水二钟，煎至一钟，去滓，热服。

上方有分利阴阳，升降上下的功效。羌活、独活，导阳上升，为君药。茯苓、泽泻，导阴下降，为臣药。人参、白术，大补脾胃，脾胃强大则外邪不易入侵；黄芪、防风，大实皮毛，腠理密合则外邪不入，共为佐药。当归、熟地黄生血，目得血而能视；生地补肾水，神水属肾，白芍理气，柴胡行经，甘草调和药性，为使药。

强阳搏实阴之病

强者，盛而有力也；实者，坚而内充也。故有力者，强而欲搏；内充者，实而自收。是以阴阳无两强，亦无两实，惟强与实，以偏则病，内搏于身，上见于虚窍也。

强者，旺盛有力；实者，坚固内充。有力者，强而侵夺；内充者，实而收敛。阴阳不能两者俱强，亦不能两者俱实，所以，强与实如果有偏向，就会导致疾病的发生，上犯于清窍。

足少阴肾为水，肾之精上为神水；手厥阴心包络为相火，火强搏水，水实而自收。其病神水紧小，渐小而又小，积渐之至，瞳仁竟如菜子许。又有神水外围，相类虫蚀者。然皆能睹而不昏，但微觉眊瞁羞涩耳，是皆阳气强盛而搏阴，阴气坚实而有御，虽受所搏，终止于边鄙皮肤也，内无所伤动。治法当抑阳缓阴则愈，以其强耶，故可抑；以其实耶，惟可缓，而不宜助，助之则反胜。抑阳酒连散主之。大抵，强者则不易入，故以酒为之导引，欲其气味投合，入则可展其长，此反治也。还阴救苦汤主之，疗相火药也。亦宜用嗒鼻碧云散。然此病世亦罕见，医者要当识之。

足少阴为水，肾之精上注为神水；手厥阴心包络为相火，火强要与水斗争，水实而自收。神水紧小，越来越小，甚至小如菜籽。也有神水边缘不整齐像虫咬过一般。然而都可以看见，而不昏朦，微微觉得烦躁、畏光、酸涩，这是由于阳气强盛而与阴相搏，阴气坚实，有一定抵抗能力，所以表现症状轻浅。治疗应该抑制阳盛缓和阴实，阳强需抑制，实者，需缓和。不宜助阴，助阴反胜，抑阳酒连散治疗。大概是因为阳强而药物不易进入，故用酒引导药物以达病所，两者性味相合，则可使其发挥作用，此为反治。还阴救苦汤治疗相火旺盛的病症，也可以用嗒鼻碧云散。此病症较少见，医者一定要辨认清楚。

抑阳酒连散　治神水紧小，渐如菜子大许，神水外围相类虫蚀者，然皆能睹而不昏，微有眊瞁羞涩之症。

独活　生地黄各四钱　黄柏　汉防己　知母各三钱　蔓荆子　前胡　川羌活
白芷　生甘草各四钱　防风各四钱　山栀炒　黄芩酒制　寒水石　黄连酒制, 各五钱
共为末，每服三钱，白水二钟，煎至一钟，去滓，大热服。

上方抑阳缓阴之药也，以生地黄补肾水真阴，为君。独活、黄柏、知母俱益肾水，为臣。蔓荆子、羌活、防风、白芷，群队升阳之药，为佐者，谓既抑之令其分，而更不相犯也。生甘草、黄芩、栀子、寒水石、防己、黄连，寒而不走之药，为使者。惟欲抑之，不欲祛除也，凡用酒制者，为之引导耳。

抑阳酒连散　治疗瞳神紧小，小如菜籽大小，边缘不整齐，像虫咬过一样。能够

看清，而不昏朦，微有烦躁、畏光之症。

独活　生地黄_{各四钱}　黄柏　汉防己　知母_{各三钱}　蔓荆子　前胡　川羌活

白芷　生甘草_{各四钱}　防风_{各四钱}　山栀_炒　黄芩_{酒制}　寒水石　黄连_{酒制，各五钱}

共为末，每服三钱，白水二钟，煎至一钟，去滓，大热服。

上方为抑阳缓阴的药物，方中用生地黄补肾水，益真阴，为君药。独活、黄柏、知母益肾水，为臣药。蔓荆子、羌活、防风、白芷，升举阳气，为佐药。甘草、黄芩、栀子、寒水石、防己、黄连，寒而不走，为使药。此方意在抑阳，并非除阳，用酒制，是引导之用。

亡血过多之病

《六节藏象论》曰：肝受血而能视。《宣明五气篇》曰：久视伤血。《气厥论》曰：胆移热于脑，则辛頞鼻渊，传为衄蔑瞑目。《缪刺论》曰：冬刺经脉，血气皆脱，令人目不明，由此推之，目之为血所养，明矣。

《六节藏象论》中记载：肝受血而能视。《宣明五气篇》中记载：久视伤血。《气厥论》中记载：胆移热于脑，则出现鼻渊、鼻出血，视物不清。《缪刺论》中记载：冬季刺经脉，则血气脱，令人目视不明。由此推断，眼为血所养，则视物清晰明亮。

手少阴心生血，血荣于目；足厥阴肝，开窍于目，肝亦多血，故血亡目病。男子衄血、便血，妇人产后崩漏，亡之过多者，皆能病焉。其为病睛珠痛，珠痛不能视，羞明瘾涩，眼睫无力，眉骨太阳，因为酸痛，当作芎归补血汤主之，当归养荣汤主之，除风益损汤主之，滋阴地黄丸主之。诸有热者，加黄芩；妇人产漏者，加阿胶；脾胃不佳、恶心不进食者，加生姜；复其血，使有所养则愈。然要忌咸物，《宣明五气篇》曰：咸走血，血病无多食咸，是忌。

手少阴心经主血脉，血荣于目；足厥阴肝经，开窍于目，肝亦是多血之脏，所以如果亡血，则眼病即生。男子鼻出血、便血，妇人产后崩漏等失血过多均能导致眼病发生。其病症表现为：眼睛疼痛，痛不能视，畏光，隐涩，睁眼无力，眼眶及太阳穴处酸痛。治疗用芎归补血汤、当归养荣汤、除风益损汤、滋阴地黄丸。有热象者，加黄芩；妇人产后失血过多者，加阿胶；脾胃不佳、恶心不进食者，加生姜。补其气血，使眼得血养，病则愈。忌食咸物，《宣明五气篇》中记载：咸走血，血病禁食咸物。

芎归补血汤　治男子衄血、便血，妇人产后崩漏，亡血过多，致睛珠疼痛，不能视物，羞明酸涩，眼睫无力，眉骨太阳，俱各酸疼。

生地黄　天门冬_{各四分}　川芎　牛膝　白芍药　炙甘草　白术　防风_{各五分}

熟地黄　当归身_{各六分}

上锉剂，水二钟，煎至一钟，去滓温服，恶心、不进食者，加生姜煎服。

上方专补血，故以当归、熟地黄，为君。川芎、牛膝、白芍药为臣，以其祛风续绝，定痛而通，补血也。甘草、白术，大和胃气，用以为佐。防风升发，生地黄补肾，天门冬治血热，亡血必生风燥，故以为使。

芎归补血汤　治疗男子鼻出血、便血，女子产后崩漏等亡血过多而致眼睛疼痛，不能视物，畏光酸涩，睁眼无力，眉骨、太阳穴处酸痛。

生地黄　天门冬_{各四分}　川芎　牛膝　白芍药　炙甘草　白术　防风_{各五分}

熟地黄　当归身_{各六分}

上锉剂，水二钟，煎至一钟，去滓温服，恶心、不进食者，加生姜煎服。

上方功专补血，用当归、熟地黄为君药。用川芎、牛膝、白芍为臣药，以祛风益气通络定痛，助主药达补血目的。甘草、白术，益气和胃，为佐药。亡血必生风燥，所以用防风升发，生地黄补肾阴，天门冬治疗血热，为使药。

瘢疹余毒之病

东垣李明之曰：诸瘢疹皆从寒水逆流而作也。子之初生也，在母腹中，母呼亦呼，母吸亦吸，呼吸者阳也，而动作生焉。饥食母血，渴饮母血，饮食者阴也，而形质生焉。阴具阳足，十月而降，口中恶血，因啼即下，却归男子生精之所，女子结胎之处，命宗，所谓玄牝玄关者也。此血僻伏而不时发，或因乳食内伤，或因湿热下溜，营气不从，逆于肉理，所僻伏者，乃为所发。初则膀胱壬水，挟脊逆流，而克小肠丙火，故颈项以上先见也；次则肾经癸水，又克心火，故胸腹以上次见也；终则二火炽盛，反制寒水，故胸腹以下后见也，至此则五脏六腑皆病也。七日齐，七日盛，七日谢，三七二十一日而愈者，七日为火数故也。

李东垣说：癍疹类的疾病多是由于寒水逆流导致的。胚胎刚刚形成的时候，在母亲体内，母亲呼吸，胎儿也呼吸。呼吸属于阳，这样才会有活动。胎儿的营养还要依靠母亲的血液，血液属于阴，母体阴阳气血充足滋养胎儿，十月后分娩。口中的血水因为哭啼而下，下降至男子生精、女子结胎的命门之处。命门者，万物生长的根源，命门血气，隐伏于内，而不断地滋养全身。或因乳食内伤，或因湿热下流，营气运行受阻，逆于腠理，这时隐匿的邪气就会导致疾病的发生。初期，膀胱克小肠，所以颈项以上先见癍疹，随着病情发展，肾水克心火，则胸腹以上见癍疹，最终则二者之火亢盛反制寒水，故胸腹以下出现癍疹。到这个阶段，则五脏六腑都已经失调了。癍疹的出现，七天出齐，再七天达到最盛，再七天衰退，二十一天痊愈，是因火的成数为七的缘故。

愈后或有病疽病疮者，是皆余毒尚在。今其病目者亦然，与风热不制之病，稍同而异。总以羚羊角散主之，便不硬者，减硝、黄。未满二十一日而病作者，消毒化癍汤主之，此药功非独能于目，盖专于癍者之药也。不问初起已著，服之便令消化，稀者则不复出，方随四时加减。

愈后留有疮肿是因为火热毒邪仍在，现在生眼病也是同样的道理，与风热不制之病稍有不同。应该用羚羊角散治疗，大便不硬者减芒硝、大黄。未满二十一天而发病的，用消毒化癍汤治疗，消毒化癍汤不仅可以治疗眼病，且是治斑疹之药。不论初期还是中期，用此方后就可以消退，癍疹稀疏者，则不会再次复发。用时可以随四时加减灵活应用。

羚羊角散　治小儿癍疹后，余毒不解，上攻眼目，生翳羞明，眵泪俱多，红赤肿闭。
草决明　芒硝　升麻　防风　车前子　黄芩　黄芪　大黄
羚羊角 _{将角细锉，俱各等分}
上为末，每服二钱，水一钟，煎至半钟，去滓，温服。
上方以羚羊角主明目，为君。升麻补足太阴以实内，逐其毒也；黄芪补手太阴以实外，御其邪也，为臣。防风升清阳，车前子泻浊阴，为佐。草决明疗赤痛泪出，黄芩、大黄、芒硝用以攻其固热，为使。然大黄、芒硝乃大苦寒之药，智者当量其虚实，以为加减。

羚羊角散　治疗小儿癍疹后余毒不解，上攻于眼，生翳，畏光，眵泪多，眼睑红赤肿胀，闭合困难。

草决明　芒硝　升麻　防风　车前子　黄芩　黄芪　大黄

羚羊角_{将角细锉，俱各等分}

上为末，每服二钱，水一钟，煎至半钟，去滓，温服。

方中用羚羊角，明目，为君药。升麻补足太阴，以增强正气，逐毒外出；黄芪补益手太阴，以增强腠理的抗病能力，为臣药。防风升清阳，车前子泻浊阴，为佐药。草决明疗赤痛泪出；黄芩、大黄、芒硝攻其固热，共为使药。大黄、芒硝，大苦寒药，应该视其虚实加减应用。

消毒化癍汤　治小儿癍疹，未满二十一日而目疾作者，余证同上。

柴胡　藁本　生地黄　连翘　细辛　黄柏_{酒制}　川黄连　当归　甘草_{各四分}

花粉　吴茱萸　白术　苏木　陈皮　干葛根_{各二分}　麻黄　防风　升麻

川羌活_{各五分}　黄芩_{酒制}　苍术_{泔水制}　川芎_{各三分}

上锉剂，水二钟，煎至一钟，去滓，温服。

上方功非独能于目，盖专于癍而置也。今以治癍之剂治目者，以其毒尚炽盛，又傍害于目也。夫癍疹之发，初在膀胱，壬水克小肠丙火，羌活、藁本，乃治足太阳之药；次则肾经癸水，又克心火。细辛主少阴之药，故为君。终则二火炽盛，反制寒水，故为臣。麻黄、防风、川芎，升发阳气，祛诸风邪；葛根、柴胡，解利邪毒；升麻，散诸郁结；白术、苍术，除湿和胃；生甘草大退诸热，为佐。气不得上下，吴茱萸、陈皮通之；血不得流行，苏木、红花顺之；当归愈恶疮，连翘除客热，故为使。此方君臣佐使，逆从反正，用药治法俱备，通造化，明药性者，能知也。如未见癍疹之前，小儿耳尖冷，呵欠，睡中惊，喷嚏，眼涩，知其必出癍者，急以此药投之，甚者则稀，稀者立已，以后无复出之患。

消毒化癍汤　治疗小儿斑疹，未满二十一天而发生眼部病变者，其余症状同上。

柴胡　藁本　生地黄　连翘　细辛　黄柏_{酒制}　川黄连　当归　甘草_{各四分}

花粉　吴茱萸　白术　苏木　陈皮　干葛根_{各二分}　麻黄　防风　升麻

川羌活_{各五分}　黄芩_{酒制}　苍术_{泔水制}　川芎_{各三分}

上锉剂，水二钟，煎至一钟，去滓，温服。

此方不仅可以治疗眼病，而是专门为消斑疹而设计的方剂。现在用治疗斑疹的方剂治疗眼病，是因为其毒邪炽盛，又伤害于眼。斑疹最初发病在膀胱，膀胱克小肠，羌活、藁本治疗足太阳之药；继而发展至肾经，又克心火，细辛主少阴经，以上药物为君药。最终二火炽盛，反制寒水，用黄连、黄芩、黄柏清热泻火，用酒炮制，是为反

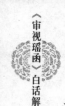

治，生地黄滋养肾水，为臣药。麻黄、防风、川芎升发阳气，祛诸风邪。葛根、柴胡解利邪毒；升麻散郁结；白术、苍术除湿和胃；生甘草退热，共为佐药。气不得上下，用吴茱萸、陈皮通气；血不得流行，用苏木、红花活血；当归治疗恶疮；连翘去除外热，为使药。此方君臣佐使，正治反治，治法俱备，用药明了。如果小儿在未见斑疹前，耳尖冷，打呵欠，睡觉时易惊，打喷嚏，眼睛涩，就知道是要出斑疹了，立即用消毒化癍汤，可以使斑疹严重的减少，使轻度的斑疹康复，而且以后不再复发。

深疳为害之病

卫气少而寒气乘之也，元气微而饮食伤之也。外乘内伤，酿而成之也。父母以其纯阳耶，故深冬不为裳；父母以其恶风耶，故盛夏不解衣；父母以其数饥耶，故乳后强食之；父母以其或渴耶，故乳后更饮之。有愚憨而为父母者，又不审其寒暑饮食，故寒而不为暖，暑而不能凉，饮而不至渴，食而不及饥。而小儿幽玄衔默，抱疾而不能自言，故外乘内伤，因循渐积，酿而成疳也。

卫气不足，则寒邪易侵袭人体；元气不足，则饮食易损伤人体。外邪侵袭，内有损伤，则会发病。有些父母认为小儿是纯阳之体，深冬不加厚衣；有的父母认为小儿容易恶风，所以盛夏也不解开衣衫；有的父母认为小儿容易饥饿，哺乳后仍给其他食物吃；有的父母认为小儿很渴，哺乳后仍给予其他饮品。还有一些愚笨的父母，喂养小儿，不审视寒暑，寒冬不温补，暑夏不清凉，渴的时候不给喝水，饥饿时不给食物。小儿不会说话，不能表达自己的需求，父母难以琢磨，即使有病了也不会说出来，所以感受外邪，内伤饮食，慢慢就有了积食，最后形成疳积。

渴而易饥，能食而瘦，腹胀不利，作嘶嘶声，日远不治，遂生目病。其病生翳，睫闭不能开，眵泪如糊，久而脓流，竟枯两目。何则？为阳气下走也，为阴气反上也。治法当如《阴阳应象大论》曰：清阳出上窍，浊阴出下窍；清阳发腠理，浊阴走五脏；清阳行四肢，浊阴归六腑。各还其原，不反其常，是其治也。当作升阳降阴之剂，茯苓泻湿汤主之，升麻龙胆草饮子主之。此药非独于目，并治以上数证。然勿缓，缓则危也。为父母者，其慎诸。

易渴易饥，吃得多身体且瘦，腹部胀满且下痢，声音嘶哑，时间久了而不治疗就会发生眼部病变，导致眼部易生翳障。眼睛紧闭而不能睁，眵泪多如糊状，时间久则会出现流脓，最终双眼枯视不明。这是什么原因呢？是因为阳本走上，反而在下，阴本在下，现反在上的缘故。治疗的方法应该是如《阴阳应象大论》中所载：轻清的阳气应该走上窍，重浊的阴气应该走下窍；轻清之阳气发表护养腠理，重浊阴液滋养五脏；清阳走四肢，浊阴归六腑，使清阳升，浊阴下，各归其位，才是正确的治疗方法。运用升阳降阴的方剂，茯苓泻湿汤、升麻龙胆草饮子。这两首方剂不仅治疗眼病，也适于以上种种病症。运用的时候不能拖延，否则就达不到治疗效果。身为父母的一定要谨慎斟酌。

茯苓泻湿汤　治小儿易饥而渴，瘦瘠，腹胀不利，作嘶嘶声，目病生翳，睑闭不开，眵泪如糊，久而脓流，俗谓之疳毒眼。

柴胡四分　白术　甘草炙　蔓荆子　人参　枳壳麸炒　茯苓　薄荷叶各二分　前胡

苍术　独活各三分　防风　真川芎　羌活各三分半　泽泻一分半

上锉剂，水一钟半，煎至六分，去滓，温服。

上方为小儿寒暑、饮食不调，而酿成此症。夫寒暑、饮食不节，皆能伤动脾胃。脾胃者，阴阳之会元也，故清阳下而不升，浊阴上而不降。今以白术、人参，先补脾胃，为君。柴胡、甘草、枳壳，辅上药，补脾胃，为臣。苍术燥湿，茯苓、泽泻，导浊阴下降，为佐。然后以羌活、独活、防风、蔓荆子、前胡、川芎、薄荷，诸主风药以胜湿，引清阳上升，为使。此正治神效之法也。

茯苓燥湿汤　治疗小儿容易饥饿，身体消瘦，腹胀下痢，腹部肠鸣。眼部生翳，眼睛紧闭而不能睁，眵泪多如糊状，时间久时则会出现流脓，这就是俗称的疳毒眼。

柴胡四分　白术　甘草炙　蔓荆子　人参　枳壳麸炒　茯苓　薄荷叶各二分　前胡

苍术　独活各三分　防风　真川芎　羌活各三分半　泽泻一分半

上锉剂，水一钟半，煎至六分，去滓，温服。

上方为小儿因寒暑、饮食不调，而酿成此症。不避寒暑、饮食不节，皆能损伤脾胃。脾胃者，是阴阳汇集之处，伤则清阳下而不升，浊阴上而不降。今以白术、人参，先补脾胃，为君；柴胡、甘草、枳壳，辅上药，补脾胃，为臣；苍术燥湿，茯苓、泽泻，导浊阴下降，为佐；然后以羌活、独活、防风、蔓荆子、前胡、川芎、薄荷，诸主风药以胜湿，引清阳上升，为使。这是正治有效的方法。

升麻龙胆草饮子　又名消翳散。治小儿疳眼，流脓生翳，湿热为病，疗眼中诸疾之症。

羌活　黄芩_炒　龙胆草　青蛤粉_{各五分}　蛇蜕　甘草_炙　谷精草　川郁金_{各三分}

麻黄_{一分半}　升麻_{二分}

上锉剂，作细末亦可，每服二钱，热茶清浓调下。

上方，君以升麻，行足阳明胃、足太阴脾也。臣以羌活、麻黄，风以胜湿也。佐以甘草，承和上下，谷精草明目退翳，蛇蜕主小儿惊痫等疾。使以青蛤粉，治疳止痢，川郁金补血破血，龙胆草疗眼中诸疾，黄芩除上热，目内赤肿。火炒者，为龙胆草，性已苦寒，恐不炒则又过于寒也。

升麻龙胆草饮子　又名消翳散。治疗小儿疳眼，流脓生翳，湿热为病。治疗眼中诸疾之症。

羌活　黄芩_炒　龙胆草　青蛤粉_{各五分}　蛇蜕　甘草_炙　谷精草　川郁金_{各三分}

麻黄_{一分半}　升麻_{二分}

上锉剂，作细末亦可，每服二钱，热茶清浓调下。

上方，君以升麻，行足阳明胃、足太阴脾经；臣以羌活、麻黄，祛风以胜湿；佐以甘草，承和上下，谷精草明目退翳，蛇蜕主小儿惊痫等疾；使以青蛤粉，治疳止痢，川郁金补血破血，龙胆草疗眼中诸疾，黄芩除上热，目内赤肿。火炒者，为龙胆草，性已苦寒，恐不炒太过于寒凉。

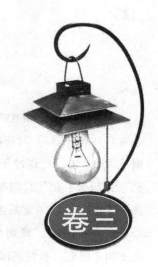

卷三

运气原证

　　按《内经》：时行暴热，天气亢和，燥火犯淫，邪风所侮，民病目赤。大要有三：一曰风助火郁于上。《经》云：少阴司天之政，二之气，阳气布，风乃行，寒气时至，气郁于上而热，目赤。二曰火胜。《经》云：少阳司天之政，初之气候乃大温，其病气怫于上，目赤。三曰燥邪伤肝。《经》云：岁金太过，燥气流行。又云：阳明司天，燥气下临，肝气上从，胁痛而目赤。虽其间病有不同，大要不出此三候也。

　　《黄帝内经》中记载：暴热盛行的时节，天气大旱，六淫邪气中的燥火浸淫，风邪犯人，得目赤之病者较多。主要原因有三：一是风邪助火炎上。《内经》中记载：少阴君火所主的季节，自二月春分节起，至清明、谷雨、立夏为止，阳气散布升发，风邪窜动，寒气时至，聚于上部之气郁而发热，在于目为赤。二是火邪较盛。《内经》中记载：少阳相火所主的季节，自十二月大寒节气起，至立春、雨水、惊蛰节气为止，气候渐温，邪气使人体上部不舒，在目为赤。三是燥邪伤肝。《内经》中记载：金运太过之年，阳明燥金之气盛行。《素问·五常政大论》有记载：阳明燥金所主的时节，燥气下行，肝气放纵，胁肋疼痛且目赤。虽然在此期间所患疾病各自不同，但病因病机不出此三条。

目痛

目痛有二：一谓目眦白眼痛，一谓目珠黑眼痛。盖目眦白眼痛属阳，故昼则痛甚，点苦寒药则效，《经》所谓白眼赤脉法于阳故也。目珠黑眼痛属阴，故夜则痛甚，点苦寒药则反剧，《经》所谓瞳子黑眼法于阴故也。凡目痛皆属于热之所致，烦躁者，气随火升也。东垣云：元气虚损而热，轻手扪之，热在皮毛血脉也；重手按之，筋骨热甚者，热在筋骨也；不轻不重而热，热在肌肉也。又云：昼则发热，夜则安静，是阳气自热于阳分也。昼则安静，夜则发热烦躁，是阳气下陷入阴中也，名曰：热入血室。昼夜发热，是重阳无阴也，亟泻其阳，峻补其阴也。

目痛症有两种情况：一是眼睛两眦部白眼疼痛，一是目珠中央黑眼疼痛。白眼疼痛者属阳，因此白天疼痛较重，点苦寒类的药物即有效果，《灵枢·大惑论》所说的白眼赤脉皆属于阳是其依据。目珠黑眼疼痛属于阴，因此夜晚疼痛较甚，点苦寒类的药物反而会加重病情，《灵枢·大惑论》所记载的瞳子黑眼皆属于阴是其依据。大凡目痛，皆是由于热邪所致；性情烦躁者，气随火邪升于上部。东垣有记载：因元气虚损而热者，用手轻轻触压病位，其热在皮毛血脉较表浅处；用力触压病位处，筋骨热甚者，其热在筋骨；触压时不轻不重而感到热者，其热在肌肉。又有记载：白天发热，夜晚减轻，是阳气病于阳位而发热。白天安静，夜晚发热烦躁，是阳气下陷于阴，称作：热入血室。昼夜俱发热，是阳之亢盛，阴之不足所致，治疗上当迫切泻其阳，大补不足之阴。

天行赤热症

天行赤热，时气流行。三焦浮躁，泪涩睛疼。或椒疮沙擦，或怕热羞明。或一目而传两目，或七日而自清宁。往往尔我相感，因虚被火熏蒸。虽日病浅，亦弗为轻。倘犯禁戒，变症蜂生，要分虚实，须辨六经。

天行赤热是一种季节性流行的传染病。表现为三焦浮躁，眼睛流泪、干涩、疼痛。有者如椒疮般眼睛沙涩有摩擦感，患者怕热畏光。或一目先病继而传染另一目或七天内自愈。常常由一人传至另一人，因体虚被火邪熏蒸而发病。虽然病程较短，但病情不轻。倘若犯了禁忌，那么就会并生多种他症，要分清病情虚实，结合六经辨证以诊治。

此症目赤痛，或胞肿头重，怕日羞明，泪涕交流等病。一家之内，一里之中，往往老幼相传。然有虚实轻重不同，亦因人之虚实，时气的轻重若何，各随其所受，而分经络以发。病有轻重，不可概言。此章专为天时流行，热邪感染，人或素有目疾及痰火热病，水少元虚者，尔我传染不一。若感染轻而本源清，邪不胜正者，七日自愈；盖火数七，故七日火气尽而愈。七日不愈，而有二七者，乃再传也。二七不退者，必其触犯及本虚之故，须防变生他症矣，宜服：

驱风散热饮子

连翘　牛蒡子_{炒，研}　羌活　苏薄荷　大黄_{酒浸}　赤芍药　防风　当归尾

甘草_{少许}　山栀仁　川芎_{各等分}

上锉剂，白水二钟，煎至一钟，去滓，食远，热服。少阳经加柴胡；少阴经加黄连。

此种病症目珠赤痛，有的眼睑高肿，头重，怕光畏光，眼泪鼻涕俱下。一个家庭之内，一里之中，常常是老幼相传。然而此病虚实轻重不同，也因体质的虚实，传染致病因素的轻重等不同，根据所受邪气，随经络运行而发病。病情有轻重，不可一概而论。此章专述季节性的流行，感染热邪，患者或素有目病以及痰火热病，肾水不足，元气虚弱，其传染程度各有不同。若感受邪气较轻而本身正气足，邪不胜正者，七日可自愈；大概是因为火数七（五行生成之数），七日火气燃尽而病愈。七日不愈，感病两个七日者为再度感染。二七仍不愈者，必是因为正气较差所致，要注意防止本病变生他症。宜服：

驱风散热饮子

连翘　牛蒡子_{炒，研}　羌活　苏薄荷　大黄_{酒浸}　赤芍药　防风　当归尾

甘草_{少许}　山栀仁　川芎_{各等分}

上锉剂，白水二钟，煎至一钟，去滓，食远，热服。少阳经加柴胡；少阴经加黄连。

桑白皮散　治肺气壅塞，热毒上攻眼目，白睛肿胀，日夜疼痛，心胸烦闷。

旋覆花　枳壳　杏仁_{去皮尖}　桑白皮　天花粉　玄参　甘草　甜葶苈　甘菊花

防风　黄芩_{各等分}

上为末，每服四钱，水一钟半，生姜三片，煎至八分，去滓，食后，温服。

泻热黄连汤　见卷二。按：此手少阴、太阴，足阳明、少阳、少阴之药也。

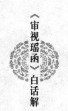

桑白皮散　治疗肺气壅塞，热毒上攻眼目，白睛肿胀，日夜疼痛，心胸烦闷。

旋覆花　枳壳　杏仁_{去皮尖}　桑白皮　天花粉　玄参　甘草　甜葶苈　甘菊花

防风　黄芩_{各等分}

上为末，每服四钱，水一钟半，生姜三片，煎至八分，去滓，食后，温服。

泻热黄连汤　见卷二。按语：此手少阴、太阴，足阳明、少阳、少阴之药也。

暴风客热症

暴风客热忽然猖，睥胀头疼泪似汤，寒热往来多鼻塞，目中沙涩痛难当。

暴风客热表现为突然发病、眼睑肿胀、头疼、流热泪、寒热反复，多伴鼻塞、眼睛沙涩、疼痛难忍等症。

此症非天行赤热，尔我感染，并寒热似疟，病发则目痛；以及肿胀如杯，久积退迟之比也。乃素养不清，躁急劳苦，客感风热，卒然而发也。虽有肿胀，乃风热夹攻，火在血分之故，治亦易退。宜服：

局方洗心散　热胜者服。治风壅壮热，头目昏痛，肩背拘急，肢节烦疼，热气上冲，口苦唇焦，咽喉肿痛，痰涎壅滞，涕唾稠黏，心神烦躁，眼涩睛疼，及寒热不调。鼻塞声重，咽干多渴，五心烦热，小便赤涩，大便秘涩，并宜服之。

荆芥穗　甘草　当归　大黄_煨　赤芍药　麻黄_{各六钱}　白术_{五钱}

上为末，每服二三钱，生姜、薄荷汤煎服。

以白术合大黄入心，故名洗心，而从以麻黄、荆芥，亦是表里药。

此症并非天行赤热症，你我交相感染，并且寒热复发似疟疾，病发时目痛；眼睑肿胀如茶杯，久久不能消退。这是因为平素对身体保养不当，性情躁急，身体劳苦，感受风热之邪而突然发病。虽然有肿胀的表现，但因风热相搏夹攻，火在血分所致，治疗得当容易消退。宜服：

局方洗心散　热胜者服。治疗风邪壅滞、热势壮盛，头目昏痛，肩背筋肉拘急不畅，身体关节烦疼，热气上冲，口苦唇焦，咽喉肿痛，痰涎壅滞，流鼻涕、唾液稠黏，心神烦躁，眼涩睛疼，以及身体寒热往来不可调和。鼻塞、语声重浊，咽干多渴，五心（两手、足心，并心胸）烦热，小便赤涩，大便秘涩，均宜服此方。

荆芥穗　甘草　当归　大黄煨　赤芍药　麻黄各六钱　白术五钱

上为末，每服二三钱，生姜、薄荷汤煎服。

因白术和大黄入心，故此方名洗心，配以麻黄、荆芥，表里同治。

洗肝散　风热俱胜者服。治风毒上攻，暴作目赤，肿痛难开，瘾涩，眵泪交流。

薄荷叶　当归　羌活　甘草炙　山栀仁炒　防风　大黄　川芎

上等分，为末，每服二三钱，食远，沸汤调下。

羌活胜风汤　风胜者服，见卷二。

洗肝散　风热俱胜者服。治风毒上攻，突然发作目珠红赤，肿痛难开，隐涩，眵泪交流。

薄荷叶　当归　羌活　甘草炙　山栀仁炒　防风　大黄　川芎

上等分，为末，每服二三钱，食远，沸汤调下。

羌活胜风汤　风胜者服，见卷二。

头胀大头症

风火炎炎炽六阳，面浮脑肿泪如汤。羞明赤涩头疼痛，晓夜无宁不可当。

头胀大头症的病因为风火炽热上扰六阳（手、足三阳经，在此指头面），出现头面浮肿、热泪横流、畏光、目赤沙涩、头痛等表现，日日夜夜不得安宁。

此症，目赤痛而头面浮肿、皮肉燥赤也；状若大头伤寒，夏月多有此患。有湿热、风热，湿热多泪而皮烂，风热多胀痛而憎寒。若失治则血滞于内，虽得肿消，而目必有变病矣。宜服：

普济消毒饮　罗谦甫云：先师监济源税时，四月，民多疫疾，初觉憎寒体重，次传头面肿盛，目不能开，上喘，咽喉不利，舌干口燥，俗云：大头天行。亲戚不相访问，染之多不救。先师曰：夫身半以上，天之气也；身半以下，地之气也。此邪热客于心肺之间，上攻头目，而为肿盛。

黄连　黄芩各五钱　白僵蚕炒, 一钱　鼠粘子　连翘　橘红　板蓝根　黑玄参

柴胡　桔梗　甘草梢生用　马勃　升麻各二钱　人参三钱

上为末。半用沸汤调，时时服之；半用炼蜜为丸，噙化之。

此病症，目珠赤痛且头面浮肿、皮肤燥热发红；其症状表现如大头瘟病，多发生在夏季。有湿热、风热之分，湿热者，流泪较多且皮肤溃烂；风热者，多目珠胀痛且怕冷。若治疗不当则血滞于内，即使肿胀得消，也必变生他病。宜服：

普济消毒饮　罗谦甫说：先师（李东垣）监察济源县的税收时，在四月，民众多患疫病，初时自觉怕冷体倦，继而头面肿胀，目不能张，气喘，咽喉不爽，舌干口燥，俗称此病为：有传染性的大头瘟病。亲戚间不再往来拜访，一旦被传染多半不能救治。李东垣说：身半以上，天之气；身半以下，地之气。此邪热侵犯心肺，上攻头目，以致头面肿胀。

黄连　黄芩_{各五钱}　白僵蚕_{炒，一钱}　鼠粘子　连翘　橘红　板蓝根　黑玄参
柴胡　桔梗　甘草梢_{生用}　马勃　升麻_{各二钱}　人参_{三钱}

上为末。半用沸汤调，时时服之；半用炼蜜为丸，噙化之。

上方以黄芩、黄连味苦寒，泻心肺间热，为君；橘红味苦平，玄参、柴胡苦寒，解利诸毒；生甘草甘寒泻火；人参甘温补气，为臣；连翘、鼠粘子味辛平，板蓝根味苦寒，马勃、白僵蚕、升麻味苦平微寒，行少阳、阳明二经气不得伸；桔梗味苦辛温，为舟楫，不令下行。

或加防风、苏薄荷、川芎、当归身，㕮咀，如麻豆大。每服五钱，水二钟，煎至一钟，去滓。温热，食后，时时服之。如大便硬，加酒制大黄一钱或二钱以利之；肿势甚者，宜砭刺之。

上方以黄芩、黄连性味苦寒，泻心肺热，为君药；橘红性味苦平，玄参、柴胡苦寒，解利诸毒；生甘草甘寒泻火；人参甘温补气，为臣药；连翘、鼠粘子性味辛平，板蓝根性味苦寒，马勃、白僵蚕、升麻味苦平微寒，行少阳、阳明二经郁滞之气；桔梗味苦辛温，作用形同舟楫，引诸药上行。

或加防风、苏薄荷、川芎、当归身，切细，如麻豆大。每次服五钱，水二钟，煎至一钟，去滓。温热，饭后，不拘时间和次数频服。若大便硬，加酒制大黄一钱或二钱以利通便；头面肿势较重者，宜针砭治疗。

愚按：时行疫疾，虽由热毒所染，其气实之人，下之可愈；气虚者概下之，鲜不危者。故东垣先生制为此方，以救气虚者，其惠溥矣。

我认为，流行的这种疫病，虽然由感染热毒所致，但气实之人，治疗上采用下法即可痊愈；气虚者，若用下法，是很危险的。因此，东垣先生制定本方，针对治疗气虚者，受惠者众多。

住痛解毒丸
硼砂_{五钱} 没药_{五分} 川芎 荆芥穗 朴硝 白芷 石膏 家菊花_{各一钱} 麝香_{五分}
上为细末，米糊为丸，如桐子大。每服钱半，不拘时，温汤送下。

住痛解毒丸
硼砂_{五钱} 没药_{五分} 川芎 荆芥穗 朴硝 白芷 石膏 家菊花_{各一钱} 麝香_{五分}
上为细末，米糊为丸，如桐子大。每服钱半，不拘时，温汤送下。

怕日羞明症

怕日羞明症，实虚两境施。目疼并赤肿，络滞气行迟。火炽兼脾燥，心肝脾辨之。但分邪实治，病亦不难驱。不疼不赤肿，单为血家虚。

怕日羞明症，有虚实两种情况。目珠疼痛并赤肿，经络郁滞，气机不畅。火热炽盛兼有脾燥，要辨清心肝脾经的病位，认清病邪性质，采取相应的治疗措施，此病也不难治。目珠不疼不红肿，仅为血虚所致。

此症谓目于明亮之处而痛涩畏避不能开也。凡病目者，十之七八皆有此患。病原在心、肝、脾三经。总而言之，不过一火燥血热。病在阳分，是以见明亮而恶泪、涩痛也。盖己之精光既弱，则阳光不能敌矣，是以阴黑之所则清爽。然有虚实之辨，盖怕热乃有余之病，羞明乃不足之症。若目不赤痛而畏明者，乃血分不足，胆汁少而络弱，故不能运精华以敌阳光也。宜服、点：
明目细辛汤 治两目发赤微痛，羞明畏日，怯风寒，怕火，眼睫成纽，眵糊多，癜涩难开，眉间肿闷，鼻塞，涕唾稠黏，大便微硬。
川芎_{四分} 藁本 当归身 白茯苓_{各五分} 红花 细辛_{各二分} 生地黄_{酒制}
蔓荆子_{各六分} 防风 羌活 荆芥穗_{各一钱} 川花椒_{十粒} 麻黄_{八分} 桃仁_{泡去皮尖，十个}
上锉剂，水二钟，煎至八分，去滓，临睡，温服。

按：此足太阳、厥阴、手少阴药也。

此病表现为眼睛在明亮之处痛涩不能睁开。凡是有眼病者，十之七八都有此症。病在心、肝、脾三经，总结说来，皆是因为火燥血热所致。病在阳分者，眼睛见光则泪流不止伴涩痛不适，这大概是因为目珠精光已是衰弱，不可直视强光的缘故，在阴黑之处则自觉清爽。然而又有虚实之分，大概是怕热为有余之病，畏光为不足之症。若目珠无红痛而畏光，乃是血分不足，胆汁较少而致眼络虚弱，不能运送精华物质以荣养眼睛而致其不可直视强光。宜服、点：

明目细辛汤　治疗两目红赤微痛，怕日畏光，怯风寒，怕火，眼眵过多使睫毛成束，眼睛沙涩难开，两眉间有肿闷感，鼻塞，涕唾稠黏，大便微干。

川芎四分　藁本　当归身　白茯苓各五分　红花　细辛各二分　生地黄酒制

蔓荆子各六分　防风　羌活　荆芥穗各一钱　川花椒十粒　麻黄八分　桃仁泡去皮尖，十个

上锉剂，水二钟，煎至八分，去滓，临睡，温服。

按语：此为入足太阳、足厥阴、手少阴经的药物。

归葵汤　一名连翘饮子。治目中溜火，恶日与火，癥涩，小角紧，久视昏花，迎风有泪。

连翘　红葵花　当归　人参　甘草　蔓荆子　生地各五分　升麻八分　黄芪

酒黄芩　防风　羌活各七分　柴胡二分

上锉剂，白水二钟，煎至八分，食远，温服。

按：此足三阳、少阴、厥阴之药也。

归葵汤　一名连翘饮子。治疗目中流火，畏光火，隐隐涩痛，小眦紧缩，久视昏花，迎风流泪。

连翘　红葵花　当归　人参　甘草　蔓荆子　生地各五分　升麻八分　黄芪

酒黄芩　防风　羌活各七分　柴胡二分

上锉剂，白水二钟，煎至八分，食远，温服。

按语：此为入足三阳、足少阴、足厥阴经的药物。

吹云膏　治视物睛困无力，癥涩难开，睡觉多眵，目中泪下，及迎风寒泣，羞明怕日，常欲闭目，喜在暗室，塞其户牖，翳膜遮睛。此药多点，神效。

防风　青皮　连翘各四分　生地黄一钱半　细辛一分　柴胡五分　甘草　当归身各六分

黄连三钱　蕤仁去皮尖　升麻各三分　荆芥穗一钱，浓汁取用

上锉剂，除连翘外，用净水二碗，先熬诸药去半碗，入连翘，熬至一大盏，去滓，入银盏内，文武火熬至滴水成珠，加熟蜜少许，熬匀点之。

决明益阴丸　见卷二。

吹云膏　治疗眼睛视物时困乏无力，隐涩难开，睡觉时眼眵较多，时有流泪或迎风流冷泪，怕日畏光，常欲闭目，喜欢在环境较暗的室内，关上窗户，翳膜遮蔽睛珠以避光。此药应经常点，效果极为明显。

防风　青皮　连翘各四分　生地黄一钱半　细辛一分　柴胡五分　甘草　当归身各六分

黄连三钱　蕤仁去皮尖　升麻各三分　荆芥穗一钱，浓汁取用

上锉剂，除连翘外，用净水二碗，先熬诸药去半碗，再入连翘，熬至一大盏（浅小的杯子），去滓，倒入银盏内，文武火熬至滴水成珠，加熟蜜少许，熬匀点之。

决明益阴丸　见卷二。

睑硬睛疼症

睑热睛疼似擦沙，血瘀脾热隐肝家。睛疼头痛睑坚硬，泪涩昏朦症变他。

睑硬睛疼症表现为眼中如有砂砾摩擦，这是由于瘀血停滞肝脾二经所致。表现为目疼头痛，眼睑皮肤发硬，流泪沙涩，视物昏朦，易变生他症。

此症不论有障无障，但两睑坚硬而睛疼。若头痛者尤急，乃风热在肝，肝虚血少，不能营运于目，无水以滋，火反乘虚而入，会痰湿燥热，或头风夹搏，故血滞于睥内，睛因火击而疼。轻则内生椒疮，重则肿胀如杯、瘀血灌睛等症。治当敷药，翻睥开导。若坚硬不能翻，或头痛脑胀不退，此头风欲成毒之症也。宜服：

二术散　治睑硬睛疼，去翳障。

蝉蜕去头足　龙胆草酒洗，炒　黄连酒洗，炒　枸杞子烘干　苍术米泔浸，炒　地骨皮

白术土炒　牡丹皮各等分

上为细末，每服一钱，食后，荆芥汤调下。

此病症不论有无翳障，均有眼睑发硬并睛珠疼痛。若兼头痛者，病情尤急，是因

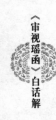

为风热袭肝，肝虚血少，不能运输精微物质至目，水液无以滋养，火邪趁虚而入，并以痰湿燥热，或头风夹击互搏所致，因此血液瘀滞在眼睑之内，眼睛因火邪攻击而疼痛。病情较轻者，眼生椒疮；较重者，出现眼睑肿胀如茶杯、瘀血灌睛等症。治疗上当外敷药物，翻转眼睑导滞。若眼睑皮肤坚硬不可翻转，或头痛脑胀等症状不退，这是头风欲成毒的表现。宜服：

二术散　治疗睑硬睛疼，去翳障。

蝉蜕_{去头足}　龙胆草_{酒洗，炒}　黄连_{酒洗，炒}　枸杞子_{烘干}　苍术_{米泔浸，炒}　地骨皮

白术_{土炒}　牡丹皮_{各等分}

上为细末，每服一钱，食后，荆芥汤调下。

熁肿膏

腻粉_{少许}　黄蜡　代赭石_{各五钱，研}　细茶末　黄柏_{细末}　麻油_{各二两}

上为极细末，入铜勺内，入油、蜡同煎为膏，涂敷于硬睑处。

熁肿膏

腻粉_{少许}　黄蜡　代赭石_{各五钱，研}　细茶末　黄柏_{细末}　麻油_{各二两}

上为极细末，入铜勺内，入麻油、黄蜡同煎为膏，涂敷于硬睑处。

寒热

凡患寒热者，由风邪外客于腠理，痰饮内渍于脏腑，致血气不足、阴阳更胜而所作也。阳胜则发热，阴胜则发寒；阴阳交争，邪正相干，则寒热往来，时发时止。然此症与疟相似，而发寒不致战栗，发热不致闷乱为异耳。

凡患寒热往来者，是由于风邪外客于皮肤腠理，痰饮内浸于脏腑，导致血气不足、阴阳交替偏胜而发作。阳胜则发热，阴胜则发寒；阴阳互相抗争，邪正相搏，则寒热往来，时发时止。此病症与疟疾相似，但本病发寒不致身体发抖，发热不致心胸满闷烦乱，以此区别二病。

赤痛如邪症

赤痛如邪症，多招寒热魔。不认风寒疟，炎凉勿用过。下虚兼上实，里急外疏多。皆因客热扰，宜治要中和。

赤痛如邪症，多是寒热病邪侵袭。没有确定疾病的性质，热性药和凉性药不要过度使用。下虚兼上实，里急外疏者多见。皆是因为热邪扰人，治疗宜平和为主。

此症专言目病而赤痛，头疼，寒热交作，如风寒疟疾状。凡病发则目痛，轻则一年数次，重则举发频频；非比暴风客热，乍发之症也。此症系肝肾之故，肝肾俱虚，故热在内，而阴虚火动；寒者，荣卫虚损，外之腠理不实，而觉寒也。若作风寒疟疾，或用刚剂治之，则血愈虚而病愈深矣。宜服：

十珍汤　治虚损血枯，上攻目痛；滋阴降火，养血清肝。

生地_{酒洗，二钱}　当归_{酒洗，一钱半}　白芍药_炒　地骨皮_炒　知母_{盐酒拌，炒}　丹皮_{童便浸，炒}

天门冬_{去心}　麦门冬_{去心，各一钱半}　人参_{去芦}　甘草梢_{各五分}

上锉剂，白水二钟，煎至八分，去滓，温服。

此症专指目珠赤痛，头疼，寒热往来，状如风寒疟疾。本病发作时即有目痛，轻则一年数次，重则反复发作；与暴风客热症不同，不是突然发作。此病责之肝肾，肝肾俱虚，热邪在内，而阴虚火动；寒者，乃荣卫虚损，皮肤腠理不致密，而觉发寒。若把本病误诊为风寒疟疾，或用强烈而峻猛的药物治疗，则会导致血愈虚而病情更加严重。宜服：

十珍汤　治疗虚损血液枯竭，上攻目痛；宜滋阴降火，养血清肝。

生地_{酒洗，二钱}　当归_{酒洗，一钱半}　白芍药_炒　地骨皮_炒　知母_{盐酒拌，炒}　丹皮_{童便浸，炒}

天门冬_{去心}　麦门冬_{去心，各一钱半}　人参_{去芦}　甘草梢_{各五分}

上锉剂，白水二钟，煎至八分，去滓，温服。

夫阴虚者，未有不动火。苦寒直泄之药，惟病端初起，元气未虚，势方蕴隆，脉鼓而数者，暂取治标；稍久涉虚，便不可服。王太仆曰：治热未已，而中寒更起，且足太阴伤，而绝肺金孕育之原矣。斯以地黄为君，知母为佐，壮天一之水，以制丙丁，不与之直争也。当归、白芍药以沃厥阴，肾肝同治之法也。水衰则火旺，是以牡、地二皮为克制。火盛则金衰，是以天、麦二冬为屏障，人参补金位之母。甘草生用，所以奉令承使，奔走赞成者也。

凡阴虚者，皆有虚火内动。苦寒直泄的药物，只有对疾病初起，元气未虚，病势强盛，脉象鼓而数者，暂时用之可治其标；病程稍久，体质较虚时，便不可使用。王太仆（王冰）说：热邪未治彻底，而中焦虚寒即起。足太阴脾伤，（土生金）影响肺金生成之源。我以地黄为君药，知母为佐药，以壮肾水，制火热，不与病邪直面相争。当归、白芍药用以滋润厥阴肝，肝肾同源则肝肾同治。水衰则火旺，所以用牡丹皮、地骨皮以制火热。火盛则金衰，所以用天冬、麦门冬为屏障，人参补金位之母。甘草生用，所以奉令承使，发挥使药的功用。

酒调洗肝散　治实热气攻眼，无时痛甚。

黑玄参　大黄　黄芩　山栀仁炒　生地黄　知母　桔梗　当归尾　玄明粉各等分

上为细末，每服二三钱，食远，温酒调下，日进二服。

酒调洗肝散　治疗实证热气攻眼，眼睛不定时疼痛较重。

黑玄参　大黄　黄芩　山栀仁炒　生地黄　知母　桔梗　当归尾　玄明粉各等分

上为细末，每服二三钱，食远，温酒调下，日进二服。

痛如针刺症

痛如针刺属心经，火燥珠疼炽盛行。戒酒忌辛休躁怒，免教变症渐相生。流火轻微一点，蓦然有处似针疼。防微杜渐宣君火，泄破炎燔目自明。

痛如针刺症病属心经，火热燥盛、眼珠疼痛。要戒酒、忌食辛辣、性情不要急躁易怒，以免变生他症。流窜的火邪轻微一点，突然有一处如针刺般疼痛。要防微杜渐，早期宣泄君火，火热泄破则目自清明。

此症谓目珠疼如针刺也。病在心经，实火有余之症。若痛蓦然，一二处如针刺，目虽不赤，亦是心经流火；别其痛在何部分，以见病将犯其经矣。按：此症多有体虚目劳，兼染淋浊之病。荣气不上潮于目，而如针刺之痛者，宜养其荣；若降火则急矣。宜服：

加减八正散　治心热冲眼，赤肿涩痛，热泪羞明，兼治大小心经邪热，一切蕴毒，咽干口燥，大渴引饮，心忪面热，烦躁不宁，唇焦鼻衄，口舌生疮，咽喉肿痛，小便赤涩，或癃闭不通，及热淋、血淋，并宜治之。

滑石　甘草梢　大黄_{面裹煨}　木通　瞿麦　车前子　栀子_炒　萹蓄_{各等分}

上为末，每服五钱，水二钟，灯芯三十段，煎至八分，去滓，温服。

此病症表现为目珠疼痛如针刺，病位在心经，实火有余所致。若突然出现一二处疼痛如针刺，眼睛虽不发红，也归因心经流窜的火邪；区分疼痛的不同部位，以视病邪即将侵犯的经络。按语：此症多有体虚目劳，兼可染淋病和浊病。荣气不能上输于目，而如针刺之痛者，宜养荣气；若用降火治法则病情加重。宜服：

加减八正散　治疗心经热邪上冲于目，赤肿涩痛，流泪畏光，兼治心经邪热，一切蕴毒，咽干口燥，口渴欲饮，怔忡面热，烦躁不宁，唇焦鼻衄（出血），口舌生疮，咽喉肿痛，小便赤涩，或癃闭不通；及热淋、血淋，宜一并治之。

滑石　甘草梢　大黄_{面裹煨}　木通　瞿麦　车前子　栀子_炒　萹蓄_{各等分}

上为末，每服五钱，水二钟，灯芯三十段，煎至八分，去滓，温服。

《经》曰：膀胱不利为癃。理宜八正散以通之。滑可去涩，滑石、车前皆滑也；泻可去实，大黄、甘草、栀子皆泻也；通可去滞，瞿麦、萹蓄、木通、灯芯皆通也。若虚弱辈，则大黄不宜用也，加生地黄、桑白皮、苦竹叶以清疗之。

《素问·宣明五气》中记载：膀胱不利则为癃。按常理宜服八正散以通利。滑可去涩，滑石、车前皆性滑。泻可去实，大黄、甘草、栀子皆清泻。通可去滞，瞿麦、萹蓄、木通、灯芯皆通利。体质虚弱者，大黄不宜使用，加生地黄、桑白皮、苦竹叶以清利湿热。

头痛

子和云：头痛不止，乃三阳受病也。三阳者，各分部分：头与项痛者，足太阳经也；攒竹痛，俗呼为眉棱骨痛是也；额角上痛，俗呼为偏头痛者，足太阳经也。如痛久不止，则令人丧目，以三阳受病，皆胸膈有宿痰之致然也。先以茶调散吐之，吐讫，可服川芎、薄荷辛凉清上之药。叔和云：寸脉急而头痛，是也。

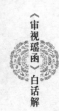

子和（张从正，字子和）说：头痛不止，病在三阳。三阳可分为：头与项痛，为足太阳经；攒竹痛，即俗称眉棱骨痛；额角及以上的部分疼痛，俗称为偏头痛，病在足太阳经。若痛久不止，可病及目珠，因三阳受病，胸膈间素有痰积所致。先服茶调散将宿痰吐出，吐尽，再服用川芎、薄荷等辛凉清上之药。王叔和说：寸脉急而头痛，即是此症。

大小雷头风症

雷头风痰，来之最急。症类伤寒，头如斧劈。目若锥钻，身犹火炙。大便不通，小便赤涩。痛不可禁，祸亦难测。瘀滞已甚，应知暴出。着意速医，勿延时刻。泻火为先，须防胃液。逼损清纯，终当一失。

雷头风痰，发病最急。症状类似伤寒，头痛如斧劈。眼睛如锥子凿钻，身体如火焰炙烤。大便不通，小便赤涩。痛不可忍，也难以预测疾病转归。瘀滞的程度比较重，眼珠会急骤向外突出。要及时就医，不要延误治疗时机。泻火为先，但要注意防止用药过寒以致伤胃。若损伤清纯太和之气，终是一大损失。

此症不论偏正，但头痛挟痰而来，痛之极而不可忍，身热目痛，便秘结者，曰大雷头风；若头痛从小至大，大便先润后燥，小便先清后涩，曰小雷头风。大者害速，小者稍迟；虽有大小之说，而治则一。若失之缓，祸变不测，目必损坏，轻则瓣凸，重则结毒。宜早为之救，以免祸成。宜服：

清震汤　兼治发热恶寒，口渴头痛。

升麻　赤芍药　甘草　荆芥穗　葛根　苏薄荷　黄芩　青荷叶

苍术_{米泔水浸一宿，炒，各等分}

上锉剂，白水二钟，煎至八分，去滓，热服。

此病症不论病位偏正，若头痛挟痰而来，疼痛至极无法忍耐，身热目痛，大便秘结者，为大雷头风；若头痛由轻至重，大便先润后燥，小便先清利后艰涩不爽，为小雷头风。大雷头风的危害较快，小雷头风的危害较之稍慢；虽然有大小之分，但其治则一致。若贻误治疗时机，病情的转归难以预测，目珠必有损坏，轻则角膜溃疡或眼珠萎缩或隆凸，重者热毒结聚。宜及早治疗，以免病情变坏。宜服：

清震汤　兼治发热恶寒，口渴头痛。

升麻　赤芍药　甘草　荆芥穗　葛根　苏薄荷　黄芩　青荷叶

苍术_{米泔水浸一宿，炒，各等分}

上锉剂，白水二钟，煎至八分，去滓，热服。

加味调中益气汤　治气血俱虚，头痛，其效如神。

嫩黄芪_{蜜制，一钱}　升麻　细辛_{各三分}　广皮_{四分}　广木香_{二分}　川芎　人参　甘草_炙

蔓荆子　当归　苍术_{泔水制}　柴胡_{各五分}

上锉剂，白水二钟，煎至八分，去滓，热服。

加味调中益气汤　治气血俱虚，头痛，其效如神。

嫩黄芪_{蜜制，一钱}　升麻　细辛_{各三分}　广皮_{四分}　广木香_{二分}　川芎　人参　甘草_炙

蔓荆子　当归　苍术_{泔水制}　柴胡_{各五分}

上锉剂，白水二钟，煎至八分，去滓，热服。

将军定痛丸　治巅顶痛，挟痰湿热者，动辄眩晕用。

黄芩_{酒洗，七钱}　白僵蚕　陈皮_{盐煮，去白}　天麻_{酒洗}　桔梗_{各五钱}　青礞石_煅　白芷_{各二钱}

薄荷_{三钱}　大黄_{酒蒸九次，焙干，二两}　半夏_{牙皂、姜汁煮，焙干，一两}

上为细末，滴水为丸，如绿豆大。每服二钱，食后，临卧，茶清吞之。

将军定痛丸　治巅顶痛，挟痰湿热者，动辄眩晕用此方。

黄芩_{酒洗，七钱}　白僵蚕　陈皮_{盐煮，去白}　天麻_{酒洗}　桔梗_{各五钱}　青礞石_煅　白芷_{各二钱}

薄荷_{三钱}　大黄_{酒蒸九次，焙干，二两}　半夏_{牙皂、姜汁煮，焙干，一两}

上为细末，滴水为丸，如绿豆大。每服二钱，食后，临卧，茶清吞之。

药枕方　治头风目眩。

通草　防风　石菖蒲　甘草　犀角_{锉末}　羚羊角_{锉末}　蔓荆子_{各三钱}　细辛　白芷

藁本　真川芎　白术　黑豆_{一斤半，拣择，接令净}

上为细末，相拌均匀，以生绢囊盛满实，置在盒子内，其盒形如枕，枕时揭去盒盖，令囊药透气入头；不枕即盖之，使药气不散。枕之日久渐低，再入前药，仍要满实，或添黑豆，三五日后药气微，则换之。枕旬日，或一月，耳中雷鸣，是药抽风之验也。

药枕方　治头风目眩。

通草　防风　石菖蒲　甘草　犀角_{锉末}　羚羊角_{锉末}　蔓荆子_{各三钱}　细辛　白芷

藁本　真川芎　白术　黑豆_{一斤半，拣择，搓令净}

上药研为细末，相拌均匀，以生绢囊盛塞满，置在盒子内。其盒形如枕，枕时揭去盒盖，令囊药透气入头；不枕的时候把盖子盖上，使药气不散。枕之日久变形变低，再加入前药，仍要塞满，或添黑豆，三五日后药气微弱时更换新药。头枕此盒几日，或一个月，耳中犹如雷鸣，这是囊药抽吸风邪的验证。

左右偏头风症

左右偏头风，发则各不同。左发则左坏，右发则右坏。人多不为虑，致使失光明。

左右偏头风，发作时候各不相同。左侧发病则左眼病，右侧发病则右眼病。患者多不放在心上，致使目失光明。

此症，左边头痛，右不痛者，曰左偏风；右边头痛，左不痛者，曰右偏风。世人往往不以为虑，久则左发损左目，右发损右目；有左损反攻右，右损反攻左，而两目俱损者。若外有赤痛泪涩等病，则外症生；若内有昏眇眩晕等病，则内症生。凡头风，痛左害左，痛右害右，此常病易知者。若难知者，左攻右，右攻左。痛从内起，止于脑，则攻害也迟；痛从脑起，止于内，则攻害也速；若痛从中间发，及眉棱骨内上星中发者，两目俱坏。亦各因其人之触犯感受，左右偏盛，起患不同，迟速轻重不等，风之害人尤惨。宜服：

羌活芎藁汤　治太阳经头风头痛，夜热恶寒。

半夏_{姜汁炒}　杏仁_{去皮尖}　川羌活　藁本　川芎　防风　白茯苓　甘草　白芷

麻黄　广陈皮　桂枝_{各等分}

上锉剂，白水煎服。内热加酒制黄芩、薄荷叶、生姜三片，煎服。

此病症，左侧头痛，而右侧不痛者，是左偏风；右侧头痛，而左侧不痛者，是右偏风。人们往往对此不加注意，病久则左偏风损伤左目，右偏风损伤右目；也有左偏风损伤右目，右偏风损伤左目，最终两目俱损的情况。若本身有目珠赤痛、流泪、沙涩等病症者，则外症病发；若有视瞻昏眇、眩晕等病症者，则内症起。凡是头风病，左侧头痛损伤左目，右侧头痛损伤右目，这是大家都知道的。难为常人所知的是左侧头风却右侧受损，右侧头风却左侧受损。痛从脏腑起，止于脑，其带来的损害较迟缓；痛从脑部起，止于脏腑，则其损害较快；若痛从中间起，眉棱骨内上星病发者，两目俱坏。也因个人感邪程度不同，左右头风偏盛不等，病发初始部位不同，病程缓急轻重不同，而个人患病的情况亦不同，但风邪对患者的损害最大。宜服：

羌活芎藁汤　治疗太阳经头风头痛，夜晚发热恶寒。

半夏_{姜汁炒}　杏仁_{去皮尖}　川羌活　藁本　川芎　防风　白茯苓　甘草　白芷

麻黄　广陈皮　桂枝_{各等分}

上锉剂，白水煎服。内热者加酒制黄芩、薄荷叶、生姜三片，煎服。

柴芎汤　治少阳经头风头痛，寒热而呕。

川芎　白茯苓　柴胡　苏薄荷　细辛　制半夏　黄芩　炙甘草　陈皮

蔓荆子_{各等分}

上锉剂，生姜三片，白水二钟，煎至八分，食后，服。

柴芎汤　治疗少阳经头风头痛，寒热往来兼有呕吐等症。

川芎　白茯苓　柴胡　苏薄荷　细辛　制半夏　黄芩　炙甘草　陈皮

蔓荆子_{各等分}

上锉剂，生姜三片，白水二钟，煎至八分，食后，服。

苍术汤　治太阴经头风头痛，腹满不食，并腹痛。

苍术_锉　白芍药　枳壳　白茯苓　白芷　广陈皮　川芎　炙半夏　升麻

炙甘草_{各等分}

上锉剂，生姜三片，白水二钟，煎至八分，食后，服。

苍术汤　治疗太阴经头风头痛，腹胀满不欲饮食，兼有腹痛等症。

苍术_锉　白芍药　枳壳　白茯苓　白芷　广陈皮　川芎　炙半夏　升麻

炙甘草_{各等分}

上锉剂，生姜三片，白水二钟，煎至八分，食后，服。

细辛汤　治少阴经头风头痛，四肢厥，但欲寐者。

细辛　广陈皮　川芎　制半夏　独活　白茯苓　白芷　炙甘草_{各等分}

上锉剂，生姜三片，白水二钟，煎至八分，食后，服。

细辛汤　治疗少阴经头风头痛，四肢寒冷，但欲睡等症。
细辛　广陈皮　川芎　制半夏　独活　白茯苓　白芷　炙甘草_{各等分}
上锉剂，生姜三片，白水二钟，煎至八分，食后，服。

吴茱萸汤　治厥阴经头风头痛，四肢厥，呕吐痰沫。
半夏_{姜制}　吴茱萸　川芎　炙甘草　人参　白茯苓　白芷　广陈皮_{各等分}
上锉剂，生姜三片，白水二钟，煎至八分，食后，服。

吴茱萸汤　治疗厥阴经头风头痛，四肢寒冷，呕吐痰沫等症。
半夏_{姜制}　吴茱萸　川芎　炙甘草　人参　白茯苓　白芷　广陈皮_{各等分}
上锉剂，生姜三片，白水二钟，煎至八分，食后，服。

升麻芷葛汤　治阳明经头风头痛，身热口渴者服。
升麻　家干葛　白芷　苏薄荷　石膏　广陈皮　川芎　制半夏　甘草_{各等分}
上锉剂，生姜三片，白水二钟，煎至八分，食后，服。

升麻芷葛汤　治疗阳明经头风头痛，身热口渴者服用。
升麻　家干葛　白芷　苏薄荷　石膏　广陈皮　川芎　制半夏　甘草_{各等分}
上锉剂，生姜三片，白水二钟，煎至八分，食后，服。

眉骨痛

按：眉棱骨痛有二：眼属肝，有肝虚而痛，才见光明则眉骨痛甚，宜服生熟地黄丸。有眉棱骨痛，目不能开，昼静夜剧，宜导痰饮，或芎辛汤去茶芽，或二陈汤吞青州白丸子亦效。甫见眉棱骨痛者，多是肝火上炎，怒气甚者，多有此病。其谓风症，亦火之所致，热甚生风是也。大抵，抑肝火，有风痰则兼而治之。

眉棱骨痛有两种情况：眼属肝，肝虚则目痛，一见强光则眉骨疼痛加剧，宜服生熟地黄丸。有眉棱骨痛，目不能张，白天安宁夜晚加剧，宜服导痰饮，或芎辛汤去茶芽，或用二陈汤吞服青州白丸子，亦可见效。晡时（申时，下午 5 时至 7 时）见眉棱骨痛者，多是因为肝火上炎，易发怒者，多有此病。虽称之为风症，但实际上是火邪所致，热甚则生风。治疗大要为抑制肝火，有风痰者兼而治之。

阴邪风症

阴邪额角痛，多向热时来。元虚成内障，火实外生灾。

阴邪额角痛，多在天气热时发作。元气虚损形成内障，实火侵袭形成外症。

此症专言额角板骨及眉棱骨痛之病也。发则多于六阳用事之时。元虚精弱者，则为内症；若兼火痰者，则为外症。宜服：
加味柴胡汤
柴胡　酒芩　荆芥穗　制半夏　甘草　川芎　香白芷　苏薄荷五片　防风
前胡各等分
上锉剂，生姜三片，白水二钟，煎至八分，食后，服。

此病症专指额角板骨及眉棱骨疼痛。病多发在六阳主事的时节（阴历十一月至次年四月），元气虚损，精力衰弱者，是为内症；若兼有火痰者，是为外症。宜服：
加味柴胡汤
柴胡　酒芩　荆芥穗　制半夏　甘草　川芎　香白芷　苏薄荷五片　防风
前胡各等分
上锉剂，生姜三片，白水二钟，煎至八分，食后，服。

生熟地黄汤　治目不光明，眉骨痛甚。此系肝虚，法当养血、凉血、益血，痰火降而风热除。
熟地黄　甘草　生地　五味子　当归身　酒芩　枳壳　地骨皮　天门冬
人参　柴胡　川黄连
上锉剂，白水二钟，煎至八分，食远服。

生熟地黄汤　治疗眼睛视物不清，眉骨疼痛加剧。此为肝虚，治法是养血、凉血、益血，痰火消降则风热祛除。

熟地黄　甘草　生地　五味子　当归身　酒芩　枳壳　地骨皮　天门冬

人参　柴胡　川黄连

上锉剂，白水二钟，煎至八分，食远服。

驱风上清散　治风热上攻，眉棱骨痛。

酒黄芩_{二钱}　白芷_{一钱半}　羌活　防风　柴胡梢_{各一钱}　川芎_{一钱二分}　荆芥_{八分}　甘草_{五分}

上为细末，每服四钱，白水二钟，煎至八分，食后，服。

驱风上清散　治疗风热上攻，眉棱骨痛。

酒黄芩_{二钱}　白芷_{一钱半}　羌活　防风　柴胡梢_{各一钱}　川芎_{一钱二分}　荆芥_{八分}　甘草_{五分}

上为细末，每服四钱，白水二钟，煎至八分，食后，服。

上清散　治因风头痛，眉骨眼眶俱痛，不可忍者。

乳香_{另研}　没药_{研，各一钱}　脑子_{另研，五分}　赤芍药　川芎　薄荷　芒硝　荆芥穗

郁金_{各五分}

上为细末。每用一字，口噙水，鼻内搐之，甚妙。

上清散　治疗因风所致的头痛，眉骨眼眶俱痛，痛不可忍者。

乳香_{另研}　没药_{研，各一钱}　脑子_{另研，五分}　赤芍药　川芎　薄荷　芒硝　荆芥穗

郁金_{各五分}

上为细末。每用一字（一钱的四分之一），口噙水，将药末吹入鼻，甚妙。

阳邪风症

枕痛是阳邪，寒时痛最奢。年来不着意，致使眼生花。

枕骨痛归为阳邪，寒冷时发作尤甚。发病时不够重视，致使视物昏花。

此症专言脑后枕骨痛之病也，多发于六阴用事之月。发则有虚昏耳鸣之患，久而不治，内障成矣，宜服：

防风羌活汤　治眉棱骨痛而风寒在脑，或感痰湿及脑昏痛，宜此。

防风　川羌活　半夏_{姜制}　黄芩_{酒洗}　南星_{姜制}　北细辛　白术_{土炒}　甘草_炙

川芎_{各等分}

上锉剂，白水二钟，煎至八分，去滓，热服。

此病症专指脑后枕骨痛，多发于六阴所主的季节（阴历五月至十月）。发作时体虚头昏兼有耳鸣，病久而不治，即成内障，宜服：

防风羌活汤　治疗眉棱骨痛，而风寒病邪在脑，或感痰湿及头脑昏痛，宜服此方。

防风　川羌活　半夏_{姜制}　黄芩_{酒洗}　南星_{姜制}　北细辛　白术_{土炒}　甘草_炙

川芎_{各等分}

上锉剂，白水二钟，煎至八分，去滓，热服。

子和搜风丸　治风热上攻，眼昏耳鸣，鼻塞头痛，眩运，逆痰涎嗽，心腹疼痛，大小便涩滞。

人参　茯苓　天南星_{姜制}　苏薄荷_{各五钱}　黄芩_{酒炒}　半夏_{姜制}　干生姜　寒水石

蛤粉　大黄　生白矾_{各一两}　黑牵牛　滑石_{各一两}　藿香_{二钱}

上为细末，水迭为丸，如桐子大。每服二三钱，量其体之虚实酌用，生姜汤送下，日进三服。

按：此方名为搜风，其实乃下实热痰症药也。

子和搜风丸　治疗风热上攻，眼昏耳鸣，鼻塞头痛，眩晕，咳嗽吐痰，心腹疼痛，大小便涩滞不畅。

人参　茯苓　天南星_{姜制}　苏薄荷_{各五钱}　黄芩_{酒炒}　半夏_{姜制}　干生姜　寒水石

蛤粉　大黄　生白矾_{各一两}　黑牵牛　滑石_{各一两}　藿香_{二钱}

上为细末，水泛为丸，如桐子大。每服二三钱，量其体之虚实酌用，生姜汤送下，日进三服。

按语：此方名为搜风，实质上选用清实热，祛痰症之药。

磁石丸　治以上头风变成内障。

磁石_{烧红醋淬三次}　干姜_炒　五味子_炒　牡丹皮　玄参_{各一钱}　附子_{炮，二钱}

上为细末，炼蜜为丸，如桐子大。每服十九，食前，茶清送下。

磁石丸　治以上头风变成内障者。

磁石_{烧红醋淬三次}　干姜_炒　五味子_炒　牡丹皮　玄参_{各一钱}　附子_{炮，二钱}

上为细末，炼蜜为丸，如桐子大。每服十丸，食前，茶清送下。

目赤

戴复庵云：赤眼有数种，气毒赤者，热壅赤者，有时眼赤者，无非血壅肝经所致。盖肝主血，通窍于眼；赤，血病也。

戴复庵说：眼睛发红的情况有很多种，如气毒目赤，热壅目赤，季节性目赤，此症多为血壅肝经所致。大概是由于肝主血，开窍于目的缘故；眼睛发红者，归为血病。

瘀血灌睛症

无端瘀血灌睛丹，丧目亡明是祸端。变症蜂生休小视，急将开导用针砭。

无明显原因出现朱红色的瘀血灌睛症，最终可致双目失明。若有变生他症，切勿忽视，及时针刺以开瘀导滞。

此症为目病最毒，举世无知。若人偏执己见，不用开砭者，其目必坏。初起不过红赤，次后紫胀，及白睛胀起，甚则胀为形如蝦座。盖其病乃血灌睛中，滞塞不通。在睥则肿胀如杯、椒疮之患；在珠则白轮涌起、凝脂黄膜、痕癖成窟、花翳白陷、鹘眼凝睛等恶症。失治者，必有青黄牒出、癖凸之祸。凡见白珠赤紫，睥肿，虬筋紫胀，敷点不退，必有瘀滞在内。可翻睥内视之，若睥肉已发泛浮，椒疮、粟疮者，皆用导之之法；不然，变症生矣。宜服：

安珠散　治眼患瘀血灌睛，恶血不散。

槐花　生地黄　白芷　炒栀子　荆芥　龙胆草　黄芩_{酒炒}　赤芍药　甘草
当归尾_{各等分}

上为末，每服三钱，白水二钟，煎至八分，去滓，热服。春加大黄泻肝；夏加黄连泻心；秋加桑白皮泻肺。

此病症为目病中最严重的一种，世人很少知道。若患者固执己见，不用针刺开导治疗，则其患目预后必差。疾病初起时目珠红赤，继而紫胀，然后白睛胀起，甚至肿胀形如虾座。大概是因为此病为血液灌注眼睛，滞塞不通所致。眼睑肿胀如杯、并生椒疮；目珠可并生白睛肿起、状如凝脂黄膜的翳障、黑睛溃疡、花翳白陷、鹘眼凝睛等重症。治疗不当，可致黑睛破碎，眼内膏汁外溢，角膜溃疡等并发症。凡见到白睛赤紫，眼睑肿胀，白睛血管发紫胀起，外敷点眼，但症状不退者，必是内有瘀滞。可翻转眼睑以便观察，若眼睑肿胀，兼有椒疮、粟疮的患者，都可以用开导的方法治疗，否则将变生他症。宜服：

安珠散　治疗眼患瘀血灌睛症，败坏之血不散者。

槐花　生地黄　白芷　炒栀子　荆芥　龙胆草　黄芩_{酒炒}　赤芍药　甘草

当归尾_{各等分}

上为末，每服三钱，白水二钟，煎至八分，去滓，热服。春加大黄泻肝；夏加黄连泻心；秋加桑白皮泻肺。

宣明丸　治眼内瘀血灌睛，赤肿涩痛，火热壅上。

赤芍药　当归尾　黄连　大黄　生地黄　薄荷叶　黄芩　川芎_{各等分}

上为末，炼蜜为丸，如桐子大。每服三钱，食后，米饮送下。

宣明丸　治疗眼内瘀血灌睛，目珠赤肿涩痛，火热壅积于上。

赤芍药　当归尾　黄连　大黄　生地黄　薄荷叶　黄芩　川芎_{各等分}

上为末，炼蜜为丸，如桐子大。每服三钱，食后，米饮送下。

血灌瞳神症

血灌瞳神病最奇，世之患者亦云稀。神膏胆汁俱伤损，急急医时亦是迟。

血灌瞳神病最为特殊，世人患此病者较少。神膏胆汁均受损，即便及时就医也为时已晚。

此症谓视瞳神不见黑莹，但见一点鲜红，甚则紫浊。病为甚危，初起一二日尚可救，迟则救亦不愈。盖肾之真一有伤，胆中精汁皆损，元阳正气皆耗，故此一点之神光不见，而血之英色来乘肾部，十患九不治者。今人但见瘀血灌睛，便呼为血灌瞳神，不知血灌瞳神，乃清阳纯和之气已损，其英华血色乘于肾部，命亦不久，岂若火入血分，瘀凝有形之急者比乎。宜服：

坠血明目饮

细辛　人参_{各一钱}　赤芍药　五味子_{十粒}　川芎_{酒洗，炒}　牛膝_{酒洗，炒}　石决明_{醋煅}

生地黄　山药　知母_{盐水洗}　白蒺藜_{研，去刺}　当归尾　防风_{各八分}

上锉剂，白水二钟，煎至八分，去滓，温服。

此病症表现为瞳神处不见本色黑莹，只可见一点鲜红色，甚至色紫质浊。病情危急，初起一二日内尚可医治，日久即使救治亦不会痊愈。大概是伤及肾之真元，胆中精汁皆受损，元阳和正气皆有亏耗，故此因遮蔽而使目失神光不可视物，血色侵犯瞳神，九成的患者不能医治。现在世人只要见到瘀血灌睛，便称之为血灌瞳神，却不知血灌瞳神症，乃是清阳纯和之气受损，血色侵犯瞳神所致，患者的性命亦不能长久，此症不是因火入血分，瘀血凝积聚于睛珠的瘀血灌睛症可比的。宜服：

坠血明目饮

细辛　人参_{各一钱}　赤芍药　五味子_{十粒}　川芎_{酒洗，炒}　牛膝_{酒洗，炒}　石决明_{醋煅}

生地黄　山药　知母_{盐水洗}　白蒺藜_{研，去刺}　当归尾　防风_{各八分}

上锉剂，白水二钟，煎至八分，去滓，温服。

摩挲石散

摩挲石_{少许}　曾青　龙脑　石胆_{各等分}

上研极细腻粉，每日早晨，夜后点眼。

摩挲石散

摩挲石_{少许}　曾青　龙脑　石胆_{各等分}

上研极细腻粉，每日早晨，夜后点眼。

落红散　治血灌瞳神，致成红障。

穿山甲_炒　桔梗_炒　硇砂_{研细，另入}　人蜕_{焙，各三钱}　谷精草_{纸焙}　蝉蜕_{去头足}

蛇蜕_{蝉蛇二蜕洗净，入甘草水，焙干}　鹅不食草_{纸焙烘干，为末，各一钱}

上为细末，吹入鼻中，次日以筒吸目，渐次为之，自然障落。

造吸筒法：或用好铜，打成漏斗相似，筒上留一窍，用猪脂薄皮扎筒窍上。如临用时，以筒口安病目上，医者吸气一口。次看其翳轻重，渐吸则渐除矣。

落红散　治疗血灌瞳神，形成红障者。

穿山甲_炒 桔梗_炒 硇砂_{研细，另入} 人蜕_{焙，各三钱} 谷精草_{纸焙} 蝉蜕_{去头足}

蛇蜕_{蝉蛇二蜕洗净，入甘草水，焙干} 鹅不食草_{纸烘干，为末，各一钱}

上为细末，吹入鼻中，次日以筒吸目，渐次为之，自然障落。

造吸筒的方法：用质地较好的铜器，打造成与漏斗相似的形状，筒上留一个小孔，用猪脂薄皮扎筒孔上。要用的时候，把筒口置于患目之上，医生吸一口气。观察其障翳的轻重程度，坚持治疗，障翳则会逐渐消除。

色似胭脂症

白珠火滞血难通，色似胭脂染抹红。清肺制金频散血，莫教久滞在轮中。

火热壅滞白睛致血液流通不畅，颜色如胭脂般红赤。要清肺并制约肺金，频散瘀血，莫让瘀血常留在气轮（白睛）中。

此症，白睛不论上下左右，但见一片或一点红血，俨似胭脂抹者是也。此因血热妄行，不循经络，偶然客游肺膜之内，滞而成患。常有因嗽起者，皆肺气不清之故，须以清肺散热之剂、外点药逐之。宜服：

退赤散

桑白皮_{蜜制} 甘草 牡丹皮_{酒洗} 黄芩_{酒炒} 天花粉 桔梗 赤芍药 归尾

瓜蒌仁_{去壳油，为霜，各等分}

上为细末，每服二钱，麦门冬去心，煎汤，调下。

此病症，白睛不论上下左右，只要见到有一片或是一点红血，俨然如胭脂涂抹即是。此症因血热妄行，不循经络，偶有外溢至白睛各层内，血液留滞而成。常有因咳嗽而病发者，这是肺气不清所致，需内服清肺散热之剂，配合点眼以祛除病邪。宜服：

退赤散

桑白皮_{蜜制} 甘草 牡丹皮_{酒洗} 黄芩_{酒炒} 天花粉 桔梗 赤芍药 归尾

瓜蒌仁_{去壳油，为霜，各等分}

上为细末，每服二钱，麦门冬去心，煎汤，调下。

赤丝虬脉症

赤丝虬脉，起自白睛。纵横赤脉，绕在风轮。虬来粗细，各有重轻，燥热湿热，涩急羞明。或痒或痛，或泪如倾。或不疼痒，只是昏朦。勿视天行赤热，勿视赤脉贯睛。

久而不治，变症蜂生。量其虚实，治以安宁。

赤丝虬脉症，病起于白睛。赤脉纵横，围绕在风轮。虬脉（鼓起的血管）粗细不等，程度轻重不同。燥热湿热，沙涩畏光。或痒或痛，或流泪不止。或不疼不痒，只是视物昏朦。和天行赤热症与赤脉贯睛症皆有不同。病程日久而不治疗，则变生他症。辨清疾病虚实，遣方用药，祛病安宁。

此症谓气轮有丝脉赤虬，常时如是者，或因目病初起失养，致血滞于络而赤者。其病生在气轮，白珠有丝脉纵横，或稀密粗细不等，但久而不愈，非诸赤热之比。若只赤虬昏昧，涩紧不爽，或有微泪湿热者轻，因犯戒传变者重，若脉多赤乱，兼以枯涩而紧痛，泪湿而烂肿者，看从何部分来，或穿连某位，即别其所患在何经络，或传或变，自病合病等症；分其生克乘制，然后因症分经以治之。凡见丝脉乱紫，内服外点，点时细缩，不点即胀，及因激动病变者，珠虽不紫，睥虽不肿，亦有滞在络中幽深之所，故未胀出耳。须揭开上睥深处看之，其内必有不平之色。因其滞而量其轻重，各略导之；不可太过，过则伤其真血，水亏膏涩，昏弱之患至矣。宜服点并行。

退热散

赤芍药　黄连_炒　木通　生地黄　炒栀仁　黄柏_{盐水炒}　黄芩_{酒炒}　当归尾

甘草梢　丹皮_{各等分}

上为末，每服五钱，白水二钟，煎至八分，去滓，热服。

此症表现为气轮（白睛）上有丝脉赤虬（突起的毛细血管），经常有这种症状的患者可能是因为目病初起时，失于荣养，致使血液留滞眼络而发红。病位在气轮，白睛上有较多的丝脉分布，稀密粗细均不同，病久而不愈，和天行赤热，暴风客热等症不同。若仅有赤虬伴目昏不明，眼睛沙涩发紧而致不爽，或微有泪流兼湿热症状者，其病情较轻；因违犯禁忌而致病情较重，赤脉分布杂乱，兼有眼睛干涩、发紧、疼痛，流泪较多且眼睑皮肤溃烂肿胀。观察丝脉从何处起，或与哪个部位相连，即可辨别病邪所在的经络，有无传变，是单一发病还是合并他症。分析五行生克乘制的规律，根据症状辨其患病所在经络，从而采取合理的治疗措施。凡是丝脉杂乱色紫者，要内服合并外点用药，点眼赤脉即可收缩，不点则即肿胀，有因情绪激动而发病者，目珠虽不发紫，眼睑虽不肿胀，亦是瘀滞藏于眼络深处，因此外无肿胀而已；须将上眼睑翻转后观察深处，其内必有不正常之处。因有瘀滞，治疗时要根据病情轻重，合理行开导之法；不可开导太过，太过则损伤真血，致使水液亏耗，神膏干涩，视物昏弱。宜内服和外用点眼同时进行。

退热散

赤芍药　黄连_炒　木通　生地黄　炒栀仁　黄柏_{盐水炒}　黄芩_{酒炒}　当归尾
甘草梢　丹皮_{各等分}

上为末，每服五钱，白水二钟，煎至八分，去滓，热服。

点眼蕤仁膏　治风热眼，飞血赤脉，痒痛无定。

蕤仁_{去壳，去皮、心、膜、油，取霜，五钱}　好酥_{一栗子大}

上将蕤仁与酥和匀，研摊碗内，用艾一小团，烧烟出，将碗覆烟上熏，待艾烟尽即止，重研匀，每以麻子大，点眼两眦头，日二度。

点眼蕤仁膏　治风热眼，飞血赤脉（类似赤丝虬脉症），时痛时痒者。

蕤仁_{去壳，去皮、心、膜、油，取霜，五钱}　好酥_{一栗子大}

上药将蕤仁与酥和匀，研磨后平摊在碗内，烧一小团艾草，直至冒烟，将碗覆在烟上熏，待艾草燃尽，烟消即止，重新研匀，每次取麻子大小，点在眼睛两眦处，每日两次。

白痛

白眼痛有表里等症。或疼极而痛，从外走内者，宜温之、散之。有不红肿而涩痛者，火伏气分，泻白散为主。有白珠变青蓝色，乃郁邪蒸逼，走散珠中，亟宜调气以养之。

白眼疼痛有表里证之分。或疼极而痛，白睛有赤脉从上而下，治法宜温、宜散。或有眼睛不红肿而涩痛，乃气分有热，泻白散主之。或白睛变成青蓝色，为病邪郁滞蒸腾，侵袭睛珠，宜调节气机，荣养患目。

白涩症

不肿不赤，爽快不得。沙涩昏朦，名曰白涩。气分伏隐，脾肺湿热。

眼睛不肿不红，自觉不爽。沙涩昏朦，名为白涩症。缘病邪伏隐于气分，脾肺二经有湿热。

此症南人俗呼白赤眼，其病不肿不赤，只是涩痛。乃气分隐伏之火，脾肺络有湿热。秋天多患此，欲称稻芒赤目者，是也。

桑白皮汤

桑白皮_{钱半}　泽泻　黑玄参_{各八分}　甘草_{二分半}　麦门冬_{去心}　黄芩　旋覆花_{各一钱}

菊花_{五分}　地骨皮　桔梗　白茯苓_{各七分}

上锉剂，白水二钟，煎至八分，去滓，温服。

此病症在南方称为白赤眼，眼睛不肿不红，只是沙涩疼痛。乃气分伏火，脾肺二络有湿热所致。秋天多患此病，即俗称稻芒赤目病。

桑白皮汤

桑白皮_{钱半}　泽泻　黑玄参_{各八分}　甘草_{二分半}　麦门冬_{去心}　黄芩　旋覆花_{各一钱}

菊花_{五分}　地骨皮　桔梗　白茯苓_{各七分}

上锉剂，白水二钟，煎至八分，去滓，温服。

白珠俱青症

邪攻精液神膏走，色变青蓝无白珠。急访明医求妙手，免教走尽悔之迟。

病邪内攻精液神膏，使其减少，白珠即变为青蓝色。要及时找医术高明的医生治疗，以免耽误病情，酿成大祸。

此症乃目之白睛忽变青蓝色也，病症尤急。盖气轮本白，被郁邪蒸逼，走入珠中，膏汁游出，入于气轮之内，故色变青蓝。瞳神必有大小之患，失治者，瞳神损而终身痼疾矣。宜服：

天麻汤

天麻　家菊花　川芎　当归身　羌活　白芍药　甘草_{各等分}

上锉剂，白水二钟，煎至八分，去滓，食后，热服。

伤寒症后白珠青者，加柴胡、麦门冬_{去心}、黄芩、天花粉；毒气所攻白珠青者，加黄芩、牛蒡子_{炒，研}、连翘、黄连。

还阴救苦汤见卷二。

此病症主要是白睛突然变成青蓝色，病情较急。大概是因为气轮本为白色，病邪在内郁滞熏蒸，外溢目珠，膏汁流出，散入气轮之内，因此变成青蓝色。瞳神必受牵连，或大或小，如果没有及时治疗，瞳神将受损而成终身难治眼疾。宜服：

天麻汤

天麻　家菊花　川芎　当归身　羌活　白芍药　甘草_{各等分}

上锉剂，白水二钟，煎至八分，去滓，食后，热服。

患伤寒疟后白珠变青者，加柴胡、麦门冬_{去心}、黄芩、天花粉；毒邪攻袭白珠变青者，加黄芩、牛蒡子_{炒，研}、连翘、黄连。

还阴救苦汤见卷二。

目痒

痒，有因风、因火、因血虚而痒者，大约以降火为主。然有为血行而痒，目将复明。火散发痒，宜平肝滋荣为主。

目痒症，有因风、因火、因血虚而痒，治疗上大致以降火为主。然而有随血液流动而痒者，目将复明。因火郁散发致痒者，宜平肝滋荣为主。

痒如虫行症

痒如虫行，病属肝心。无病而痒，病始来侵。有疾而痒，其病愈深。常时小痒，又当辨明。轻重进退，宜审其因。

痒如虫行症，病属肝、心二经。无病而痒为疾病初起。本身有病而发痒，表明病情加重。正常人平时也会有轻度的痒感，要与本病区分清楚。病情轻重及病程进退，宜仔细审清因由。

此症非谓常时小痒之轻，乃如虫行之痒，不可忍者。须验目上有无形症，决其病之进退。至于有障无障，皆有痒极之患。病源非一：有风邪之痒；有邪退火息，气血得行，脉络通畅而痒。大抵，有病之目，久不治而作痒者，痒一番则病重一番；若医治用药后而痒者，病必去速；若痒极难当，时时频作，目觉低陷者，命亦不久矣；有痒极而目脱者，死期近矣。痒而泪多者，血虚夹火。大抵，痛属实，痒属虚，虽有火，亦是邪火乘虚而入，非其本病也。宜服：

驱风一字散　治目痒极难忍。

川乌_炮　川芎　荆芥穗_{各五钱}　羌活　防风_{各二两五钱}

上为细末，每服二钱，食后，苏薄荷汤调下。

　　此病症并非常时轻微的发痒，而是如虫爬行，无法忍耐。需先检查眼睛有无明确的客观症候，了解病情进退情况。无论有无眼障，都有眼痒至极的症状。引起此病的原因很多：有因风邪而致痒；有病邪消退、火热熄灭，气血得以运行，脉络通畅而导致的痒。大抵可概括为，本来患有目病，病久不治而出现眼痒，痒一次则病情加重一次；若医治用药之后出现眼痒，表示目疾很快就会痊愈；若痒时难以忍受，频繁发作，自觉目珠凹陷，命将不会长久；有痒极并眼珠突出眼眶者，死期将至。眼痒并眼泪较多者，是血虚夹火。大概痛属实证，痒属虚证，虽然有火，亦是邪火趁虚而入，非直接引起本病的火。宜服：

驱风一字散　治目痒极难忍。

川乌_炮　川芎　荆芥穗_{各五钱}　羌活　防风_{各二两五钱}

上为细末，每服二钱，食后，苏薄荷汤调下。

人参羌活汤　治肝热，涩痒昏朦。

赤茯苓　人参　羌活　独活　地骨皮　川芎　柴胡　桔梗　细甘草　枳壳

前胡天麻_{各等分}

上锉剂，白水二钟，煎至八分，去滓，热服。痒甚者加防风、荆芥穗。

人参羌活汤　治肝热，涩痒昏朦。

赤茯苓　人参　羌活　独活　地骨皮　川芎　柴胡　桔梗　细甘草　枳壳

前胡天麻_{各等分}

上锉剂，白水二钟，煎至八分，去滓，热服。痒甚者加防风、荆芥穗。

　　广大重明汤　治两目睑赤，烂热肿痛，目胞胀，及眼睑痒极，抓至破烂，眼楞生疮痂，目多眵痛，瘾涩难开。

防风　川花椒　龙胆草　甘草　细辛_{各等分}

上锉如麻豆许大，内甘草不锉，只作一挺。先以水一大碗半，煎龙胆草一味，干一半，再入余三味，煎至小半碗，去滓，用清汁带热洗，以重汤炖令极热。日用五七次，洗毕，合眼须史，痒亦减矣。

广大重明汤　治两眼睑边缘发红，烂热肿痛，胞睑肿胀，以及眼睑极痒，抓至皮肤破烂，睑缘生疮痂，眼眵较多且目痛，隐涩难开。

　防风　川花椒　龙胆草　甘草　细辛各等分

上药切成麻豆大小，其中甘草不切，只作一挺（一根）。先以水一大碗半，煎龙胆草一味，煎干一半，再入其他三味药，煎至小半碗，去滓，用清汁带热洗，以重汤炖令极热。每日用数次，洗完后，闭眼片刻，痒感自减。

肿胀

按：肿胀有风热上攻，有燥火客邪；或黑珠疼甚，或白睛肿痛；皆因肝经实热，或移热于肺，俱宜清火散风治之。

按语：肿胀是风热之邪上攻，燥火之邪侵袭；或是黑睛疼甚，或白睛肿痛；皆是由于肝经实热，或邪热转移至肺部所致，治法上宜清火散风。

肿胀如杯症

肿胀如杯目最疼，泪多怕热与羞明。若侵头脑连眶痛，木火为殃祸不轻。勿使睛中灌瘀血，致教变症似蜂生。

肿胀如杯症表现为目珠最痛，泪多怕热畏光。若侵袭头脑连及眼眶疼痛，那么则是肝火所致的目病，病情不轻。不要等到出现瘀血灌睛，致使变生其他病症。

此症谓目赤痛、睥胀如杯覆也。是邪火有余，肝木受克而火不能生，故火邪反乘虚而为炎燥之病；其珠必疼，而睥亦急硬。若暴风客热而作肿者，必多热泪，而珠疼稍缓，然风热外感易治。若木火内攻，则病退迟，重则瘀滞塞目，血灌睛中，而症变不测，须用开导之法。轻则敷治而退，重则必须开导，此大意也。若敷治不退，退而复来；开导不消，消而复发；痛连头脑，肿愈高而睥愈实，此风热欲成毒也。宜服点：

散热消毒饮子

　牛蒡子研，炒　羌活　黄连　黄芩　苏薄荷　防风　连翘各等分上锉剂，白水二钟，煎至八分，去滓，食后服。

此病症表现为目珠赤痛、眼睑肿胀如杯，是邪火较盛，肝木受克而不能生火，因此，火邪趁虚而入引起炎燥之病；目珠必痛，而眼睑也较快地变硬肿胀。如果是暴风客热症所致的眼肿，流热泪，则目珠的疼痛较缓；风热外感者易治。若肝火内攻，则病程会更长，重则瘀滞塞目，血灌晴中，其症状改变难以预测，需用开导之法。病情轻者，敷药即可痊愈，重者，必须行开导之法，这是治疗的纲要。若敷药治疗症状仍不减退，病情反复；开导亦不消，病情复发；目痛连及头脑，眼愈肿则脾愈实，这是风热欲成毒的表现。宜口服、点眼：

散热消毒饮子

牛蒡子_{研，炒} 羌活 黄连 黄芩 苏薄荷 防风 连翘_{各等分}

上锉剂，白水二钟，煎至八分，去滓，食后服。

金丝膏 治风热上攻，目赤肿痛。

黄连_{二两} 龙胆草 大黄 黄柏_{去皮} 当归 山栀仁_{各一两} 乳香_{去油，研} 硼砂_{明者}

灯芯_{各二钱半} 青竹叶_{一百片} 大枣_{二十枚，去核}

上用水五升，不拘冬夏，浸一时辰，取出，于银、石器内慢火熬。不令大沸，候滓尽汁出，下火放冷。用绢绞取汁，于无风尘处，澄一时辰，去滓，于器内慢火熬令减半，入白蜜半斤同搅，药蜜融合，以箸挑起，有丝则止，放冷。再以夹绢袋滤过，用瓷盒盛之，每取一茶匙许，研龙脑一字，极细，入膏同研一二千遍，令匀，取少许点之。

金丝膏 治风热上攻，目赤肿痛。

黄连_{二两} 龙胆草 大黄 黄柏_{去皮} 当归 山栀仁_{各一两} 乳香_{去油，研} 硼砂_{明者}

灯芯_{各二钱半} 青竹叶_{一百片} 大枣_{二十枚，去核}

上药用水五升，不论冬夏，浸泡一时辰，取出，放入银、石器内慢火熬。不要大滚，待药汁全部熬出，下火放至药冷。用绢布绞汤取汁，在无风尘处，澄一时辰，去滓，于器内用慢火熬至减半，入白蜜半斤同搅，药蜜融合均匀，用筷子挑起，至有黏丝为止，放冷。再用双层绢袋滤过，用瓷盒盛之。每取一茶匙许，研龙脑一字（一钱的四分之一）极细，入膏研数次，令其质地极为细腻，取少许点眼。

状若鱼胞症

白睛努胀起，鱼胞状胮鼆。缘因肺火搏，致为目祸苗。清凉宜早治，依旧复平消。

此症表现为白睛肿胀，似鱼胞状。是因火邪搏斥在肺部，形成本病。早期宜清凉，以祛白睛肿胀之势。

此症，气轮肿起，不紫不赤，或水红，或白色，状若鱼胞，乃气分之病，不用开导，惟宜清凉，自然消复。若头疼泪热，及内燥而赤脉多者，防有变症。宜服：

玄参饮　治肺脏积热，白睛肿胀，遮盖瞳神，开张不得，赤涩疼痛。

玄参　汉防己　升麻　羚羊角_{锉末}　沙参　车前子　栀子_炒　桑白皮　大黄_{微炒}

火麻仁　杏仁_{去双仁皮尖，汤浸，麸炒黄，各等分}

上锉剂，白水二钟，煎至八分，去滓，热服。

此病症，气轮肿起，不紫不红，或成粉红色，或为白色，状如鱼胞，这是病在气分，不用开导法，只宜清凉施治，自会肿消。若兼有头疼，流热泪，以及内燥并赤脉较多者，要防范变生他症。宜服：

玄参饮　治肺脏积热，白睛肿胀，遮盖瞳神，目不得张，赤涩疼痛。

玄参　汉防己　升麻　羚羊角_{锉末}　沙参　车前子　栀子_炒　桑白皮　大黄_{微炒}

火麻仁　杏仁_{去双仁皮尖，汤浸，麸炒黄，各等分}

上锉剂，白水二钟，煎至八分，去滓，热服。

洗眼青皮汤　治眼白睛肿胀，赤涩痛痒。

葳蕤_{去壳，槌碎}　桑白皮　青皮_{各一钱}　玄参　大黄　栀子仁_{各五分}　青盐_{一分，另入}

竹叶_{十片}

上锉剂，水二钟，煎至一钟，滤去滓，入盐，微热淋洗，冷即再炖热洗。

洗眼青皮汤　治疗白睛肿胀，发红沙涩痛痒。

葳蕤_{去壳，槌碎}　桑白皮　青皮_{各一钱}　玄参　大黄　栀子仁_{各五分}　青盐_{一分，另入}

竹叶_{十片}

上锉剂，水二钟，煎至一钟，滤去滓，入盐，微热淋洗，冷即再炖热洗。

鹘眼凝睛症

眸子起突，转动不得。壅滞不通，三焦闭格。名鹘眼凝睛，防变出之疾。

眼珠受病邪困袭，不能随意转动。壅滞不通，三焦阻塞。此病名为鹘眼凝睛，要谨防变生他症。

此症有项强头痛，面睑赤燥之患。其状目如火赤，绽大，胀于睥间，不能敛运转动；若庙堂凶神之目，犹鹘鸟之眼珠，赤而凝定，故曰鹘眼凝睛。乃三焦闭格，阳邪实盛，亢极之害；风热壅阻，诸络涩滞，目欲爆出矣。先于内迎香、太阳两睥、上星等处，要隘之所，并针而攻治之，宜内服外贴：

泻脑汤

防风　车前子　木通　茺蔚子　茯苓　熟大黄　玄参　玄明粉　桔梗

黄芩_{酒炒，各等分}

上锉剂，白水二钟，煎至八分，去滓，食远，热服。

此病症可见颈项筋肉牵强引痛，面部和眼睑发红燥热。患目充血红赤，眼珠胀大突出，夹在眼睑之间，不能转动；如庙堂之上凶神般的瞠目，如鹘鸟的眼睛，红赤且不能转动，所以称鹘眼凝睛病。这是因为三焦阻塞不通，阳邪盛极造成的眼病；风热壅阻，眼络涩滞不畅，导致目珠突出。在内迎香、太阳两睥、上星等紧要之处，针刺以攻邪。宜内服兼外贴：

泻脑汤

防风　车前子　木通　茺蔚子　茯苓　熟大黄　玄参　玄明粉　桔梗

黄芩_{酒炒，各等分}

上锉剂，白水二钟，煎至八分，去滓，食远，热服。

摩风膏

黄芪　细辛　当归　杏仁_{去皮尖，为霜}　防风　松脂_{各五钱}　白芷_{以上为末}　黄蜡_{各一两}

麻油_{四两}

先将蜡、油溶化，前药共研为细末，慢火熬膏绞入，退其火性，贴太阳穴。

摩风膏

黄芪　细辛　当归　杏仁_{去皮尖，为霜}　防风　松脂_{各五钱}　白芷_{以上为末}　黄蜡_{各一两}

麻油_{四两}

先将黄蜡、麻油溶化，前药共研为细末，慢火熬膏绞入，退其火性，贴敷太阳穴。

旋胪泛起症

气轮自平，水轮尚明。惟风轮而涌起，或赤脉以纵横。肝气独盛，血液欠清。莫使风轮俱突，致损累及瞳神。

气轮形态正常，水轮质清。只有风轮突起，或伴有血丝散布交错。肝气盛实，血液欠清。莫使风轮突起较重，最终累及瞳神。

此症，目病，气轮自平，惟风轮高耸而起也；或有从风轮左边突起，亦有右边突起者。乃肝气独盛，胆液涩而木道滞，火郁风轮，故随火胀起，或上或下，或在左右，各随火之所致，从上胀者多，非比旋螺尖起，已成症而俱凸起、顶尖，不可医者类也。宜服：

泻肝散

升麻　木贼草　细辛　甜葶苈_{酒炒}　黄连_{酒炒}　五灵脂　陈皮　家菊花

黄芩_{酒炒}　赤芍药　大黄_{酒炒}　苏薄荷　防风　栀子仁_炒　甘草　玄明粉_{各等分}

上为细末，每服二钱，食远，白滚汤调下，为剂亦可煎服。年老人加枳壳、厚朴。

此病症，为目病，气轮平复，只有风轮高耸突起；有从风轮左边突起，亦有从右边突起者。乃肝气盛实，胆汁涩滞而致肝气不畅，火邪郁滞在风轮，因此，风轮因火肿胀，突出部位或上或下，或左或右，皆随火邪肿胀，在白睛上部肿胀者较多，和旋螺突起不同，病症已成，惧怕突起更甚、顶部细削，此类病症不可同前医治。宜服：

泻肝散

升麻　木贼草　细辛　甜葶苈_{酒炒}　黄连_{酒炒}　五灵脂　陈皮　家菊花

黄芩_{酒炒}　赤芍药　大黄_{酒炒}　苏薄荷　防风　栀子仁_炒　甘草　玄明粉_{各等分}

上为细末，每服二钱，食远，白滚汤调下，为剂亦可煎服。年老人加枳壳、厚朴。

救睛丸　兼治内障，青盲有翳。

当归身　苍术_{泔水炒}　荆芥穗　蝉蜕_{去头足翅}　草决明_炒　川芎_{酒炒}　苏薄荷　甘草

谷精珠　枳壳_炒　木贼草_{各等分}

上为细末，炼蜜为丸，如弹子大。每服一丸，食后，茶清化下。

救睛丸　兼治内障，以及青盲有翳。

当归身　苍术_{泔水炒}　荆芥穗　蝉蜕_{去头足翅}　草决明_炒　川芎_{酒炒}　苏薄荷　甘草

谷精珠　枳壳_炒　木贼草_{各等分}

上为细末，炼蜜为丸，如弹子大。每服一丸，食后，茶清化下。

珠突出眶症

珠突出眶，疼痛难当。既离两睑，枉觅仙方。虚乃气血之不足，实则暴火之为殃。若然半出，犹可复康。脉络既动，终是无光。

目珠突出眼眶，疼痛难忍。如已脱离眼睑，无方可救。虚证为气血不足所致，实证为火热炽盛。若眼珠仅突出一半，尤可复原。脉络已经受损，终将失明。

此症专言乌睛暴然突出眶外，其与鹘眼症因滞而慢慢胀出者不同。有真元将散，精华衰败，致脉络俱损，痒极揩擦而出者，其人不久必死。有醉酒怒甚及呕吐极而突出者；有因患病热甚，致关格亢极而胀出者；有因怒甚吼哮而挣出者；皆因水衰液少，精血亏损，故脉络涩脆，邪气盛极，火无从出而窍涩，泄之不及，故涌胀而出。有因打扑而出，此亦偶然之祸。凡出虽离两睑，而脉丝未断者，乘热捺入；虽入，脉络损动，终是无光。若虽突而犹含者，易入，光不损；若离睑脉丝络俱断而出者，不能救矣。宜服：

救睛丸

枸杞子　苍术　山栀仁_{炒黑}　赤芍　苏薄荷_{各等分}

上为细末，酒糊为丸，如桐子大。每服三钱，井花凉水送下或凉茶清亦可。少年之人可服，年老之人可服后方。

此病症专指眼珠忽然突出眼眶，与鹘眼凝睛症因瘀滞而逐渐导致目珠胀起者不同。此病有元气将散，精华衰败，导致脉络俱损，痒甚揉擦而致目珠突出者，那么其人不久将死。有醉酒发怒并呕吐较甚而致突出者；有患病热甚，脾肾阴阳极其衰惫而致者；有因怒极吼叫而致者；皆是因为水液衰少，精血亏损而致脉络艰涩脆弱，邪气盛极，火无出处而目窍艰涩，火热之邪泄出不及，由此，涌胀目珠向外突出。有因外伤而致突出者，这是不可预测的状况。凡是眼珠突出，而胞睑上的筋脉丝络未断离者，可以用手将其按入；虽然按进眼眶，但脉络已然受损，患目终将失明。若虽有突出但眼珠尚包在上下眼睑之内，易复原，且不影响视物；若目珠突出眼睑且丝络俱断者，不可再治疗。宜服：

救睛丸

枸杞子　苍术　山栀仁_{炒黑}　赤芍　苏薄荷_{各等分}

上为细末，酒糊为丸，如桐子大。每服三钱，井花凉水送下或凉茶清亦可。少年之人可服，年老之人可服后方。

立退丸　一名定志丸。

硃砂另研，为衣　人参各二钱　天门冬去心，烘干　石菖蒲炒　远志去心　麦冬去心

预知子各一两　白茯苓二两

上为细末，炼蜜为丸，如桐子大。每服一钱五分，茶清送下或沸汤亦可。

立退丸　一名定志丸。

硃砂另研，为衣　人参各二钱　天门冬去心，烘干　石菖蒲炒　远志去心　麦冬去心

预知子各一两　白茯苓二两

上为细末，炼蜜为丸，如桐子大。每服一钱五分，茶清送下或沸汤亦可。

水淋法

治眼睛肿胀突出。新汲凉井水沃眼中，频数换水，眼睛自入。更以麦门冬、桑白皮、栀子仁煎汤，温服。

水淋法

治眼睛肿胀突出。新汲凉井水淋眼中，频频换水，突出的目珠自会回复。更以麦门冬、桑白皮、栀子仁煎汤，温服。

外障

凡赤脉翳初从上而下者，属太阳；以太阳主表，其病必连眉棱骨痛，或脑顶痛，或半边头肿痛是也，治宜温之散之；赤脉翳初从下而上者，或从内眦出外者，皆属阳明；以阳明主里，其症多热，或便实是也，治以下之寒之。赤脉翳初从外眦入内者，为少阳；以少阳主半表半里，治宜和解之。翳膜者，风热重则有之，或斑入眼；此肝气盛而发在表，翳膜乃生在表，明矣，宜发散而去之。若反疏利，则邪气内搐，为翳益深。邪气未定，谓之热翳而浮；邪气已定，谓之冰翳而沉。邪气牢而深者，谓之陷翳；当以焮发之物，使其邪气再动，翳膜乃浮，佐之以退翳之药，而能自去也。病久者不能速效，宜以岁月渐除之。新翳所主表散方，东垣羌活除翳汤；有热者，退云丸之类；焮发陷翳，《保

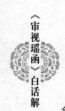
命集》羚羊角散之类；用之，在人消息。若阴虚有热者，兼服神仙退云丸。

若病初赤脉翳从上而下生者，属足太阳经病；因太阳主表，其病必连眉棱骨痛，或脑顶疼痛，或半边头肿痛，治疗上宜温宜散；赤脉翳从下而上生者，或从内眦处向外蔓延者，皆属足阳明经病；因阳明经主里，其症状多为热症，或兼有大便坚实，治疗上当下之寒之。赤脉翳从外眦向内蔓延者，为少阳经病；因少阳经主半表半里证，治法宜和解。翳膜，若风热重则会升发，或有瘢疹上攻目珠；这是肝气盛而发病在表，故翳膜生在表，这是很明显的，宜用发散法去翳。若反用疏利之法，则邪气内积，翳障加深。邪气未聚，则翳障病位表浅；如邪气已聚，则翳障病位较深。邪气顽固而隐藏较深者，称为翳障下陷；当用能够使毒气发散于外的药物，以引发邪气，使翳膜向外升浮，加用退翳之药，翳膜自去。患病久者，效用较缓，宜长期治疗以祛病邪。新发的翳障宜用解表类的药物，如东垣羌活除翳汤；有热证者，退云丸之类；使内陷的翳障外浮，用《保命集》羚羊角散之类；对症用方，病症自消。若阴虚有热者，兼服神仙退云丸。

黄膜上冲症

黄膜上冲病最真，风轮膏内起黄云。白际黑边深处里，直从坎位灌瞳神。只因大便结，最恶是头痛。经络多壅滞，火燥湿炎蒸。错认涌波翳，空令目不明。

黄膜上冲症最真实，风轮和神膏内起黄色云雾状翳膜。白睛与黑睛连接的较深位置处，黄膜自下而上灌注瞳神，同时伴有大便秘结，头痛尤甚。经络多有壅滞，火燥湿邪蒸腾。如果误诊为涌波翳，白白地使目视不明。

此症于风轮下际，坎位之间，神膏之内，有翳生而色黄者，如人指甲根白岩相似；若凝脂之症，但凝脂翳从轮外生，点药可去，此则在膏内，点药所不能及者。若漫及瞳神，其珠必损，不可误认为涌波可缓者之症，此是经络阻塞极甚，三焦关格，火土诸邪之盛实者；故大便秘小便涩，则膏火蒸作脓。若上冲失治，觚凸之患必矣。宜服：

通脾泻胃汤　是症最逆，非一方可疗，当究脉之虚实，当随所因，置方施治可也。

麦门冬 去心　茺蔚子 各一钱半　知母　玄参　车前子　软石膏 煅　防风 各一钱

黄芩　天门冬　熟大黄 各七分

上锉剂，白水二钟，煎至八分，食远服。热甚者加玄明粉一钱。

此病症起于风轮下缘，角巩膜六点钟处，神膏之内，有黄色的翳膜生成，外观上与人指甲根部弧影相似；如凝脂病症，但凝脂翳病发于风轮的外部，用药点眼即可退去，此病的翳膜在神膏内，即使点眼药也不会消退。若漫及瞳神，则目珠必然受损，不可误诊为涌波翳等发病较缓的病症，这是由于经络极度阻塞，三焦不通，火土之邪盛实所致；因此，出现大便秘结，小便艰涩，而火邪蒸腾神膏生成积脓。若脓液上冲治疗不当，必有目珠破损之患。宜服：

通脾泻胃汤　此症最为逆乱，非单一方药可治，应当研究脉象的虚实，根据病因遣方用药，方可施治。

麦门冬_{去心}　茺蔚子_{各一钱半}　知母　玄参　车前子　软石膏_煅　防风_{各一钱}
黄芩　天门冬　熟大黄_{各七分}
上锉剂，白水二钟，煎至八分，食远服。热甚者加玄明粉一钱。

立应散　治内外障翳，昏涩多泪及暴赤眼。一切目疾，并皆治之，三次嚏鼻。
鹅不食草_{洗净，晒干}　香白芷_洗　当归_{去须，洗}　羊踯躅花_{减半}　川附子_{炮，去皮脐}
雄黄_{另研，后入，各等分}
上为细末，入麝香少许，和匀。含水嚏鼻内，去尽浊涕，泪出为度。

立应散　治内外障翳，昏涩多泪及眼睛突发红赤。一切目疾，可一并治之，每日三次吸入鼻内。
鹅不食草_{洗净，晒干}　香白芷_洗　当归_{去须，洗}　羊踯躅花_{减半}　川附子_{炮，去皮脐}
雄黄_{另研，后入，各等分}
上为细末，入麝香少许，和匀。含水将药粉吹入鼻内，去尽浊涕，泪出为度。

赤膜下垂症

赤膜下垂脑蕴热，珠若痛时有滞血。要求变症不生时，上睥瘀血须开决。

赤膜下垂是由脑窍蕴热所致，目珠疼痛时表示内有血滞。要避免变生他症，先要开导上眼睑的瘀血。

此症初起甚薄，次后甚大，大者病急。其患有障，色赤，多赤脉，从白轮贯下也；而黑珠上半边，近白际，起障一片，仍有赤丝牵绊，障大丝粗，赤甚泪涩，珠疼头痛者，病急而有变；丝细少，色微赤，珠不疼，头不痛者，缓而不变。亦有珠虽不疼，头亦不痛，若无他症；或只涩赤而生薄障，障上仍有细丝牵绊；或于障边丝下仍起星数点，此星亦是凝脂之微病也；此等皆是火在内滞之患，其病尚轻，治亦当善。盖无形之火，潜入膏内，故作是疾，非比有形血热之重也。若障上有丝，及星生于丝梢，皆是退迟之病；为接得丝脉中生气，故勿生而难退。虽然退迟，翳薄丝细赤不甚者，只用善逐之足矣；至于甚者，不得已而开导之。大抵，白珠上半边有赤脉生起，垂下黑珠者，不论多寡，但有疼痛虬赤，便是凶症。纵是丝少赤微，或粗细连断，或贯瞳神，或翳薄翳厚，皆是恶症；便是可治，亦当耐久。此症系湿热在脑，幽隐之火，深潜在络，故有此脉之赤，四围虽无瘀血，其深处亦有积滞。缘滞尚深而火尚伏，故未甚耳；一旦触动，则其患逆发，疾亦甚矣。内见涩滞，外有此病，轻者消散，重者开导，此一定之治法也。宜服：

皂角丸　治内外一切障膜。此药能消膜除翳，治十六般内障，同生熟地黄丸用之，神效。

穿山甲_炒　蝉蜕　白术_{土炒}　玄精石_{生用}　谷精草　当归_{酒洗}　茯苓　木贼草

赤芍药_{各一两}　龙蜕_{七条，炒}　连翘_{一两半}　刺猬皮_{蛤粉炒}　龙胆草_炒　菊花_{各两半}

人参　真川芎_{各五钱}　猬猪爪_{三十枚，蛤粉炒}

上为细末。一半入猪牙皂角二条，烧灰，和匀，炼蜜为丸，如桐子大。每服三十丸，空心，杏仁汤送下。一半入仙灵脾一两，为末，和匀，每服一钱，用猪肝夹药煮熟，细嚼。及用原汁汤送下，每日进三服。

此病症初起时翳膜较薄，渐渐变大，变大者病情较急。此病有障翳生成，色赤，多有赤脉（充血的毛细血管），从白睛上方纵贯而下；而黑睛的上缘，近白睛处，有一片障翳，血管牵连附着其上，翳膜较大、隆起的丝脉（毛细血管）较粗，目珠红赤，沙涩流泪，目痛兼头痛者，病情急骤可变生他病；赤丝细少，色微红，目珠不疼，头不痛者，病情较缓且无变症。也有无目痛头痛，无其他症状者；或只有目赤沙涩，障膜上有细小的丝脉附着；或在障翳边缘下方有星点状物，此为凝脂病症的表现；以上这些情况皆因内有火滞，病情尚轻，预后较好。大概是无形之火，潜入神膏，发为本病，不如有形的血热致病重。若障膜上有丝脉，有星状物在新生的丝脉末端生成，都是病程较长的表现；为汲取丝脉中的营养生气，故勿生而难以消退。虽然消退较慢，但翳膜较薄而其上丝脉较细，色微红者，用药不必过猛，疗效自见；相应症状较重者，必用开导之法。大概是因为白睛上半边有赤脉生成，下垂至黑睛，不论数量多少，只要有痛感、血管隆起发红者，便是凶症的表现。纵然丝脉较少、色微红，或粗细连断，或贯纵瞳神，翳膜或薄或厚，皆是恶症；即使可以治疗，病程也较长。此病症是湿热在脑，火邪潜伏在经络，因此，丝脉红赤，四周虽无瘀血表现，但深处亦有积滞。只是因为位置较深而火邪伏隐，未发病罢了；一旦触邪，则疾病发作猛烈，病情较重。内有涩滞者，在外即有此病，轻者用消散法，重者宜开导法，这是常规的治疗方法。宜服：

皂角丸　治内外一切障膜。此药能消膜除翳，治疗各种内障，并生熟地黄丸同用，效用如神。

穿山甲_炒　蝉蜕　白术_{土炒}　玄精石_{生用}　谷精草　当归_{酒洗}　茯苓　木贼草

赤芍药_{各一两}　龙蜕_{七条，炒}　连翘_{一两半}　刺猬皮_{蛤粉炒}　龙胆草_炒　菊花_{各两半}

人参　真川芎_{各五钱}　獖猪爪_{三十枚，蛤粉炒}

上药研为细末。一半加入猪牙皂角二条，烧成灰，和匀，炼蜜为丸，如桐子大。每服三十丸，空腹，杏仁汤送服。另一半加入仙灵脾一两，研为末，和匀，每服一钱，用猪肝夹药煮熟，细嚼。用原汁汤送下，每日三次。

洗眼金丝膏　治远年近月翳膜遮睛、攀睛胬肉、昏暗泪多、瞻视不明；或风气攻注，睑生风粟；或连眶赤烂，怕日羞明，隐涩难开。

黄连_{去须，五钱}　雄黄_{研飞，二钱}　麝香_{另研，三分}　赤芍药　硃砂_{另研}　乳香_{另研}　硼砂_{另研}
当归尾_{各二钱五分}

上为细末，后入研药拌匀，再研，炼蜜为丸，如皂角子大。每用一丸，安净盏内，沸汤泡开，于无风处洗。药冷，闭目少时，候三两时辰，再煨热，依前洗，一圆可洗三五次，勿犯铜铁器内洗，如暴赤眼肿者，不可洗也。

洗眼金丝膏　治常年有病但近日发作的翳膜遮睛、胬肉攀睛、目昏多泪、目视不明；或风邪攻注，睑生粟疮；或眼眶赤烂，怕日畏光，眼睛沙涩难开。

黄连_{去须，五钱}　雄黄_{研飞，二钱}　麝香_{另研，三分}　赤芍药　硃砂_{另研}　乳香_{另研}　硼砂_{另研}
当归尾_{各二钱五分}

上药研为细末，反复多次研磨，拌匀，炼蜜为丸，如皂角子大。每用一丸，在干净的茶盏内，用滚水泡开，在无风处外洗患目。待药汁冷却，闭目一段时间，待两三个时辰后，再加热，照前法洗眼。一个药丸可洗三五次，不要将药汁置于铜器内外洗，若眼睛突发红赤肿胀，不可洗。

凝脂翳症

若问凝脂翳，世人皆不识。此是祸之端，变症不可测。血滞神膏伤，气壅经络涩。热向脑中催，脓攻如风急。有瓣或无瓣，嫩而带黄色，长大不多时，盲瞽定可必。缓则膏俱伤，非枯应是凸。若不急早医，当作终身疾。

若问凝脂翳，世人皆不知晓。这是造成眼祸的起因，其变症不可预测。血液郁滞，伤及神膏，气机壅滞，经络艰涩。热邪袭脑，脓液攻眼迅速。角膜溃疡或有或无，质嫩而色黄。翳障形成没多长时间，就会出现盲眼。病情较缓时神膏皆伤，不是枯涩就是凸起。若不及早救治，当成终身之患。

此症为病最急，昏瞽者十有七八。其病非一端：起在风轮上，有点，初起如星，色白，中有瓣，如针刺伤，后渐长大，变为黄色，瓣亦渐大为窟者；有初起如星，色白无瓣，后渐大而变色黄，始变出瓣者；有初起便带鹅黄色，或有瓣无瓣，后渐渐变大者；或初起便成一片如障，大而厚，色白而嫩或色淡黄，或有瓣无瓣而变者。或有障，又于障内变出一块如黄脂者；或先有痕瓣，后变出凝脂一片者；所变不一，为祸则同。大法，不问星障，但见起时肥浮脆嫩，能大而色黄，善变而速长者，即此症也。初起时微小，次后渐大，甚则为窟、为漏、为蟹睛，内消精膏，外为枯凸，或气极有声，爆出稠水而破者；此皆郁迫之极，蒸灼肝胆二络，清气受伤，是以漫及神膏。溃坏虽迟，不过旬日而损及瞳神。若四围见有瘀滞者，因血阻滞道路，清汁不得升运之故；若四围不见瘀赤之甚者，其内络深处，必有阻滞。凡见此症，必当昼夜医治。若迟，待长大而蔽满黑睛者，虽救得珠完，亦带疾矣。治后，珠上必有白障，如鱼鳞，外圆翳等状，终身不能脱；若结在当中则视昏眇耳。凡目病有此症起，但有头疼珠痛，二便燥涩，即是极重之症；二便通利，祸亦稍缓；有一于斯，尤为可畏。世之治者，多不能识其患者，为害甚矣。宜服：

四顺清凉饮子

当归身　龙胆草酒洗，炒　黄芩　桑皮蜜制　车前子　生地黄　赤芍　枳壳各八分

炙甘草三分　熟大黄　防风　川芎　川黄连炒　木贼草　羌活　柴胡各六分

上锉剂，白水二钟，煎至八分，去滓，食远服。

此症病情最急，十有七八会致目盲。症状表现并非一种：起在风轮上，呈点状，初起时如星点，色白，中央有溃疡，如针刺受伤，后逐渐长大，变成黄色，溃疡也逐渐变大形成孔洞；有初起如星点，色白无溃疡，后逐渐变大而成黄色，才形成溃疡；有初起时便呈淡黄色，溃疡或有或无，逐渐变大；或初起时，即如翳障成片状，翳膜大且厚，色白而质嫩或色淡黄，溃疡或有或无。或者本身有障翳，在障翳内变生出一块如黄脂状溃疡；或先有溃疡，后变生出一片凝脂翳；变生伴随的症状皆不一致，但造成的眼病却是一样的。基本法则为不管星点障翳，只要初起时有肥浮脆嫩的溃疡，能变大且色黄，多变且生长较快者，即为此症。初起时溃疡细小，后逐渐变大，甚至

为孔、为漏、为蟹睛，在内消耗精液神膏，在外枯涩凸起，或气极有声，眼内膏液破裂溢出；这都是因为病邪郁滞厚积至极，熏灼肝胆二络，伤及清气，导致扩散至神膏。虽然过段时间才会溃破，但不过十日便会损及瞳神。若病位四周有瘀滞的表现，这是血液阻滞通道，清汁不能升运所致；若四周不见瘀滞者，在内络的深处，必有阻滞。凡是见到此病症的患者，一定要不分昼夜及时诊治。若延误治疗，待翳膜长大遮蔽全部黑睛，即使用药医治，能够保持眼珠外形的完整，但也伴有其他的目病。治疗后黑睛上必有白色的障翳，如鱼鳞障症，圆翳外障等障翳形态，终身不消；若白障形成在黑睛中央，则视物昏花不清。凡是有此病症的目病，只有头疼目痛，二便干燥艰涩者，即是极重之症；二便通利者，病情稍缓；只要有其中之一的症状，就要特别重视。世人治疗目病，却多不能辨明此病，对患者带来极大的危害。宜服：

四顺清凉饮子

当归身　龙胆草_{酒洗，炒}　黄芩　桑皮_{蜜制}　车前子　生地黄　赤芍　枳壳_{各八分}

炙甘草_{三分}　熟大黄　防风　川芎　川黄连_炒　木贼草　羌活　柴胡_{各六分}

上锉剂，白水二钟，煎至八分，去滓，食远服。

花翳白陷症

凝脂四边起，膏伤目坏矣。风轮变白膏，低陷如半秕。虽是见瞳神，终归难料理。

凝脂从四边长起，伤及神膏，损坏目珠。风轮变成白膏状，向内凹陷如中空的谷粒。虽然可见到瞳神，但预后很差。

此症因火烁络内，膏液蒸伤，凝脂从四周起而漫神珠，故风轮皆白或微黄色，视之与混障相似而嫩者。其病白轮之际，四围生翳，而渐渐厚阔，中间尚青未满者，瞳神尚见，只是四围皆起，中间低陷，此金克木之祸也；或于脂内下边起黄膜一片，此二症夹攻尤急。亦有上下生起，名顺逆障，此症乃火土郁遏之祸也；亦有不从沿际起，只自凝脂翳，色黄或不黄，初小后大，其细条如翳；或细颗如星，四散而生，后终长大，牵连混合而害目，此是木火祸也。以上三者，必有所滞，治当寻其源，浚其流，轻则清凉之，重则开导之。若病漫及瞳神，不甚厚重者，速救可以挽回，但终不能如旧，虽有瞳子，光不全矣。宜服点：

洗肝散

当归尾　川芎　防风　苏薄荷　生地黄　红花　苏木　家菊花

白蒺藜_{杵，去刺}　蝉蜕_{去头翅足}　羌活　木贼草　赤芍药_{各五钱}　甘草_{二钱}

167

上为末，每服三钱，白水二钟，松丝十余根，煎至八分，去滓，服。

此病症是因火邪在眼内灼烧，熏蒸伤及神膏水液，凝脂从四周生成逐渐蔓延至目珠，致使风轮皆成白色或微黄色，与混睛障形态相似但质地更嫩。此病表现为在白睛的边缘，翳障从四边生，而渐渐向深处和四周进展，翳膜中央色青，病邪未盛者，瞳神尚可见到，只是四周隆起，中间低陷，此为金克木所致；或于脂膜下缘生成一片黄色的翳膜，有此两种症状者攻势尤急。也有从上下生起，名为顺逆障，此症是火土郁遏所致；也有不从边缘生成，只是有凝脂翳，色黄或不黄，初时较小，渐渐增大，如翳膜呈细条状；或细小如星点，散布在四周，渐渐长大后，星点混合牵连成片状，侵犯患目，这是木火相克所致。以上三种情况，必有郁滞，治疗上当寻其病源，清浚水流，轻者宜清凉，重者宜开导。若病变部位漫及瞳神，翳障不厚重者，及时治疗便可遏制，但不能痊愈，虽然瞳神仍在，但视物不全。宜口服并点眼：

洗肝散

当归尾　川芎　防风　苏薄荷　生地黄　红花　苏木　家菊花

白蒺藜杵，去刺　蝉蜕去头翅足　羌活　木贼草　赤芍药各五钱　甘草二钱

上为末，每服三钱，白水二钟，松丝十余根，煎至八分，去滓，服。

琥珀散　治目积年生花翳。

乌贼鱼骨五钱，先于粗石磨去其壳，用好者，一钱　硇砂白者　琥珀　马牙硝　珊瑚　砾砂各五钱

珍珠一两，为末

上研极细腻，令匀。每日三五次，点于目翳处，久闭。

琥珀散　治疗目病多年而生花翳者。

乌贼鱼骨五钱，先于粗石磨去其壳，用好者，一钱　硇砂白者　琥珀　马牙硝　珊瑚　砾砂各五钱

珍珠一两，为末

上研极细腻，令匀。每日三五次，点于目翳处，久闭。

蟹睛症

膏出风轮破欲流，蟹睛形状吐珠眸。及时医治毋迟缓，瞳子倾危不可收。莫待青黄俱凸出，清光今世好难求。

神膏流出风轮，如同螃蟹的眼睛向外破出。要及时医治，切勿贻误时机，致瞳神

受损不可挽回。当眼内青黄（棕黑色的葡萄膜组织）一并突出时，再想恢复视力就难了。

　　此症谓真精膏损，凝脂破坏风轮，神膏绽出黑颗，小如蟹睛，大如黑豆，甚则损及瞳神，内视瞳神如杏仁、枣核之状，至极则青黄蝶出。此症与黑翳如珠相类，而治则不同；夫黑翳如珠，从膏内生起，此症因破而出。然有虚、实二症，虚者软而不疼，来迟可去；实者坚而多痛，来速难去。今虽急治，亦难免瘢痕矣。宜服：

防风泻肝汤

远志肉　人参　桔梗　细辛　赤芍药　防风　黄芩　甘草　羚羊角_{锉细末，各等分}

上为细末，每服钱半或二钱。食远，沸汤调服。

　　此病症表现为目珠内神膏受损呈凝脂状，破坏风轮，神膏如黑色颗粒状破出，小者如蟹睛，大者如黑豆，病重者可损及瞳神，观察瞳神的形状如杏仁、枣核，发展到后期可见眼球内棕黑色葡萄膜组织破出。此病症与黑翳如珠症类似，但治则不同；黑色的翳障如珠子，生于神膏内，此症是神膏破损而溢出。有虚、实二证，虚者软而不疼，病情较缓，用药可退；实者坚且多痛，病情较急，难以祛除。对本病虽然及时救治，也难免会留下瘢痕。宜服：

防风泻肝汤

远志肉　人参　桔梗　细辛　赤芍药　防风　黄芩　甘草　羚羊角_{锉细末，各等分}

上为细末，每服钱半或二钱。食远，沸汤调服。

泻肝汤　治实热蟹睛眼。

地骨皮　玄参　车前　玄明粉_{各一钱}　茺蔚子_{二钱}　大黄　知母_{各钱半}

上锉剂，白水二钟，煎至八分，去滓，食后服。

泻肝汤　治疗实热性蟹睛症。

地骨皮　玄参　车前　玄明粉_{各一钱}　茺蔚子_{二钱}　大黄　知母_{各钱半}

上锉剂，白水二钟，煎至八分，去滓，食后服。

冰瑕翳症

　　冰瑕翳，似水清，瞳仁在内见分明。年月虽多终不去，世人尽道一圆星。内有妙，人不晓。尔看好，他看眇。光滑清薄又无多，阳看大兮阴看小。金水滞气最难医，点药

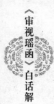

整年犹未好。若在风轮不掩瞳，视有光明且休恼。

冰瑕翳，似水清透，瞳仁清晰可见。长时间不消退，世人皆称此为一个圆形星状物。其内有奥妙，世人却不知晓。患者外眼端好，自身却视物模糊。翳膜光滑、清亮、质薄，在亮处看时，因翳反光强，状似增大；在暗处看时，因翳反光弱，状似缩小。肺金和肾水有气滞时最难医治，持续一整年点眼亦不会消退。若生在风轮之上却不遮掩瞳神，不必太过忧恼，不会影响视物。

此症，薄薄隐隐，或片或点，生于风轮之上，其色光白而甚薄，如冰上之瑕，若在瞳神傍侧者，视亦不碍光华；或掩及瞳神者，人虽不觉，自视昏眊。大凡，风轮有痕瘢者，点服不久，不曾补得水清膏足；及凝脂、聚星等症初发，点服不曾去得尽绝；并点片脑过多，障迹不去得尽，而金气水液凝结者，皆为此症。大抵，治虽不能速去，然新患者必用坚守确攻，久而方退。若滑涩深沉，及久患者，虽极治亦难尽去矣。宜服：

开明丸　治远年近日翳障昏盲，寂无所见；一切目疾。

羊肝<small>须用白羊者，一具，切薄片，瓦上焙干，研作末，或只以肝煮烂，研为丸，庶可久留。少则以蜜渍之亦可</small>　　官桂<small>五钱</small>

菟丝子<small>水淘，煮，炒</small>　草决明　防风　杏仁<small>炒，去皮尖</small>　地肤子　茺蔚子　葶苈<small>炒</small>

黄芩<small>炒</small>　麦冬肉<small>去心，焙干</small>　五味子　蕤仁<small>去皮</small>　细辛<small>不可见火</small>　枸杞子　青葙子

泽泻　车前<small>各一两</small>　熟地黄<small>两半，酒水煮烂，捣膏</small>

上为细末，炼蜜为丸，如桐子大。每服三十丸，白滚汤送下，日进三次。仍忌生姜、糟酒、炙煿、热物。

此病症，翳膜质地轻薄，呈片状或点状，生于风轮之上，颜色光亮透白，质地较薄，如同冰上的白斑，若生在瞳神旁侧，不影响视物；若涉及瞳神，外人虽不察觉，但患者自身视物昏花。风轮有溃疡者，点眼和服药时间都不长，不曾补益水液神膏；在凝脂翳、聚星障等症初发时，如果点眼或服药治疗不够彻底，未能完全祛除翳障；点片脑类药物过多，翳障消退后遗留的痕迹祛除未尽，而金气水液凝结者，皆可致此症。大抵认为，治疗上虽然不能很快地祛除翳膜，但刚得此病的患者治疗上必要坚守本元，强攻病邪，坚持治疗，翳障终会消退。如果脉象滑涩深沉，病程较长，虽是极力救治，翳膜也难以完全祛除。宜服：

开明丸　治疗病程日久但近日发作的翳障昏盲，一无所见，并一切目疾。

羊肝<small>须用白羊者，一具，切薄片，瓦上焙干，研作末，或只以肝煮烂，研为丸，庶可久留。少则以蜜渍之亦可</small>　　官桂<small>五钱</small>

菟丝子<small>水淘，煮，炒</small>　草决明　防风　杏仁<small>炒，去皮尖</small>　地肤子　茺蔚子　葶苈<small>炒</small>

黄芩_炒　麦冬肉_{去心, 焙干}　五味子　蕤仁_{去皮}　细辛_{不可见火}　枸杞子　青葙子
泽泻　车前_{各一两}　熟地黄_{两半, 酒水煮烂, 捣膏}

上为细末，炼蜜为丸，如桐子大。每服三十丸，白滚汤送下，日进三次。仍忌生姜、糟酒、炙煿、热物。

琥珀煎　治眼生丁翳，久治不瘥。
明硃砂_{另研}　贝齿_{各五钱}　琥珀_{另研}　龙脑_{各二钱半}　马牙硝_{炼过者, 七钱半}

上同研极细腻如面，以水一盏，别入蜜一两，搅和，入干净瓷罐中，重汤煮。以柳木枝煎，约计一合，即取起。再以绵滤过，于干净瓷罐中盛之，或铜器亦可。每取少许点之，一方为细末点。

琥珀煎　治疗眼生丁翳（即钉翳），久治不愈者。
明硃砂_{另研}　贝齿_{各五钱}　琥珀_{另研}　龙脑_{各二钱半}　马牙硝_{炼过者, 七钱半}

上药同研极细腻如面，以水一盏，加入蜜一两，搅和，倒入干净的瓷罐中，重汤煮。用柳木枝煎水，取用一合。再用绵纱滤过，倒入干净的瓷罐中，或置于铜器内。每次取少许点眼。一方为细末点。

阴阳翳症

一片如圆翳，相连又一圈。一虚兼一实，两两贯相连。名号阴阳翳，心坚久始瘥。

翳膜的其中一片如圆翳（中心实而混浊），连接着另外一片环形翳（中心虚无混浊）。一虚（无混浊）一实（有混浊），两片翳膜贯通相连。称之为阴阳翳，心志坚定持续治疗，终会痊愈。

此症黑睛上生二翳，俱白色，一中虚，一中实，两翳连环，如阴阳之图。若白中略带焦黄色，或纯白而光滑沉涩者，皆不能去尽。若有细细赤丝绊者，退尤迟。大略，此症非心坚耐久，不能得其效也。宜服：

羌活退翳散
羌活　五味子　黄连　当归_{酒洗}　升麻_{各二钱}　龙胆草_{酒洗}　黄柏_{酒炒}　甘草_炙
黄芩_炒　赤芍药　柴胡　黄芪_{各三钱}　防风_{一钱五分}　煅石膏_{二钱五分}

上锉细末。每服五钱，水三盏，煎至一半，入酒少许，微煎，去滓，临卧，热服。忌言语。

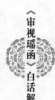

此病症表现为黑睛上生有两片翳膜，都为白色，一个中心无混浊，一个中心有混浊，两片翳膜相连，如同阴阳图。若白翳中略带有焦黄色，或色纯白、翳膜光滑沉涩者，都不可去尽。若有细小的丝脉与翳膜牵连，此翳更难消退。大要是，非心志坚定持续治疗的患者，皆无疗效。宜服：

羌活退翳散

羌活　五味子　黄连　当归_{酒洗}　升麻_{各二钱}　龙胆草_{酒洗}　黄柏_{酒炒}　甘草_炙

黄芩_炒　赤芍药　柴胡　黄芪_{各三钱}　防风_{一钱五分}　煅石膏_{二钱五分}

上锉细末。每服五钱，水三盏，煎至一半，入酒少许，微煎，去滓，临卧，热服。忌言语。

玛瑙内伤症

一障薄而不厚，偏斜略带焦黄。此翳最难除尽，名为玛瑙内伤。膏损精伤之症，定知有耗神光。若要除根净绝，必须术胜青囊。

障翳薄而不厚，形状偏斜略带焦黄色。此翳障最难彻底消退，称之为玛瑙内伤。此乃神膏受损，精液耗伤的病症，绝对会影响视物。若要根除干净，除非医术比华佗还要高明。

此障薄而圆缺不等，其色昏白而带焦黄，或带微红，但如玛瑙之状者是。此虽是生在轮外，实是内伤肝胆，真气精液受伤，结成此翳，最不能治尽；或先有重病，过后结成者。久久耐心医治，方可减薄，若要除尽，必不能矣。宜服：

补肝丸

苍术_{米泔水制}　熟地黄_{焙干}　蝉蜕　车前子　川芎　当归身　连翘　夜明砂

羌活　龙胆草_{酒洗}　菊花_{各等分}

上为细末，米泔水煮猪肝，捣拦，入末为丸，如桐子大。每服五十丸，薄荷汤送下。

此翳膜薄而形状不等，色混浊发白且带焦黄色，或带微红色，状如玛瑙玉石。此障翳虽生在眼睛外部，实为肝胆内伤，真气精液受损，形成此翳，难以彻底治愈；或先是患有其他重病，继而形成本病。坚持长久用药治疗，翳膜方可减薄，若要根除彻底，这是不可能的。宜服：

补肝丸

苍术_{米泔水制}　熟地黄_{焙干}　蝉蜕　车前子　川芎　当归身　连翘　夜明砂

羌活　龙胆草_{酒洗}　菊花_{各等分}

上为细末，米泔水煮猪肝，捣拦，入末为丸，如桐子大。每服五十丸，薄荷汤送下。

聚星障症

此症异他翳，团圆不放开。分明星数点，怕热眼多灾。四围有瘀滞，变出聚星来。

此症与其他翳障不同，本病翳膜聚集在一起。由数点状星翳组成，多是由于眼部受热邪所致。因目珠有瘀滞，形成聚星障。

此症黑睛上有细颗；或白或微黄色，但微黄者急而变重；或连缀，或团聚，或散漫；或齐起，或先后逐渐相生。初起者易治，生定者退迟，能大者有变。团聚生大而作一块者，有凝脂之变。连缀四散，傍风轮白际起，变大而接连者，花翳白陷也。若兼赤脉爬绊者退迟，若星翳生于丝尽头者，不惟退迟，亦且变重。此症大抵多由痰火之患，能保养者庶几，斫丧犯戒者，变症生焉。宜服：

海藏地黄散　治大小、男妇心肝壅热、目赤肿痛、生赤翳或白膜遮睛；四边散漫者，犹易治；若暴遮黑睛者，多失明，宜速用此方。亦治痘疮入目。

大黄_煨　熟地黄　玄参　沙苑蒺藜　防风　谷精草　黄连_{酒洗，炒}　白蒺藜_{杵去刺}

犀角_{锉末}　生地黄　蝉蜕_{去头足}　木贼草　甘草_{减半}　川羌活　木通　当归身_{各等分}

上为细末，每服二钱，用羊肝煮汤调下。

此症表现为黑睛上有细小颗粒状物；呈白色或微黄色，但后者病情较为急重；或相互连接，或聚集一起，或散在分布；或一并生成，或先后逐渐生成。初起者容易治疗，已生成者难以消退，增大者可能有变症。聚集在一起增大并连成块状者，可能变生为凝脂翳。相互连接的散在分布，在靠近黑睛与白睛的连接处，增大又相互连接，此为花翳白陷。如果角膜上有新生血管生成，则病情难以消除；如果星翳生长在角膜新生血管的末端，不仅难以消退，病情也易加重。此病症大抵是痰火所致，注重保养的人治疗尚有希望，若犯戒不顾禁忌证者，则会变生他症。宜服：

海藏地黄散　治大人、小孩、男人、妇女心肝壅热、目赤肿痛、眼生赤翳或白膜

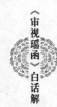

遮蔽睛珠；散在分布四周者，犹易治疗；若大量星翳遮蔽黑睛，多失明，宜速用此方。亦治痘疮入目。

大黄_煨 熟地黄 玄参 沙苑蒺藜 防风 谷精草 黄连_{酒洗，炒} 白蒺藜_{杵去刺}
犀角_{锉末} 生地黄 蝉蜕_{去头足} 木贼草 甘草_{减半} 川羌活 木通 当归身_{各等分}
上为细末，每服二钱，用羊肝煮汤调下。

垂帘障症

垂帘名逆障，其障从上生。蹉跎年月久，混障始漫睛。有犯遭瘀滞，方才变赤睛。数般相似症，辨别要分明。

垂帘障症又名逆障，其翳膜从上方生成。若贻误治疗时机，形成的混睛障侵犯目珠。因有瘀滞，而致目睛红赤。有很多相似的病症，要辨别清楚。

此症生于风轮，从上边而下，不论厚薄，但在外色白者方是；若红赤乃变症，非本病也。有初起水膏不清，而便成此症者；有起生色赤，退后膏涩，结为此症者。因其自上而下，如帘垂下，故得其名。有症数般相似，缓急不同，治亦各异，不可误认：一，胬肉初生，亦在风轮上起，但色如肉，且横厚不同；一，偃月侵睛，亦在风轮上边起，乃气轮膜内垂下，白色而薄，与此在外有形者不同；一，赤膜下垂，因瘀滞火实之急者不同。此症只是白障慢慢生下来而为混障者，间有红赤，亦是微红而已；因其触犯，搏动其火，方有变症。其病从上而下，本当言顺，何以称逆，此指火而言，盖火性本上炎，今反下垂，是逆其道矣，故称曰逆焉。宜服点：

天麻退翳散　治昏暗失明。

白僵蚕_{热水泡，去丝，姜汁炒} 当归身_{酒洗，炒} 防风 石决明_{醋煅} 白芷 熟地黄_{酒炒，烘干}
黄芩_炒 木贼草 枳壳_{麸炒} 麦门冬_{去心，焙干} 羌活 白蒺藜_{杵去刺，炒} 川芎
荆芥穗 菊花 蔓荆子 蝉蜕_{去头足} 赤芍药 天麻_炒 密蒙花_{各等分}
上为细末，每服二三钱，灯芯汤调下。眼红加黄连_{酒洗，炒}。

此症生于风轮，从上而下发展，不论翳膜厚薄，均为白色；若色红赤，表明有变症，并非是本病。有初起时神膏不清利，发展成为本病；有初起时色红赤，眼内神膏枯涩，相互连接发为本病。因其形态为自上而下，如垂下来的帘子，因此得名。有眼病与本病症状相似，但起病缓急不同，治疗上方法各异，不可误诊、误治：一，胬肉生成，也是起病于风轮，但颜色呈肉色，且质厚、呈水平方向攀向黑睛，与本病不同；

另一，偃月障症，侵袭睛珠，也是起病于风轮上方，乃是气轮的睛膜下垂，色白而薄，与本病翳膜的外在形态不同；再一，赤膜下垂症，因瘀滞火实而发病迅速，与本病不同。此症只是白色障翳慢慢生长下垂，最后形成混睛障，翳膜即使有红赤的颜色，也是微红而已；一旦刺激触犯翳膜，致火热搏动，则会变生他症。此病从上而下发展，本应称之为顺，为何称为逆障，这是指火而言，大概是火性本曰炎上，如今反而是下垂之势，是逆反其常道，因此称为逆。宜服点：

天麻退翳散　治疗目睛昏暗、失明者。

白僵蚕_{热水泡，去丝，姜汁炒}　当归身_{酒洗，炒}　防风　石决明_{醋煅}　白芷　熟地黄_{酒炒，烘干}

黄芩_炒　木贼草　枳壳_{麸炒}　麦门冬_{去心，焙干}　羌活　白蒺藜_{杵去刺，炒}　川芎

荆芥穗　菊花　蔓荆子　蝉蜕_{去头足}　赤芍药　天麻_炒　密蒙花_{各等分}

上为细末，每服二三钱，灯芯汤调下。眼红加黄连_{酒洗，炒}。

捲帘散　治新旧病根，昏涩难开，翳障遮睛，或成胬肉，连眼赤烂，常多冷泪，或暴发赤眼肿痛。

炉甘石_{四两，擂碎}　玄明粉_{五钱，入黄连内同煮}　川黄连_{七钱，擂碎，以水一大碗，煮数沸，滤出滓用}

上先将炉甘石末，入炀铜罐内，开口煅红，令外有霞色为度。次将黄连、玄明粉水中浸，飞过，候干；又入黄连水飞过，再候干，次入：

铜青_{一两半}　白丁香_{另研}　乳香_{另研}　青盐_{另研}　胆矾_{另研}　铅白霜_{研，各一字}　腻粉_{另研}

硇砂_{另研}　白矾_{半生半熟}　川黄连_{研为细末，各五钱}

上共研极细腻末，同前药再研匀。每用少许，点于眼翳处，每日点二三次。宜久闭为妙。

捲帘散　治疗新旧病根，目昏沙涩难开，翳障遮睛，或成胬肉，睑弦赤烂，常流冷泪，或突发眼红肿痛。

炉甘石_{四两，擂碎}　玄明粉_{五钱，入黄连内同煮}　川黄连_{七钱，擂碎，以水一碗，煮数沸，滤出滓用}

上先将炉甘石末，入炀铜罐内，开口煅红，令外有霞色为度。次将黄连、玄明粉水中浸，飞过，候干；又入黄连水飞过，再候干，次入：

铜青_{一两半}　白丁香_{另研}　乳香_{另研}　青盐_{另研}　胆矾_{另研}　铅白霜_{研，各一字}　腻粉_{另研}

硇砂_{另研}　白矾_{半生半熟}　川黄连_{研为细末，各五钱}

上药共研成极细腻的粉末，同前药再研匀。每用少许，点于眼翳处，每日点二三次。宜长久闭目修养为佳。

逆顺障症

有障名逆顺，泪出且睛疼。上下围将至，中间未掩睛。若不乘时治，遮满失光明。

有一种眼障名为逆顺障症，表现为流泪且睛珠疼痛。上下围绕分布，却并不遮掩中间的黑睛。若不及时治疗，待翳膜全部将黑睛遮蔽则终将失明。

此症色赤而障，及丝脉赤虬纵横，上下两边生来。若是色白而不变者，乃治后凝定，非本症生来如是，治之亦不同。若色浮嫩而大，或微黄色者，又非此症，乃花翳白陷也。凡见风轮际处，由白睛而来无数粗细不等赤脉，周围圈圆，侵入黑睛，黑睛上障起昏涩者，即此症。必有瘀滞在内，盖滞于左则从左而来，滞于右则从右而来，诸络皆有所滞，则四围而来。睥虽不赤肿，珠虽不胀痛，亦有瘀滞在内，不可轻视。若伤于膏水者，则有翳嫩白，大而变为花翳白陷；若燥涩甚者，则下起一片，变为黄膜上冲之症。若头疼珠痛胀急，其症又重而急矣。宜服：

羚羊角饮子

羚羊角_{锉末} 犀角_{锉末} 防风 桔梗 茺蔚子 玄参 知母 大黄_炮 草决明

甘草_{减半} 黄芩_炒 车前_{各等分}

上锉剂，白水二钟，煎至八分，去滓，食后，温服。

此症色红赤，白睛上的丝脉（毛细血管）和赤虬（隆起的筋肉血管）纵横分布，在黑睛上下两方生成。若色白而无变症者，这是治疗后组织修复形成的，与生来就是这种形态的眼病不同，治疗方法也大不相同。若颜色浮嫩而且肿大，或呈微黄色，也非本病，乃是花翳白陷。凡是见到在风轮边缘处，由白睛发展而来的无数条粗细不等的赤脉（毛细血管），包绕成一圈，侵入黑睛，黑睛上翳障生成，患目昏涩者，即是本病。内里必有瘀滞，滞在左侧就从左侧发展而来，滞于右侧就从右侧发展而来，眼络皆有瘀滞者，则从四周发来。眼睑虽无红肿，目珠也无胀痛，也是内有瘀滞，不可轻视而失治。若是神膏受伤，则其翳障嫩白，增大变生为花翳白陷；若火燥涩滞较甚者，则下方的赤脉连成片状，变生为黄液上冲之症；若头疼目珠胀痛较急者，病情急重。宜服：

羚羊角饮子

羚羊角_{锉末} 犀角_{锉末} 防风 桔梗 茺蔚子 玄参 知母 大黄_炮 草决明

甘草_{减半} 黄芩_炒 车前_{各等分}

上锉剂，白水二钟，煎至八分，去滓，食后，温服。

混睛障症

混障却分红白，有余不足之灾。红速白迟皆退，久而点服方开。红畏紫筋爬定，白嫌光滑如苔。带此两段症候，必然难退易来。

混睛障症分为红白两种类型，多是脏腑有余或不足造成的。红色的发展较快，白色的相对缓慢，翳障皆可消退，坚持长期点眼服药，方可达到最终疗效。红色的混睛障是粗大的新生血管攀入黑睛，白色的混睛障是障翳光滑如舌苔。若红白两种情况同时出现，必是障翳难消，且又易复发。

此症谓漫珠皆一色之障，世之患者最多。有赤白二症：赤者嫌其多赤脉，白者畏其光滑。若遇此症，必食发物，或用药发起，转觉昏肿红赤，再用点、服愈矣。宜服：

地黄散

生地黄　当归　熟地黄 焙干　大黄 各七钱　谷精草　黄连 酒炒　白蒺藜 炒，去刺　木通
乌犀角 锉细末　玄参　木贼草　羌活　炙甘草 各五钱

上为细末，每服二钱，煮猪肝或羊肝汁，食远，调下。

蔓延目珠的障翳皆是一种颜色，患此病者最多。有红白两种类型：红色是赤脉很多，白色是翳障形态光滑。若见到此症，一定让患者食用能促使毒邪发见于外的食物，或用药物促使毒邪发见于外，待患者自觉目昏、肿胀、红赤时，再用点眼和内服的药物即可痊愈。宜服：

地黄散

生地黄　当归　熟地黄 焙干　大黄 各七钱　谷精草　黄连 酒炒　白蒺藜 炒，去刺　木通
乌犀角 锉细末　玄参　木贼草　羌活　炙甘草 各五钱

上为细末，每服二钱，煮猪肝或羊肝汁，食远，调下。

七宝膏

梅花片 研细，三钱　珍珠 研细　水晶 研飞　贝齿 研飞，各一两　石决明 洗净，研飞　琥珀 末，各七钱
空青 研飞　玛瑙 研飞，各五钱

上为一处，用水五升，入砂锅内，煎至一升，再加净川蜜一两，复煎至一半，为膏。
后入冰片末，搅匀。候退七日火气，每日临睡点之，早晨不宜点。

七宝膏

梅花片_{研细,三钱} 珍珠_{研细} 水晶_{研飞} 贝齿_{研飞,各一两} 石决明_{洗净,研飞} 琥珀_{末,各七钱}

空青_{研飞} 玛瑙_{研飞,各五钱}

上药为一处，用水五升，倒入砂锅内，煎至一升，再加净川蜜一两，复煎至一半，为膏状。最后加入冰片末，搅匀。等候七日使药膏的火气尽退，每日临睡点之，早晨不宜点。

胬肉攀睛症

胬肉之病，肺实肝虚。其胬如肉，或赤如朱。经络瘀滞，气血难舒。嗜燥恣欲，暴怒多之，先生上匜，后障神珠。必须峻伐，久治方除。

胬肉之病，肺实肝虚所致。突出的部位形质像肉，呈朱红色。该病是由于经络瘀滞，气血运行不畅所致。嗜好燥热之物，放纵欲念，怒气多发，初生在上轮，其后渐渐障蔽目珠。必须手术割治，长期治疗方可祛除。

此症多起气轮，有障如肉，或如黄油，至后，渐渐厚而长积，赤瘀胬起如肉，故曰胬肉。凡性躁暴悸，恣嗜辛热之人，患此者多。久则漫珠积肉，视亦不见。治宜峻伐，久则自愈。积而无瘀甚恶症，及珠尚露者，皆不必用钩割之治。宜服点：

还睛散 并治眼生翳膜，昏涩泪出，瘀血，胬肉攀睛。

龙胆草_{酒洗,炒} 川芎 甘草 草决明 川花椒 菊花 木贼 石决明_煅

野麻子 荆芥 茯苓 楮实子 白蒺藜_{杵去刺,各等分}

共为细末，每服二钱，食后，茶清调下，日进三服。忌一切鸡鱼厚味，及荞麦面等物。

此症多起于气轮，障翳形质如肉，或如黄油，随着病情的发展，胬肉渐渐增厚变长，红赤瘀肿，突起如肉般，故称之为胬肉。凡是性情急躁暴怒，嗜好辛热之品的人，多患此病。日久蔓延集聚整个目珠，终致视物不见。宜用手术等治疗，日久自会痊愈。胬肉集聚而无严重的瘀滞恶症，瞳神尚未遮蔽者，皆不必用钩割等手术之法。宜服、点：

还睛散 并治眼生翳膜，昏涩泪出，瘀血，胬肉攀睛。

龙胆草_{酒洗,炒} 川芎 甘草 草决明 川花椒 菊花 木贼 石决明_煅

野麻子 荆芥 茯苓 楮实子 白蒺藜_{杵去刺,各等分}

共为细末，每服二钱，食后，茶清调下，日进三服。忌一切鸡鱼厚味，以及荞麦面等物。

吹霞散　专点胬肉攀睛，星翳外障。

白丁香_一钱_　白芨　白牵牛_各三钱_

上研细腻无声，放舌上试过，无滓方收贮，每日点三次，重者不出一月全愈；轻者朝点暮好。

吹霞散　专点胬肉攀睛，星翳外障者。

白丁香_一钱_　白芨　白牵牛_各三钱_

上研细腻无声，放舌上试过，无滓方收贮，每日点三次，重者不出一月痊愈；轻者朝点暮好。

定心丸

石菖蒲　枸杞子　家菊花_各五钱_　麦门冬_去心，烘干，一两_　远志肉_二钱五分_

明辰砂_研细，一钱，另入_

上为细末，炼蜜为丸，如桐子大。每服三十丸，食后，白滚汤送下。

定心丸

石菖蒲　枸杞子　家菊花_各五钱_　麦门冬_去心，烘干，一两_　远志肉_二钱五分_

明辰砂_研细，一钱，另入_

上为细末，炼蜜为丸，如桐子大。每服三十丸，食后，白滚汤送下。

鸡冠蚬肉症

蚬肉与鸡冠，形容总一般。多生于睭眦，后及气轮间。祸由火土燥，瘀滞血行难。久则漫珠结，无光莫怨天。

蚬肉与鸡冠，形态大体一致。多生在眼睑眦角，渐渐漫及气轮。因眼睑燥热，瘀血滞留所致。病程日久蔓延至整个目珠，待目不能视物时莫要埋怨。

此二症，谓形色相类，经络相同，治亦同法，故总而言之，非二病之同生也。其状色紫如肉，形类鸡冠、蚬肉者即是。多生睭眦之间，后害及气轮，而遮掩于目。治者须宜早割，不然恐病久徒费药力，即欲割亦无益矣。盖目大眦内有一块红肉，如鸡冠、蚬肉之状，此乃心经血部之英华，不可误认割之；若误割，轻则损目，重则丧命矣，慎之慎之。宜服：

凉膈清脾饮　治脾经蕴热凝聚而成其患。眼胞内生如鸡冠、蚬肉，根小头渐长，垂出甚者，眼翻流泪，亦致昏朦。

荆芥穗　石膏　防风　赤芍药　生地黄　黄芩　连翘　山栀仁　苏薄荷

甘草减半，余各等分

上锉剂，白水二钟，灯芯三十段，煎至八分，去滓，食远，热服。

这两种病症，形态颜色相似，经络输布相同，治法也一样，总而言之，并不是两者同时变病。色紫而质似肉，形态类似鸡冠、蚬肉的即为本病。多生在眼睑眦角之间，其后蔓延至气轮，最终遮蔽目珠。治疗上宜早用钩割手术，不然等到病程日久再用药也只是白白费力，即使再行手术也无益处。在目大眦处生有红色的肉块，形如鸡冠、蚬肉，这是心经血液的精华所化，不可误割；若误割，轻则损伤目珠，重则可致丧命，要谨慎对待。宜服：

凉膈清脾饮　治疗脾经蕴热凝聚而成其患。眼胞内生如鸡冠、蚬肉，根部较小，头部较长，垂出较多者，眼睑外翻，流泪，亦可致视物昏朦。

荆芥穗　石膏　防风　赤芍药　生地黄　黄芩　连翘　山栀仁　苏薄荷

甘草减半，余各等分

上锉剂，白水二钟，灯芯三十段，煎至八分，去滓，食远，热服。

翠云锭　治眼胞内生菌毒：用左手大指甲贴于患眼，右手以锐刀尖头，齐根切下。血出不妨，随用此锭磨浓涂之，其血自止。

铜绿一钱，研末　杭粉五钱　轻粉一分

上研极细，用黄连一钱，白粳米百粒，水一杯，煎一半，再熬，拣去黄连，和药作锭，阴干。临用，清水磨搭。兼治烂弦风或暴赤肿痛者，箍搭更妙。

翠云锭　治疗眼胞内生菌毒（即肉芽增生），用左手大指甲贴在患眼处，右手执刀，尖头朝前，齐根切下。出血属正常，将此锭磨成浓汁涂在患处，则血流自止。

铜绿一钱，研末　杭粉五钱　轻粉一分

上药研成极细粉末，用黄连一钱，白粳米百粒，水一杯，煎一半，再熬，拣去黄连，和药作锭，阴干。临用时，清水磨擦取汁。兼治烂弦风（睑缘炎）或突发红赤肿痛，连同病变四周涂搽，效用更佳。

鱼子石榴症

鱼子石榴之症，世人罕见斯灾。鱼子一宗而起，石榴四角而来。俱是脾肺积毒，必须劙割方开。

鱼子石榴症，世人很少见到。白睛或黑睛上赘生淡红颗粒，密集如鱼子，或如石榴绽露，两者均为脾肺积毒，必须用手术的方法割除。

此二症经络治法相同，故总而言之，亦非二病同生。鱼子障非聚星之比，又非玉粒之比。其状生肉一片，外面累累颗颗，聚萃而生，或淡红或淡黄色，石榴状如榴子绽露于房，其病红肉颗，或四或六或八，四角生来，障满睛珠，视亦不见。以上二症，俱是血部瘀实之病，目疾之恶症。治须用割，割后见三光者方可伐治。若瞑黑者必瞳神有损，不必治之。如畏劙割者，以散服点之。

抽风汤
防风　玄明粉　柴胡　大黄　黄芩　车前子　桔梗　细辛各等分
上锉剂，白水二钟，煎至一钟，去滓。食后，温服。

此二种病症，经络输布和治法均相同，总而言之，并不是两者同时发病。鱼子障不是星点聚集，也不是如玉粒分经分布，其形状如一片生肉，在外看来如一颗颗珠子串联，聚集成丛状，色淡红或淡黄。石榴障状如裸露于外的石榴子，色红、质地似肉呈颗状，或四个或六个或八个，上下眼角皆有分布，布满睛珠，亦不可视物。以上两种病症，皆是血瘀盛实所致，是目病中的恶症。治疗上需用手术割除，割除后若目能辨明者可继续治疗。若视物昏暗不清必是瞳神受损，不必再治疗。如果害怕手术，可以内服、点眼并用。

抽风汤
防风　玄明粉　柴胡　大黄　黄芩　车前子　桔梗　细辛各等分
上锉剂，白水二钟，煎至一钟，去滓，食后，温服。

化积散
白丁香五粒　净朴硝少许　硇砂一分　冰片少许
上研极细腻，无声，点之。

化积散

白丁香_{五粒}　净朴硝_{少许}　硇砂_{一分}　冰片_{少许}

上研极细腻，无声，点之。

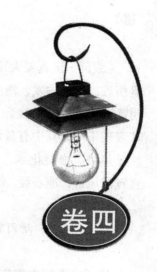

卷四

运气原证

按《内经》运气，目眦疡有二：一曰热。《经》云：少阴司天之政，三之气，大火行，寒气时至，民病目赤、眦疡，治以寒剂是也。二曰燥。《经》云：岁金太过，民病目赤痛、眦疡。又云：阳明司天，燥淫所胜，民病目眛、眦疡，治以温剂是也。

《内经》运气中记载，胞睑、睑弦疮疡溃烂原因有两个：一是热。《素问·六元正纪大论》中记载：少阴君火主令，由小满至大暑，火邪旺盛，寒气时至，人就会生眼病眼红，胞睑、睑弦疮疡溃烂，治疗当用寒药。第二就是燥。《素问·气交变大论》中记载：燥邪太过亢盛，人就会生眼病眼红疼痛，胞睑、睑弦疮疡溃烂。其中还记载：阳明燥金主令，燥邪过胜，人就会生眼病视昏、睑弦疮疡溃烂，治疗应当用苦温泻下之剂。

目疡

《内经》曰：诸痛痒疮疡，皆属心火，火郁内发，致有斯疾。盖心主乎血，而血热生风，郁甚则递相传袭，故火能生土，血注阳明，则肌肉风热与血热相搏，发见皮肤。其名不一，有黄浓而白者，土生金，母归子也。始生微痒而热轻，肿痛烂为热极。血凝化水，气滞成脓，甚至寒热作而饮食减，尤为虑。宜宣泄风毒，凉心经，解胃热。

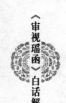
《素问·至真要大论》中记载：凡是疼痛、发痒、生疮、溃疡，都是由于心火亢盛所致，火郁内发，便生此病。心主血，血热生风，热郁则递传侵袭。血属火，足阳明胃经属土，火能生土，所以血注阳明，则肌肉风热与血热相搏，就会表现在皮肤上。其表现不一，其中有黄浓色白者是土生金，母病及子。开始时微痒是热较轻，肿痛溃烂是热极。血凝化水，气滞成脓，甚则寒热交作，饮食减少，这尤其值得担忧。治疗宜宣泄风毒，凉心经，清胃热。

按，目疮疣，皆因君火司令，燥火热邪所致，宜温宜凉，随症施治可也。

按语：眼睛生疮疣，都是因为少阴君火主令，燥火热邪所致，治疗宜用苦温之剂或宣凉之剂，根据症状辨证论治就可以了。

实热生疮症

实热生疮症，疮生各有经。泪如汤样注，涩急且羞明，眭或弦多溃，胞中椒粟成。疮生于眦上，心火炽盈盈。睑外脾家燥，唇边亦土形。肺热形于鼻，周身旺六经。耳热知肾燥，满面六阳蒸。三焦炎项上，下部六阴乘。失治应须变，伤睛目欠明。

实热生疮症，疮生的位置与经络有关。热泪如汤，涩疼怕光，胞睑及睑缘溃烂多是椒疮和粟疮形成所致的。疮生的位置在眼眦部是由于心火炽盛。疮生在眼睑外面及口唇边上，是由于脾经燥热所致。肺经有热时疮生于鼻部，周身生疮是手足六经有热。耳朵生疮是肾燥热的表现，满面生疮是六阳经燥热熏蒸导致的。颈项部生疮是三焦经热盛导致的，身体下部生疮是六阴经郁热导致的。治疗的时候应当随证候进行加减变化，如果损伤经络，就会导致眼睛视昏不见。

此症谓目病生疮之故，轻重不等，痛痒不同。重则有堆积高厚，紫血脓烂而腥臭者，乃气血不和，火实之邪，血分之热尤重。如瘀滞之症，膏混水浊，每每流于眭眦成疮，瘀血散而疮自除。勤劳湿热之人，每患眭眦成疮，别无痛肿症者，亦轻而无妨。若火盛疮生，堆重带肿痛者，又当急治，恐浊气沿于目内，而病及于珠。若先目病后生疮，必是热沿他经。凡见疮生，当验部分，以别内因何源而来，因其轻重而治之。宜服：

加减四物汤

生地黄　苦参　苏薄荷　川芎　黍粘子　连翘　天花粉　防风　赤芍药

当归　荆芥穗各等分

上锉剂，白水二钟，煎至八分，食后服。

此症称作眼病生疮症，其病情的轻重程度不同，痛痒的程度也不相同。病情严重的疮面高厚堆积，色紫红，溃烂，气味腥臭难闻，这是气血不和，实热之邪侵犯，血分热重所致。如果有瘀滞，膏水浑浊，常常在眼睑两眦部生疮，瘀血消散疮便自行消退。体内有湿热之人，患有眼睑生疮的，肿痛症状不明显，郁热容易消散，病情轻浅无大碍。如果火毒炽盛生疮，堆积高厚，肿痛明显者，应当紧急救治，否则邪气容易侵犯至眼睛内部，病及眼珠。如果先患眼病而后生疮，定是因为热邪沿经脉侵袭他经所致。所以凡是见生疮，应该辨别部位，以便于分辨病因，根据病情的轻重分别论治。
宜服：

加减四物汤
生地黄　苦参　苏薄荷　川芎　黍粘子　连翘　天花粉　防风　赤芍药
当归　荆芥穗_{各等分}
上锉剂，白水二钟，煎至八分，食后服。

芎归汤
川芎　当归　赤芍药　防风　羌活_{各等分}
上锉剂，白水二钟，煎至八分，去滓，频洗，则血活风亦去矣。

芎归汤
川芎　当归　赤芍药　防风　羌活_{各等分}
上锉剂，白水二钟，煎至八分，去滓，频洗，则血活风亦去矣。

搽药方　治眼皮外满睑生疮，溃烂疼痛。
血竭　乳香　没药　轻粉　陀僧_{各等分}
上研为细末，掺于疮处。

搽药方　治疗眼睑生疮，溃烂疼痛。
血竭　乳香　没药　轻粉　密陀僧_{各等分}
上研为细末，掺于创处。

又方　治眼胞上下或睑生疮，破流黄水葫开者。

青黛_{一钱二分} 黄柏 潮脑 轻粉_{各一钱} 松香_{一钱半}

上为细末，用旧青布，捲药在内，麻油湿透，烧灰，俟油灰滴于茶钟内，蘸搽。

又一方，治疗胞睑上下生疮，溃破流黄水，浸渍周围皮肤。

青黛_{一钱二分} 黄柏 潮脑 轻粉_{各一钱} 松香_{一钱半}

以上药物研为细末，用旧布，把药卷在里面，麻油湿透后烧灰，收集油灰至茶盅内，涂抹患部。

椒疮症

血滞脾家火，胞上起热疮。泪多并赤肿，沙擦最难当。或痛兼又痒，甚不便开张。可恶愚顽者，全凭出血良。目睛惟仗血，血损目无光。轻时须善逐，重开过则伤。胞内红累累，风热是椒疮。

血行瘀滞、脾经火胜，导致胞睑生热疮。表现为流泪，眼红肿，沙涩不适，或眼睛痛痒，难睁。可惜愚钝固执的人认为，只要放血使瘀血排出，症状就可以消除。却不知眼睛全凭血的滋养，血虚匮乏眼睛就没有光彩。轻者可以攻逐，攻逐太过则会损伤目珠。眼睑内见红色包块，由于风热侵袭所致的是椒疮症。

此症生于睥内，红而坚者是也。有则沙擦难开，多泪而痛。人皆称粟疮，误矣。夫粟疮亦生在睥，但色黄，软而易散，此是坚而难散者。俗皆以龙须灯心等物出血取效，殊不知目以血为荣，血损而光华有衰弱之患。轻者只宜善治，至于累累连片，疙瘩高低不平，及血瘀滞者，不得已而导之，中病即止，不可太过，过则血损，恐伤真水，难养神膏。大概，用平治之法，退而复来者，乃内有瘀滞，方可量病渐导。若初治，不可轻为开导，孟浪恐有损也，不如谨始为妙。宜服：

归芍红花散 治眼胞肿硬，内生疙瘩。

当归 大黄 栀子仁 黄芩 红花_{以上俱酒洗，微炒} 赤芍药 甘草 白芷 防风 生地黄 连翘_{各等分}

上为末，每服三钱，食远，白水煎服。

椒疮症的发病部位是在眼睑内，色红而坚硬。表现为眼睛涩磨难睁，流泪疼痛。人们都称此症为粟疮症，这是错误的。粟疮症的发病部位也是在眼睑内，但是不同的是粟疮色黄质软易散，而椒疮症坚硬难散。人们都说要用龙须灯心等物刺破出血才能治愈，可是他们不知道眼睛是依赖血的滋养才能发挥视物功能的，血损则眼睛光华亦有衰弱。病情轻者只宜保守治疗，不宜采用这种方法。至于累累成片，疙瘩高低不平，甚至血瘀者才不得已而用开导之法，而且是中病即止，不能太过，开导太过，会使血液虚损，可能会损伤真水神水，以致神膏失养。大致上，用保守治疗之法治疗，症状消退却又反复发作，就是内有瘀血，可酌情使用开导之法。病情初期不宜使用开导之法，鲁莽用之可能会有血液虚损的危险，不如谨慎治疗为好。宜服：

归芍红花散　治疗胞睑肿硬，内有疙瘩之症。

当归　大黄　栀子仁　黄芩　红花_{以上用酒洗，微炒}　赤芍药　甘草　白芷　防风
生地黄　连翘_{各等分}

上为末，每服三钱，食远，白水煎服。

粟疮症

脾经多湿热，气滞血行迟。粟疮胞内起，粒粒似金珠。似脓脓不出，沙擦痛无时。睥急开张涩，须防病变之。病来如软急，散亦不多时。

脾经湿热，气滞血瘀。眼睑内易起粟疮，颗粒形如金珠。似乎有脓，但没有脓流出，不时有涩磨疼痛。若是眼睑涩磨难睁，要防止变生他症。如果起病急且颗粒质地较软，那么它消散得也快。

此症生于两睥之内，细颗黄而软者是也。今人皆称椒疮为粟疮者，误矣。夫椒疮红而坚，有则碍睛，沙涩不便，未至于急。若粟疮一见，目痛头疼者，必有变症。粟疮是湿热郁于土分为重，但椒疮以风热为重，二症虽皆生于睥内，属于血分，粟疮黄软易散，椒疮红坚不易散，故治亦不同，岂可概论哉。宜服：

除风清脾饮

广陈皮　连翘　防风　知母　玄明粉　黄芩　玄参　黄连　荆芥穗　大黄
桔梗　生地_{各等分}

上锉剂，白水二钟，煎至八分，去滓，食远服。

粟疮的发病部位是在两眼睑之内，生小颗粒色黄质软。现在人们都称椒疮为粟疮，这是错误的。椒疮色红质地坚硬，一旦生出就会摩擦眼睛，沙涩不适，但病情不至于危急。若是粟疮出现眼痛头痛，一定是疾病变生他症。粟疮是脾经有湿热淤积所致，椒疮是脾经感受风热之邪所致，二者的发病部位都在眼睑之内，属于血分，但粟疮色

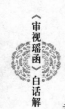
黄质软易消散，椒疮色红质硬不易消散，所以治疗的方法也不相同，不能一概而论。宜服：

除风清脾饮

广陈皮　连翘　防风　知母　玄明粉　黄芩　玄参　黄连　荆芥穗　大黄
桔梗　生地黄各等分

上锉剂，白水二钟，煎至八分，去滓，食远服。

目疣

此症或眼皮上下，生出一小核是也，乃脾胃痰气所致，上睑属脾经，下睑属胃经。若结成小核，红而自破，不药而愈。若坚白不破，久者如杯如拳，而成瘤矣。若初起小核时，即先用细艾，如粟米壮，放患上，令患目者卧榻，紧闭目，以隔蒜片灸三四壮，外将膏药贴之。又用紫背天葵子连叶二两，煮甜酒一壶半，皂角子二三粒，泡热研细，饮酒时，搽疣上，自消。

目疣是胞睑上下生出一小核的眼病，乃是由于脾胃经痰气郁结所致，生于上睑的属于脾经，生于下睑的属于胃经。如果结成小核，色红能自动破溃，不需用药就可以自愈。如果色白坚硬不破，时间久了长成如杯或拳头大小就形成了瘤。在目疣初起时，可先用细艾，做成如粟米大小的一壮，放在患处上，让患者平卧，紧闭眼睛，隔蒜灸三四壮，然后用膏药贴敷。还可以用紫背天葵子连叶二两煮甜酒一壶半，用皂角子二三粒，泡热研细，饮酒时涂擦于目疣上，可以自消。

脾生痰核症

凡是脾胞生痰核，痰火结滞所成。皮外觉肿如豆，脾内坚实有形。或有不治自愈，或有壅结为瘿。甚则流脓出血，治之各不同名。此火土之燥，勿向外求情。若能知劫治，顷刻便清平。

脾生痰核症是由于痰火结滞而导致的。从皮肤看其形肿大如豆，眼睑内触之有肿物坚硬。有不治疗自动痊愈的，也有壅结为瘿的，甚至会流脓出血，其治疗各不相同，都是因为痰火旺盛，脾土燥热导致的，勿再寻找其他的病因。若治疗恰当，痊愈得也迅速。

此症乃睥外皮内，生颗如豆，坚而不疼。火重于痰者，皮或色红，乃痰因火滞而结此。生于上睥者多，屡有不治自愈。有恣辛辣，热毒，酒色斫丧之人，久而变为瘿漏重疾者，治亦不同。若初起劫治，则顷刻而平复矣。宜服：

防风散结汤

玄参_{一钱} 前胡 赤芍药 黄芩 桔梗 防风 土贝母 苍术 白芷 陈皮

天花粉_{各八分}

上锉剂，白水二钟，煎至八分，去滓，食后热服。

睥生痰核症的发病部位是在皮肤与睑板之间，生出大小如豆的颗粒，坚硬不疼。火热重于痰饮者，皮肤色红，乃是因为痰饮因火热滞留结聚于此。此症生于上眼睑的比较多，常有不用治疗而自愈的，也有恣食辛辣热毒、沉溺酒色的人，久而形成瘿漏等严重症候的，治疗就会有不同。如果病症初起，并且治疗恰当，病症就很快治愈。宜服：

防风散结汤

玄参_{一钱} 前胡 赤芍药 黄芩 桔梗 防风 土贝母 苍术 白芷 陈皮
天花粉_{各八分}

上锉剂，白水二钟，煎至八分，去滓，食后热服。

清胃汤　治眼胞红硬。此阳明经积热，平昔饮酒过多而好食辛辣炙煿之味所致也。

山栀仁_{炒黑} 枳壳 苏子_{各六分} 石膏_煅 川黄连_炒 陈皮 连翘 归尾 荆芥穗

黄芩 防风_{各八分} 甘草_{生，三分}

上锉剂，白水二钟，煎至一钟，去滓，热服。

清胃汤　治疗胞睑红硬，此为阳明经积热，平时饮酒过度，好食辛辣炙煿之品导致的。

山栀仁_{炒黑} 枳壳 苏子_{各六分} 石膏_煅 川黄连_炒 陈皮 连翘 归尾 荆芥穗

黄芩 防风_{各八分} 甘草_{生，三分}

上锉剂，白水二钟，煎至一钟，去滓，热服。

木疳症

木疳多在风轮生，碧绿青蓝似豆形。如是昏沉应不痛，若然泪涩目多疼。莫教变症侵眸子，不散瞳神便破睛。

木疳症多生于风轮，其颜色碧绿青蓝，形状如豆。有的表现为眼睛视物昏花但不疼痛，有的表现为流泪涩磨疼痛。千万不能使其任意发展变生他症侵犯眸子，否则将会发生瞳神散大或眼内组织受损的变症。

此症生于风轮者多，其色蓝绿青碧，有虚实二症：虚者大而昏花，实者小而痛涩。非比蟹睛因破而出，乃自然生出者，大小不一，亦有渐变而形尖长者。宜服：

羚羊角饮子

羚羊角_{锉细末} 细辛 大黄 知母 五味子 芒硝_{各一两} 防风_{二两}

上锉剂，以上六味各一钱，防风二钱，白水二钟，煎至八分，去滓，食远服。为末，每服二钱，调服亦可。

此症多生于风轮，其颜色蓝绿青碧，有虚实两种证候，虚证其形大而视物昏花，实证其形小而眼睛涩痛。和蟹睛症不同，蟹睛症是因为外有损伤而虹膜膨出，此症是没有损伤，自己长出来的，其形状大小不一，也有逐渐长成尖长形状的。宜服：

羚羊角饮子

羚羊角_{锉细末} 细辛 大黄 知母 五味子 芒硝_{各一两} 防风_{二两}

上锉剂，以上六味各一钱，防风二钱，白水二钟，煎至八分，去滓，食远服。为末，每服二钱，调服亦可。

平肝清火汤　治黑睛胀大，虚者服。

车前子 连翘_{各一钱} 枸杞子 柴胡 夏枯草 白芍 生地黄 当归_{各钱半}

上为一剂，白水二钟，煎至八分，去滓，温服。

平肝清火汤　治疗黑睛胀大，属于虚证的。

车前子 连翘_{各一钱} 枸杞子 柴胡 夏枯草 白芍 生地黄 当归_{各钱半}

上为一剂，白水二钟，煎至八分，去滓，温服。

火疳症

火疳生如红豆形，热毒应知患不轻。晴眦生来犹可缓，气轮犯克急难停。重则破烂成血漏，轻时亦有十分疼。清凉调治无疑惑，免致终身目不明。

火疳症其形状如红豆，是由于热毒侵犯所致，其病情严重。此症若是生于眼睑结膜、睑缘及内外眦部，病情尚缓，若是侮犯气轮则病情就比较危急疑难。严重者甚至溃破形成血漏，病情轻者也疼痛非常。要毫不迟疑地应用清法凉法治疗，才可以确保不遗留后患而致终生目视不明。

此症生于睥眦、气轮。其在气轮为害尤急，盖火之实邪在于金部，火克金，鬼贼相侵，故害最急。初起如粟疮榴子一颗，小而圆，或带横长而圆，状如豆，次后渐大。痛者多，不痛者少。不可误认为轮上一颗如赤豆症，因瘀积在外，易消之比，此则从内而生也。宜服：

洗心散

大黄　赤芍药　桔梗　玄参　黄连　荆芥穗　知母　防风　黄芩　当归尾各等分

上为细末，每服三钱，食后，茶清调下。

此症的发病部位是在睑结膜、睑缘、内外眦部及气轮。此症生于气轮病情尤为危急，是因为实火之邪侵犯肺金，气轮五行属金，火克金，所以实火之邪侵犯气轮往往发病最急。初起时，大小如粟疮，小而圆或是呈椭圆形，形状如豆，然后渐渐变大。疼痛者多，不痛者少。不能误认为此症是轮上一颗如赤豆症，赤豆症是瘀积在外，容易消散，火疳症则是从内而生。宜服：

洗心散

大黄　赤芍药　桔梗　玄参　黄连　荆芥穗　知母　防风　黄芩　当归尾各等分

上为细末，每服三钱，食后，茶清调下。

土疳症

土疳之病，俗号偷针。脾家燥热，瘀滞难行。微则自然消散，甚则出血流脓。若风热乘虚而入，则脑胀痛而眸子俱红。有为漏之患，有吊败之凶。

土疳症，俗称偷针。是脾经燥热，瘀滞不行导致的。病情轻微的可以自行消散，严重的会流血出脓。若感染风热，就会出现头胀痛、眼红。有变生为漏、病情恶变的凶险。

此症谓睥上生毒也，俗号为偷针。有一目生又一目者，有止生一目者。有邪微不出脓血而愈者，有犯触辛热燥腻，风沙烟火，为漏为吊败者，有窍未实因风乘虚而入，头脑俱肿目亦赤痛者。所病不一，因其病而治之。宜服、敷：

清脾散

薄荷叶　升麻　甘草_{减半}　山栀仁_炒　赤芍药　枳壳　黄芩　广陈皮　藿香叶

石膏　防风_{各等分}

上为细末，每服二钱五分，白水煎服。

土疳症是眼睑上生热毒疖肿，俗称为偷针。有一眼患病波及另外一只眼的，也有单眼患病的。有病情轻微不出血流脓自愈的，有恣食辛热燥腻之品，触冒风沙烟火而变生为漏，病情恶变的，有眼窍未实而令风邪乘虚而入，头面俱肿，眼红眼疼的。症状不一，应辨病论治。宜口服、外敷：

清脾散

薄荷叶　升麻　甘草_{减半}　山栀仁_炒　赤芍药　枳壳　黄芩　广陈皮　藿香叶

石膏　防风_{各等分}

上为细末，每服二钱五分，白水煎服。

敷药方

生南星_{三钱，研末}　生地黄_{五钱}

上共捣烂为膏，贴太阳穴，其肿即消矣。

敷药方

生南星_{三钱，研末}　生地黄_{五钱}

上共捣烂为膏，贴太阳穴，其肿即消矣。

金疳症

金疳起如玉粒，睥生必碍睛疼。沙擦涩紧翳障生，目小涩而坚硬。若在气轮目病，珠痛泪流不爽。阳分最苦气升，时交阴降略清宁。

金疳症初起时生玉粒样小颗粒，生于眼睑内定会磨眼疼痛，沙涩不适，黑睛生翳障，眼睛涩磨而坚硬。若生于气轮，则眼球疼痛，流泪不爽。阳气上升之时病情最重，午时以后时入阴分，病情稍轻。

此症初起与玉粒相似，至大方变出祸患。生于睥内，必碍珠涩痛，以生翳障。生于气轮者，则有珠痛泪流之苦。子后午前，阳分气升之时，病尤甚，午后时入阴分，则病略清宁。久而失治，违戒反触，有变漏之患矣。宜服：

泻肺汤

桑白皮　黄芩　地骨皮　知母　麦门冬_去心_　桔梗_各等分_

上锉剂，白水二钟，煎至八分，去滓，食后服。

金疳症是初起生小颗粒如玉粒的眼病，逐渐变大则会变生祸患。若生于眼睑内，则磨眼疼痛，发生翳障。若生于气轮，则眼痛、流泪不爽。子时后午时前，阳分气升时病情加重，午后时入阴分，则病情稍减轻。若病久失治，违背忌戒，则会变生他症。宜服：

泻肺汤

桑白皮　黄芩　地骨皮　知母　麦门冬_去心_　桔梗_各等分_

上锉剂，白水二钟，煎至八分，去滓，食后服。

水疳症

水疳眼忽一珠生，或在胞中或在睛。或是痛如针样刺，连眶带脑赤烘疼。或然不疼形多大，不散睛瞳便漏睛。

水疳证是指眼中突生一小颗粒的眼病，有的生于眼睑边，有的生于眼珠上。有的表现为针刺样疼痛，痛连目眶头脑烘热疼痛。有的表现为不疼痛但是形状很大，变生为瞳神散大或眼珠破裂，瘘管形成，眼内液体不断流出的病症。

此症生于睥眦、气轮之间者多，若在风轮，目必破损。有虚实大小二症：实者小而痛甚，虚者大而痛缓。状如黑豆，亦有横长而圆者，与木疳相似，但部分稍异，色亦不同，黑者属水，青绿碧蓝者属木。久而失治，必变为漏。头风人每有此患。风属木，肝部何以病反属水，盖风行水动，理之自然。头风病目，每伤瞳神，瞳神之精膏，被风气攻，郁久则火胜，其精液为火击散，故随其所伤之络，滞结为疳也。疳因火滞，火兼水化，水因邪胜，不为之清润，而反为之湿热，湿热相搏，变为漏矣。故水疳属肾与胆也。宜服：

蠲毒饮

防风_一钱_　赤芍药　川芎　连翘　甘草　牛蒡子_炒研，各八分_

上锉剂，白水二钟，煎至八分，去滓，温服。此乃治实症，小而痛甚者服。若治虚症，大而痛缓者，减去防风、连翘、牛蒡子，以四物治之，加熟地黄、当归身各八分，煎服。

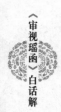

水疳症的发病部位常位于胞睑与白睛之间，如果侵犯黑睛则必发生真睛破损。水疳症分虚实大小二证，实证小而痛甚，虚证大而痛缓。其形状如黑豆，也有椭圆形的与木疳症类似，但是生长部位和颜色均不同。黑色属于水，青绿碧蓝属于木。若病久失治，则变生为漏睛。患有头风病的人常患此病。肝属木，肝病为何属水，大概是因为与自然界的风行水动的道理相类似。头风病人患目病，多伤及瞳神，瞳神精膏被风气侵袭，郁久则火胜，精液被火赤炼，随着所伤的经络走行滞结为疳病。疳病是因为火滞，火兼水化，水因为邪胜而不清润，反而蕴结为湿热，最终湿热相搏，变生为漏。所以水疳症属于肾经与胆经病。宜服：

蠲毒饮

防风_{一钱} 赤芍药 川芎 连翘 甘草 牛蒡子_{研炒，各八分}

上锉剂，白水二钟，煎至八分，去滓，温服。治疗实证小而痛甚者，宜服用此方。若是治疗虚证，形大而痛轻者，减去防风、连翘、牛蒡子，用四物汤来治疗，加熟地黄、当归身各八分，水煎服。

漏睛

按，此症由眦头结聚生疮，流出脓汁，或如涎水，粘睛上下，不痛，仍无翳膜。此因心气不宁，乃小肠邪热逆行之故，并风热停留在睑中。脓水或出于疮口，或在大眦孔窍出者，多流出不止是也。歌曰：原因风热眼中停，凝结如脓似泪倾。驱毒除风无别病，黄连膏子点双睛。

漏睛症是指眦头（多为内眦）部邪气结聚生疮而流出脓汁或黏液，粘连胞睑，不疼痛，不会生成翳膜。此证的病因病机是心气失调，小肠邪热逆行而致，加之风热之邪停留胞睑。所以疮口或大眦部流出脓液，多流脓不止。歌曰：原因风热眼中停，凝结如脓似泪倾。驱毒除风无别病，黄连膏子点双睛。

大眦漏症

大眦漏兮真火毒，时流血水胀而疼。初起未损终须损，肾要盈兮心要清。

大眦漏症是火毒炽盛而致大眦部流脓血，肿胀疼痛。初起没有损伤但最终会损伤眼珠。病因为心火亢盛，肾精亏虚，治疗需补肾清心。

此症，大眦之间生一漏，时流血而色紫，肿胀而疼。病在心部，火之实毒，故要补肾以泻心也。宜服：

燥湿汤

川黄连_{炒，一钱} 苍术_{泔水制} 白术_{土炒} 陈皮_{各八分} 白茯苓 半夏 枳壳 栀仁_{炒黑，各七分}
细甘草_{三分}

上锉剂，白水二钟，煎至八分，去滓，热服。

此症是在大眦部生一漏，不时流血水，颜色紫暗，肿胀疼痛。病因是心火实毒，治疗应补肾，清泻心火。宜服：

燥湿汤

川黄连_{炒，一钱} 苍术_{泔水制} 白术_{土炒} 陈皮_{各八分} 白茯苓 半夏 枳壳 栀仁_{炒黑，各七分}
细甘草_{三分}

上锉剂，白水二钟，煎至八分，去滓，热服。

五花丸　治漏睛脓出，目停风热，在胞中结聚，脓汁和泪相杂，常流涎水。久而不治，至乌珠坠落。

金沸草_{二两} 砂仁_炒 川椒皮_{各七钱} 甘草_{炙，四钱} 白菊花 黄柏_{酒制} 枸杞子_{各一两半}
巴戟_{八钱}

上为细末，炼蜜为丸，如桐子大，每服二十丸，空心，或盐汤或温酒送下。

五花丸　治疗漏睛出脓，风热停滞目中，结聚在胞睑，脓液与眼泪相混杂，眼部常常有黏液流出。病久不治而致黑睛坠落者。

金沸草_{二两} 砂仁_炒 川椒皮_{各七钱} 甘草_{炙，四钱} 白菊花 黄柏_{酒制} 枸杞子_{各一两半}
巴戟天_{八钱}

上为细末，炼蜜为丸，如桐子大，每服二十丸，空心，或盐汤或温酒送下。

小眦漏症

相火经行小眦伤，不时流血胀难当。休教血少神膏损，致使终身不见光。

相火循手少阳经上行而伤及小眦，表现为不时流血水，肿胀不适。若血虚，神膏受损，则会致使终身目视不明。

此症小眦之间生一漏，时流血水，其色鲜红。是病由心包络而来，相火横行之候，当于肾中补而抑之。宜服：

泻湿汤

车前子　黄芩　木通　陈皮各一钱　淡竹叶二十片　茯苓　枳壳　栀子炒黑

荆芥穗　苍术各八分　甘草三分

上锉剂，白水二钟，煎至八分，去滓，热服。

此症是在小眦部生一漏，不时流血水，颜色鲜红。此病是由心包络生，相火横行引起的，治疗应当补肾水抑心火。宜服：

泻湿汤

车前子　黄芩　木通　陈皮各一钱　淡竹叶二十片　茯苓　枳壳　栀子炒黑

荆芥穗　苍术各八分　甘草三分

上锉剂，白水二钟，煎至八分，去滓，热服。

白薇丸

白薇五钱　石榴皮　防风　白蒺藜杵去刺　羌活各三钱

上为细末，米粉糊为丸，如桐子大，每服二十丸，白滚汤送下。

白薇丸

白薇五钱　石榴皮　防风　白蒺藜杵去刺　羌活各三钱

上为细末，米粉糊为丸，如桐子大，每服二十丸，白滚汤送下。

益阴肾气丸　见卷二，加羌活、防风，以补肝肾不足。

益阴肾气丸　见卷二，加羌活、防风，以补肝肾不足。

阴漏症

阴漏黄昏青黑水，或然腥臭不堪闻。幽阴隐处升阳火，治用清温莫祷神。

阴漏症是指从黄昏开始到次日天亮，眼睛流青黑水，气味腥臭不可闻。此症是阴中有伏火，治疗应该清伏火，温阴分。

此症不论何部分生漏，但从黄昏至天晓，则痛胀而流清黑水也，日间则稍可，非若他症之长流。乃幽阴中有伏隐之火，随气升而来，故夜间阴分即病重，治当以温而清之。宜服：

黄芪汤　治眼脓漏不止。

黄芪　麦门冬_{去心}　白茯苓　防风　人参　地骨皮　漏芦　知母　远志_{去心}
熟地黄_{各等分}

上锉剂，白水二钟，煎至八分，去滓，热服。

此症是眼无论何处生漏，从黄昏开始到次日天亮，眼睛胀痛流青黑水，白日症状稍轻，不像其他症一直流脓。此症是阴中有伏火，随气机升降而来，夜间属阴故病重，治疗应该温阴分，清伏火。宜服：

黄芪汤　治疗眼睛流脓不止。

黄芪　麦门冬_{去心}　白茯苓　防风　人参　地骨皮　漏芦　知母　远志_{去心}
熟地黄_{各等分}

上锉剂，白水二钟，煎至八分，去滓，热服。

阳漏症

阳漏阳升黄赤流，水腥目胀痛堪忧。也知金火为灾害，温补清凉弗外求。

阳漏症是指白天眼睛流黄赤水，气味腥臭，眼睛胀痛，此症令人担忧。是肺金之火为害，治宜温补正气，清其燥热。

此症不论何部分生漏，但日间胀痛流水，其色黄赤，遇夜则稍可，非若他漏液长流也。病在阳部，随其气而来，治当补正气，而清凉其燥热。

此症不论眼部任何部位生漏，白天眼睛胀痛流水，其色黄赤，到夜间症状稍轻，不像其他流脓症直流不止。此症是病在阳分，随气机的升降出入而来，治疗应该补正气，清其燥热。

以上二症，专言其有时而发，有时而止。若长时间流者，各有正名，彼此不同。宜服：

保光散

龙胆草_{酒炒}　白芷　白芍药　防风　牛蒡子_{炒研}　黄芩　山栀仁_炒　川芎

生地黄　大黄_{炒，减半}　当归身　羌活　荆芥穗　甘草_{减半，余各等分}

上为细末，每服四钱，白水煎，食后服。或锉剂煎服亦可。

以上二症，都是流脓各有时而发，有时而止。若是时长流脓不止就是另外一种病，并有其正规的病名，与此症并不相同。宜服：

保光散

龙胆草_{酒炒}　白芷　白芍药　防风　牛蒡子_{炒研}　黄芩　山栀仁_炒　川芎

生地黄　大黄_{炒，减半}　当归身　羌活　荆芥穗　甘草_{减半，余各等分}

上为细末，每服四钱，白水煎，食后服。或者锉剂煎服亦可。

补漏生肌散　以上诸症，皆可治之。

枯矾　轻粉　血竭　乳香_{各等分}

上共研极细腻，对漏处吹点。外用盐花、明矾少许，煎水洗之。

补漏生肌散　以上所有症状均可以治疗。

枯矾　轻粉　血竭　乳香_{各等分}

上共研极细腻，对漏处吹点。外用盐花、明矾少许，煎水洗之。

小牛黄丸　治一切眼漏，及诸恶毒疮等漏，皆可治之，大有神效。

牛黄　珍珠　砵砂_{要透明者}　母丁香　乳香_{去油}　没药_{去油}　沉香_{锉末}　明雄黄_{要透明者佳}

人参_{各一钱}　琥珀_{八分，要真}　麝香_{三分}　滴乳石_{一钱半，真者，煅}　白芷　归尾_{各二钱半}

上各制为细末，老米饭为丸，如粟米大，每服一分，空心并临睡各一服，用淡淡土茯苓汤送下。

此丸以牛黄、砵砂、雄黄解其毒，以珍珠、琥珀、滴乳石生其肌，以乳香、没药解毒生肌兼止痛，以麝香、沉香、丁香通窍，更引诸药入于毒所。血凝气滞，始结成毒，故以当归尾消其血之凝，白芷稍散其气之滞。又以人参扶其正气，所谓正人进而邪人退矣。如此为治，厥疾宁有弗瘳者哉。

小牛黄丸　治疗一切眼漏，以及恶毒疮等漏，都可以治疗，疗效显著。

牛黄　珍珠　砵砂_{要透明者}　母丁香　乳香_{去油}　没药_{去油}　沉香_{锉末}　明雄黄_{要透明者佳}

人参_{各一钱} 琥珀_{八分，要真} 麝香_{三分} 滴乳石_{一钱半，真者，煅} 白芷 归尾_{各二钱半}

上各制为细末，老米饭为丸，如粟米大，每服一分，空心并临睡各一服，用淡淡土茯苓汤送下。

此丸中牛黄、硃砂、雄黄解毒，珍珠、琥珀、滴乳石生肌，乳香、没药解毒生肌兼止痛，麝香、沉香、丁香通窍，并引诸药入病所。因此症是血凝气滞结成毒邪，故用当归尾活血化瘀消其凝血，白芷散其气滞，人参扶正气，正所谓正进邪退。用此方治疗，再顽固的疾病岂有不愈之理。

睥病

按，睥喜燥恶湿，若内多湿热，外伤风邪，津液耗涩，膏血枯干，或内急外弛，以致生诸病。阳虚则为倒睫等症，阴虚则为散大等症。大要，湿热所侵者，以和解为要，阴阳偏胜者，滋荣调卫为先。

按语：睥喜燥恶湿，若体内有湿热，复加外伤风邪，津液耗伤，膏血干枯，内外合邪，则发生疾病。阳虚发为倒睫症，阴虚则发为瞳神散大症。凡是湿热所致的疾病，均以和解为治疗大法，阴阳偏盛偏衰的疾病，应以滋养荣气，调理卫气为治疗大法。

倒睫拳毛症

倒睫拳毛症，皆缘酒色沉。风霜皆不避，弦紧外皮松。致令毛倒入，扫翳渐侵瞳。既成难用药，夹敷稍安宁。调理如少缺，必定失光明。

倒睫拳毛症，是因为嗜酒房劳，不避风霜，导致眼睑内紧外松而致睫毛倒入，长时间刺激黑睛会发生黑睛生翳，侵犯瞳神。如果发生黑睛生翳就难用药，用夹眼法治疗症状会稍减轻。如果治疗不及时，调理失当，还会导致失明。

此症皆由目病妄称火眼，不以为事，或酒或欲，或风霜劳苦，全不禁忌，致受风邪，皮松弦紧，睫毛渐倒，未免泪出频频，拭擦不已，便自羞明，故毛渐侵晴，扫成云翳。以药治最难，不得已用法夹之。如夹定，以敷药为主，侯夹将落，即敷其痕，可保。不然依然复旧，其功费矣。宜服、敷：

石膏羌活散 治久患目痛，不睹光明，远年近日内外翳障、风热上攻、昏暗、拳毛

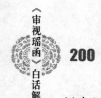

倒睫之症。

苍术_{米泔浸，炒} 羌活 密蒙花 白芷 石膏_煅 麻子 木贼草 藁本 黄连_{酒制}

细辛 家菊花 荆芥 川芎 甘草_{各等分}

上为细末，每服三钱，食后，临睡，蜜汤或茶清调服。

此症多是由俗称火眼的目病不经重视发展而来，或者以肆意饮酒、房劳过度、风霜劳苦为起病因素，加上风邪侵袭而致眼睑皮肤外松内紧，睫毛倒向内侧，不免频频流泪，不停擦拭，畏光，睫毛长期损伤黑睛，致使黑睛生云翳。用药治疗就相对很难，必须用夹子夹住睫毛，使其方向向外，并敷用药物。等睫毛夹落后还要再继续敷用药物，才可以保证疗效。否则便会复发，致使前功尽弃。宜口服、外敷：

石膏羌活散 治疗眼睛疼痛，视昏，无论病程长短的内外障病，以及风热上攻于目、视物昏花、倒睫拳毛等症。

苍术_{米泔浸，炒} 羌活 密蒙花 白芷 石膏_煅 麻子 木贼草 藁本 黄连_{酒制} 细辛 家菊花 荆芥 川芎 甘草_{各等分}

上为细末，每服三钱，食后，临睡，蜜汤或茶清调服。

流气饮 治两目怕日羞明，眵泪瘾涩难开，睛赤疼痛，或生翳障，眼棱紧急以致倒睫拳毛、眼弦赤烂等症。

荆芥 山栀 牛蒡子 蔓荆子 细辛 防风 白蒺藜 木贼草 玄参 人参

真川芎_{各等分}

上剂，白水二钟，煎至八分，去滓，食后服。

流气饮 治疗眼睛畏光，眵多流泪，涩磨难睁，眼红疼痛，或黑睛生翳，睑缘紧缩而致的倒睫拳毛，眼弦赤烂等症。

荆芥 山栀 牛蒡子 蔓荆子 细辛 防风 白蒺藜 木贼草 玄参 人参

真川芎_{各等分}

上剂，白水二钟，煎至八分，去滓，食后服。

紧皮膏

石燕_{一对，煅末} 石榴皮 五倍子_{各三钱} 黄连 明矾_{各一钱} 刮铜绿_{五分} 真阿胶

鱼胶 龟胶_{各三钱}

以上除胶，六味共为末，用水三五碗，入大铜杓内。文火煎熬，以槐、柳枝不住

手搅为浓糊，入胶成膏，方加冰、麝各三分，研细搅匀，用瓷器内收贮。将新笔涂上下眼皮，每日涂三五次，干而复涂，毛自出矣。凉天可行此法，三日见效。轻者三十日全出，重者五十日向外矣。

紧皮膏

石燕一对，煅末　石榴皮　五倍子各三钱　黄连　明矾各一钱　刮铜绿五分　真阿胶
鱼胶　龟胶各三钱

以上除胶外，其余六味共为末，用水三五碗，盛入大铜勺内。文火煎煮，用槐枝或柳枝不断搅拌为浓糊，加入胶制成膏，再加入冰片、麝香各三分，搅拌均匀，用瓷器收藏。用新毛笔蘸取膏液，涂擦上下眼睑每日三至五次，干后再涂，以纠正睫毛方向。天凉的时候可用这种方法，三日见效。轻症者三十日痊愈，重症者五十日痊愈。

五灰膏

石灰风化者佳，二两　荞麦烧灰，一升，淋水　青桑柴烧灰，一升，各淋水一碗，同风化灰共熬干为末，听用
白砒三钱，煅，研末　白明矾一两，煅烟尽为度，研末

上共研一处，水十碗，熬末至一碗，方入风化石灰搅匀，用新笔扫眼弦睫上数次，毛即落，勿入眼内。

五灰膏

石灰风化者佳，二两　荞麦烧灰，一升，淋水　青桑柴烧灰，一升，各淋水一碗，同风化灰共熬干为末，听用
白砒三钱，煅，研末　白明矾一两，煅烟尽为度，研末

以上药研末混合在一起，加水十碗，熬至一碗，再加入风化石灰搅匀，用新毛笔蘸取刷睫毛根部数次，睫毛脱落，勿使药物入眼内。

起睫膏

木鳖去壳，一钱　自然铜制，五分
上捣烂为条子，嗜鼻，又以石燕末，入片脑少许，研水调敷眼弦上。

起睫膏

木鳖子去壳，一钱　自然铜制，五分
上捣烂为条子，嗜鼻，又以石燕末，入片脑少许，研水调敷眼弦上。

东垣云：眼生倒睫拳毛，由目紧急皮缩之所致也。盖伏热内攻，阴气外行，当去其内热并火邪，使眼皮缓，则毛立出，翳膜自退。用手法攀出内睑向外，速以三棱针出热血，以左手指甲迎住针锋，立愈。

李东垣说：眼生倒睫拳毛，是由于眼睑皮肤缩紧所致。大概是因为体内伏热内攻，阴气外行，治疗应该清内热火邪，使眼睑皮肤松缓，睫毛便向外生长，黑睛云翳也会消退。用手拨开眼睑向外，迅速用三棱针针刺使出血，以泄血热，用左手指甲迎住针锋，病自痊愈。

《山居方》云：眼毛倒睫，拔去拳毛，用虱子血点数次，即愈。

《山居方》中说：倒睫拳毛，拔去睫毛，用虱子血点数次，即可痊愈。

按，倒睫之症，系脾肺肝络凝滞，不能相生，以致眼皮宽纵，使毛内刺，令目不爽。病目者，未免不频频揩拭。里治未得除根，不得已必用夹治，毛向外生方妥。然今人岂无房欲劳动，调摄失宜等情，眼内必生翳障、瘀胬红筋、眼弦上下赤烂、羞涩眵泪等症。依次点服施治，再无不愈者也。

按语：倒睫之症，是由于脾肺肝三络血凝气滞，不能相互滋生，导致眼睑松弛，睫毛刺向眼内，令眼睛不适。患此病的人不得不频频擦拭眼睛。内治不能除根，不得已要用夹治之法，使睫毛向外生长方可。然而现在的人怎无房事劳苦，调摄失宜等七情内伤之病，眼睛定会有翳障、胬肉红筋、睑弦赤烂、羞明涩磨、眵多流泪的症状。依次点眼服药，辨证论治，没有不痊愈的。

夹眼法

用老脆薄笔管竹，破开做夹，寸许，将当归汁浸一周时候，再用活龟一个，去肉取皮裹夹煮之，皮烂，取出，阴干，以香油润之，夹眼则灵，易好。

夹眼法

用老脆笔管竹劈开做夹，一寸长，用当归汁浸透约一周长的时间，再用活乌龟一个，去龟肉用壳裹住夹子煮，至皮烂为度，取出夹子，阴凉处晾干，用香油浸润后夹眼，效果好。

夹时，先翻转上睑看过，倘有瘀滞，即导平，血尽方可行夹，然夹不可高大，只在重弦上，仔细看定，睫毛毫无倒入者，方着力扯紧。其夹外之肉，用小艾团灸三壮，不可多灸，恐溃。俟干夹脱下，用光粉调香油逐早搽抹痕处，久则肉色如旧。

夹时先翻过眼睑看是否有瘀滞，有瘀滞需要先用针刺至出血导出瘀滞，再行夹眼法。夹的时候不能夹的部位过高，最多夹在双重睑的位置，夹的时候仔细观察，要使所有睫毛都不倒入，才能用力拉紧，然后用小艾团灸皮肤三壮，不可多灸，以免眼睑皮肤溃破。等到夹子干透方可取下，用香油调铅粉每日涂擦痕迹处，一段时日后被夹的眼睑皮肤的颜色就可以恢复了。

皮急紧小症

皮急紧小，膏血损了。筋脉不舒，视瞻亦眇。

皮急紧小症，是由于膏血津液受损，导致眼睑筋脉不舒，视物昏眇。

此症谓目皮紧急缩小之患。若不曾治而渐自缩小者，乃膏血津液涩耗，筋脉缩急之故。若治而急小者，误治之故。患者多因皮宽倒睫，只夹外皮，失于内治，则旋复，复倒复夹，遂致精液损而脉不舒，皮肉坏而血不足，目故急小。有不当割而频数开导，又不能滋其内，以致血液耗而急小者。凡因治而损者，若不乘时滋养，则络定气滞，虽治不复愈。宜服：

神效黄芪汤　治两目紧急缩小，羞明畏日，或隐涩难开，或视物无力，睛痛昏花，手不得近，或目少睛光，或目中热如火。服五六次，神效。

蔓荆子八分　黄芪一钱　人参　甘草炙　白芍药各一钱　陈皮五分

上锉剂，白水二钟，煎至八分，去滓再煎，临睡温服。如小便淋涩，加泽泻五分；如有大热症，加黄柏七分，酒炒四次；如麻木不仁，虽有热不用黄柏，再加黄芪五分；如眼紧小，去芍药。忌酒、醋、湿面、大料物、葱、蒜、韭及食生冷硬物。

皮急紧小症是指胞睑紧缩，睑裂缩小。如果没有经过治疗而睑裂逐渐缩小是膏血津液耗损，筋脉缩急所致。如果是治疗后患得此症，那是治疗失误而致。患此症者大多是因为皮松倒睫，只使用夹法，失于内治而使疾病复发，复用夹法治疗，导致精液耗伤，筋脉不舒，皮肉坏死而血液亏虚，故发生眼睑紧缩，睑裂缩小。有不正确地使用割法开导而又未滋养阴液，以致血液耗伤发生皮急紧小症。但凡是因为失治而导致的损伤，如

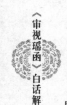

果不及时滋养阴液，则经络不舒，气机停滞，虽然再给予治疗，仍不能痊愈。宜服：

神效黄芪汤　治疗双眼胞睑紧缩，睑裂缩小，畏光，或涩磨难睁，或视物疲劳，眼睛疼痛昏花，视力下降至手不能靠近，或者目光少神，或者眼中热如火，服用五六次，疗效显著。

蔓荆子_{八分}　黄芪_{一钱}　人参　甘草_炙　白芍药_{各一钱}　陈皮_{五分}

上锉剂，白水二钟，煎至八分，去滓再煎，临睡温服。若小便淋漓，加泽泻五分；有大热症状，加黄柏七分酒炒四次；若患处麻木不仁，虽有热但不加黄柏，而是加黄芪五分；如眼睑紧小，去芍药。服药期间，忌服酒、醋、湿面、大料、葱、蒜、韭及生冷硬物。

东垣拨云汤　戊申六月，徐总管患眼疾，于上眼皮下出黑白翳二颗，隐涩难开，两目紧缩而不痛疼，两手寸脉细紧，按之洪大无力，知足太阳膀胱为命门相火煎熬，逆行作寒水翳及寒膜遮睛，与拨云汤一服，神效。外症呵欠，善悲，健忘，喷嚏，时自泪下，面赤而白，能食不便，小便短数而少，气上而喘。

黄芪_{蜜炙}　柴胡_{各七分}　细辛叶　干葛根　川芎_{各五分}　藁本　当归身　荆芥穗

知母　升麻_{各一钱}　甘草梢_{三分}　川羌活　黄柏_{盐水炒}　防风_{各一钱五分}

上锉剂，白水二钟，生姜三片，煎至八分，去滓再煎，食后温服。

东垣拨云汤　戊申年六月，徐总管患眼病，在上眼皮下生出黑白翳二颗，眼睛涩磨难睁，双眼胞睑紧缩，不痛，两手寸脉细紧，按之洪大无力，是足太阳膀胱经被命门相火煎熬，致使寒水逆行形成云翳，给予拨云汤一剂，疗效显著。兼症见：呵欠，善悲，健忘，喷嚏，不时流泪，面赤白，纳食可，大便不通，小便短数而少，气上而喘。

黄芪_{蜜炙}　柴胡_{各七分}　细辛叶　干葛根　川芎_{各五分}　藁本　当归身　荆芥穗

知母　升麻_{各一钱}　甘草梢_{三分}　川羌活　黄柏_{盐水炒}　防风_{各一钱五分}

上锉剂，白水二钟，生姜三片，煎至八分，去滓再煎，食后温服。

睥翻粘睑症

睥翻粘睑，血瘀脾经。睥翻皮缩，风热所乘。有自病翻转，有攀翻而成。若不调治，变症来生。

睥翻粘睑症是由于血瘀脾经所致。睥翻皮缩，是风热乘袭所致。有自发而成，也有因他病攀翻而成。如果不及时治疗，则会变生他症。

此症目皮翻转，贴在外睑之上，如舌舐唇之状，乃气滞血壅于内，皮急牵吊于外，故不能复转。有自病壅翻而转，有因翻睥看病，风热搏滞，不能复返而转。大抵多风湿之滞，故风疾人患者多，治亦难愈，非风者，易治，用劂割之法导之。宜服：

排风散

桔梗　明天麻　防风_{各五钱}　五味子_{焙干}　干蝎_{去钩，焙干}　乌风蛇_{焙干}　细辛

赤芍药_{各一两}

上为细末，每服钱半，食远，米饮调下。

此症是指内睑翻转，贴在外睑之上，如舌舐唇状，是由于气滞血瘀于内，胞睑皮肤紧缩牵拉于外，致使胞睑不能正常覆盖黑睛。有自发发病而成，也有由于翻转胞睑时风热搏滞等外因所致，导致眼睑外翻不能恢复。但是大多是由于风湿停滞，所以风湿症患者多患此眼病，治疗比较困难，如果不是风湿症患者，治疗较容易，可以用镰割之法开导之。宜服：

排风散

桔梗　明天麻　防风_{各五钱}　五味子_{焙干}　干蝎_{去钩，焙干}　乌风蛇_{焙干}　细辛

赤芍药_{各一两}

上为细末，每服钱半，食远，米饮调下。

龙胆丸　治两睥粘睑，眼皮赤烂成疮疾。

苦参　龙胆草　牛蒡子_{炒，各等分}

上为细末，炼蜜为丸，如桐子大，每服二十丸，食后，米饮送下。

龙胆丸　治疗两睥粘睑，眼睑皮肤赤烂成疮。

苦参　龙胆草　牛蒡子_{炒，各等分}

上为细末，炼蜜为丸，如桐子大，每服二十丸，食后，米饮送下。

睥轮振跳症

睥轮振跳，岂是纯风。气不和顺，血亦欠隆。牵拽振惊心不觉，要知平定觅良工。

睥轮振跳症不只是由于感受风邪引起，气机不调，血液亏损亦会引起。胞睑牵拽振跳不由自主，此病要痊愈需找到好的医生来医治。

此症谓目睥不待人之开合而自牵曳振跳也，乃气分之病，属肝脾二经络之患。人皆呼为风，殊不知血虚而气不和顺，非纯风也。若有赤烂及头风病者，方是邪风之故。久而不治为牵吊，甚则为败坏之病也。宜服：

当归活血饮

苍术_制　当归身　川芎　苏薄荷　黄芪　熟地黄　防风　川羌活　甘草_{减半}

白芍药_{各等分}

上锉剂，白水二钟，煎至八分，去滓，食后服。

此症是指眼睑不自主的开合牵拽振跳，是病在气分，属于肝脾二经的疾患。人们通常认为是风邪所致，却不知血液虚损，气机不调亦会导致，并不单单是因为风邪。如果眼睑赤烂并患有头风病的患者，是由于风邪所致。如果久病不治会发展成睥翻粘睑症，甚至成为败坏之病。宜服：

当归活血饮

苍术_制　当归身　川芎　苏薄荷　黄芪　熟地黄　防风　川羌活　甘草_{减半}

白芍药_{各等分}

上锉剂，白水二钟，煎至八分，去滓，食后服。

驱风散热饮子　见卷三。

驱风散热饮子　见卷三。

睥虚如毬症

两睥浮泛，其状如毬。微有湿热，重则泪流。非干赤肿，清热是求。

两胞睑浮肿，其形如球，这是因湿热所致，重则流泪。并不是真正的眼睑红肿，须用清热的方法治疗。

此症谓目睥浮肿如毬而虚起也，目上无别病，久则始有赤丝乱脉之患。火重甚，皮或红，目不痛，湿痰与火夹搏者，则有泪，有眦烂之候，乃火在气分之虚症，不可误认为肿胀如杯血分之实病。以两手掌擦热拭之，少平，顷复如故，可见其血不足，而虚火壅于气也。宜服、洗：

调脾清毒饮

天花粉　连翘　荆芥穗　甘草　鼠粘子　桔梗　白茯苓　白术　苏薄荷

防风　广陈皮_{各等分}

上锉剂，白水二钟，煎至八分，去滓。食前温服。

此症是指胞睑虚肿如球，并无他病，病久则会出现赤丝乱脉。若是火热重症，则皮肤色红，眼不痛，湿痰与火夹攻者，则有流泪、两眦糜烂的表现，此症均是火在气分的虚证，不能错误地认为肿胀如杯就是血分实证。用两手搓热覆于其上，会稍稍平复，但是短时间又恢复虚肿，可见是血不足，虚火壅滞于气分所致。宜服用、外洗：

调脾清毒饮

天花粉　连翘　荆芥穗　甘草　鼠粘子　桔梗　白茯苓　白术　苏薄荷

防风　广陈皮_{各等分}

上锉剂，白水二钟，煎至八分，去滓，食前温服。

广大重明汤　见卷三。

广大重明汤　见卷三。

妊娠

按，胎前产后，多因气血失和，以致燥火上攻，阴阳涩滞，或风邪乘虚，邪火侵淫，七情抑郁，六气引邪。不必拘泥其翳、膜、红、痛，胎前惟用安胎清火，产后惟用养荣散郁。二症须分有余不足，在气分者宜调之、散之，在血分者宜补之、行之，自无变症矣。

按语：胎前产后的眼病，多是由于气血亏虚失和，以致燥火上攻，阴阳涩滞所致，或者是风邪乘虚入侵，邪火侵淫，情志抑郁，感受六邪导致。不需要拘泥于翳膜红痛，产前均用安胎清火之剂，产后均用养荣散郁之药。此二症要分清有余和不足，在气分者治疗应用调养之法、散法，在血分者治疗应用补法、行血之法，这样来治疗自然没有变症发生。

兼胎症

妇人有孕号兼胎，都是三阳否塞来。只是有余无不足，要分血气两家灾。

妇女在怀孕期间所出现的眼病称为兼胎症，是由于三阳经满闷塞滞所致，是有余之症而非不足之症，要分清病在血分还是气分。

此症专言妇人有孕而目病也。其病多有余，要分在血分、在气分之不同，在气分则有如旋胪泛起、瞳神散大等症，在血分则有如瘀血、凝脂等症。盖其否隔、阴阳涩滞，与常人病眼不同，为病每多危急，人不知虑，屡见临重而措手不及。内伐又恐伤胎泄气，不伐又源不清，事在两难，善用内护外劫之治，则百发百中矣。如治胎前目病，不厌疏利，但避硝黄等峻药，破血及泄小肠之剂勿用。《经》云：有故无殒，亦无殒也。或以白术、黄芩固胎之药、监制之药佐之，则无碍矣。宜服：

保胎清火汤

黄芩_{一钱二分} 砂仁 荆芥穗 当归身 白芍 连翘 生地黄 广陈皮_{各一钱}

川芎_{八分} 甘草_{三分}

上锉剂，白水二钟，煎至八分，去滓，食后温服。

此症是指妇女怀孕期间所出现的眼病。此时眼病多是有余之症，要分清病在血分还是在气分病，在气分则发为旋胪泛起、瞳神散大等症，病在血分则发为瘀血、凝脂等症。大概是因为气机隔绝不通，阴阳涩滞所致，与平常的人患眼病是不同的，此病发病大都比较危急，而人们通常都不重视，知道病情严重时再进行治疗就已经来不及了。应用内服药进行攻伐恐怕会伤了胎气，不攻伐又没有办法完全根治，治疗就处在两难之间。必须用内服药护卫全身，局部用外用药劫治，才能有效治疗。治疗产前眼病应用疏散通利之法，但是不要用芒硝、大黄等峻下之药，以及破血泄小肠之药。《素问·六元正纪大论》中记载：妇女妊娠以后，确因患病需要使用峻烈毒药，用药如能中病之大半而止，仍可保母子平安。再用白术、黄芩等安胎固胎之药辅佐，就可以了。宜服：

保胎清火汤

黄芩_{一钱二分} 砂仁 荆芥穗 当归身 白芍 连翘 生地黄 广陈皮_{各一钱}

川芎_{八分} 甘草_{三分}

上锉剂，白水二钟，煎至八分，去滓，食后温服。

简易知母饮 治妊娠心脾壅热，目赤，咽痛口苦，烦闷多惊。

赤茯苓　黄芩　麦冬肉　知母　桑白皮　黄芪　细甘草_{各等分}

上锉剂，白水二钟，煎热去滓，再入竹沥一小钟，碗内冲服。

简易知母饮　治疗妊娠心脾壅热，眼红，咽痛口苦，烦闷多惊。
赤茯苓　黄芩　麦冬肉　知母　桑白皮　黄芪　细甘草_{各等分}
上锉剂，白水二钟，煎热去滓，再入竹沥一小钟，碗内冲服。

天门冬饮子　治蕴热，忽然两目失明，内热烦躁，一应热症。
羌活　白茯苓　人参_{各八分}　天门冬_{去心}　知母_{盐水制}　茺蔚子_{各一钱二分}　防风
五味子_{各五分}
上锉剂，白水二钟，煎至八分，去滓，热服。

天门冬饮子　治疗内有蕴热，忽然两目失明，内热烦躁，一切热症。
羌活　白茯苓　人参_{各八分}　天门冬_{去心}　知母_{盐水制}　茺蔚子_{各一钱二分}　防风
五味子_{各五分}
上锉剂，白水二钟，煎至八分，去滓，热服。

芎苏散　治孕妇外感风寒，浑身壮热，眼花，头昏如旋。盖因风寒克于脾胃，伤于荣卫，或露背当风取凉，致令眼疼头痛，憎寒发热，甚至心胸烦闷。大抵，胎前二命所系，不可轻易妄投汤剂，感冒之初，止宜芎苏表其邪气，其病自愈。
紫苏　川芎　麦冬肉_{去心}　白术　陈皮　干姜_{炒黑}　白芍药_{各一两}　甘草_{五钱}
上为末，每服五钱，姜三片，葱头三段，水煎，温服。

芎苏散　治疗孕妇外感风寒，浑身壮热，眼花，头晕眩。究其病因，大概是因为风寒克于脾胃，伤于荣卫，或者露背当风取凉，感受风寒致使眼疼头疼，憎寒发热，甚至心胸烦闷。胎前二命所系，不可妄用汤剂。感冒初起，仅用芎苏散发表散寒，即可痊愈。
紫苏　川芎　麦冬肉_{去心}　白术　陈皮　干姜_{炒黑}　白芍药_{各一两}　甘草_{五钱}
上为末，每服五钱，姜三片，葱头三段，水煎，温服。

消风散　治孕妇头旋目昏，视物不见，腮项肿核。盖因胎气有伤，邪热上攻，太阳头痛，呕吐，背项拘急，致令眼昏生花。若加痰壅，危在片刻，急宜服之。

石膏　防风　甘菊花　羌活　川芎　荆芥　羚羊角　当归　白芷　甘草

大豆黄卷_{炒，各等分}

上为细末，每服三钱，细茶调，食后服。

消风散　治疗孕妇头眩目昏，视物不见，腮项部有肿核。是因为胎气有伤，邪热上攻，太阳头痛，呕吐，项背强直拘急，导致眼睛视物昏花。如果复加痰壅之症则病情危急，宜紧急服用消风散。

石膏　防风　甘菊花　羌活　川芎　荆芥　羚羊角　当归　白芷　甘草

大豆黄卷_{炒，各等分}

上为细末，每服三钱，细茶调，食后服。

天冬饮子　治孕妇将临月，两目忽然不明，灯火不见，头痛目昏，腮项肿满，不能转颈。此症为怀孕多居暖阁，或烘火过热，衣被卧褥伏热在内，或服补药及热物太过，肝脏壅极，致令胎热。

天门冬　知母　茺蔚子　防风　辽五味　茯苓　熟地黄　羌活　荆芥穗

川芎　白芍药　当归

上等分，锉剂，生姜三片，白水二钟，煎，食后服。

天冬饮子　治疗孕妇将要生产忽然两目不明，灯火不见，头痛目昏，腮项肿满，不能转向。此症是因为怀孕期间多居于暖阁之内，或者烘火过热，穿衣盖被过厚，致使伏热在内，或是服用补药及热性食物过多而致肝脏壅极，胎热。

天门冬　知母　茺蔚子　防风　辽五味　茯苓　熟地黄　羌活　荆芥穗

川芎　白芍　当归

上等分，锉剂，生姜三片，白水二钟，煎，食后服。

为产症

为产血不足，肝虚多损目。莫劳瞻，莫悲哭，流泪昏沉内不睦。窍虚引入风邪来，烂湿赤垢久成笃。或食燥腻五辛多，或有湿痰与劳碌。几般能致外生灾，早治免教多反复。

为产症是指分娩后，血液亏虚，肝脏亏虚不能滋养目珠所致的眼病。不能过度用眼，不能悲伤哭泣，流泪眼昏，是由于脏腑功能不调和所致。目窍空虚，风邪乘体内虚而入，导致眼睛红赤，睑弦赤烂，病久不愈变成顽疾。或者过食燥腻五辛之品，或宿有痰湿加之劳碌均可致疾病的发生。倘若感受外邪而致病，就应该及早进行治疗才能避免反复发作。

此症专言为产后而目病也，盖产则百脉皆动，气血俱伤，大虚而不足，故邪得以易乘。肝部发生之气甚弱，血少而胆失滋养，精汁少，则目中精膏气液皆失化源，所以目病者多，然轻重内外不同：有劳瞻竭视，悲伤哭泣，而为无时冷热泪流、内障昏眇等症；有窍不密，引入风邪，为湿烂、头风者；有因虚沐发，湿气归脑，而为内障诸病者；有因虚劳碌，恣辛嗜热及患热病，而伤目血为外障者，皆内不足所致。若知爱护者，疾微而不变，不知爱养，反纵斫丧，则变症不一。大抵，产后病宜早治，莫待其久，久则气血定而病深，治亦不易。其外症之显而易知者，人皆知害而早治，其内症之害隐缓，而人不知虑，屡遭其患，而悔亦迟矣。若治产后，无有余之血，须护肝气，不可轻用伐肝之剂，当以四物汤养血之剂为主药也。

为产症是指产后所发生的眼病。产后百脉皆动，气血俱伤，大虚不足，所以外邪乘虚易侵。肝气多虚弱，气血虚少，胆失所养，精汁亏少，则眼中精膏生化无源，故产后多患眼病，然而有内外眼病之不同，也有轻重的不同：有因劳瞻竭视，悲伤哭泣而致的无时冷热泪流、内障昏眇等病；有因上窍空虚，受风邪侵袭而致的湿烂、头风等病；有因产后虚弱而洗头发，湿气侵袭脑部而致的内障眼病；有因产后虚弱劳累又恣食辛热太过，而热伤血络而致的障眼病，以上所有病症都是因为体内气血不足而导致的。如果知道爱护身体，则病情轻微而不生变症，如果不但不知道爱护调理，反而放纵不顾，就会发生不同的变症。大致上说，产后病宜早治疗，若延误治疗，时间一长气血凝定，病情深固，治疗时就不容易了。凡是外症表现明显易知，一般会早发现早治疗，如果是内症，其症状隐匿不易察觉，发病缓慢，人们不知道担忧，不重视医治，屡遭其害，到发现时后悔就来不及了。治疗产后疾病，体内没有有余之血，应当顾护肝气，不能轻易应用伐肝之剂，当用四物汤类养血方剂为主药。

熟地黄汤　治妇人产后眼昏头晕，虚渴口干，气少脉弱。

熟地黄酒洗，晒干，八钱　糯米一撮　人参一钱　麦门冬去心，二钱五分　甘草炙，五分　花粉三钱

上锉剂，水二钟，姜一片，枣二枚去核，煎至八分，去渣，温服。

熟地黄汤　治疗妇人产后头晕眼昏，虚弱，口干渴，少气，脉弱。

熟地黄酒洗，晒干，八钱　糯米一撮　人参一钱　麦门冬去心，二钱五分　甘草炙，五分　花粉三钱

上锉剂，水二钟，姜一片，枣二枚去核，煎至八分，去滓，温服。

四物补肝散　治妇人产后，午后至夜，昏花不明。

熟地黄_{焙干，二两}　香附_{酒制}　川芎　白芍_{酒洗，炒}　当归身_{酒洗，炒}　夏枯草_{各八钱}　甘草_{四分}

上共为细末，每服二三钱，食后，白滚汤送下。

上方以熟地黄补血，当归养血，为君；夏枯草入厥阴，补养血脉，为臣；甘草益元气、补脾胃，白芍补脾和血，为佐；川芎助清阳之气上升，香附理血气散郁，为使耳。

四物补肝散　治疗妇人产后午后至夜间视物昏花。

熟地黄_{焙干，二两}　香附_{酒制}　川芎　白芍_{酒洗，炒}　当归身_{酒洗，炒}　夏枯草_{各八钱}　甘草_{四分}

上共为细末，每服二三钱，食后，白滚汤送下。

上方中熟地黄补血，当归养血，二者为君药；夏枯草入厥阴经，补养血脉，为臣药；甘草益元气、补脾胃，白芍补脾和血，共为佐药；川芎助清阳之气上升，香附理血气散郁，为使药。

四制香附丸　治妇人产后崩漏，亡血过多，致睛珠疼痛，经水不调等症。

香附子_{杵去皮毛，净子，八两，分作四分，酒、醋、童便、盐水煮，晒，炒}　黄柏_{酒炒}　熟地黄_{各一两，酒，水煮烂，捣膏}

泽兰叶_{净叶}　川芎_{酒洗，炒}　白芍药_{酒洗，炒}　当归_{炒，各两半}　益母草_{四两，勿犯铁器}

除地黄膏另入，余共为细末，铺地一宿，去其火性，炼蜜为丸，如梧桐子大，每服二三钱，空心，白滚汤送下，或食远亦可。

上方以四制香附为君，益血气之药也；熟地、川芎、当归、白术为臣，补血、养血、和血之药也；黄柏为佐，补肾滋阴之药也；泽兰叶、益母草为使，疗产后百病，行血、逐积血、生新血之药也。

四制香附丸　治疗妇人产后崩漏，失血过多，而致的目珠疼痛，经水不调等症。

香附子_{杵去皮毛，净子，八两，分作四分，酒、醋、童便、盐水煮，晒，炒}　黄柏_{酒炒}

熟地黄_{各一两，酒，水煮烂，捣膏}

泽兰叶_{净叶}　川芎_{酒洗，炒}　白芍药_{酒洗，炒}　当归_{炒，各两半}　益母草_{四两，勿犯铁器}

以上药物其中除地黄膏另入外，其余药物共为细末，铺在地上一夜，去其火性，然后炼蜜为丸，如梧桐子大小，每次二至三钱，空腹，白滚汤送服，或食远服用亦可。

上方中以四制香附为君药，益气血；熟地黄、川芎、当归、白术为臣药，补血、养血、和血；黄柏为佐药，补肾滋阴；泽兰叶、益母草为使药，治疗产后百病，行血、祛瘀血、生新血。

痘疹

痘疹害眼，多因胎毒，或前或后，积热蕴深，或余毒攻侵，自脏达外，致成星翳膜朦。宜分虚实，但以活血解毒而已，活血不致于热，解毒不致于凉，俟屙后治之。虽有目翳，切不可用点药，只宜活血解毒，俟五脏平和，翳当自去。若误点药，则非徒无益而反害之。即用丸散，须小剂调服。如眼无光，过百日后，血气完复，则目自明矣。海藏云：东垣先生治癍后风热毒，翳膜气障遮睛，以泻青丸治之，大效，初觉易治。《保命集》云：非癍后翳膜，亦能治之，泻青丸减大黄一半用之。

痘疹害眼，多是因为胎毒，痘疹发病前后，由于积热蕴深或是余毒攻侵，热毒从内脏而达外，而致星翳膜障。辨证应分清虚实，治疗应以活血解毒为主，活血不能太过于热，解毒不能太过于寒凉，都要等到痘疹消退后再治疗眼部疾患。虽然目生翳障但是切不能应用点眼药，治疗只宜活血解毒，直到五脏功能调和，星翳膜障就会自行消退。如果点用眼药，不仅没有益处反而有害处。即使用丸散剂，也必须小剂量调服。如果眼睛无神，一百天之后，血气完复，则目自明。海藏曾说：李东垣曾经治疗斑疹后热毒所致的黑睛翳障，用的泻青丸，效果良好，才觉得痘疹热毒翳膜好治。《保命集》记载：不是斑疹后的翳膜也可以用泻青丸治疗，只是大黄的用量应减少一半。

浊害清和症

浊害清和，重轻非一。或病于前，或病于末。有久闭而不开，有肿痛而赤烂。有积热而内症昏朦，或乘虚而冲风泪湿。有阴邪结星而为翳，有阳邪烁膏而成疾。当因症而详源，毋偏泥而拗执。

浊害清和症，其病情的轻重不一，或病于痘疹之早期，或病于痘疹之末期。有的表现为眼睛畏光难睁，有的表现为眼睛肿痛赤烂。有的是因为热积于内而视物昏朦，有的是因为风邪乘虚侵犯而流泪。有的是因为阴邪结聚而致黑睛生翳，有的是因为阳邪热灼神膏而成目疾。治疗时应当辨证求因，不能拘泥不知变通只侧重于一个方面。

此症专指痘疹以致目疾之谓。夫痘疹为毒最重，自禀受以来，蕴积恶毒深久之故。

古称曰百岁疮，谓人生百岁，此毒少不得发见而后已。若痘疹发，则诸经百脉清纯太和之气，皆被搅扰，正气大虚，则邪乘虚而入，各因其犯而为病。目通于肝胆，肝胆乃清净之府，邪正理不并立，今受浊邪熏灼，则目失发生长养之源，故病亦易侵。皆由乎人不能救，而且害之之故也。或于病中食物发之太过，怀藏大暖，误投热药，多食甘酸而致病者；或于病后因虚未复，恣食辛辣燥腻，竭视劳瞻，炙衣烘火，冲冒风沙烟瘴而致病者。有为昏矇流泪之内障者，有为赤烂星障之外症者。有余邪蕴积蒸燥，肝胆热郁之极，清气受伤，延及瞳神，而成凝脂、黄膜、花翳、蟹睛等症之重而目粿凸者；有余邪流为赤丝、羞明、微星、薄翳等症之轻而病自消者。轻重深浅，各随人之犯受，所患亦不一。业斯道者，宜致思明辨，以免不用刃而杀人，取罪冥冥，祸延子孙之报，当细验其症，审其经而投治之，不可执一，恐有激变之祸。盖痘疹之后，正气虚而血脉伤，邪得易乘，非常人可比。大凡，痘症目疾，惟瞳神未损，纵久远亦有可治之理，但宜早治，则易退而无变乱之患，迟则气血凝定，虽无变乱，其退亦甚迟矣。宜服：

谷精草汤

谷精草_{六分} 白芍 荆芥穗 玄参 牛蒡子 连翘 草决明 菊花

龙胆草_{各五分} 桔梗_{三分}

上锉剂，白水二钟，灯心十段，煎至六分，去滓，不拘时服。

浊害清和症专指的是痘疹所致的眼病。众所周知痘疹为毒最重，自感受毒邪侵袭以来，蕴积深久所致，古时称百岁疮，指人到百岁此毒若是还没有再次发作才算是痊愈。如果痘疹毒发，则全身诸经百脉清纯太和之气皆会受到侵扰，如果正气虚弱，邪气乘虚而入，则发为病。眼通于肝胆，肝胆都是清净之腑，正气与邪气照理不能同时相安共处，现在受浊邪熏灼，使眼失去发生长养之源，所以病邪极易入侵。以上都是因为人自身正气不足不能抗邪而病。或是因为饮食物多发物，或是因为小儿包裹过于温暖，加之误投热药，过食甘酸之品而致病；或者是因为病后虚弱，身体未愈，就恣食辛辣燥腻之物，竭视劳瞻，烘衣烤火，冲冒风沙烟瘴而致病。有的发为视物昏矇流泪内症，有的发为赤烂星障外症。有因为余邪蕴积蒸燥，肝胆郁热，清气受伤，伤及瞳神，而形成凝脂翳、黄膜上冲、花翳、蟹睛等重症。有因为余邪未清而发生眼红赤丝、畏光、流泪、黑睛微星薄翳等轻症，并可自行消除。患病的轻重深浅随感受邪气的不同而不同。我认为行医就应该深切思考以辨明各类病症，而不至于治疗失误而使人丧命，这样使人丧命于无形，罪过就大了，而且会延续到子子孙孙继续犯错。所以应该仔细辨明各类病症，分而治之，不能拘泥于一个方面，以免激发变症。一般情况下痘疹之后正气虚弱，血脉皆伤，邪气就更容易入侵而为病，与常人不同。大凡是痘疹之后所患的眼病，只要是瞳神没有受到损伤，即使病程久远也有能治疗的办法，只是应该及早治疗，才容易退邪，防止发生变证，治疗若是不及时，则气血凝定，虽然没有变证出现但是病邪也不容易退却。宜服：

谷精草汤

谷精草_{六分}　白芍　荆芥穗　玄参　牛蒡子　连翘　草决明　菊花

龙胆草_{各五分}　桔梗_{三分}

上锉剂，白水二钟，灯心十段，煎至六分，去滓，不拘时服。

退翳散　治内外翳障，或疮疹后余毒不散。

真蛤粉_{另研}　谷精草_{生研为末，各一两}

上研匀，每服二钱，用猪肝三指大一片，批开，掺药在上，捲定，再用麻线扎之，浓米泔水一碗，煮肝熟为度，取出放冷，食后，临睡，细嚼，却用原汁送下，忌一切毒物。如斋素，用白柿同煎，令干，去药，食柿。

退翳散　治疗内外翳障或者疮疹后余毒不散。

真蛤粉_{另研}　谷精草_{生研为末，各一两}

以上药物共研匀，每次取二钱，用三横指大的猪肝一片，劈开，将药末掺在中间，卷定用麻线扎紧，用浓米泔水一碗，煮至肝熟，取出放凉，饭后，临睡前细嚼，用原汁送服，饮食忌一切毒物。如果是素食者，可用柿饼同煎，晾干去药，吃柿饼。

孙盈重云：凡痘疮不可食鸡、鸭子，必生翳膜。钱季华之女，年数岁，痘疮后两目皆生翳，只服此药，各退白膜三重，瞳子方了然也。

孙盈重说：凡是患痘疮便不能食用鸡、鸭，否则必生翳膜。钱季华的女儿，年龄未满十岁，痘疮后两只眼睛黑睛生翳，只服用了此药，白膜退却了三重，方能视清瞳子。

望月丸　治痘入眼，致生翳膜。

望月砂_{四两，焙干}　石决明_{醋煅}　防风　白芍　谷精草　草决明　木贼_{各一两}　当归_{五钱}

上共为细末，炼蜜为丸。小儿量其大小，或用一钱，或用五分一丸，荆芥汤化下。

望月丸　治疗痘疹后黑睛生翳膜。

望月砂_{四两，焙干}　石决明_{醋煅}　防风　白芍　谷精草　草决明　木贼_{各一两}　当归_{五钱}

上共为细末，炼蜜为丸。小儿根据大小或用一钱或用五分之一丸，用荆芥汤化下。

疏风汤　治痘后患眼，其珠不红，眼皮弦生一小颗，数日有脓，俗谓狗翳，发后又发，甚至眼毛上发一白泡，服此。

荆芥穗　蝉退　桔梗　归尾　甘草梢各五分　防风　白芷各四分　石膏煅，一钱二分

白芍药七分　茯苓　连翘　苍术泔水制，各六分

共为剂，葱白一段，大米一撮，白水二钟，煎至七分，去滓，食后热服。

疏风汤　治疗痘疹后眼病，眼珠不红，眼睑缘生出一小颗粒，数日后有脓点，俗称狗翳，发后又发，甚至睑弦生一白泡，服此方。

荆芥穗　蝉蜕　桔梗　归尾　甘草梢各五分　防风　白芷各四分　石膏煅，一钱二分

白芍药七分　茯苓　连翘　苍术泔水制，各六分

共为剂，葱白一段，大米一撮，白水二钟，煎至七分，去滓，食后热服。

通窍散　治痘后眼生星翳。

辰砂三钱　珍珠　琥珀各二钱　麝香一钱　玛瑙一钱五分　冰片五分

上研为细粉。若翳在右目，吹左耳；翳在左目，吹右耳；若两目有翳，即吹两耳。盖以吹耳能通心肺二窍之故也。

通窍散　治疗痘疹后黑睛生翳。

辰砂三钱　珍珠　琥珀各二钱　麝香一钱　玛瑙一钱五分　冰片五分

以上药物研为细末。若翳在右眼吹左耳，翳在左眼吹右耳，若两眼有翳，吹两耳。因为吹耳能通心肺二窍。

胎兔丸　治小儿痘后余毒，攻一目或两目，黑珠凸出，翳膜瞒睛，红赤肿痛，眵泪交作，服此获效之功甚著。

胎兔去毛，洗净，用阴阳瓦焙干，为末。每用一两二钱　蔓荆子去膜，晒干，为末　菊花去梗叶，晒干，为末，各加一两

上末共为一处，炼真川蜜为丸，量孩童大小，不拘钱分，俱白滚汤化下。

胎兔丸　治疗小儿痘疹之后余毒侵袭而致眼病，黑睛突出，黑睛翳膜满布，眼睛红赤肿痛，眵泪交作，服用此药疗效显著。

胎兔去毛，洗净，用阴阳瓦焙干，为末，每次取一两二钱　蔓荆子去膜，晒干，研末　菊花去梗叶，晒干，研末，各加一两

以上药末混合均匀，炼蜜为丸，根据孩童的大小适量服用，白滚汤送服。

愚按，兔，《礼记》谓之明视，言其目不瞬而了然也。兔得金气之全，性寒而解胎中热毒，能泻肝热。盖肝开窍于目，热甚则昏矇生翳，热极则珠胀突出。今痘后生翳，睛珠凸出者，皆胎毒盛极之所致也。方用胎兔为君者，取二兽之精血所成，可以解胎毒也，草木之性，难以取效，故借血气之属耳。臣以蔓荆，微寒，取其能凉诸经之血，且能搜治肝风，及太阳头痛目痛，目赤泪出，利九窍而明目，性又轻浮，上行而散。更佐以菊花者，取菊得金水之精英，补益金水二脏也。夫补水可以制火，益金可以平木，木平则风自息，火降则热自除。其药虽简，用意最深，用治痘后目疾，安有不愈者乎。

我认为兔，《礼记》中记载又名明视，说的是兔的眼睛不瞬目而且明亮。白兔得金气之全，性寒能解胎中之热毒，能泻肝热。肝开窍于目，肝热则视物昏矇，黑睛生翳，热极则眼珠胀痛突出。痘疹后黑睛生翳，睛珠突出，这是胎毒盛极所致。上方用胎兔为君药，胎兔是雌雄二兔的精血生成，可以解胎毒，草木之性难取效，所以借助血气之胎兔。臣药为蔓荆子，其性微寒，能凉诸经之血，且能搜治肝风，治疗太阳经头痛眼痛，眼红流泪，利九窍而明目，且其性轻浮，上行能散。佐药是菊花，菊花得金水精华，能补益肺肾。补水可以制火，益金可以平木，木平则风息，火降则热除。此方的药物虽然精简，用意却很深，用于治疗痘疹之后的眼病，没有不取效的。

此方，乃广陵甘棠镇王海明子，痘后睛珠突出，偶一医见之，告曰：此目有一药可治，但不知能得否。询之，乃胎兔也。其父遍觅得之，按方制药成，服之果愈。推幼幼之心，故广其传。

此方是广陵甘棠镇王海明的儿子，痘疹之后眼睛突出，偶然被一医者见到，告诉他这个病有一种药可以治疗，但是不知道你是否能找得到。询问他，告知此药就是胎兔。王海明就寻遍能寻的地方，终于找到，按照方子制成药丸，让儿子服用，服用之后果然病就好了。出于爱护幼小之心，就将此方广为流传至今。

凡痘疹害目，皆言小儿受胎毒，感风寒而发痘疹，痘发则正气虚，邪气乘虚而入，调理失宜，则目为害。邪气入于肝胆二经，兼真元未复，故发目疾。盖目通于肝，专仗肾水。《经》云：目得血而能视。肝藏血，邪热余毒，蒸灼肝经，肝属木，木被火克而灼损胆汁，又肾属肝之母，肝无肾滋，故胆汁涸，以致障生，神光不清，水不能滋其子也。《经》云：不能远视者，责其有火是也。日渐深者，嗜欲日开，食物过辛，真元日不足耳，

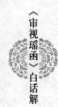

治法宜先清解肝经积热之毒，次补真元，水升而火自降，火降而邪气自除，目自明矣。

清解散　早服。

谷精草一两　石决明煅，八钱　白菊花去蒂，酒洗，七钱　绿豆壳六钱

共为细末，每服二钱，用大陈柿饼一个，去蒂核，米泔水钟半，煎半干。空心食柿饼，原汁汤并服。

凡是痘疹之后的眼病，说都是小儿受了胎毒，再加上外感风寒之邪而发痘疹，痘疹已发则正气虚，邪气乘虚而入，加上调理不当，就致使眼病的发生。邪气侵犯肝胆二经，加之元气未复，故发为眼病。大概是因为目通于肝，全靠肾水滋养。《素问·五脏生成篇》中记载：目得血之滋养而能视物。肝藏血，邪热余毒蒸灼肝经，肝属木，木被火克而灼损胆汁，肾水又为肝木之母，肝木若是没有肾水的滋养，则胆汁枯竭以致翳障生，视物不清，这是水不能滋生其子的缘故。《内经》中记载：目不能远视，是因为体内有火的缘故。病程较长，小儿偏嗜之欲越来越强，嗜食过于辛辣的食物，真元就一天天变得越发不足，治疗应该先清解肝经积热之毒，然后滋补真元之不足，水升而火自灭，火降则邪气自除，则目自明。

清解散　早上服用。

谷精草一两　石决明煅，八钱　白菊花去蒂，酒洗，七钱　绿豆壳六钱

以上药物共研细末，每次服用二钱，用一个陈柿饼去蒂核，米泔水半钟，煎至半干。空心吃柿饼，然后连汤一并服下。

补元散　晚服。

夜明砂淘净，一两，为末　真蛤粉五钱，为末

上共研为细末，每服二钱，用公猪肝一大片，将肝披开，搽药在内，米泔水煮熟，任意食之，以原汁汤嚼下，每日早晚服。过一七，再服。

补元散　晚上服用。

夜明砂淘净，一两，为末　真蛤粉五钱，为末

以上药物共研为细末，每次服用二钱，用公猪肝一大片，将肝劈开，药末涂其内，用米泔水煮熟，吃猪肝喝汤，早晚各服一次，过七天再服用一次。

加味地黄丸

怀生地竹刀切片，酒洗，焙干，四两　山萸肉酒洗，焙　山药　白茯苓各二两　泽泻　牡丹皮各两半

菊花_{去梗叶}　麦冬肉_{焙干}　当归_{焙，各一两}　五味子_{五钱}

上共为细末，炼蜜为丸，空心淡盐汤化下，量小儿大小为丸。如少年火旺，加黄柏、知母各五钱，俱用盐水制。如目生翳，服前药不退，可用点药。

加味地黄丸

怀生地_{竹刀切片，酒洗，焙干，四两}　山萸肉_{酒洗，焙}　山药　白茯苓_{各二两}　泽泻　牡丹皮_{各两半}

菊花_{去梗叶}　麦冬肉_{焙干}　当归_{焙，各一两}　五味子_{五钱}

以上药物共研为细末，炼蜜为丸，空心淡盐水送服，根据小儿大小制丸，适量服用。若是少年火旺者，可以加用盐水制的黄柏、知母各五钱。如果眼生翳障，服用以上药物翳障不退，可以用点眼药。

退云散

红珊瑚　珍珠　辰砂　硼砂_{各等分}

俱生用，共研极细无声，每日点二次。

退云散

红珊瑚　珍珠　辰砂　硼砂_{各等分}

俱生用，共研极细无声，每日点二次。

按，痘后余毒，则必见云翳遮睛外障等症者多。如两目清白，外无翳障，止艰于视者，乃禀受天真虚弱，肝肾二经不足，故神光淡白色，瞳神或开大，不必用点丹，不必服退翳等药，但服固本之剂，则精生气，气生神，非独益于目，更能绵延寿算矣。

固本丸

熟地黄　生地　菟丝子_{各一两}　当归　五味子　枸杞子_{各八钱}　麦门冬_{去心}　牛膝

天门冬_{各七钱}　茯神　地骨皮_{各五钱}　远志_{四钱}

以上各味，俱要法制，秤足分两，共为细末，炼蜜为丸，如梧桐子大，每服二三十丸，空心淡盐汤送下。晚服，茶酒任意送下。可以久服。

按语：痘疹后余毒，见云翳外障等症者多。若两眼清澈没有翳障，仅是视物艰难，这是先天禀赋不足，肝肾不足的表现，其神光淡白，瞳神开大，此症不用点用眼药也不用口服退翳药，只需要服用固本的汤药，精生气，气生神，不仅有益于眼睛，更可以延年益寿。

固本丸

熟地黄　生地　菟丝子_{各一两}　当归　五味子　枸杞子_{各八钱}　麦门冬_{去心}　牛膝

天门冬_{各七钱}　茯神　地骨皮_{各五钱}　远志_{四钱}

以上药物均要如法炮制，称足分量，共研为细末，炼蜜为丸，如梧桐子大小，每次服用二十至三十丸，空心淡盐水送服，晚上可以用茶酒等送服，可以长时间服用。

按，设前后之二论并方，谓眼珠清白而无翳障，不知瞳子既有淡白色，既非外之障翳，乃内之障气也。但气、翳二字，要辨明白，宜主孰治，不可错治，庶不误终身之患矣。

按语：假设前后两方一并讨论，眼珠清澈无翳障，瞳子色淡白，不是外障而是内之障气（即晶珠白色混浊）。所以要辨明是翳障还是晶珠的混浊，也就是要辨明是气障还是翳障非常重要，不能辨错，适合怎样治疗，不可误治，以免贻误终身。

附治小儿癍疹疳伤并暴赤疼痛翳膜诸方

癍疹

癍症为风热挟痰而作也，自里而发于外，当散，切不可下。疹属热与痰在肺，清肺火降痰，或解散出汗，亦有可下者。瘾疹都属脾家，以其隐隐然在皮肤之间也，发则多痒，此因余毒不解，上攻于眼目也。宜服：

消毒化癍汤

白芷　黑栀仁_{炒，各八分}　防风　苏苓_炒　陈皮　白芍药_{各一钱}　羌活_{七分}　甘草_{三分}

犀角_{锉细末，一钱}

前八味，共为一剂，白水二钟，煎至七分，去滓净，再煎滚。先将犀角生末入在碗内，后入滚药于角末内，搅匀，温服。

癍症为风热挟痰自里发于外而致，应用散法治疗，切不可用下法。疹属于热与痰在肺，宜清肺火降痰，或解散出汗，也有可以用下法的。斑疹隐于皮肤之间不甚明显为脾经病变，发病时皮肤作痒，此病多因余毒不解，上攻于眼。宜服：

消毒化癍汤

白芷　黑栀仁_{炒，各八分}　防风　苏苓_炒　陈皮　白芍药_{各一钱}　羌活_{七分}　甘草_{三分}

犀角_{锉细末，一钱}

犀角^{锉细末，一钱}

前八味药用白水二钟，煎煮至七分，去滓，再煎滚，将滚药倒于盛犀角粉末的碗中，搅匀，趁温时服。

疳伤

疳症皆因饮食失节，饥饱失调，以致腹大面黄，重则伤命，轻则害目。患此勿治其目，竟治其疳，目病自愈。切忌油面炙煿等物。

疳症是因为饮食不节，饥饱失调，而致腹胀面黄，重则伤命，轻则伤目。患此症后不应该治疗其眼部症状，只治疗疳积症状，眼部症状就会自愈，忌油腻炙煿等物。

按，小儿疳眼，无论肥瘦，但见白珠先带黄兼白色皱起，后微红生眵，怕亮不睁，上下眼睥频频劄动不定，黑珠上有白膜成为此样◎圈，堆起白晕，晕内一黑一白，亦有肥瘦不同，疳眼无疑也。但肥疳大便如豆腐渣，糟粕相似；瘦疳大便小如粟，硬结燥。乃疳积入眼，攻致肝经，亦难治矣。小儿患疳眼声哑者，命将终也。

按语：小儿疳眼，无论肥瘦，只要是见到白珠发黄有白色皱起，后白睛红眼眵增多，畏光怕亮不敢睁眼睛，上下眼睑频频眨动，黑睛上生有白膜，形成白晕，白晕内一黑一白，便为疳眼无疑，但有肥疳瘦疳的不同。肥疳大便如豆腐渣相似样，瘦疳大便小的像米粒，硬结燥，此症是由于疳积入眼，攻伤肝经，比较难治。若是小儿患疳眼且声音嘶哑，命将终也。

疳眼症

疳眼伤脾湿热熏，木盛土衰风毒生。渴泻肚大青筋露，目劄涩痒且羞明。时时揉鼻常挦发，湿热生虫莫看轻。急宜先服消疳散，瞬息延缓成突睛。芦荟丸子依序治，肝平脾健保瞳神。

疳眼症是湿热蕴脾，风毒盛脾土衰所致。表现为口渴，泄泻，腹胀大青筋暴露，频频眨眼，涩痒羞明，时时揉鼻子抓头，这是湿热生虫所致，不能小看此症。急宜先服用消疳散，若有延缓，很快就会转化成突睛症。再接着服用芦荟丸子，依照顺序平肝健脾，则瞳神得保。

消疳退云饮
陈皮　厚朴_{姜汁炒}　苍术_{米泔制}　莱菔子_{炒，研碎，少许}　柴胡　甘草_{炙，少许}　枳壳_{锉，炒}
草决明_{炒，研碎}　桔梗　青皮　黄连_{酒炒}　密蒙花　栀子_{炒黑}　黄芩_{酒炒}　神曲_炒
家菊花_{各等分}
共锉剂，姜皮、灯心为引，水二钟，煎服，滓再煎。

消疳退云饮
陈皮　厚朴_{姜汁炒}　苍术_{米泔制}　莱菔子_{炒，研碎，少许}　柴胡　甘草_{炙，少许}　枳壳_{锉，炒}
草决明_{炒，研碎}　桔梗　青皮　黄连_{酒炒}　密蒙花　栀子_{炒黑}　黄芩_{酒炒}　神曲_炒
家菊花_{各等分}
上锉剂，姜皮、灯心为引，水二钟，煎服，滓再煎。

鸡肺散　治疳疾眼，生白膜白翳，自然潜消，其效如神。
雄鸡_{一只，一斤三四两者，取其搭脊血一块，即名鸡肺，同后药共研烂}　辰砂_{三分，研细}　冰片_{研细，三厘}
三共研细如膏，用无灰酒炖滚，搅匀，食之即愈。

鸡肺散　治疗疳疾眼，生有白膜白翳，可以在不知不觉中消退，非常有效。
雄鸡_{一只，一斤三四两者，取其搭脊血一块，即名鸡肺，同后药共研烂}　辰砂_{研细，三分}　冰片_{研细，三厘}
三共研细如膏，用无灰酒炖滚，搅匀，食之即愈。

九味芦荟丸　治龈毒成疳，肝经积热，眼目生翳，齿蚀烂龈或透颊腮，或肝、脾疳热结核，耳内生疮出水，或小便出津，拗中结核，或大便不调，肢体消瘦等症，皆效。
芦荟　木香　胡黄连　宣黄连_炒　青皮　鹤虱　白雷丸　白芜荑_{炒，各一两}
麝香_{三钱，拣去皮毛，另细研入末为丸}
共为细末，神曲糊为丸，麻子大，每服五分，空心米汤送下。量其病者大小用之，忌一切生冷油面炙煿等物。

九味芦荟丸　治疗牙疳症，肝经积热，眼生翳障，龋齿，牙肉溃烂，牙根脓肿由面颊部穿破形成瘘管，或者肝脾疳热、结核、耳内生疮流脓，或小便时出汗，体表凹陷处生结核，或大便不调，形体消瘦等症，均用之有效。

芦荟　木香　胡黄连　宣黄连炒　青皮　鹤虱　白雷丸　白芜荑炒，各一两

麝香三钱，拣去皮毛，另研细入末为丸

以上药物共为细末，神曲糊为丸，如麻子仁大小，每次五分，空心米汤送服。也可根据病人年龄大小酌情服用，忌一切生冷油腻炙煿之品。

生熟地黄丸　治肝疳眼，白膜遮睛，紧闭不开，羞明怕日，合面而卧，肉色青黄，发竖筋青，壮热羸瘦。

生地黄　熟地黄各五钱　川芎　杏仁泡，去皮尖　赤茯苓　胡黄连微炒　半夏炮制　天麻

地骨皮　当归身　枳壳锉，炒　甘草各二钱半　大黑豆四十五粒，煮熟，去皮，再煮烂，同汁捣膏，和前药，后加炼蜜

上为细末，炼蜜为丸，如龙眼大，空心，滚汤化下。

生熟地黄丸　治疗肝疳眼，白膜遮睛，目珠紧闭不开，羞明怕光，伏面向下卧，面色青黄，头发稀落，青筋显露，壮热，骨瘦嶙峋。

生地黄　熟地黄各五钱　川芎　杏仁泡，去皮尖　赤茯苓　胡黄连微炒　半夏炮制　天麻

地骨皮　当归身　枳壳锉，炒　甘草各二钱半　大黑豆四十五粒，煮熟，去皮，再煮烂，同汁捣膏，和前药，后加炼蜜

上为细末，炼蜜为丸，如龙眼大，空心，滚汤化下。

鸡肝散　治小儿疳眼，不赤不肿不疼，但开畏明，此药治之。

川乌大者一枚，去皮，生用　好坯子一字

上为细末，五岁一钱，雄鸡肝一具，净洗，去筋膜，竹刀薄切开，掺药在内，箬叶包裹，麻皮扎定，用米泔水半盏，瓷器中煮熟，切作片。空心，临卧，冷食之，将煮肝汤送下。如脑热闭目，鼻中干燥，吹通顶散。

鸡肝散　治疗小儿疳眼，不红不肿不疼，只是畏光，此药可以治疗。

川乌大者一枚，去皮，生用　好坯子一字

以上药物研细末，五岁小儿服一钱，用雄鸡肝一个，洗净去筋膜，用竹刀切开，将药末掺于其中，箬叶包裹，麻皮扎紧固定，用米泔水半盏，置于瓷器中煮熟，切片。空心，临睡前，冷食，煮肝汤送服。如果脑热闭目，鼻干，则吹通顶散。

龙胆芦荟丸　治三焦及肝胆二经积染风热，以致目生云翳，或结瘰疬，耳内生疮，发寒作痛，或虚火内烧，肌体羸瘦，发热作渴，饮食少进，肚腹不调，皮干腹膨胀，口

内有疮，牙龈溃烂或牙齿蚀落，腮颊腐烂，下部生疮等病。

芦荟　胡黄连_炒　龙胆草_{各一两}　川芎　芜荑_{各六钱}　当归身　白芍药_{各一两半}

木香_{八钱}　甘草_{炙，五钱}

上为细末，炼蜜为丸，每两匀作十丸，量其大小而服，用白滚汤化下。

是方以白芍药和血补脾胃，当归养血脉，为君；芦荟去疳清热，胡黄连疗骨蒸劳热，为臣；龙胆草治诸目疾，芜荑杀疳虫，逐五内滞气，川芎提清气上升，为佐；木香调气，甘草和诸药，为使。

龙胆芦荟丸　治疗三焦及肝胆二经积染风热，而致目生云翳，或瘰疬，耳内生疮，发寒作痛，或虚火内烧，机体羸瘦，发热口渴，饮食少进，肚腹不调，皮肤干燥，腹部膨胀，口内生疮，牙龈溃烂或牙齿蚀落，腮颊腐烂，身体下部生疮等病。

芦荟　胡黄连_炒　龙胆草_{各一两}　川芎　芜荑_{各六钱}　当归身　白芍药_{各一两半}

木香_{八钱}　甘草_{炙，五钱}

上为细末，炼蜜为丸，每两匀作十丸，量其大小而服，用白滚汤化下。

上方中白芍药和血，补脾胃，当归养血脉，二者为君药；芦荟去疳积，清热，胡黄连疗骨蒸劳热，二者为臣药；龙胆草治疗诸目疾，芜荑杀疳虫，逐五脏内滞气，川芎提清气上升，三者为佐药；木香调气，甘草调和诸药，共为使药。

消疳散　治疳积，眼生翳膜遮睛。

使君子_{用白者，去油}　雷丸_{去皮，用白者，红者杀人，勿用。以米泔水浸苍术少许，将雷丸同苍术用火煨之。用雷丸，去苍术，炒干}

各等分，研为细末，每一岁，用一分。男用雌，女用雄鸡肝，勿犯铁器，净去筋膜血水，炖半熟，蘸药食。重，不过三四服见效。若翳厚，加木贼烧灰、雄黄、珍珠各一钱，另研极细，入前药服。

消疳散　治疗疳积，眼生翳膜。

使君子_{用白者，去油}　雷丸_{去皮，用白者，红者杀人，勿用，用米泔水浸苍术少许，将雷丸同苍术用火煨之。用雷丸，去苍术，炒干}

以上药物各等分，研为细末，一岁用一分。男用雌鸡肝，女用雄鸡肝，不能用铁器，洗净去筋膜血水，炖半熟，蘸药吃。最重不过三四服就可见效。若翳障较厚，加木贼烧灰、雄黄、珍珠各一钱，研成极细粉末入前药末中服用。

天麻丸　治肝疳、风疳疳眼。

青黛　天麻　夜明砂_{微炒}　五灵脂　川芎　芦荟　川黄连_{炒，各三钱}　龙胆草蝉退_{去头足} 防风_{各一钱半} 干蟾头_{炙焦，三钱} 全蝎_{二枚，焙} 麝香_{少许}

上为细末，猪胆汁浸膏成丸，如麻子大，每服十丸，薄荷汤送下，或化下亦可。

天麻丸　治疗肝疳、风疳疳眼。

青黛　天麻　夜明砂_{微炒} 五灵脂　川芎　芦荟　川黄连_{炒，各三钱} 龙胆草

蝉蜕_{去头足} 防风_{各一钱半} 干蟾头_{炙焦，三钱} 全蝎_{焙，二枚} 麝香_{少许}

以上药物共为细末，猪胆汁浸膏成丸，如麻子大小，每次服用十丸，用薄荷汤送服，或化开服用。

《宝鉴》灸雀目疳眼法

小儿雀目，夜不见物，灸手大拇指甲后一寸，内廉横纹头白肉际。灸一壮，炷如小麦大。

小儿雀目，夜不见物，灸手大拇指甲后一寸，内廉横纹头白肉际处。灸一壮，炷如小麦大小。

小儿疳眼，灸合谷二穴各一壮，炷如小麦大，在手大指、次指两骨间陷中者是。

小儿疳眼，灸两侧合谷穴各一壮，炷如小麦大小，手大指、次指之间两骨凹陷中即为合谷穴。

升麻干葛汤　治暴发两目红肿疼痛，寒热相争。河间云：暴发者属腑，表散是也。一二服即止。

升麻　桔梗_{各五分} 羌活　川芎　防风_{各一钱} 干葛_{一钱五分} 麻黄　白芷_{各三分} 蝉退_{七个}

陈皮　甘草_{各四分}

上锉剂，生姜一片，葱白一段，白水二钟，煎至一钟，去滓，食后热服，取汗为度。

升麻干葛汤　治疗两目暴发红肿疼痛，寒热相争，刘河间认为暴发者属于腑，治疗用表散法，一二付药即可痊愈。

升麻　桔梗_{各五分} 羌活　川芎　防风_{各一钱} 干葛_{一钱五分} 麻黄　白芷_{各三分} 蝉蜕_{七个}

陈皮　甘草_{各四分}

上锉剂，生姜一片，葱白一段，白水二钟，煎至一钟，去滓，食后热服，取汗为度。

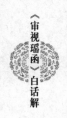

车前子散　治小儿肝经积热，上攻眼中，逆顺生翳，血灌瞳神，羞明多眵。

密蒙花　羌活　车前子_炒　粉草_炒　白蒺藜　黄芩_炒　草决明　菊花

龙胆草_{洗净，炒，各等分}

上为末，每服二钱，食后，饮汤送下。

车前子散　治疗小儿肝经积热，上攻眼中，黑睛生翳，血灌瞳神，羞明多眵。

密蒙花　羌活　车前子_炒　粉草_炒　白蒺藜　黄芩_炒　草决明　菊花

龙胆草_{洗净，炒，各等分}

上为末，每服二钱，食后，饮汤送下。

养肝丸　治小儿肝血不足，眼目昏花，或生眵泪，久视无力。

防风　当归身_{酒制}　白芍药_{酒洗，炒}　川芎_{酒洗，炒}　楮实子_{去膜，阴干}　车前子_{酒煮，焙}

熟地_{酒蒸，捣膏}　蕤蕤仁_{去壳、皮、尖、油，取霜，各等分}

除熟地膏、蕤霜另入，余为细末，炼蜜为丸，或一钱，或五分一丸，量婴孩大小，每服一丸，白滚汤不拘时服。若治大人，仍做小丸，每服三钱，滚汤送下。

养肝丸　治疗小儿肝血不足，眼目昏花，或眼生眵泪，不能久视。

防风　当归身_{酒制}　白芍药_{酒洗，炒}　川芎_{酒洗，炒}　楮实子_{去膜，阴干}　车前子_{酒煮，焙}

熟地_{酒蒸，捣膏}　蕤蕤仁_{去壳、皮、尖、油，取霜，各等分}

除熟地膏、蕤蕤霜另入，其余各药为细末，炼蜜为丸，或一钱或五分一丸，根据孩童大小服用，每次一丸，白滚汤不拘时送服。若治疗成人，仍做成小丸，每次服用三钱，滚汤送服。

通顶散　治小儿脑热，脑枕骨疼，闭目不开；或头风痛，攒眉啼哭，并赤目。

川芎　薄荷_{各五钱}　茵陈　甘草_{各四钱}　朴硝_{三钱，甜硝亦可}

上为细末，用少许吹鼻中即效。如要嚏喷，加踯躅花一钱。只用朴硝吹鼻亦可。

通顶散　治疗小儿脑热，脑枕骨疼，目闭不开；或头风痛，皱眉啼哭，眼红等症。

川芎　薄荷_{各五钱}　茵陈　甘草_{各四钱}　朴硝_{三钱，甜硝亦可}

以上药物为细末，用少许吹鼻即有效。如果要打喷嚏，加踯躅花一钱，或只用朴硝吹鼻即可。

惊搐

子和曰：诸风掉眩，皆属肝木。掉摇眩运，目㖞筋急，手搐瘛疭，皆厥阴肝木之用也。《经》云：风淫所胜，平以辛凉。世何以热药治风邪乎。

张子和说：所有的眩晕头摇，肢体颤动均为肝病所致。眩晕头摇，口眼㖞斜，眼睑痉挛抽搐，手足抽动为厥阴肝经有病所致。《素问·至真要大论》中记载：风淫侵袭致病，治疗多以辛凉之剂。世间医者为何要用热药来治疗风邪所致的疾病呢?

辘轳转关症

辘轳转关，人所罕闻。瞳睛弗正，那肯中存。上垂下察，或倾或频。气所使动，人所不能。筋脉振惕，紧急难伸。急宜调治，免致伤深。

辘轳转关病，是少见的疾病。眼睛不在正位，来回颤动，上下转动，眼睛转动的方向或斜向一侧，或不停转动，不受人的意识支配，筋脉震颤，紧急难伸，应该及时调治，以免伤深。

此症谓目病六气不和，或因风邪所击，脑筋如搋，神珠不待人转，而自蓦然察上，蓦然察下，下之不能上，上之不能下，或左或右，倏易无时。盖气搏击不定，筋脉振惕，缓急无常，被其牵搋而为害。轻则气定，脉偏而珠歪，如神珠将反之状，甚则翻转而为瞳神反背矣。宜服：

钩藤饮子　治卒然惊悸，眼目翻腾。

钩藤炙，五分　麻黄去节　甘草炙，各三分　天麻　川芎　防风　人参各七分　全蝎炒，去毒，一钱

僵蚕炒，一钱二分

上锉剂，白水二钟，姜三片，煎至八分，不拘时服。

此症是六气不和，或因风邪所伤，脑筋如有人牵搋，眼珠不随人的意志而动，而是忽然上转或下转，而且转动不能恢复，或左转或右转，忽然不时地转换方向，是因为气搏击不定，筋脉振惕，缓急无常，眼睛被其牵搋而表现为以上的症状。轻则气血凝定，经脉偏倚，眼珠歪斜成斜视，严重者眼珠翻转上视。宜服：

钩藤饮子　治疗突然惊悸，眼珠上视。

钩藤炙，五分　麻黄去节　甘草炙，各三分　天麻　川芎　防风　人参各七分

全蝎_{炒，去毒，一钱}　僵蚕_{炒，一钱二分}

上锉剂，白水二钟，姜三片，煎至八分，不拘时服。

双目睛通症

双目睛通，庸医罕识。此幼时所伤，非壮年所得。欲看东而反顾其西，彼有出而反顾其入。盖为脑筋带转，幼因风热所逼。患即医之，庶无终失。至长求医，徒劳心力。

双目睛通症，庸医很少能辨认出此症，此症是幼时受伤所致，不是壮年所得。眼睛看东却面向西面，眼看其出处却面向其入处，是由于脑筋带转，幼小的时候受风热侵袭所致。只要发现此症立即进行治疗，是可以治好的。如果直到长大以后才治疗，就没有办法了。

此症谓幼时目珠偏斜，视亦不正，至长不能愈者。患非一端：有因脆嫩之时，目病风热攻损，脑筋急缩者；有因惊风天吊，带转筋络，失于散治风热，遂致凝结经络而定者；有因小儿眠于牖下亮处，侧视既久，遂致筋脉滞定而偏者。凡有此症，急宜乘其日近，血气未定治之。若至久，筋络气血已定，不复愈矣。宜服：

牛黄丸　治小儿通睛。皆因失误築打，触着头面额角，兼倒扑，令儿肝受惊风，遂使两目斗睛，名曰通睛，宜服此丸。

牛黄　珍珠　天竺黄　琥珀　青黛　僵蚕　白附子_炮　地龙_{各等分}　麝香_{少许}

金箔_{量加，为衣}　苏合油　香油

以上前九味，各另研极细，共为一处，用细甘草梢，煎汁，三分之二，次入苏、香二油三分之一，兑匀，共和为丸，金箔为衣，量其大小，薄荷汤化下。乳母及小儿，忌一切酒面、猪肉、辛热、生痰等物。

此症是指幼时眼珠偏斜，视物不正，长大后不能痊愈者。患此症原因有很多：有的是因为幼小时候器官脆嫩，目受风热上攻，脑筋急缩所致；也有的是因为惊风发作，带转筋络，失于散治风热，风热凝结于经络所致；也有的是因为小儿躺在窗前亮处睡觉，侧视日久，致使经脉滞定而眼睛偏斜。凡是有此症的，都宜及早治疗，趁其血气未定时治之。如果时间长了，筋络气血已经凝定，就不好再治疗了。宜服：

牛黄丸　治疗小儿通睛症，因外伤碰撞头面而使肝经受惊风，两目内斜，又叫通睛，宜服此丸。

牛黄　珍珠　天竺黄　琥珀　青黛　僵蚕　白附子_炮　地龙_{各等分}　麝香_{少许}

金箔_{量加，为衣} 苏合香　香油

以上前九味，研细，加甘草梢煎汁三分之二，再加入苏、香二油三分之一，兑匀，为丸，金箔为衣，根据年龄大小适量服用，薄荷汤化下。乳母及小儿忌酒面、猪肉、辛热、生痰等食物。

附小儿目闭不开　睊目直视　目仰视　目睛瞤动　目劄　诸症验方

目闭不开

足太阳之筋为目上纲，足阳明之筋为目下纲。热则筋纵目不开，宜服助阳活血汤，见卷二。

足太阳之筋为目上纲，足阳明之筋为目下纲，热则目筋松弛，目闭不开，可以服用助阳活血汤，见卷二。

又小儿初生下，眼不开者，由产母过食辛热等物，致成斯疾。治法当以熊胆少许，蒸水洗眼上，一日七次。如三日不开，用生地黄散服。凡小儿不洗净，则秽汁必致浸渍于目眦中，使眼赤烂，至长不瘥。

人参汤　治风头眩，但觉地屋俱转，目闭不敢开。

人参　麦门冬_{去心}　当归_{酒制}　白术　防风_{各八分}　白芍药　独活　黄芪_{各一钱二分}

官桂_{去皮，七分}

上锉剂，白水二钟，煎至八分，去滓，食远服。

小儿刚生下，眼闭不开，是由于产母过食辛辣造成的。治疗应该用熊胆少许，蒸水洗眼，一日七次。如果三天后仍目闭不开，则服用生地黄散治疗。小儿生下时没有洗干净，羊水及血液浸渍眼眦，就会使睑弦赤烂，以致长期难愈。

人参汤　治疗头眩晕，只觉地屋旋转，眼闭不敢睁开。

人参　麦门冬_{去心}　当归_{酒制}　白术　防风_{各八分}　白芍药　独活

黄芪_{各一钱二分}　官桂_{去皮，七分}

上锉剂，白水二钟，煎至八分，去滓，食远服。

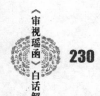
生地黄散

干地黄　赤芍药　川芎　甘草　当归身　天花粉 各等分

上为细末，量其大小，灯心汤调，搽入口内。

生地黄散

干地黄　赤芍药　川芎　甘草　当归身　天花粉 各等分

上为细末，量其大小，灯心汤调，搽入口内。

睊目直视

《集成》：直视者，视物而目睛不转动者是也，若目睛动者，非直视也。伤寒直视者，邪气壅盛，冒其正气，使神气不慧，脏腑之气不上荣于目，则目为之直视。伤寒至于直视，为邪气已极，证候已逆，多难治。《经》曰：衄家不可发汗，发汗则额上陷，脉紧急，直视不能眴，不能眠。以肝受血而能视，亡血家，肝气已虚，目气已弱，又发汗亡阳，则阴阳俱虚所致，此虽错逆，犹未甚也。逮狂言，反目直视，又为肾绝，直视摇头，又为心绝，皆脏腑气脱绝也。直视谵语，喘满者死，厥逆者亦死，又剧者发狂，则不识人，循衣摸床，惕而不安，微喘直视，脉弦涩者死，皆邪气盛而正气脱也。

《古今图书集成医部全录》中记载：直视是指视物时眼睛不转动，如果眼睛转动就不是直视。伤寒引起的直视，是因为邪气壅盛，冲撞正气，使得神气不清爽，脏腑的精气不能向上荣养双目，发为直视。伤寒导致的直视，是邪气盛极，为逆证，多难治。《金匮要略》中记载：失血者不能发汗，如果发汗就会导致额上下陷，脉紧急，直视，眼睛不能转动，不能眠。这是因为肝受血而目能视，大出血者，肝气虚，目气亦虚，又发汗使得阳气脱失，使得阴阳两虚所致。这虽然是逆证，还不算是最严重的。出现狂言，两眼上翻是肾绝的表现，直视摇头是心绝的表现，都是脏腑真气衰竭的表现。直视且谵语、喘满者是死症，厥逆者也是死症，又有发狂不识人，循衣摸床，惕而不安，微喘直视，脉弦涩者也是死症，这都是由于邪气盛，正气脱失而致。

《素问》曰：少阳终者，其百节纵，目裏绝系。王注曰：裏谓直视如惊貌；目系绝，故目不动而直视。

《素问·诊要经终论》中记载：少阴经气绝，则所有的关节都强硬不屈，目睘绝系。王注解说：目睘就是直视，目系绝，所以眼睛直视不动。

目直视

《经》曰：瞳子高者，太阳不足。戴眼者，太阳已绝。太阳之脉，其终也，戴眼，反折瘛疭。

《内经》中记载：眼睛上翻，是太阳经气不足的表现。如果眼睛上翻而不能转动是太阳经气已绝。太阳经气绝则目上视，角弓反张。

泻青丸　兼治小儿肝脏实热，手捗衣领及乱捻物，目直视不搐，得心热则搐，身反折强直，目内青，或脏腑气泄，诸药不止，脾胃久虚，眼暴发赤肿疼痛，并治。

龙胆草　当归　川芎　羌活　山栀仁　防风　大黄湿纸裹，煨，各等分

上共为细末，炼蜜为丸，如鸡头子大，每服一丸，煎竹叶汤化下，或沙糖汤化下亦可。若治大人，每服二三钱，量服。

肝主风，少阳胆则其腑也。少阳之经行乎两胁，风热相干，故不能安卧。此方名曰泻青，泻肝胆也。龙胆草味苦而厚，故入厥阴而泻肝。少阳火实者，头角必痛，故佐以川芎。少阳火郁者，必生烦躁，故佐以栀子。肝者，将军之官，风淫火炽，势不容以易治，故又用熟大黄。用归身者，培养肝血，而不使其为风热所燥也。复用羌活、防风者，二物皆升散之品，此火郁发之，木郁达之之意，乃上下分消其风热，皆所以泻之也。

泻青丸　兼治小儿肝脏实热，手循衣领，乱捻东西，眼睛直视不动，如果心热则出现抽搐，角弓反张，眼内青色，或脏腑气泄，任何药物也没有效果，脾胃久虚，眼睛暴发红肿疼痛，也一并可以治疗。

龙胆草　当归　川芎　羌活　山栀仁　防风　大黄湿纸裹，煨，各等分

上共为细末，炼蜜为丸，如鸡头子大，每服一丸，煎竹叶汤化下，或沙糖汤化下亦可。若治大人，每服二三钱，量服。

肝主风，少阳胆是其对应腑脏。少阳经走行两胁，风热相挟为病，故不能安卧。此方名为泻青丸，即是泻肝胆。龙胆草味苦而厚，入厥阴经泻肝。少阳经火实，头角痛，故佐以川芎，少阳经火郁，必生烦躁，故佐以山栀子。肝者，将军之官，风淫火

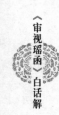

炽，不容易治，故用熟大黄。用当归身培补肝血，使其不为风热所燥。复用羌活、防风升散之品，使火郁发之，木郁达之，使风热从上下分消，皆为泻肝胆风热。

和太师牛黄丸　治大小男妇卒暴中风，眩运倒仆，精神昏迷，不省人事，牙关紧急，目睛直视，胸膈喉中痰涎壅塞，及诸痫潮发，手足瘛疭，口眼相引，项背强直，并治之。

石燕火煅，醋淬九遍，飞过　雄黄研，飞　蛇黄火煅，醋淬九遍，飞　辰砂研，飞　磁石火煅，醋淬九遍，飞过　石绿研，飞，各一两　轻粉细研　牛黄细研　粉霜细研　麝香细研，各五钱　金箔　银箔各一百张，为衣

以上前十味，各另研极细，共为一处，用酒煮，面糊和为丸，如鸡头大。每服一丸，煎薄荷汤，并酒磨下。老人服半丸。小儿十岁以下，分为四服，蜜水磨下。四岁以下，分为五服。未满一岁，可分为七服。如牙关紧急，以物幹开灌之。

和太师牛黄丸　治疗无论大小男女突然中风，眩晕扑倒，精神昏迷，不省人事，牙关紧闭，目睛直视，胸膈喉中痰涎壅塞，以及癫痫定时发作，手足抽搐，口眼㖞斜，项背强直等症。

石燕火煅，醋淬九遍，飞过　雄黄研，飞　蛇黄火煅，醋淬九遍，飞　辰砂研，飞　磁石火煅，醋淬九遍，飞过　石绿研，飞，各一两　轻粉细研　牛黄细研　粉霜细研　麝香细研，各五钱　金箔　银箔各一百张，为衣

前十味药研极细粉末，用酒煮，面糊和为丸，如鸡头大小。每次服一丸，煎薄荷汤，并酒磨下。老人服半丸。十岁以下小儿分为四次服用，蜜水磨下。四岁以下小儿分为五次服用。未满一岁小儿，分七次服用。如果牙关紧闭，用东西撬开灌服。

目仰视

小儿瘛疭不定，翻眼抬睛，状若神祟，头目仰高，名为天吊，亦惊风之症。宜服：

碧霞丹　治大小男妇卒中急风，眩运僵仆，痰涎壅塞，心神迷闷，五种痫病，涎潮搐搦，牙关紧急，目、眼上视等症。

石绿火煅，醋淬九遍，研，飞，十两　附子尖去皮　乌头尖去皮　蝎梢各七十个

上将三味为末，入石绿令匀，面糊为丸，如鸡头大，每服宜用薄荷汁半盏，化下一丸，更入酒少许，温暖服之，须臾，吐出涎痰，然后随证治之。如牙关紧急，幹开灌之，立效。

小儿角弓反张，翻眼，状若鬼神，头仰高，名为天吊，是惊风症。宜服：

碧霞丹 治疗无论男女老少突然急性中风，眩晕扑倒，痰涎壅盛，心神迷闷，各种癫痫，流涎，抽搐，牙关紧闭，眼睛上翻等症。

石绿_{火煅，醋淬九遍，研，飞，十两} 附子尖_{去皮} 乌头尖_{去皮} 蝎梢_{各七十个}

后三味药物研细末，与石绿混合均匀，面糊为丸，如鸡头大小。每次用薄荷汁半盏，化下一丸，加入少许酒，温时服用。待须臾，吐出痰涎，然后随证治疗。如果牙关紧闭，撬开灌服药液，立即有效。

九龙控涎散

赤脚蜈蚣_{一条，去头足尾，酒涂，炙} 荆芥穗_炒 白矾_{煅，各一钱} 滴乳石_{另研} 天竺黄_{炙，研，各一钱}
甘草_{炙，一钱半} 肥绿豆_{一百粒，半生半炒} 雄黄_{另研二钱} 腊茶叶_{二钱五分}
上件共为细末，每服五分，量其大小用之，人参薄荷汤调下。

九龙控涎散

赤脚蜈蚣_{一条，去头足尾，酒涂，炙} 荆芥穗_炒 白矾_{煅，各一钱} 滴乳石_{另研} 天竺黄_{炙，研，各一钱}
甘草_{炙，一钱半} 肥绿豆_{一百粒，半生半炒} 雄黄_{另研二钱} 腊茶叶_{二钱五分}
上件共为细末，每服五分，量其大小用之，人参薄荷汤调下。

目睛瞤动

目者，肝之窍也。肝胆属风木二经，兼为相火。肝藏血，血不足则风火内生，故目睛为之瞤动。《经》曰：曲直动摇，风之象也。宜用四物益其血，加柴胡、山栀清其肝，阴血内荣，则虚风自息矣。

目者，肝之窍。肝胆属风木二经，兼为相火。肝藏血，血不足则风火内生，所以眼皮跳动。《内经》中记载：伸屈动摇是因为风邪所致。治疗宜用四物汤补血，加柴胡、山栀子以清肝，阴血充盈则内风自然停息。

目劄

按，目劄者，肝有风也，风入于目，上下左右如风吹，不轻不重而不能任，故目连

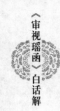

劄也。此恙有四：两目连劄，或色赤，或时弄眉，此胆经风热，欲作肝疳也，用四味肥儿丸加龙胆草而瘥；有雀目眼劄，服煮肝饮兼四味肥儿丸，而明目不劄也；有发搐目劄，属肝胆经风热，先用柴胡清肝散治，兼六味地黄丸补其肾而愈；因受惊眼劄或搐，先用加味小柴胡汤加芜荑、黄连以清肝热，兼六味地黄丸以滋肾生肝而瘥。

按语：目劄是肝有风所致，眼睛被风邪侵袭，眼睛上下左右转动如有风吹，不轻不重只是不能自主，所以眼皮频频眨动。此证有四种表现：两只眼睛频频眨动，或有眼红，或连动皱眉，这是胆经风热的表现，可能会发展成肝疳，用四味肥儿丸加龙胆草治疗可痊愈；有患雀目而眼睛频频眨动的，宜服用煮肝饮加四味肥儿丸，则双目明而不再眨眼；有抽动目劄属于肝经风热的，先用柴胡清肝散治疗，再加用六味地黄丸补其肾虚则可痊愈；有因为受惊而目劄或者抽搐的，先用加味小柴胡汤加芜荑、黄连清肝热，兼用六味地黄丸滋养肝肾即可痊愈。

四味肥儿丸　治呕吐不食，腹胀成疳，或作泻不止，或食积脾疳，目生云翳，口舌生疮，牙龈腐烂，发热瘦怯，遍身生疮。又治小便澄白，腹大青筋，一切疳症。

黄连炒　芜荑　神曲　麦芽炒，各等分

上为细末，水糊成丸，如梧桐子大，每服一二十丸，空心，白滚汤送下。

四味肥儿丸　治疗呕吐、不思饮食，腹胀疳积，或者泄泻不止，或者食积脾疳，黑睛生翳，口舌生疮，牙龈腐烂，发热，体瘦，遍身生疮。又可治小便有白色沉淀，腹大青筋等一切疳症。

黄连炒　芜荑　神曲　麦芽炒，各等分

上为细末，水糊成丸，如梧桐子大，每服一二十丸，空心，白滚汤送下。

柴胡清肝饮　治肝胆、三焦风热怒气，或乍寒乍热，往来寒热，发热，或头发疮毒等，并治之。

柴胡一钱五分　黄芩　人参　川芎各一钱　栀仁炒，一钱　连翘　甘草各五分　桔梗八分

上锉剂，白水二钟，煎至八分，去滓，热服。

柴胡清肝饮　治疗肝胆、三焦风热，或乍寒乍热，寒热往来，发热，或头发疮毒等症，均可治疗。

柴胡一钱五分　黄芩　人参　川芎各一钱　栀仁炒，一钱　连翘　甘草各五分　桔梗八分

上锉剂，白水二钟，煎至八分，去滓，热服。

割攀睛胬肉手法

按，胬肉之症，或大小眦间生出者，乃活肉也，若用点药、服药不能退者，必至侵遮黑睛，恐碍瞳神，须用割法施治为妙。或未侵及黑珠者，亦无伤也，只宜点服丸散，缓以退之，不可轻易钩割，慎之慎之。

按语：胬肉之症是指从眼大眦部或小眦部生出的可以一直生长的肉样组织，应用点眼药、服药都不能消退者，最终会侵遮黑睛，障碍瞳神，须应用割法治疗才有效。如果没有侵袭黑睛，则没有什么损伤，可以点用服用丸散之剂，以减缓其生长，不可轻易用钩割法治疗，治疗宜谨慎。

凡割之际，先用明矾，不拘多少，热水泡化，以新羊毛蘸矾水于胬肉上，其肉始能皱起，然后易于下手。先用锋利之针，穿入肉中，上下露针挑起，横于上下眼胞担定，方用锄刀从中锄至近黑珠边，微微轻浮搜拨切下，不可碍动黑珠要紧，复又从针处搜拨白睛，至大小眼眦尽处，或用刀割，或用小花剪剪断亦可。不可碍动大小眦头红肉一块，此乃眼窍，通于心之血英也，若一出血，则必伤之，多至成漏，为害非浅。如胬肉白者，不烙无妨。如割胬肉有出血者，用绵纸揉软，蘸水湿拭之即止。

凡是用割法的时候，先用明矾，不拘多少，热水泡化，用新羊毛蘸取明矾水涂于胬肉上，使其起皱，以便行割法治疗。先用锋利的针穿入胬肉，上下挑起横于上下眼睑固定，再用锄刀从近黑睛的胬肉边缘轻轻缓慢地切除胬肉与黑睛连接处，注意不能损伤黑睛，然后用针分离胬肉直至眼眦部，最后割除或剪除完整的胬肉组织。手术中不能损伤到眦头红肉，此处乃眼窍，通于心血，若受到损伤易出血成漏，危害深重。如果胬肉色白，不用烧烙，如果割胬肉时有出血者，用棉纸蘸水轻压擦拭即可。

凡割眼，如胬肉红者不烙，有变成鸡冠蚬肉者，亦宜割之。割后要戒色欲恼怒，冲风冒日，辛苦劳碌，静养三七日可也。禁食鱼腥、煎炒、酒面、鸡鹅、驴马、猪头、犬肉、葱蒜、韭芥、胡椒等物。割后宜服清热、活血、疏风煎剂十余帖，始妙。

　　凡是用割法治疗胬肉，胬肉色红而没有烧烙，形成鸡冠蚬肉的，也应该应用割法进行治疗。割法之后戒色欲忌恼怒，忌冲风冒日，辛苦劳碌，应该静养三七日。禁食鱼腥、煎炒、酒面、鸡鹅、驴马、猪头、狗肉、葱蒜、韭菜芥菜、胡椒等食物。割法之后宜服用清热、活血、疏风的煎剂十余剂，疗效很好。

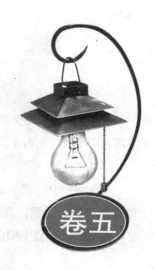

卷五

运气原证

按《内经》：原气所乘，风燥火侵；或水衰金弱，木侮所胜，民病目昏。大要有四：一曰：风热。《经》云：少阴司天之政，风热参布，云物沸腾，太阴横流，寒乃时至，往复之作，民病聋瞑，此风热参布目昏也。二曰：热。《经》云：少阴在泉，热淫所胜，病目瞑，治以咸寒，此热胜目昏也。三曰：风。《经》云：岁水不及，湿乃大行，复则大风暴发，目视茫茫，此风胜目昏也。四曰：燥。《经》云：阳明司天，燥淫所胜。目眛眦伤，治以苦热是也。

《内经》中记载：人体元气受风、燥、火邪的侵袭而耗伤；肾水衰竭，肺金虚弱，肝旺侵袭，人们则会出现视物昏朦。主要有以下四个方面：一：风热。《内经》中记载：少阴司天，布其政令，风热相参而敷布，云雾沸腾，太阴湿土之气横行气交，寒气有时而至，寒热之气反复发作，人们易患耳聋、目瞑，这是因为风热相参敷布的缘故。二：热邪。《内经》中记载：少阴在泉，热邪所胜，患目病，用咸寒之品治疗，这是因为热邪太胜而致目昏。三：风邪。《内经》中记载：时水不及，湿邪妄行，加之大风暴发，目视不清，这是因为风邪太胜的缘故。四：燥邪。《内经》中记载：阳明司天，燥邪过胜，视物不清或出现眼眦部疾病，用苦热之品治疗。

目昏

《经》曰：肾足少阴之脉，动则病生，坐而欲起，目茫茫如无所见。又云：少阴病目茫茫无所见者，阴内夺，故目茫茫无所见也，此盖房劳目昏也。左肾阴虚，右肾阳虚。

《内经》中记载：足少阴肾经，如有变异便会生病，会导致眼睛视物昏朦不见。又有记载：少阴经病，视物昏朦不见是因为阴津耗伤。这种目昏是因为房劳过度导致的。左肾主阴虚，右肾主阳虚。

刘河间曰：目眛不明，热也。然玄府者，无物不有，人之脏腑皮毛，肌肉筋膜，骨髓爪牙，至于世人万物，尽皆有之，乃气出入升降之道路门户也。人之眼耳鼻舌，身意神识，能为用者，皆升降出入之通利也，有所闭塞者，不能为用也。若目无所见，耳无所闻，鼻不闻臭，舌不知味，筋痿骨痹，爪退齿腐，毛发堕落，皮肤不仁，肠胃不能渗泄者，悉由热气怫郁，玄府闭塞，而致气液血脉，荣卫精神，不能升降出入故也。各随郁结微甚，而为病之重轻。故知热郁于目，则无所见者也，故目微昏者，至近则转难辨物，由目之玄府闭小，如隔帘视物之象也。或视如蝇翼者，玄府有所闭合也。或目昏而见黑花者，由热气甚而发之于目。亢则害，承乃制，而反出其泣气液眛之，以其至近，故虽视而亦见如黑花也。

刘河间说：眼睛视物不清是因为有热。玄府者，万物皆有，人的脏腑皮毛，肌肉筋膜，骨髓爪牙，世人万物都有玄府，玄府是气机出入升降的门户。人的眼耳鼻舌，意志、神识之所以能够发挥正常的功能，皆缘于气机升降出入的通利。如果气机闭塞不通，则其功能就不能发挥。若是眼睛看不见，耳朵听不见，鼻子闻不见，舌头不能辨别味道，筋骨废痿不用而发生痹证，甲爪牙齿退腐不能用，毛发脱落，皮肤没有光泽，肠胃不能渗泻，都是由于热气怫郁，玄府闭塞，而致气液血脉，荣卫精神不能升降出入的缘故。郁结的程度不同，病情的轻重也不相同。所以知道了热邪郁闭于目，会出现目无所见的症状，所以微微视昏，及至近处也难以辨别者，是因为玄府闭缩，导致看东西像是隔着帘子一般模糊不清。若是视物如同隔着苍蝇的翅膀者，是因为玄府闭合所致。若是视昏，眼前视之有黑花者，是因为热邪炽盛，蒸腾上攻于目所致。人体阴阳处于相互促进、相互制约的生理动态平衡之中，虽能视物，眼前也如有黑花一般。

楼全善曰：诚哉，河间斯言也。目盲、耳聋、鼻不闻臭、舌不知味、手足不能运用者，皆由其玄府闭塞，而神气出入升降之道路不通利故也。故先贤治目昏花，如羊肝丸，用羊肝引黄连等药入肝，解肝中诸郁。盖肝主目，肝中郁解，则目之玄府通利而明矣。故黄连之类，解郁热也；椒目之类，解湿热也；茺蔚之类，解气郁也；芎归之类，解血郁也；木贼之类，解积郁也；羌活之类，解经郁也；磁石之类，解头目郁。坠邪气使下降也，蔓荆子下气通中，理亦同也。凡此诸剂，皆治气血郁结，目昏之法，而河间之言，信不诬矣。至于东垣、丹溪治目昏，用参芪补血气，亦能明矣。又必有说通之。盖目主气，血盛则玄府得通利，升降出入而明，虚则玄府不能出入升降而昏，此则必用参芪四物汤等剂，助气血运行而明也。

楼全善说：确实是这样，河间的论证是正确的。如目盲、耳聋、鼻不闻臭、舌不知味、手足不能用等症状都是因为玄府闭塞，神气不能正常升降出入所导致的。所以先贤治疗目昏花，以羊肝丸为例，用羊肝引领黄连等药入肝，以解肝中诸郁。因为其机制是肝主目，肝郁得解，则目之玄府通利，而使得目视明亮。所以黄连之类，解郁热；椒目之类，解湿热；茺蔚子之类，解气郁；川芎、当归之类，解血郁；木贼之类，解积郁；羌活之类，解经郁；磁石之类，解头目郁，使邪气下降，蔓荆子下气通中，道理是一样的。以上这些方剂都是治疗气血郁结而导致目昏的方法，以此可以看出刘河间的观点是可信的。至于东垣、丹溪用参芪补气血、明目治疗目昏，也必定有他们的道理。因为目主气，血盛则玄府才能得以通利，升降出入才能通畅，而使目明，血虚则玄府闭塞，出入升降异常而致目昏，所以此时必须用参芪四物汤之类，以助气血营运而使目视清明。

视瞻昏眇症

视瞻昏眇有多端，血少神劳与损元。若是人年过五十，要明须是觅仙丹。曾经病目后，昏眇各寻缘。

视瞻昏眇症状表现多种多样，大都因为血少神劳，元气亏损。如果人过五十岁，要想目明，须是要寻觅到仙丹才能解决。若是曾经患过目病，视物昏眇则有其缘故。

此症谓目内外别无症候，但自视昏眇蒙昧不清也。有神劳、有血少、有元气弱、有元精亏而昏眇者，致害不一。若人年五十以外而昏者，虽治不复光明，盖时犹目之过望，天真日衰，自然目光渐衰，不知一元还返之道，虽妙药难回，故曰不复愈矣。此专言平人之

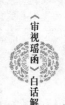
视昏，非若因目病昏眇之比，各有缘故，须当分别。凡目病外障而昏者，由障遮之故，欲成内障而昏者，细视瞳内，必有气色。若有障治愈后，而昏眇者，因障遮久，滞涩其气，故光隐耗，当培其本而光自发。有因目病渐发渐生，痛损经络，血液涩少，故光华亏耗而昏。有因目病失治，其中寒热过伤，及开导、针烙、炮熨失当，当而失中，伤其气血，耗其精华而昏者。以上皆宜培养根本，乘其初时而治之，久则气脉定，虽治不愈。若目因病而昏者，此因气滞火壅，络不和畅而光涩，譬之烟不得透，故火乃不明。如目暴痛，愈后尚昏者，血未充足，气未和畅也，宜慎养，以免后患。若目病愈久，而昏眇不醒者，必因六欲、七情、五味、四气、瞻视、哭泣等故，有伤目中气血、精液、脉络也，宜早调治。若人年未五十，目又无痛赤、内障之病，及斫丧精元之过，而视昏眇无精彩者，其人不寿。凡人年在精强，而多丧真损元，竭视苦思，劳形纵味，久患头风，素多哭泣，妇女经产损血者，而目内外别无症候，只是昏眊，月复月而年复年，渐渐昏眇者，非青盲即内障也。宜服明目地黄丸。

　　视瞻昏眇症是外眼端好，只是自觉视昏，眇朦不清。有的是因为劳神，有的是因为血少，有的因为元气虚弱，有的因为元精亏虚导致目视昏眇，致害因素多种多样。如果人过了五十岁以后，而发生目昏不明，虽经过医治，但仍不能恢复光明，就像过了十五的月亮逐渐残缺，不能再看得见满月一样，真精一天天衰减，自然视物功能也渐渐衰退，想要恢复人出生时旺盛的精气，怕是虽有神丹妙药也难以挽回了，所以说这种类型的目昏不明是很难痊愈的。此章节专门讨论平常人视物昏花，若是因为有眼病而导致的视物昏花，则其中各有因由，应当仔细分辨，分别对待。凡是因为外障而致目昏，是因为外障遮挡的缘故，如果是内障而视昏，一定要仔细观察瞳神气色的变化。如果外障治愈后仍然视昏，多是因为翳障遮挡日久，目之气血滞涩不通，血液亏少而致，应当培补根本。也有目病病程长，发展较慢，日久经络受损，血液亏少致使视昏。也有目病因没有得到适当的治疗而导致寒热过伤或开导、针烙、炮熨失当，损伤气血，精华亏损而致视物昏朦，均应培补其根本，趁损伤还不太深时治疗，如果日久损伤已定，则再难治愈。比如得眼病后视物不清，多是因为气滞火壅、经络不畅而影响神光发越，就像有烟雾阻隔般看不清楚，火壅气滞是其病因。如果眼睛突然剧疼，治愈后仍然视物模糊，多是因为精血不足，气机不畅，此时应谨慎调养，以免后患。如果眼病得之日久，而治愈后长时间仍然视昏者，必是因为六欲七情或是四气五味过度或是劳瞻过度或是过度哭泣所导致，使目之气血、精液、脉络受损，故应当及早调治。如果人年未五十，既无目痛红赤和内障眼病，又无沉迷酒色耗伤精元的过失，却出现视物不清，目无光彩者，其人不寿。凡人在壮年精强的时候却多耗损真元，劳视多思、纵食五味没有节制，或久患头风，平时多有哭泣，妇女经产失血过多，外眼并无任何症候只是视昏，并且是日复一日，月复一月，逐渐形成的，不是青盲就是内障。可服用明目地黄丸。

明目地黄丸　治肾虚目暗不明。

熟地黄_{焙干，四两}　生地黄_{酒洗}　山药　泽泻　山茱萸_{去核，酒洗}　牡丹皮_{酒洗}　柴胡

茯神_{乳蒸，晒干}　当归身_{酒洗}　五味子_{烘干，各二两}

上为细末，炼蜜为丸，如桐子大。每服三钱，空心，淡盐汤送下，忌萝卜。

明目地黄丸　治疗肾虚而视昏。

熟地黄_{焙干，四两}　生地黄_{酒洗}　山药　泽泻　山茱萸_{去核，酒洗}　牡丹皮_{酒洗}　柴胡

茯神_{乳蒸，晒干}　当归身_{酒洗}　五味子_{烘干，各二两}

以上十味共为细末，炼蜜为丸，如梧桐子大。每次服用三钱，空心，淡盐汤送服，服药期间，忌食萝卜。

精生气，气生神，故肾精一虚，则阳光独治。阳光独治，则壮火食气，无以生神，令人目暗不明。王冰曰：壮水之主，以制阳光。故用地黄、山萸、五味、当归、丹皮、泽泻厚味之属，以滋阴养肾；滋阴则火自降，养肾则精自生。用山药者，所以益脾而培万物之母；茯神者，所以养神而生照明之精；柴胡者，所以升阳而致神明之气于精明之窍也。孙思邈曰：中年之后，有目疾者，宜补不宜泻。可谓开万世之朦也。

精生气，气生神。故肾精亏虚，则阳气亢盛。阳气亢盛，则耗伤正气，无以生神，致使人目视不明。王冰有言："壮水之主，以制阳光"，故应给予地黄、山茱萸、五味子、当归、丹皮、泽泻等厚味之属以滋阴养肾；阴液生则火自降，滋养肾脏则精自生。用山药以健脾补气，培补后天之本；茯神养神而精自生；柴胡升举阳气使精气之窍气足。孙思邈说：中年之后，凡生眼病者适宜补法，而不适宜泻法。这可谓是开启了治疗眼病的大门。

龟鹿二仙膏　此膏最治虚损，梦泄遗精，瘦削少气，目视不明等症，久服大补精髓，益气养神。

鹿角_{二斤}　龟板_斤　枸杞子_{六两}　人参_{三两}

上将鹿角截碎，龟板打碎，长流水浸三日，刮去垢，入砂锅，用河水，慢火鱼眼沸，桑柴煮三昼夜，不可断火，当添滚水，不可添冷水，至三日，取出晒干，碾为末，另用河

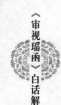

水将末并枸杞、人参，又煮一昼夜，滤去滓，再慢火熬成膏。初服一钱五分，渐加至三钱，空心，无灰酒化下。

龟鹿二仙膏　最治虚损、多梦遗精、消瘦少气、目视不明等症。长期服用可补精髓，益气养神。

鹿角_{二斤}　龟板_{一斤}　枸杞子_{六两}　人参_{三两}

以上将鹿角截碎，龟板打碎，在流动的水中浸渍三日，刮去表层积垢。用砂锅，加入河水，用桑柴慢火鱼眼沸煮三天三夜，不能断火，水少时可以加滚水不能加冷水，煮三天后取出晒干，碾成末。再用河水将药末和枸杞、人参一起煮一天一夜，滤过渣滓，用慢火熬煮成膏。首次服用一钱五分，渐渐加至三钱，空心，和酒一块饮下。

精、气、神，人身之三宝也。《经》曰：精生气，气生神。是以精损极，则无以生气，以致瘦削少气；气少则无以生神，以致目昏不明。鹿得天地之阳气最全，善通督脉，足于精者，故能多淫而寿。龟得天地之阴气最厚，善通任脉，足于气者，故能伏息而寿。其角与板，又二物聚精、气、神之最胜者，取而为膏以补之，所谓补以类也，且二物气血之属，非草木之药可比，且又得造化之玄微，异类有情，以血气而补血气之法也。人参为阳，补气中之怯；枸杞为阴，清神中之火，是膏也，补阴补阳，无偏治之失，入气入血，有和平之美。由是精日生而气日旺，气日旺而神日昌，庶几享龟鹿之年矣，而曰二仙。

精、气、神，为人身之三宝。《内经》中记载：精生气，气生神。所以损精太过则气不能生，故消瘦少气；气少又不能生神，所以目昏不明。鹿得到的天地阳气最全，善于通督脉，滋养生精，所以能够抵抗外邪而长寿；龟得天地阴气最厚，善于通任脉，益于补气，所以能够隐匿而长寿。以上二物鹿角和龟板是精气神聚积之处，制成膏剂则大补气血，这是同类之物相补之天意，而且二者补气血之功不是草木药物能比的，大自然造化它们充满玄妙，它们是血中有情之品，以此用来补血气。人参大补中阳之气，枸杞滋阴，共为膏剂，可补阴阳而无偏失，既可以入气又可以入血，故能精生气旺，气旺神昌，就可以像龟和鹿一样长寿了，故此二药有二仙之说。

三仁五子丸　治肝肾不足，体弱眼昏，内障生花，不计远近。

柏子仁　肉苁蓉_{酒浸，制}　车前子_{酒浸，炒}　苡仁　酸枣仁_{去壳，炒}　枸杞子_{酒蒸，焙干}

菟丝子_{酒煮，焙干}　当归_{酒洗，炒}　覆盆子_{酒蒸，焙干}　白茯苓_{乳拌蒸，晒干，各二两}　沉香_{锉末，五钱}

五味子_{焙干，一两} 熟地黄_{三两，酒水煮烂，浓捣膏}

上除沉香末，熟地膏另入，余为细末，炼蜜为丸，如桐子大。每服五十丸，空心，青盐汤送下，白滚汤亦可。

三仁五子丸　治疗肝肾不足、体弱眼昏、内生翳障眼花等，以上病症无论病程长短均可应用。

柏子仁　肉苁蓉_{酒浸，制}　车前子_{酒浸，炒}　苡仁　酸枣仁_{去壳，炒}　枸杞子_{酒蒸，焙干}

菟丝子_{酒煮，焙干}　当归_{酒洗，炒}　覆盆子_{酒蒸，焙干}　白茯苓_{乳拌蒸，晒干，各二两}　沉香_{锉末，五钱}

五味子_{焙干，一两}　熟地黄_{三两，酒水煮烂，浓捣膏}

以上除了沉香末和熟地膏另外加入，其余均碾为细末，炼蜜为丸，制成如梧桐子大小，每次服用五十丸，空心时，青盐汤或白滚汤送服。

地黄丸　一名菊花丸。治用力劳心，肝虚风热攻眼，赤肿羞明，渐生翳膜，兼肝肾风毒，热气上冲而目痛。久视伤血，血主肝，故勤书则伤肝而目昏，肝伤则木生风而热气上凑，目昏赤盛。不宜专服补药，当益血镇肝，而目自明矣。

熟地黄_{一两半}　防风　川羌活　桂心　白菊花　没药　明硃砂_{各五钱}　黄连

决明子_{各一两}

各上为细末，炼蜜为丸，如桐子大。每服三钱，食后，沸汤送下，每日三次。

地黄丸，又名菊花丸。治疗过度劳心用力，肝虚风热之邪上攻于目，眼红赤肿大，畏光羞明，障膜逐渐形成；也治疗肝肾风毒，热气上攻所致的眼疼。久视则伤血，肝主血，过度用眼或频繁进行抄写工作容易伤肝，血虚而致视物昏花。肝血受损则易生风生热，风热上攻头目则眼睛昏朦不清、红热赤痛。这时候不能只服用补药，应该养肝血，清肝热，则眼睛自会恢复光明。

熟地黄_{一两半}　防风　川羌活　桂心　白菊花　没药　明硃砂_{各五钱}　黄连

决明子_{各一两}

上药共研为细末，炼蜜为丸，如梧桐子大。饭后热水服用，每次三钱，每日三次。

洞见碧霄　此鹰、鹚、鼠睛三法，点目之说，似乎不经，然载医统，故录之，俟高明酌用。

用鹰眼一对，炙干为末，研令极细，以人乳汁再研，每以簪脚少挑，点于瞳子上，日夜三度，可以夜见物，或取腊月之鹚眼，以上法用，效，三日能见霄中之物。

洞见碧霄　此方是用鹰、鹚、鼠的眼睛制成药，点眼，这种方法似乎不合常理，近乎荒诞，但是医书早有记载，所以在此也一并摘录，以供酌情应用。

用鹰眼一对，烘干，研成细末，加入人乳汁继续研末，每次用簪脚挑少许频点入眼中，以治疗眼病，使病人可以看见暗夜中的物体。或有用腊月的八哥的眼睛依照上述方法制成眼药点眼，点用三天也可治疗视物昏花，能看见云霄中的物体。

又方

点，目能见妖魔，不能遁形。用鹚鸟眼汁注目中，则见妖物神鬼。

还有记载一方：点眼可以看见妖魔，使之无处躲藏。用鹚鸟眼中的汁液点入人眼，便能看见妖魔鬼神。

睛黄视眇症

风轮好似黄金色，视亦昏朦清不得。熏蒸湿热入睛瞳，清气每遭浊气逼。壮年不肯听医言，及至衰羸嗟有疾。

风轮颜色若是呈现金黄色，则视物必定昏朦不清。这是因为湿热熏蒸眼睛，清气遭遇浊气逼迫，而使风轮得病。青壮年时若不遵听医生的警告，以致身体瘦弱则会得此病。

此症专言风轮黄亮，如金之色，而视亦昏眇。为湿热重，而浊气熏蒸清阳之气，升入轮中，故轮黄色也。好酒，恣食热燥腥腻之人，每有此病，与视瞻昏眇不同也。宜服：

葛花解毒饮　此药清湿热，解酒毒，滋肾水，降心火，明目之剂也。

黄连炒　黑玄参　当归　龙胆草炒　茵陈　细甘草　葛花　熟地黄　茯苓

山栀仁　连翘　车前子各等分

上锉剂。白水二钟，煎至八分，去滓，食远，服。

睛黄视渺症表现为风轮（白睛）颜色变黄，甚至金黄色，并且视物不清。此症是因为湿热重，湿热浊气熏蒸清阳之气，湿热浊气侵入风轮白睛而发病，故见白睛发黄。喜好饮酒，恣食热燥腥腻食物的人，容易患此眼病。睛黄视眇症与视瞻昏眇是不同的眼病。宜服：

葛花解毒饮　清湿热，解酒毒，滋肾水，降心火，明目。

黄连炒　黑玄参　当归　龙胆草炒　茵陈　细甘草　葛花　熟地黄　茯苓

山栀仁　连翘　车前子各等分

上锉剂，白水二钟，煎煮至八分，去滓，饭后一段时间服用。

干涩昏花症

干干涩涩不爽快，眇眇昏昏不自在。奈因水少精液衰，莫待枯干光损坏。

当眼睛干涩不爽，看东西昏花不适，多是因为水少津液亏损所致，千万不要等津液干枯影响视力时再治疗。

此症谓目自觉干涩不爽利，而视物昏花也。乃劳瞻竭视、过虑多思、耽酒恣燥之人，不忌房事，致伤神水，目必有此症，如细细赤脉及不润泽等病生焉。合眼养光，久则得泪略润，开则明爽，可见水少之故。若不谨戒保养，甚则有伤神水，而枯涩之变生矣。惟急滋阴养水，略带抑火，以培其本，本立则清纯之气和，而化生之水润。若误认为火症，妄用开烙针泄之治，则有紧缩细小之患。宜服：

四物五子丸　治心肾不足，眼目昏暗。

熟地黄　当归酒洗　地肤子　白芍　菟丝子酒煮烂,焙　川芎　覆盆子　枸杞

车前子酒蒸,量虚实加减,各等分

上为细末，炼蜜为丸，如桐子大。每服五十九，不拘时盐汤送下。

干涩昏花症是指自觉眼睛干涩不适而视物昏花的眼病。多因用眼过度、过虑多思、恣食酒类及辛燥食物、房事不节等原因导致神水受损而患此病。如果因为血脉不能润泽而致眼睛干涩，可闭眼养光，眼睛就可以得到泪液的滋润，由此可见，眼中泪液缺乏会引起不适症状的发生。如果不谨慎防戒就会伤及神水，枯竭之症便会发生。治疗以滋养阴津、培补根本，若热象明显可略加泻火之药而使气血充盈，化生阴津。如果误认为是火症而采用开烙针泄的方法，就会导致因球睑粘连而发生睑裂缩小。宜服：

四物五子丸　治心肾不足，眼目昏暗。

熟地黄　当归酒洗　地肤子　白芍　菟丝子酒煮烂,焙　川芎　覆盆子　枸杞

车前子酒蒸,量虚实加减,各等分

上为细末，炼蜜为丸，如桐子大。每服五十丸，不分时间，盐汤送下。

黄牛胆煎　治眼涩痛。

猪胆汁　黄牛胆汁　羊胆汁　鲤鱼胆汁_{各半两}　白蜜_{二两}　胡黄连_{研末}　青皮_{研末}

川黄连_{研末}　熊胆_{各二两半}

上将诸药末，与蜜并胆汁和匀，入瓷瓶内，以细纸封头牢系，坐饭甑中蒸，待饭熟为度，用新净绵滤过，每以铜箸取如麻子大，点于目眦，每日二三次。

黄牛胆煎　治疗眼睛涩痛。

猪胆汁　黄牛胆汁　羊胆汁　鲤鱼胆汁_{各半两}　白蜜_{二两}　胡黄连_{研末}　青皮_{研末}

川黄连_{研末}　熊胆_{各二两半}

上将诸药末，与蜜并胆汁和匀，入瓷瓶内，以细纸封头系牢，坐饭甑中蒸，待饭熟为度，用新净绵滤过。每次用铜箸取如麻子大小，点于目眦，每日两三次。

一方

治人至夜则目涩好睡，取鼠目一枚，烧为末，水和，频注目中，久则不睡，取目以囊盛，暗暗不使人知佩之，亦不夜寐。

另有一药方如下：

治疗人一到夜晚则眼目干涩易睡，取鼠目一枚，烧为末，水和，频注目中，可以使人长久不入睡。也可以取鼠目，后用布囊包盛，不让患者知道，一直佩戴不离身，也能使人夜不入寐。

坐起生花症

坐起生花不必疑，君心仔细自寻思。外因竭视劳瞻故，内为荒淫酒色迷。元气虚弱络力微，眼花头晕强支持。若能保养真元水，胜似千金访妙医。

倘若是患了坐起生花的眼病，不必过度犹疑，当仔细考虑其病因。外因是竭视劳瞻，内因是荒淫酒色，导致元气虚弱筋络失于濡养，而出现眼花头晕等症状。若是能保养真元有水，远胜于花费千金去看名医。

此症内外别无他症，但其人动作少过，坐起少频，或久坐、久立、久眠、久视，便觉头眩目花昏晕也。乃元气怯弱，阴精亏损，致水少液伤，脉络衰疲之咎，怯弱症，阴虚症水少，痰火人。每有此患，宜服：

加减驻景丸　治肝肾气虚，视物茫茫，血少气多，瞳仁内有淡白色，昏暗渐成内障。久服能安魂定魄，补气血虚耗。

车前子_{略炒}　枸杞　五味子_{各三两}　当归_{去尾，酒洗}　熟地黄_{各三两}　川椒_{去目}

楮实子_{晒干，无翳者不用，各一两}　菟丝子_{水淘净，酒煮，焙干，半斤}

上为细末，蜜水煮糊为丸，如桐子大。每服三十丸，空心，温酒送下，盐汤亦可。

坐起生花症没有其他异常表现，只是体力活动稍有过度，起立和坐下动作变换频率略多，或者长久坐、立、眠、视后就会觉得眼花头晕。这都是元气受损，阴津亏虚所致水少液伤，脉络衰疲的缘故。元气衰弱，阴虚津少，痰火之人，易患此病，宜服用：

加减驻景丸　治疗肝肾气虚，视物昏花，血少气多，瞳仁内有淡白色，昏暗渐成内障，久服能安魂定魄，补养血气。

车前子_{略炒}　枸杞　五味子_{各三两}　当归_{去尾，酒洗}　熟地黄_{各三两}　川椒_{去目}

楮实子_{晒干，无翳者不用，各一两}　菟丝子_{水淘净，酒煮，焙干，半斤}

上为细末，蜜水煮糊为丸，如桐子大。每服三十丸，空心时，温酒或是盐汤送服。

止痛散　治两额角痛，目睛痛，时见黑花，及目赤肿痛，脉弦，作内障也，得之于饥饱劳役。

瓜蒌根_{三两}　柴胡_{一两半}　炙甘草_{七钱半}　当归　生地黄_{各一两}　黄芩_{四两，一半酒浸，一半炒}

上为粗末。每服三钱，水一钟半，姜三片，枣一枚，煎去滓，临睡，热服。若小便不利，加茯苓、泽泻各五钱。

止痛散　治疗两额角痛，目睛痛，时见黑花，以及目赤肿痛，脉弦等内障，得之于饥饱劳役。

瓜蒌根_{三两}　柴胡_{一两半}　炙甘草_{七钱半}　当归　生地黄_{各一两}　黄芩_{四两，一半酒浸，一半炒}

上为粗末。每服三钱，水一钟半，姜三片，枣一枚，煎煮去滓，临睡时热服。若小便不利，加茯苓、泽泻各五钱。

摩顶膏　治肝虚风上攻，瞻视生黑花或如水浪。

空青_研　青盐_{研，各五钱}　槐子　白附子_炮　木香_{各一两}　牛酥_{二两}　鹅脂_{四两}

旱莲草_{取自然汁，一升}　丹砂_{研，二钱半}　龙脑_{五分}

上为细末，先以旱莲草为汁，牛酥、鹅脂入银器或铜器锅中，熬至三五沸，再下诸药末，煎减一半，即倾入瓷器内盛之。临卧，用旧绣铁一片，重二三两，蘸药，于顶上摩二三十遍，令入发窍中；次服驻景丸。忌铁锅。

摩顶膏　治疗肝肾亏虚，虚风上攻，眼前有黑花或水纹者。

空青研　青盐研，各五钱　槐子　白附子炮　木香各一两　牛酥二两　鹅脂四两

旱莲草取自然汁，一升　丹砂研，二钱半　龙脑五分

上为细末，旱莲草汁、牛酥、鹅脂先放入银器或铜器锅中，熬至三五沸，再下其他药末，煎减一半，即可倒入瓷器内。临睡前，用旧绣铁一片，重二三两，蘸药，在头顶上摩二三十遍，使药膏深入头发的毛孔里，第二天服用驻景丸。以上制作过程忌用铁锅。

云雾移睛症

云雾移睛，元虚者殃。自视目外，有物舒张。或如蝇蚊飞伏，或如旗旆飘扬。有如粉蝶，有带青黄。昏属胆肾，内障为殃。精气耗损，真汁有伤。自宜谨慎，思患须防。

云雾移睛，元气虚弱的人容易罹患。云雾移睛的症状表现为眼前有暗影遮挡，有的像蝇飞，有的像蛇卧，有的如旌旗飘飘、蝴蝶飞舞等，有的还带有或青或黄的颜色，等等。此症视物昏花内属胆肾，属于内障眼病。精气损耗，真精亏损所致。自身应该谨慎思考方法，防止罹患此病。

此症谓人自见目外有如蝇蚊、旗旆、蛱蝶、绦环等状之物，色或青黑、粉白、微黄者，在眼外空中飞扬缭乱，仰视则上，偏视则下也。乃玄府有伤，络间精液耗涩，郁滞清纯之气，而为内障之患，其源皆属胆肾：黑者，胆肾自病；白者，因痰火，肺金清纯之气不足；黄者，脾胃清纯之气有伤。盖瞳神乃先天之元阳所生，禀聚五脏之精华，因其内损，故有其状，虚弱不足之人，及经产去血太多，或悲泣太过，深思积忿之妇女，每有此病。小儿痘症、热症，及疟痰伤寒热久，致目痛久闭，蒸伤精液精纯之气，亦有此患，幼儿无知，至长始晓，气络已定，治亦不愈。宜服摩：

猪苓散　治肾弱不能济肝木，则生虚热。胆生肝傍，肝木枯，胆气不足，故行动举止，则瞳内神水荡漾，有黑影如旗旆、蛱蝶、绦环等状。先服此散，清其肝肾之邪，次服蕤仁丸，黑花自消。

木猪苓　木通　萹蓄　苍术泔水制　黑狗脊　大黄炮　滑石飞过　栀仁各一两

车前子酒蒸过，五钱

上为细末。每服三钱，空心，青盐汤调下。

云雾移睛的症状表现为人眼前有像蝇蚊、旗斾、粉蝶、绦环彩带等，颜色有青黑、粉白、微黄等暗影遮挡、飘舞，随眼球上转时向上移，下转时向下移动。此症是玄府受伤，经络精液耗损，清纯之气被郁滞的内障眼病。内因多是胆肾经受损所致，色黑者为胆肾经病患；色白者为肺金清纯之气不足，痰火致病；色黄者为脾胃清纯之气受伤。总之，瞳神是先天元阳所生，受五脏六腑精气的滋养而成，所以元阳及五脏六腑精气亏损，外在就会表现出瞳神的异常。虚弱的人和经产失血过多者，或悲伤思虑过度的妇人，容易患得此病。小儿疳症、热症、疟疾、伤寒等积热日久致目痛久闭，蒸伤清纯之气，也容易罹患此病。幼儿常常开始的时候不自知，等到发现时，精气眼络已定型，再行治疗，不易痊愈。宜服：

猪苓散　治肾水亏虚，不能滋养肝木，虚热内盛，胆在肝的旁边，肝木枯衰，胆气不足，就会出现眼前黑影如旗饰、蝴蝶、绦环彩带等状飘动。可以先服此散，清其肝肾之邪，再服用蕤仁丸，症状即可消失。

木猪苓　木通　萹蓄　苍术_{泔水制}　黑狗脊　大黄_炮　滑石_{飞过}　栀仁_{各一两}

车前子_{酒蒸过，五钱}

以上均为细末。每服三钱，空心，青盐汤调下。

蕤仁丸　治眼黑花飞蝇，涩痛昏暗，渐变青盲。

蕤仁_{去皮尖}　地肤子　白茯苓　细辛　人参　石决明_{洗净，另研}　地骨皮　白术_{炒，各二两}

石胆_{另研，五钱}　熟地黄_焙　楮实子_{各三两}　空青_{另研}　防风_{各一两}　青羊胆_{一枚}　鲤鱼胆_{五枚}

上为细末，研匀，以胆汁同蜜炼，揉和为丸，如桐子大。每服二三钱，食后，米饮送下。

蕤仁丸　治疗眼前黑花飞蝇，涩痛昏暗，渐变青盲者。

蕤仁_{去皮尖}　地肤子　白茯苓　细辛　人参　石决明_{洗净，另研}　地骨皮　白术_{炒，各二两}

石胆_{另研，五钱}　熟地黄_焙　楮实子_{各三两}　空青_{另研}　防风_{各一两}　青羊胆_{一枚}　鲤鱼胆_{五枚}

上为细末，研匀，以胆汁同蜜炼，揉和为丸，如桐子大。每服二三钱，饭后，米汤水送下。

摩顶膏　治眼前见黑花，黄黑红白不定。

白附子_{炮，去皮脐}　木香_{各一两}　龙脑_{五钱}　青盐_{一两半}　明硃砂_{二钱半}　牛酥_{二两}　鹅脂_{四两}

上将前药末同酥脂，以慢火熬成膏。每用少许，不拘时，顶上摩之。

摩顶膏　治疗眼前见花，黄黑红白不定者。

白附子炮，去皮脐　木香各一两　龙脑五钱　青盐一两半　明硃砂二钱半　牛酥二两　鹅脂四两

上将前药末同酥脂，慢火熬成膏。每用少许，不分时间，在头顶上摩。

羚羊羌活汤　治肝肾俱虚，眼见黑花，或作蝇翅。

黄芪二两　炙甘草一两　羚羊角锉末　羌活　黄芩去黑心　山萸肉　车前子

附子去皮脐，炮　人参　青葙子　决明子微炒　泽泻　秦艽去苗　柴胡去苗，各两半

上为末。每服五钱，水二钟，煎至八分，去滓，不拘时，温服。

羚羊羌活汤　治疗肝肾俱虚，眼见黑花，或作蝇翅。

黄芪二两　炙甘草一两　羚羊角锉末　羌活　黄芩去黑心　山萸肉　车前子

附子去皮脐，炮　人参　青葙子　决明子微炒　泽泻　秦艽去苗　柴胡去苗，各两半

上为细末，每服五钱，水二钟，煎至八分，去滓，不分时间，温服。

治眼花见物法

有患心疾，见物皆如狮子形，伊川教之：若见其形，即以手向前捕执之，见其无物，久久疑疾，遂愈。

治疗眼花见物的方法

曾有一人患心理疾病，见到的东西都像狮子的形状，程颐教他一个方法：若见其形，即用手向前捕捉它，却空无一物，久久疑心自己所患的疾病，反而痊愈。

萤星满目症

两目萤星乱散，六阳贼火上炎。要救神光不坠，清心滋肾当先。

眼前如有萤火飞散，多是六阳贼火上炎。想要治疗，应当清心滋肾。

此症谓人自视目外有无数细细红星，如萤火飞伏缭乱，甚则如灯光扫星也。其人必耽酒嗜燥，劳心竭肾，痰火上升，目络涩滞，精汁为六贼之邪火熏蒸所损，故阳光散乱而飞伏。乃水不胜火之患。此言时时屡见萤星之重者，久而不治，内障成矣。宜服：

滋阴降火汤　治阴虚火动，起于九泉，此补阴之剂也。

当归_一钱_　川芎_五分_　生地黄_姜汁炒_　熟地黄　黄柏_蜜水炒_　知母_同上_　麦冬肉_各八分_

白芍药_薄荷汁炒_　黄芩　柴胡_各七分_　甘草梢_四分_

上锉剂，白水二钟，煎至八分，去滓，热服。

萤星满目症状表现为眼前如有无数萤火飞散缭乱，甚至如灯火彗星般闪烁。人在罹患此症之前必定嗜食酒燥食品，伤劳心肾，痰火上升，目络郁滞，精汁被六贼之火熏蒸受损，水亏不能抑制阳气而使阳气之光飞乱，乃肾水不能制约肝火而致病，或经常眼前见萤星，病久而不治疗，则容易形成内障病。宜服：

滋阴降火汤　治疗阴虚火动，起于阴分，用补阴的药物。

当归_一钱_　川芎_五分_　生地黄_姜汁炒_　熟地黄　黄柏_蜜水炒_　知母_同上_　麦冬肉_各八分_

白芍药_薄荷汁炒_　黄芩　柴胡_各七分_　甘草梢_四分_

上锉剂，白水二钟，煎至八分，去滓，热服。

按：此剂乃滋肾益阴，升水降火之圣药。并治咳嗽，加阿胶、杏仁各七分，五味子三分。咯、唾、衄血，加牡丹皮八分，藕节取自然汁三匙，犀角末五分。若加玄明粉、秋石，皆降火甚速，宜频用之，童便亦好。

按语：这是滋肾益阴，升水降火的圣药。若咳嗽，加阿胶、杏仁各七分，五味子三分；若咯、唾、衄血，加牡丹皮八分，藕节取自然汁三匙，犀角末五分。若加玄明粉、秋石，降火速度更快，适宜多次使用；也可以加童便，降火作用也很好。

加味坎离丸　此丸能生津益血，升水降火，清心明目。盖此方取天一生水，地二生火之意，药轻而功用大，火症而取效速，王道之药，无出于此，上盛下虚之人，服之极效。

怀庆熟地黄_八两，一半用砂仁一两，以绢袋盛，放砂罐内，用酒二碗煮干，去砂仁不用；一半用白茯苓二两，研末，如前用酒二碗煮干，去茯苓不用，捣膏_　甘州枸杞子_拣去梗，烘干_　当归_全用，好酒浸三日，洗净，晒干_　白芍药_好酒浸一日，切片，晒干_

川芎_大而白者，洗净，切片，小的不用_　女真实_即冬青子，冬至日采，蜜水拌，九蒸九晒，净，各四两_　甘菊花_去梗叶，家园者佳，野菊花不用，晒干，净，三两_　厚川黄柏_去粗皮，切片，净，八两；二两酒浸，二两盐水浸，二两人乳浸，二两蜜浸，各一昼夜，晒干，炒褐色_　知母_去皮，切片，六两，分作四分，如黄柏四制同_

加味坎离丸　此丸能生津益血，升水降火，清心明目。此方取天一生水，地二生

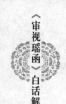

火之意，药轻而功用大，火症而取效速，王道之药，没有超过它的，上盛下虚之人，服用效果极好。

怀庆熟地黄_{八两，一半用砂仁一两，以绢袋盛，放砂罐内，用酒二碗煮干，去砂仁不用；一半用白茯苓二两，研末，如前用酒二}_{碗煮干，去茯苓不用，捣膏} **甘州枸杞子**_{拣去梗，烘干} **当归**_{全用，好酒浸三日，洗净，晒干} **白芍药**_{好酒浸一日，切片，晒干} **川芎**_{大而白者，洗净，切片，小的不用} **女真实**_{即冬青子，冬至日采，蜜水拌，九蒸九晒，净，各四两} **甘菊花**_{去梗叶，家} _{园者佳，野菊花不用，晒干，净，三两} **厚川黄柏**_{去粗皮，切片，净，八两；二两酒浸，二两盐水浸，二两人乳浸，二两蜜浸，各一昼夜，} _{晒干，炒褐色} **知母**_{去皮，切片，六两，分作四分，如黄柏四制同}

除地黄膏另入，余八味修制如法，合和一处，铺开日晒夜露，二昼夜，取天地之精，日月之华，再为细末，炼蜜为丸，如梧桐子大。每服八九十丸，空心，白滚汤送下，或青盐汤亦可，忌萝卜、生菜。

除地黄膏另入，其余八味药炮制后，合在一起，铺开，日晒夜露，经过两昼夜，取天地日月的精华，再研为细末，加上地黄膏一起炼蜜为丸，如梧桐子大。每服八九十丸，空心时，白滚汤送下，或青盐汤亦可，忌萝卜、生菜。

妄见

《灵枢·大惑论》：帝曰：予尝上清冷之台，中阶而顾，匍匐而前，则惑。余私异之，窃内怪之，独瞑独视，安心定气，久而不解，独搏独眩，披发长跪，俯而视之，后久而不已也。卒然自上，何气使然？岐伯曰：五脏六腑之精气，皆上注于目而为之精，精之窠为眼，骨之精为瞳子，筋之精为黑眼，血之精为络，其窠气之精为白眼，肌肉之精为约束，裹撷筋骨血气之精，而与脉并为系，上属于脑，后出于项中。故邪中于项，因逢身之虚，其入深，则随眼系以入于脑，入于脑则脑转，脑转则引目系急，目系急则目眩以转矣。邪中其精，其精所中，不相比也，则精散，精散则视歧，故见两物。

《灵枢·大惑论》记载：黄帝说：我曾经攀登那高高的清冷之台，上到台阶中层时，向四处观望，然后伏身前行，就感到头眩眼花，精神迷乱。这种异常的感觉，我暗自感到奇怪，尽管自己闭目宁神或睁眼再看，平心静气，力图使精神镇定下来，但是这种感觉长久不能消除，仍然感到头晕目眩。即使是披散开头发，赤脚跪在台阶上，力求形体舒缓，使精神轻松，但当向下俯视时，眩晕仍长久不止，有时这种症状在突然之间却自行消失，这是什么原因造成的呢？岐伯回答说：五脏六腑的精气，都向上输注于人的眼部，从而产生精明视物的作用。脏腑精气汇聚于眼窝，便形成眼睛。其中肾的精气充养瞳子，肝的精气充养黑睛，心的精气充养内外眦的血络，肺的精气充养白睛，脾的精气充养眼胞。脾的精气包裹着肝、肾、心、肺的精气，与脉络合并，形成目系，向上连属于脑部，向后与项部中间相联系。如果邪气侵入项部，趁人体虚弱而向深部发展，则沿着目系而侵入脑部。邪入于脑，便发生头晕脑转，从而引起目系拘急而出现两目眩晕的症状。如果邪气损伤眼部的精气，使精气离散，就会出现视歧的现象，即看一件东西好像有两件一样。

　　又云：目者，五脏六腑之精也，荣卫魂魄之常营也，而神气之所生也。故神劳则魂魄散，志意乱。是故瞳子黑睛法于阴，白睛赤脉法于阳也，故阴阳合转而睛明也。目者，心之使也；心者，神之舍也。故神精乱而不转，卒然见非常处，精神魂魄，散不相得，故曰惑也。帝曰：予疑其然，予每之东苑，未曾不惑，去之则复，予唯独为东苑劳神乎？何其异也？岐伯曰：不然也。心有所喜，神有所恶，卒然相惑，则精气乱，视误故惑，神移乃复，是故闻者为迷，甚者为惑。

　　又说：人的眼睛，既是五脏六腑的精气所形成，也是营、卫、气、血、精、神、魂、魄通行和寓藏的所在。其精明视物的功能，是以神气为基础。所以人在精神过度疲劳的时候，就会出现魂魄失守，意志散乱，眼睛迷离而无神气。眼的瞳子部分属于肾，黑睛属于肝，二者为阴脏的精气所滋养；白睛属肺，眼球的赤脉属于心，二者依赖阳脏的精气所滋养。因此，阴脏的精气和阳脏的精气相互结合而协调，才能使眼睛具有视物清晰的功能。眼睛的视觉功能，主要受心的支配，这是因为心主藏神的缘故。如果精神散乱，阴脏的精气和阳脏的精气不能相互协调，突然看到异常的景物，就会引起心神不安，精失神迷，魂飘魄散，所以发生视惑而眩晕。黄帝说：我有些怀疑你所说的。我每次去东苑登高游览，没有一次不发生眩晕视惑的，离开那里，就恢复正常，难道说我唯独在东苑那个地方才会劳神吗？那为什么会出现这种异常的情况呢？岐伯说：不是这样。就人的心情而言，都有自己喜好和厌恶的东西，爱憎两种情绪突然相感，会使精神出现一时的散乱，所以视觉不正常而发生眩晕视惑。等到离开了当时的环境，精神也就转移，就会恢复正常状态。总之，出现这种症状，较轻者仅是精神一时迷糊，好像不能辨别方向，较重者就会出现精神迷乱而头目眩晕。

　　《素问》云：睛明者，所以视万物，别白黑，审长短，以长为短，以白为黑，颠倒错乱，神光暗曜，则精衰而视变也，宜分虚实治之可也。

《素问》中记载：目之精明是观察万物、分别黑白、审察长短的，若长短不明，黑白不清，颠倒错乱，这是精气衰竭的现象。应该区分虚实，进行辨证治疗。

神光自现症

神光人自见，起初如闪电。阴精淆纯阳，阳光欲飞变。惟见一片茫，那时空哀怨。

目外自见神光出现，初时如同闪电。阴精混杂着纯阳，孤阳欲要飞越。等疾病晚期盲无所见，到时只是空有哀怨。

此症谓目外自见神光出现，每如电光闪掣，甚则如火焰霞明。盖时发时止，与视瞻有色之定者不同。乃阴精亏损，清气怫郁，玄府太伤，孤阳飞越，神光欲散，内障之重者，非比萤星痰火之轻也。宜服：

补水宁神汤　补肾水，则火不妄动；宁心神，则光自消除。

熟地黄　生地各二钱　白芍药　当归　麦门冬去心　茯神各钱半　五味子三十粒

甘草用生，六分

上锉剂。白水二钟，煎至八分，去滓，空心，温服。

此病症是目外自见神光，每次都如同雷电之光，甚至如火焰或霞光。发作没有规律，与视瞻有色症这种持续发病者不同。这是阴精亏损，轻清之气内郁，玄府闭塞，虚阳上浮，神光将要消散，内障病重，非如萤星痰火类之轻症。宜服：

补水宁神汤　补益肾水，则火邪不会妄动；安宁心神，则目外神光自会消除。

熟地黄　生地各二钱　白芍药　当归　麦门冬去心　茯神各钱半　五味子三十粒

甘草用生，六分

上锉剂，白水二钟，煎至八分。去滓，空心，温服。

肾水亏虚，真阴不足，故用熟地黄，乃天一生水之剂，大补真阴；生地黄有滋阴退热之效，麦门冬有清心降火之功，补血滋阴须凭当归、白芍。神光荡漾，昼夜不宁，此神思间无形之火妄动故也。必用茯神与五味子，养精安神定志，能敛元精之气不走散，生甘草降神中之火，非此不能治。若然，则肾水上升，心火下降，而神自宁，光亦可定矣。

肾水亏虚，真阴不足，因此用熟地黄，是天一生水之药，可大补真阴。生地黄有滋阴退热之功，麦门冬有清心降火之用，补血滋阴须用当归、白芍。眼前神光飘荡，昼夜不宁，这是神思中的无形之火妄动所致。必用茯神和五味子，可养精安神定志，能敛元精之气不散，生甘草可降神思中的无形之火，不用此方则此症不可医治。果真用此方治疗，则肾水上升，心火下降，可神思安定，目外神光之频现也渐渐稳定下来。

黑夜睛明症

黑暗之间，倏忽见物。莫道精华，祸患将出。此阳光欲坠之机，而水火背违之疾。若不关心，定应有失。

黑暗之中，忽然可以视物，莫说是神光精华，而是祸患将起。这是阳光欲坠的征兆，是违背阴阳之理造成的眼疾。若不重视，视功能一定会有损伤。

按：此症，人体、天地之阴阳，昼明夜晦，理之自然。今黑暗间，开目倏忽看见者，是背于阴阳矣，乃水火不交，精华关格，乘乱不和之甚，而阳光飞越之害，不能摄养阴精，而阳光无制矣，反曰精华聚盛而不为虑，往往罹害，遗悔非小也。宜服：

加减八味丸　治肾水不足，虚火上炎，以致目之神光失序，阴精亏耗，不能制阳。并发热作渴，口舌生疮；或牙龈溃烂，咽喉作痛；或形体憔悴，寝汗发热，五脏齐损，火拒上焦等症。

熟地黄_{八两, 忌铁, 酒煮烂, 捣膏}　山药_{烘干}　山茱萸_{酒洗, 焙, 各四两}　白茯苓_{乳拌蒸, 晒干}　泽泻_{酒洗, 焙干}
牡丹皮_{酒洗, 烘, 各三两}　辽五味_{烘干, 两半}　肉桂_{去皮, 忌火, 一两}

上除地黄膏另入，余共为细末，炼蜜为丸，如桐子大。每服三钱，空心，淡盐汤送下。忌萝卜。

按语：此病症，人体、天地之阴阳，昼明夜晦，这是自然的规律。现在在黑暗之中，张开眼睛忽然能视物者，是违背了阴阳，这是水火不交（心肾不交），内藏精华聚集不能正常输布，身体内部环境极为紊乱，而阳气飞越于外所致之病害。不能摄养阴精，则阳光无所抑制，却说精华内聚不多加考虑，往往会罹患病害，造成的悔恨可就不小了。宜服：

加减八味丸　主治肾水不足，虚火上炎，以致目中神光功能紊乱。阴精亏耗，不能制阳。并有发热口渴，口舌生疮；或牙龈溃烂，咽喉肿痛；或形体憔悴，盗汗发热，五脏均有损伤，火焚上焦等症。

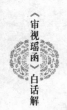

熟地黄 _{八两，忌铁，酒煮烂，捣膏}　山药 _{烘干}　山茱萸 _{酒洗，焙，各四两}　白茯苓 _{乳拌蒸，晒干}　泽泻 _{酒洗，焙干}

牡丹皮 _{酒洗，烘，各三两}　辽五味 _{烘干，两半}　肉桂 _{去皮，忌火，一两}

上除地黄膏另入，余药共为细末，炼蜜为丸，如桐子大。每服三钱。空心，淡盐水送服。忌萝卜。

肾水不足，虚阳僭上故耳。若不滋肾水以益真阴，则水不升而火不降，神光失序，不能收藏，故黑暗晴明，用七味丸加五味子：夫五味，滋肾水要药也。津液既生，肾水自壮，水足而神光内敛，何有神光失序之虞，得桂辛热，能引火归源，其患必瘳。夫在君火，可以湿伏，可以直折；在相火，惟当从其性而伏之。肉桂性热，与火同性，杂在下焦壮水药中，能引无根虚火，降而归经，此方以类聚之义也。且肉桂之质，在中半以下，故其性专走肾经下部，此本乎地者亲下之义也。又况相火寄于甲乙之间，肝胆木旺，则巽风动而烈火焰明，古人谓北方不可泻，泻肝即所以泻肾。《本草》曰：木得桂而枯，乃伐肝之要药也。《经》曰：热因热用，从治之妙法。正与从其性而伏之义相合，或者畏其热而遗之，岂达造化升降之微乎。黄柏、知母治相火，仅可施于壮实者暂用之；若虚火而误用之，则肾因泻而愈虚，愈虚而虚火愈炽矣。《素问》气增而胜，及久用寒凉，反从火化之说，独不闻乎？

肾水不足，虚阳僭越于上，所致本病。若不滋肾水以益真阴，那么水不升则火亦不降，神光功能紊乱，不能正常纳藏，因此，黑暗中也可视物。用七味丸加五味子：五味子，是滋养肾水之要药，津液得生，则肾水自可充足，水足而神光内敛，怎么会有神光紊乱之贻误；肉桂辛热，能引火归原，此病自可痊愈。病在君火者，可以以湿制服，可以直接祛除病邪；病在相火者，只能依从其本性治疗。肉桂性热，与火同一属性，掺在主治下焦的壮水方药中，能引无根虚火，引火下降以归肾经，此药方是物以类聚之义。且肉桂的药用部分，在中部以下，因此，其药性专走肾经的下部，这正是地者亲下义之。更何况相火存在甲乙之间（按五行法则，甲乙为东方属木，木配肝。肝火为相火），肝胆木旺，则巽（八卦之一，为东南方）风吹动而火邪亢盛。古人称在北（北方属水，水为肾）者不可泻之，泻肝就是泻肾。《本草纲目》中记载：肝得肉桂则枯，此乃伐肝之要药。《素问·至真要大论》中记载：热因热用，这是从治法，正好与依从其本性而用药伏邪之义相符。倘若担心其药性大热而遗弃不用，怎么才能通达升降造化的微妙。黄柏、知母治相火，只能暂时施用于体质壮实者；若有虚火误用此药，那么肾因主泻的方药而愈加虚弱，肾愈虚则虚火愈加炽盛。《素问》记载气增而胜实，久用寒凉药物，反而从火化之说，难道没听说过吗？

视正反斜症

视正如何却是斜，阴阳偏盛眼生花。元精衰败元阳损，不久盲临莫怨嗟。

视物本正却视之偏斜，阴阳偏盛视物发花。元精衰散元阳受损，不久将盲莫生抱怨。

此症谓物之正者，而仅视为歪斜也。乃阴阳偏盛，神光欲散之候。阳胜阴者，因恣辛、嗜酒、怒悖、头风、痰火、气伤之病；阴胜阳者，因色欲、哭泣、饮味，经产血伤之病。此内之玄府，郁滞有偏，而气重于半边，故发见之光，亦偏而不正矣。治用培植其本，而伐其标，久而失治，内障成矣。宜服：

补阳汤　治阳不胜其阴，乃阴胜阳虚，则九窍不通，令青白翳见于大眦，乃足太阳、少阴经中郁遏，足厥阴肝经气不得上通于目，故青白翳内阻也。当于太阳、少阴经中九原之下，以益肝中阳气，冲天上行，此乃先补其阳，后于足太阳、太阴标中，泻足厥阴肝经阴火，伏于阳中，乃次治也。《内经》云：阴胜阳虚，则当先补其阳，后泻其阴，此治法是也。每日清晨，以腹中宿食消尽，先服补阳汤，午后食远，次服升阳泄阴丸，临睡，再服连柏益阴丸。此三方，合治前症。若天色变大寒大风，并过于劳役。积日，饮食不调，精神不足，或气弱，俱不得服。候时气和平，天气如常，服之，盖先补其阳，使阳气上升，然后空窍通利，而眼目明矣。

炙甘草　羌活　独活　人参　熟地黄　白术土炒　黄芪制，各一两　白茯苓
生地黄　知母炒，各三钱　柴胡去苗，二两　肉桂一钱　白芍药　陈皮　泽泻　防风
当归身酒制，各五钱

上为粗末，每服五钱，水二钟，煎至八分，去滓，空心，温服，使药力行尽，方许食。或锉剂亦可。

此病症是物体本为正，但视之却为偏斜。这是阴阳偏盛，神光欲散的症候。阳胜阴者，因好辛热之物、嗜酒、暴躁易怒、头风、痰火，为气伤所致之病；阴胜阳者，因好淫欲、哭泣、饮食、经产，为血伤所致之病。患者之玄府，偏于半边郁滞不通，半边气道通畅，因此，可见发越于外的神光，也是偏重一边而致视物不正。治法上要培植其本，而伐其标。病久没有得到正确的治疗，可并发内障眼病。宜服：

补阳汤　主治阳不胜其阴，是阴胜阳虚，则致九窍不通，可于大眦处见灰白色的翳膜，这是足太阳膀胱经、足少阴肾经经络郁阻，足厥阴肝经之气不能循经上通于目，因此，可见灰白色的翳膜阻于眼目。当于足太阳、少阴经中九原之下，以补益肝中阳

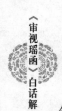
气，使之通上于目，这是先补其阳；再于足太阳、太阴（脾经）标中（标者，头也），泻足厥阴肝经之阴火，伏于阳中，这是次治。《灵枢·终始》中记载：阴胜阳虚，则当先补其阳，后泻其阴，此为治之正法。每天清晨，腹中宿食已消化殆尽，先服用补阳汤，午后饭后过一段时间，次服升阳泄阴丸，临睡前，再服连柏益阴丸。此三个方药，合用以治前症。若天气变化有大寒大风，并有长时间的形体劳役，饮食不调，精神不足，或气弱者，均不可服用此药。等到气候平和，天气正常时，再服药。大概是因为先补其阳，使阳气上升，然后使空窍通利，则眼目视物清明。

炙甘草　羌活　独活　人参　熟地黄　白术土炒　黄芪制, 各一两　白茯苓

生地黄　知母炒, 各三钱　柴胡去苗, 二两　肉桂一钱　白芍药　陈皮　泽泻　防风

当归身酒制, 各五钱

上为粗末，每服五钱，水二钟，煎至八分，去滓。空心，温服。等药力作用发挥后再行饮食，或锉剂亦可。

连柏益阴丸　治阳胜阴者服。

甘草梢　羌活　独活　当归身酒制　五味子　防风　黄芩　草决明　川黄柏

知母　黄连酒洗, 或拌蒸, 炒焦色, 各一两　石决明烧存性, 六钱

上为细末，炼蜜为丸，如绿豆大。每服五十丸，渐至百丸止，临卧，茶清送下，当以助阳汤多服，少服此药，一则妨饮食，二则力大，如升阳汤，不可多服。

连柏益阴丸　主治阳胜阴者。

甘草梢　羌活　独活　当归身酒制　五味子　防风　黄芩　草决明　川黄柏

知母　黄连酒洗, 或拌蒸, 炒焦色, 各一两　石决明烧存性, 六钱

上为细末，炼蜜为丸，如绿豆大，每顿服五十丸，渐渐增至百丸为止。临睡前，茶清送下，助阳汤可多服，此药少服，一是此药妨碍正常饮食，二是药力偏大如同升阳汤，不可多服。

升阳泄阴汤　一名升阳柴胡汤治阴胜阳者服。

羌活　当归身　独活　甘草梢　白芍　熟地黄各一两　人参　生地黄酒洗, 炒

黄芪　楮实子酒蒸, 焙　白术制, 各两半　白茯苓　防风　广陈皮

知母酒炒, 各三钱, 如大暑, 再加一钱　柴胡去苗　厚肉桂去皮, 各钱半

上锉剂，或为粗末亦可。每服五钱，白水煎服。另合一料，炼蜜为丸，如桐子大，食远，茶清送下，每日五十丸，与煎药合一服，不可饱服。如天气热甚，加五味子三钱或

半两，天冬肉五钱，楮实子五钱。

升阳泄阴汤　又称升阳柴胡汤。主治阴胜阳者。

羌活　当归身　独活　甘草梢　白芍　熟地黄_{各一两}　人参　生地黄_{酒洗，炒}

黄芪　楮实子_{酒蒸，焙}　白术_{制，各两半}　白茯苓　防风　广陈皮

知母_{酒炒，各三钱，如大暑，再加一钱}　柴胡_{去苗}　厚肉桂_{去皮，各钱半}

上锉剂，或为粗末亦可。每服五钱。白水煎服。两剂合用，炼蜜为丸，如桐子大。饭后过段时间，茶清送下。每日五十丸，与煎药合一服。不可腹饱时服。如天气大热，加五味子三钱或半两，天冬肉五钱，楮实子五钱。

视定反动症

视定反动水不足，火邪上转故如斯。莫教动极神光坠，如悔当年不听医。

视定反动症源于肾水不足，火邪上扰眼目所致。莫等到病情发展到极致使神光坠落，再后悔当时不遵从医生的嘱咐。

此症谓物之定者，反觉振而动也，乃气分火邪之害，水不能救之，故欲上旋眩远，而振掉不定。光华欲坠，久则地觉亦动，内障成矣。恣酒嗜燥，头风痰火之人，阴虚血少者，屡有此患矣。宜服：

钩藤散

钩藤　陈皮　麦门冬　石膏　家菊花　人参　明天麻　防风　白茯苓　鹿茸

制半夏　甘草_{各等分}

上为粗末。每服四钱，姜三片，白水煎服。

此病症是视安定之物反觉其在振动。这是火邪侵袭气分，水少不能灭火，因此，会出现头旋目眩，视物振动不定。神光欲坠，病久则觉大地也在摇动，这时内障病已成。贪酒、嗜好燥热之物，头风，多痰火之人，阴虚血少者，常可罹患此病。宜服：

钩藤散

钩藤　陈皮　麦门冬　石膏　家菊花　人参　明天麻　防风　白茯苓

鹿茸　制半夏　甘草_{各等分}

上为粗末。每服四钱，生姜三片，白水煎服。

视物颠倒症

颠倒光华病最奇，头风痰火气为之。阴阳反复光华损，屋宇如崩地若移。莫言眩远无他患，直待盲时悔失医。

视物颠倒病最为离奇，头风痰火气所致。阴阳倒转，光华受损，房屋如同倒塌，大地似有移动。莫说只有目眩无他病症，等到目盲时再悔恨为何不早点医治。

此症谓目视物，皆振动而颠倒也，譬诸环舞后定视，则物皆移动而倒植。盖血气不正，阴阳反复，真元损伤，阴精衰弱，阳邪上干，虚眩而运掉。有一年数发，有一月数发者。若一发视倒而视冥不醒者，神光坠矣。须因其所发时令及别其因虚、因风、因痰、因火而治之。若以风眩不为虑，反研丧而触激者，内障之患，终莫能避矣。宜服：

羚羊角散

半夏制，七次　当归身　川芎　白芷　防风　明天麻　枳壳　甘草各二钱半　茯神

羚羊角锉细末，各一两

上为粗末。每服四钱，姜三片，煎，去滓，服。

此病症为目视万物皆有振动且颠倒，如旋转后站定视物，则万物皆有移动倒置。大概是因气血紊乱，阴阳颠倒，真元受损，阴精衰弱，阳邪上扰，头虚目眩而视物翻覆。有一年内数次发病，有一月数发者。若一次发作中，视物颠倒且视物昏花不恢复者，神光将尽。需根据发病的时节以及辨别病因是因虚、因风、因痰、因火，再行治疗。若是不重视因风所致目眩，反而沉迷酒色伤害身体，有内障之患，这是不可避免的了。宜服：

羚羊角散

半夏制，七次　当归身　川芎　白芷　防风　明天麻　枳壳　甘草各二钱半　茯神　羚羊角锉细末，各一两

上为粗末，每服四钱，生姜三片，煎煮，去滓，口服。

视一为二症

视一为二阴阳眇，肝肾不足精华少。神光将欲落瞳神，急急求医休去祷。不逢妙手理真元，内障昏昏何日了。若然赤痛犹轻微，火退自然容易好，常时视二尤难医，休道精光还得早。

视一为二，阴阳昏眇，肝肾不足，体内精华衰少，瞳神中的神光将欲失去，抓紧时间寻医问药，莫专注在祷告上。若不遇上医术高明的医者，此内障眼病不知何时会好。若眼目轻微赤痛，火热消退自然容易好。视一为二之病日久尤为难医，可不要说精光会很快复原。

此症谓目视一物而为二也。乃光华衰乱，偏隔败坏。病在胆肾，胆肾真一之精不足，而阳光失其主倚，故错乱而视一为二。若目赤痛而视一为二者，乃火壅于络，阴精不得升运，以滋神光，故反为阳邪错乱神光，而歧其视。譬诸目病时，见一灯火而为二三也。宜服：

补肝散　治肝风内障，不痛不痒，眼见花发黄白黑赤，或一物二形难辨。

车前子　黄芩　川羌活　细辛　黑玄参_{各一两}　人参　白茯苓_{各二两}　防风

羚羊角_{锉末，各三两}

上为细末。每服一钱五分，食后，米饮调服。

此病症是视一物为二。这是光华衰乱，偏隔败坏（物体界限混乱）。病位在胆肾，胆肾的真精不足，阳光则失去其所依附的主体，因此，视物错乱，视一为二。若目珠赤痛并视一为二者，乃是火热壅阻于经络，阴精不得升运于目以滋神光，反受阳邪所扰而错乱神光，视一物为二。譬如此种目病，视一灯火而为二三（即多视症）。宜服：

补肝散　治肝风内障，不痛不痒，眼前发花，黄白黑赤，或一物二形，难以辨别。

车前子　黄芩　川羌活　细辛　黑玄参_{各一两}　人参　白茯苓_{各二两}　防风

羚羊角_{锉末，各三两}

上为细末。每服一钱五分。饭后，米饮调服。

千金磁朱丸　见卷二。主明目，百岁可读细字书，常服大益眼目。

千金磁朱丸　见卷二。主明目，年逾百岁亦可读书中的小字。经常服用对眼目大有益处。

按：此方磁石法水入肾，朱砂法火入心，而神曲专入脾胃，乃道家黄婆媒合婴姹之理，倪生释之，为赘词矣。或加沉香五钱，升降水火，尤佳。

按语：此方中的磁石属水入肾，朱砂属火入心，神曲专入脾胃，这同道家的内丹促

261 卷五

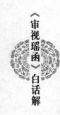

使硫黄和汞剂结合的道理一样，倪维德解释此理，是烦琐之词了。或加五钱沉香，以升降体内水火，其效尤佳。

古人于肾虚及种子方中，每用磁石。近代泥于金石之说，多不知用，然磁石性能引铁，则用之者，亦是假其引肺金之气入肾，使其子母相生尔，水得金而清，则相火不攻自去矣。呜呼，医之神妙，在于幽微，此言可与知者道也。

冲和养胃汤　见卷二。

古人在治疗肾虚及求子的方药中，常用磁石。近代拘泥于金石之说，多不知用此药。磁石本性可引铁，用此药者，也是借其性以引肺金之气入肾，是金水之母子相生。水得金而清，则肾之相火不攻自去。医道的神妙，其意精微，只可说给明智的人。

冲和养胃汤　见卷二。

视赤如白症

视物易色，病原非一。要当依色辨分明，方识重轻与缓急。

视物变色，非一种病因。要依据颜色辨明病因，方可了解病情的轻重与缓急。

此症谓视物却非本色也。因物着形之病，与视瞻有色，空中气色之症不同，譬诸观太阳若冰轮，睹灯火反粉色，视粉墙如红、如碧，看黄纸而如绿、如蓝等类。此内络气郁，玄府不和之故，当因其色而别之，以知何脏腑乘侮之为病也。宜服：

复明汤

黄芪_{蜜制}　当归身　柴胡　连翘　甘草_炙　生地黄_{各钱半}　黄柏_{三分半}　川芎

苍术_{米泔，泡炒}　广陈皮_{各三分}

上锉剂，白水二钟，煎至八分，去滓，热服。忌酒、湿面、辛热、大料等物。

此病症是视物并非其原本的颜色。颜色附着于客观实体因物而变的病症，与视瞻有色，空中气色之病不同，譬如视太阳颜色如冰轮，视灯火成白色，视白墙如红、如绿，看黄色的纸如绿、如蓝等诸如此类。此病乃体内经络气郁，玄府开闭不和所致。应当依据其辨色的不同，审查何种脏腑乘侮受累而导致疾病的发生。宜服：

复明汤

黄芪_{蜜制}　当归身　柴胡　连翘　甘草_炙　生地黄_{各钱半}　黄柏_{三分半}　川芎

苍术_{米泔，泡炒}　广陈皮_{各五分}

上锉剂，白水二钟，煎至八分，去滓，热服。忌酒、湿面、辛热、大料等物。

益气聪明汤　见卷二。治饮食不节，劳役形体，脾胃不足，得内障、耳鸣，或多年目暗视物不能见。此药能聪耳明目，久服无内外障、耳鸣耳聋之患，又能令人精神过倍，元气日益，身轻体健，手足便捷。此药治老人腰以下沉重疼痛如神，若其人上体重，精神不足，两足轻浮，不知高下，以此空心服之，或少加黄柏，轻浮自减。若治倒睫拳毛，去黄柏、芍药。忌烟火、酸物。

益气聪明汤　见卷二。主治饮食不节，劳伤形体，脾胃不足，得内障病、耳鸣，或多年视物昏暗，视物不见。此药能聪耳明目，长久服用可避免得内外障眼病、耳鸣耳聋。又能令人精神百倍，元气增益，身轻体健，手足敏捷。此药治疗老年人腰部以下沉重疼痛，其效如神。若病人上体沉重，精神不足，两足虚浮无力，落脚不知高低，以此药饭前服用，或少加黄柏，则无力之感可减。若治倒睫拳毛症，去黄柏、芍药，忌烟火、酸物。

内障

楼全善云：内障先患一目，次第相引，两目俱损者，皆有翳在黑睛内，遮瞳子而然。今详，通黑睛之脉者，目系也。目系属足厥阴、足太阳、手少阴三经，盖此三经脏腑中虚，则邪乘虚入，经中郁结，从目系入黑睛内为障翳。《龙木论》所谓脑脂流下作翳者，即是太阳之邪也。所谓肝气冲上成翳者，即是厥阴之邪也。故治法：以针言之，则当取三经之腧穴，如天柱、风府、太冲、通天等穴是也。其有手巧心审谛者，能用针于黑眼里拨其翳，为效尤捷也。以药言之，则当补中，疏通此三经之郁结，使邪不入目系而愈。

楼全善说：内障病是先一只眼患病，相继另一只眼发病，两目都受损者，是因黑睛上有障翳遮掩瞳仁所造成的。如今，知悉通黑睛之脉者，是为目系。目系归属足厥阴肝经、足太阳膀胱经、手少阴心经，大概这三条经脉所属的脏腑内中空虚，而邪气趁虚而入，在经脉中郁结，从目系上入于黑睛而形成障翳。《龙木论》所称的脑脂流下而形成障翳者，是邪入太阳经；肝气上冲于目而形成障翳者，是邪入厥阴经。由此所制定的治疗方法是：以针刺治疗而言，应取此三条经脉上的腧穴，如天柱、风府、太冲、通天等穴位。技术高超而又心思谨慎的医者，可用针拨除黑睛上的障翳，此种方法得效最为迅速。内服汤药方面，应当补养中焦，疏通此三经之邪气郁结，使邪气不能侵袭目系即可痊愈。

饮食不节，劳伤形体，脾胃不足，内障眼病，宜人参补胃汤、益气聪明汤、圆明内障升麻汤、复明汤。楼云：上四方治目不明，皆气虚而未脱，故可与参芪补中，微加连、柏；若气既脱，则黄柏等凉剂不可施。《经》云：阳气者，烦劳则张，精绝，目盲不可以视，耳闭不可以听之类，是其症也。

饮食不节，劳伤形体，脾胃不足所患内障眼病，宜服人参补胃汤、益气聪明汤、圆明内障升麻汤、复明汤。楼全善说：以上四个方药，治疗目不明症，皆有气虚而未虚脱，因此，用人参和黄芪补中，微加用黄连、黄柏等。若气已脱者，则黄柏等性属寒凉等药不可施用。《素问·生气通天论》中记载：人体中的阳气，烦躁或过劳则阳气受损，阴不得阳之温固则精自出而绝于内、精气虚，目盲不可以视，耳闭不可以听，是其症状的表现。

内障右眼小眦青白翳，大眦亦微显白翳，脑痛瞳子散大，上热恶热，大便涩滞艰难，小便如常，遇热暖处头疼睛胀，能食，日没后，天阴暗则昏，此症可服滋阴地黄丸。翳在大眦加升麻、葛根，翳在小眦加柴胡、羌活。

内障眼病中，双眼小眦有青白翳，大眦亦微显白翳，头痛、瞳仁散大，体热又恶热，大便涩滞艰难，小便如常，遇热暖处，头疼、眼睛发胀，饮食尚可，太阳下山后，天色阴暗则视物不清，有此症者可服滋阴地黄丸。翳在大眦加升麻、葛根，翳在小眦加柴胡、羌活。

东垣云：肝木旺，则火之胜，无所畏惧而妄行也。故脾胃先受之，或病目而生内障者，脾裹血，胃主血，心主脉，脉者，血之府也。或曰：心主血。又曰：脉主血，肝之窍开于目也。治法亦地黄丸、当归汤之类是也。

东垣说：肝木旺，则火胜，热邪无所抑制，而妄行于体内。因此，脾胃先受侵犯，或病在目而生内障。脾裹血，胃主血，心主脉，脉为血之府。或说：心主血。又说：脉主血，肝开窍于目。治法亦同地黄丸、当归汤之类。

瞳神散大症

瞳神散大为何如，只为火热熏蒸胆。悠悠郁久精汁亏，致使神光皆失散。阴精肾气两衰虚，相火邪行无管制。好如鸡鸭卵中黄，精气不足热所伤。热胜阴虚元灵损，至死冥冥不见光。

为何会有瞳神散大，这是火热之邪熏蒸肝胆所致。胆郁日久内藏的精汁亏损，致使神光失散，不能发越。肾之气阴两虚时，相火内盛无所抑制。正如鸡鸭卵中发黄，是精气不足，热邪内蒸所致。热盛阴虚元精受损，那么至死也是昏暗不可视物。

此症专言瞳神散大，而风轮反为窄窄一周，甚则一周如线也。乃热邪郁蒸，风湿攻击，以致神膏游走散坏。若初起即收，可复；缓则气定膏损，不复收敛。若未起内障颜色，只散大者，直收瞳神，瞳神收而光自生矣。散大而有内障起者，于收瞳神药内，渐加内障药治之。如瞳神难收，病既急者，以收瞳神为先；瞳神但得收复，目即有生意，有何内障，或药或针，庶无失收瞳神之悔。若只攻内障，不收瞳神，瞳神愈散而内障不退；缓而疑迟不决者，二症皆气定而不复治，终身疾矣。

此病症专指瞳神散大，而黄仁向四周退缩仅有窄窄的一圈，甚至黄仁的宽度仅如线状。这是因热邪郁蒸于内，外受风湿之邪的侵袭，致使神膏游走散坏使瞳神散大。若疾病初起神膏收归，病症即可痊愈；若病程日久神膏受损疾病已成，则瞳神就很难再收缩回来了。若未有内障病之症状，只是单纯的瞳神散大，治疗上就只收瞳神，瞳神收缩则自可见光视物。瞳神散大兼有内障之病症者，在收缩瞳神的治疗药物中要再加入治疗内障病的药物。如果瞳神难以收缩如故，病情较急要尽早治疗者，治疗上要先收缩瞳神；瞳神一旦得到收复，眼目就有痊愈的可能，兼有何种内障眼病，或药或针进行治疗，不要等瞳神不可收缩之后再后悔失治。若只治疗内障病症，不及时收缩瞳神，则瞳神愈加散大，而内障病症亦不消退，若治疗迟缓，迟疑不决，则此二症皆邪气已定不复医治，成为终生疾病。

大抵，瞳神散大，十有七八皆因头风痛攻之害。虽有伤寒、疟疾、痰湿、气怒、忧思、经产、败血等久郁热邪火症而蒸伤，胆中所包精汁亏耗，不能滋养目中神膏，故精液散走而光华失。皆水中隐伏之火发。夫水不足不能制火，火愈胜阴精愈亏，致清纯太和之元气皆乖乱，精液随之走散矣。凡头风攻散者，又难收，非如伤寒、疟疾、痰火等热症，炎燥之火热邪，蒸坏神膏，内障来迟而收亦易敛者。若风攻，则内障即来，且难收敛，而光亦损矣。宜服：

羌活退翳丸　一名地黄丸。治内障，右眼小眦青白翳，大眦微显白翳，脑疼，瞳子散大，大便涩或时难，小便如常。遇天热暖处，头痛睛胀，能食，日没后兼天阴则昏暗，此症亦可服滋阴地黄丸。

熟地八钱,焙　生地酒制　当归身酒制　茺蔚子　黄柏酒制　丹参各五钱　黑附子炮

寒水石　柴胡　知母盐水炒　牡丹皮酒洗　真川芎酒洗　羌活各三钱　防己酒制,二钱

白芍药酒制,一两二钱

上为细末，炼蜜为丸，如小豆大，每服五六十丸，空心，白滚汤送下。如宿食未消，候饥时服之。忌言语，随后以食压之。

瞳神散大的原因，十有七八是受头风痛攻之害。尚有因伤寒、疟疾、痰湿、气怒、忧思、经产、败血等郁热火邪内蒸受损，胆中所藏之精汁亏耗，不能滋养目中神膏，因此精液散失而神光衰微。都是水中隐伏之火邪发而为病。水不足不能制火，火愈盛则阴精愈亏损，致清纯太和之元气紊乱，精液随之走散。凡是因头风致病者，其病难收，不若伤寒、疟疾、痰火等热症，炎燥之火热邪，蒸坏神膏，内障眼病迟发之病者易收敛。若因风邪攻冲而病者，内障随之病发，且难以收敛，而光华也有受损。宜服：

羌活退翳丸　一名地黄丸。治内障，右眼小眦青白翳，大眦微显白翳，头疼，瞳仁散大，大便涩或时难，小便如常。遇天热暖时，头痛睛胀，饮食尚可，太阳下山并天阴时则视物昏暗。此症亦可服滋阴地黄丸。

熟地八钱,焙　生地酒制　当归身酒制　茺蔚子　黄柏酒制　丹参各五钱　黑附子炮

寒水石　柴胡　知母盐水炒　牡丹皮酒洗　真川芎酒洗　羌活各三钱　防己酒制,二钱

白芍药酒制,一两二钱

上药研为细末，炼蜜为丸，如小豆大，每服五六十丸，空心，白滚汤送服。如宿食未消，待饥时再服。切忌说话，服药后以食压之。

东垣《兰室秘藏》方云：翳在大眦，加葛根、升麻。翳在小眦，加柴胡、羌活是也。

东垣《兰室秘藏》方云：翳在大眦，加葛根、升麻。翳在小眦，加柴胡、羌活。

泻肾汤　治因喜食辛辣炙煿之物过多，以致瞳神散大。服此后兼服磁硃丸。

枸杞子一钱二分　生地黄　黄柏酒洗,炒　知母酒洗,炒　麦门冬去心　山萸肉去核　白芍

归尾各一钱　五味子七粒　白茯苓　独活各八分

上锉剂，白水二钟，煎至一钟，去渣，热服。

泻肾汤　治疗因喜食辛辣炙煿之物过多，以致瞳神散大，服此后兼服磁硃丸。

枸杞子一钱二分　生地黄　黄柏酒洗，炒　知母酒洗，炒　麦门冬去心　山萸肉去核　白芍
归尾各一钱　五味子七粒　白茯苓　独活各八分
上锉剂，白水二钟，煎至一钟，去渣热服。

调气汤　治因暴怒以致瞳神散大者。服此后兼服磁硃丸。

白芍药　陈皮　生地黄　黄柏盐水炒　香附子醋制　知母盐水炒　当归身各一钱　枳壳
白茯苓各八分　甘草用生梢，五分
上锉剂，白水二钟，煎至一钟，去渣，热服。

调气汤　治疗因暴怒以致瞳神散大者，服此后兼服磁硃丸。

白芍药　陈皮　生地黄　黄柏盐水炒　香附子醋制　知母盐水炒　当归身各一钱　枳壳
白茯苓各八分　甘草用生梢，五分
上锉剂，白水二钟，煎至一钟，去滓，热服。

清痰饮　治因患头风，痰厥头痛，以致瞳神散大。服此。

陈皮去白　半夏姜制　天花粉　栀子仁炒黑　石膏煅　黄芩　白茯苓　胆南星
枳壳炒，各一钱　青黛六分
上锉剂，白水二钟，煎至一钟，去滓，热服。

清痰饮　治因患头风，痰厥头疼，以致瞳神散大。服此药。

陈皮去白　半夏姜制　天花粉　栀子仁炒黑　石膏煅　黄芩　白茯苓　胆南星
枳壳炒，各一钱　青黛六分
上锉剂，白水二钟，煎至一钟，去滓，热服。

按，瞳神散大属肾，若肾水固则气聚而不散，不固则相火炽盛而散大。神水若初变淡绿、淡白色者，可治；若纯绿、纯白色者，终为废疾也。

按语：瞳神散大属肾，若肾水固则气聚而不散，不固则相火炽盛而致瞳神散大。神水若初变淡绿、淡白色者，其病可治；若纯绿、纯白色者，为不治之症。

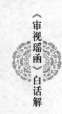

滋阴地黄丸　见卷二。治血弱阴虚，不能养心，致火旺于阴分，瞳子散大。少阴为君火，主无为，不行其令，相火代之，与心胞络之脉，出心系，分三道，少阴相火之体无形，其用在其中矣。火盛则能令母实，乙木肝旺是也。其心之脉挟目系，肝之脉连目系。况手足少阳之脉，同出耳中，至耳上角斜起，终于目外小眦。风热之盛，亦从此道来，上攻头目，致偏头痛闷肿，瞳子散大，视物昏花，血虚阴弱故也。法当养血、凉血、益血，收火散火，而除风热，则愈也。

每服百丸，食后，清茶送下，日进二服。大忌辛辣之物，恐助火邪，忌食寒凉之物，伤其胃气，药不上行也。

滋阴地黄丸　见卷二。治血弱阴虚，不能养心，致阴虚火旺，瞳仁散大。手少阴心经为君火，主无为（纯任自然，化生于无形），不能发挥其正常功能时，肾之相火代之。心胞络之脉，出心系，分三道，足少阴肾经为相火，其体无形，其用在其中。火盛则实肝木，乙木肝旺。其心之脉上挟目系，肝之脉直连目系。况且手足少阳之脉，同出耳中，至耳上角斜起，终于目外小眦。风热之邪盛起，亦从此道来，上攻头目，致偏头痛闷肿，瞳仁散大，视物昏花，这是血虚阴弱所致。治当养血、凉血、益血，收火散火，而风热除，则病可愈矣。

每顿服百丸，饭后，清茶送服，一日两次。大忌辛辣之物，恐助火邪，忌食寒凉之物，恐伤胃气，导致药不能上行于目。

又一论云：瞳子黑眼法于阴，由食辛热之物助火，乘于胸中，其睛故散，睛散则视物大矣。

又一论云：瞳仁黑眼属阴，由于食辛热之物可助火邪，上乘于胸中，导致瞳神散大，瞳神散大则视物也变大了。

东垣云：凡心胞络之脉，出于心中，代心君行事也，与小肠为表里。瞳子散大者，少阴心之脉挟目系，厥阴肝之脉连目系，心主火，肝主木，此木火之势盛也。其味则宜苦、宜酸、宜凉，大忌辛辣热物，是助木火之邪也。饮食中常知此理可也。以诸辛主散，热则助火，故不可食；酸主收心气，泻木火也；诸苦泻火热，则益水也。尤忌食冷水、大寒之物，因寒能损胃气，胃气不行则元气不生，元气不生致胃气下陷，胸中三焦之火及心火乘于肺，上入脑灼髓。火主散，故瞳子之散大者，以此大热之物，直助火邪，尤为不可食也。药中去茺蔚子，以味辛及主益肝，是助火也，故去之。加黄芩五钱，黄连三钱，黄连泻中焦之火，黄芩泻上焦肺火，以酒洗之，乃寒因热用也。亦不可用青葙子，恐助阳火也。更加五味子三钱，以收瞳神之散大也。且火之与气，势不两立，故《经》云：壮火食气，气食少火，少火生气，壮火散气。诸酸物能助元气。孙真人曰：五月常服五味子，助五脏气以补西方肺金。又《经》曰：以酸补之，以辛泻之，则辛泻气明矣。或曰：药中有当归，其味亦辛甘，不去之，何也？此一味辛甘者，以其为和血之圣药也。况有甘味，又欲以上为向导，为诸药之使，故不去也。宜服熟地黄丸。

东垣云：凡心胞络之脉，出于心中，代心行事发挥功能，与小肠相为表里。瞳仁散大者，是因为手少阴心之脉上挟目系，足厥阴肝经直连目系，心主火，肝主木，木火之势盛所致。用药之性味宜苦、宜酸、宜凉，大忌辛辣热物，可助木火之邪更盛，平素饮食中也当注意，当依此法服食。这是因为诸辛主散，热则助火，故不可食；酸主收心气，可泻木火；诸苦泻火热，可益水。尤忌食冷水、大寒之物，因寒可损胃气，胃气不行则元气不生，元气不生导致胃气下陷，胸中三焦之火邪及心火乘于肺，上入于脑煎灼脑髓。火主散，可致瞳仁散大，因此性属大热之物，可直接助火邪，故尤其不可服食。药中去茺蔚子，以其味属辛且能补益肝木，是助火之药，故去之。加黄芩五钱，黄连三钱，黄连泻中焦之火，黄芩泻上焦肺火，用酒洗之，是寒因热用（因寒致病者用热药）之治法。也不可用青葙子，恐其助阳火。再加三钱五味子，以收瞳神散大之患。且火邪与气，势不两立，故《素问·阴阳应象大论》云：壮火会损害元气，而元气却依赖正常的阳气，所以过度亢盛的阳气，能耗散元气，正常的阳气能增强元气。性属酸味之物能助元气。孙真人（孙思邈）曰：五月应常服用五味子，助五脏之气以补肺气。《素问·脏气法时论》中记载：用酸味的药物补益，用辛味的药物清泻，两者结合则使眼目光明。有人问：药中有当归，其味亦属辛甘，不去此药，这是什么原因呢？此药味为辛甘，因其为和血之圣药，况且有甘味，又欲引药于上，为诸药之使，故不去。宜服熟地黄丸。

瞳神缩小症

瞳神细小，精气俱伤。元阳耗损，欲坠神光。莫使没尽，医术无方。

瞳神细小之症，精气俱有亏伤。元阳耗损，神光欲坠。莫等病成神光散失，无论何种医术都束手无策了。

此症谓瞳神渐渐细小如簪脚，甚则缩小如针也。视尚有光，早治可以挽住，复故则

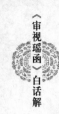

难。患者因恣色之故，虽病目亦不忌淫欲，及劳伤气血，思竭心意，肝肾二经俱伤，元气衰弱，不能升运清汁以滋胆，胆中三合之精有亏，则轮汁亦乏。故瞳神中之精，亦日渐耗损，甚则陷没俱无，为终身疾矣。亦有头风热症，攻走蒸干精液而细小者。皆宜乘初早救，不然悔之不及也。宜服：

清肾抑阳丸　治水亏而目坏。其病神水紧小，小而又小，积渐之至，竟如菜子许。若久服此丸，则阴早阳秘，瞳神细小之恙，日后自无虑耳。

寒水石_{另研}　黄柏_{盐水制}　生地黄　知母_{盐水制}　枸杞子　黄连_{酒炒}　白茯苓_{各二两}

独活_{八钱}　草决明_炒　当归_{酒洗，炒}　白芍药_{酒洗，炒，各一两}

上为细末，炼蜜为丸，如梧桐子大，每服三钱，空心，白滚汤送下。又宜用：抑阳酒连散、还阴救苦汤、嗜鼻碧云散。以上见卷二。

此病症表现为瞳神渐渐细小如簪针的尖端，甚则缩小如针尖。眼前视物尚可有光，尽早治疗的话可制止病变的进展，病情反复则难愈。患者因贪恋色欲之故，虽患有眼疾却不忌淫欲，可致劳伤气血，思竭心意，肝肾二经俱伤，元气衰弱，不能升运清汁以滋养胆腑，胆中所藏三合（阴气、阳气、天气相合）之精亏损，则眼内的膏汁亦为匮乏，故瞳神中之精微物质，亦日渐耗损，甚则耗伤殆尽，成为不可救治的终身疾病，也有因头风热症，攻克于目，内蒸神膏精液而致瞳神细小者。此病之治疗宜及时趁早，不然病情加重到不可挽回时再后悔也来不及了。宜服：

清肾抑阳丸　治因体内水液亏损所致的眼病。其病神水紧小，小而又小，积渐之至，竟如菜子般大小。若久服此丸，则阴早阳秘（阳平阴秘），瞳神细小之病患，自可无虑。

寒水石_{另研}　黄柏_{盐水制}　生地黄　知母_{盐水制}　枸杞子　黄连_{酒炒}　白茯苓_{各二两}

独活_{八钱}　草决明_炒　当归_{酒洗，炒}　白芍药_{酒洗，炒，各一两}

上药研为细末，炼蜜为丸，如梧桐子大，每服三钱，空心，白滚汤（开水）送服。又宜用：抑阳酒连散、还阴救苦汤、嗜鼻碧云散。以上见卷二。

能远怯近症

怯近症今视远明，眼前之物反无精。阴精太涩阳邪见，痰火之人极欠宁。治之之法，补肾清心。

怯近之症是视远清明，眼前之物反而看不清。阴精艰涩阳邪亢盛，体质多痰火的人常常身体欠安。治疗本症的方法，要补肾清心。

此症谓目能远视，而不能近视也。盖阴精不足，阳光有余，病于水者，故光华发见散乱，而不能收敛近视。治之止在心肾，心肾平则水火调，而阴阳和顺，阴阳和顺，则远近发用，各得其宜。夫血之所化为水，在身为津液，其轻清之血，升上在目为膏汁。若贪淫恣欲，饥饱失节，形体甚劳，极其悲泣，皆研耗阴精，阴精亏则阳光盛，火性炎而发见，阴精之水不能制伏挽回，故发越于外而远照。不能治火反触激者，有内障之患。宜服：

地芝丸　治：目能远视，责其有火；不能近视，责其无水。当宜补肾水疗之。

天门冬去心　生地黄焙干，四两　枳壳去瓤　菊花各三两

上为细末，炼蜜为丸，如桐子大，每服百丸，食后，清茶送下。

此病症是目能远视，而不能近视。因为阴精不足，阳光有余，阴亏精液不足而致病，因此神光视远光华散乱，不能向近处集中以视近。治疗上只在心肾两方面，心肾平则水火调和，而阴阳和顺，阴阳和顺，则神光发越无论远近，各得所宜。血可化为水，在身为津液，其轻清之血，上升于目者为膏汁。若贪淫恣欲，饥饱没有规律，形体劳伤，极度悲伤流泪，都可耗损阴精，阴精亏损则阳光亢盛，火性炎上，阴精之水不能制火收敛，因此神光发越于外而远视。阴虚不能制火反而刺激火邪者，有内障眼病并发的可能。宜服：

地芝丸　治目能视远，责其有火；不能近视，责其无水。当宜补肾水疗之。

天门冬去心　生地黄焙干，四两　枳壳去瓤　菊花各三两

上药研为细末，炼蜜为丸，如桐子大，每顿服百丸，饭后，清茶送服。

六味地黄丸　治目病因于水亏火旺阴虚之症：肝肾血虚，燥热作渴，小便淋秘，痰气上壅；或风客淫气，瘰疬结核；或四肢发搐，眼目运动；或咳嗽吐血，头目眩晕；或咽喉燥痛，口舌疮裂；或自汗便血，禀赋不足，肢体瘦弱，解颅失音，畏明，下窜，五迟五软，肾疳肝疳，早近女色，精血亏耗，五脏齐损。凡属肾肝诸虚不足之症，宜用此以滋化源，其功不可尽述。

白茯苓乳蒸，晒干　丹皮炒，各两半　泽泻微炒，一两　山药酒拌蒸，晒干　山茱萸去核，酒蒸，焙干，各二两

熟地四两，酒水各半，煮烂，捣膏，另入

上共为细末，炼蜜为丸，如桐子大，每服三钱，空心，淡盐汤送下。或遗精加牡蛎，煅红，水淬为末，焙干，三两。忌萝卜。

六味地黄丸　治疗因水亏火旺阴虚所致之目病：肝肾血虚，燥热口渴，小便不畅

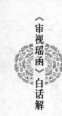

伴有涩痛，痰气上壅；或风客淫气，瘰疬结核；或四肢抽搐，眼目转动；或咳嗽吐血，头目眩晕；或咽喉燥痛，口舌疮裂；或自汗便血，先天禀赋不足，肢体瘦弱，解颅（囟门不闭病）失音，怕光，眼珠翻转，五迟五软，肾疳肝疳，过早接触女色，精血亏耗，五脏俱损。凡属肾肝诸虚不足之症，宜用此方以滋化源。所得功效显著不可尽述。

白茯苓，乳蒸，晒干　丹皮，炒，各两半　泽泻，微炒，一两　山药，酒拌蒸，晒干　山茱萸，去核，酒蒸，焙干，各二两　熟地，四两，酒水各半，煮烂，捣膏，另入

上药共为细末，炼蜜为丸，如桐子大，每服三钱，空心，淡盐水送服。有遗精者加牡蛎，煅红，水淬为末，焙干，三两。忌萝卜。

　　肾者水脏也，水衰则龙雷之火无畏而亢上。故王启玄曰：壮水之主，以制阳光也。即《经》所谓求其属而衰之。地黄味厚，为阴中之阴，专主补肾填精，故以为君。山茱萸味酸归肝，乙癸同治之义，且肾主闭藏，而酸敛之性，正与之宜也；山药味甘归脾，安水之仇；故用二味为臣。丹皮亦入肝，其用主宣通，所以佐茱萸之涩也。茯苓亦入脾，其用主通利，所以佐山药之滞也，且色白属金，能培肺部，又有虚则补其母之义。至于泽泻，有三功：一曰利小便以泄相火；二曰行地黄之滞，引诸药速达肾经；三曰有补有泻，诸药无畏恶增气之虑；故用以为使。此丸为益肾之圣药，而昧者薄其功缓，乃用药者有四失也，一则地黄非怀庆则力浅；一则地黄非自制则不工，且有犯铁之弊；一则疑地黄之滞而减少之，则君主力弱；一则恶泽泻之渗而减之，则使力微。自蹈四失，而反咎药之无功，毋乃冤乎。

　　肾为水脏，水衰则肝肾阴虚所产生之虚火（龙雷之火）无所抑制而亢于上。因此王启玄说：壮水之主，以制阳光也（补阴以治阳病）。即《素问·至真要大论》中所记载的找寻病机而削弱之。地黄味厚，为阴中之阴，专主补肾填精，因此为君药。山茱萸味酸归肝，因乙癸同源，有肝肾同治之意，且肾主闭藏，而酸有收敛之药性，正与肾所宜；山药味甘归脾，脾肾同治；此二药共为臣药。丹皮亦入肝，其功用主宣通，可佐助茱萸防止过于涩收。茯苓亦入脾，主通利，可以佐助山药以防滞碍，且色白属金，能培补肺金，又有虚则补其母之义。至于泽泻，其功有三：一为利小便以泄肾之相火；二为行地黄之滞，引诸药速达肾经；三为有补有泻，诸药的运用不用担心畏恶增气；因此用为使药。此丸为益肾之圣药，愚昧的人轻视其功效迟缓，这是因为用此药者有四处失误：一是所用地黄非怀庆所产，则功效较小；一是地黄炮制不规范，且有用铁器炮制的弊端；一是担心地黄味厚凝滞而减少用量，则君药药力较弱；一是因泽泻之渗湿作用而少用，则使药力微。自己有此四失，反而归咎此药无用，岂不冤枉。

能近怯远症

怯远症，肝经不足肾经病。光华咫尺视模糊，莫待精衰盲已定。

能近怯远症，源于肝肾二经不足。光华只能发越咫尺，视远模糊，别等到精衰殆尽则目盲已定。

此症非谓禀受生成近觑之病不治者，盖言平昔无病能远视，忽目患能近视而不能远视者。阳不足，阴有余，病于火少者也。无火，是以光华不能发越于远，而拘敛近视耳。治在胆肾，胆肾足则神膏厚，神膏厚则经络润泽，经络润泽则肾气和畅而阳光盛矣。夫气之所用谓之火，在身为运用，在目为神光。若耽酒嗜燥，头风痰火，忿怒暴悖者，必伤神损气，神气弱必发用衰，发用衰则经络滞涩，故阴胜阳衰而光华不能及远也。宜服：

定志丸　治：目能近视，责其有水；不能远视，责其无火；当宜补心火。并治心气不定，五脏不足，恍惚振悸，忧愁悲伤，差错谬忘，梦寐惊魇，恐怖不宁，喜怒无时，朝瘥暮剧，或发狂眩，并宜服之。常服益心强志，令人不忘。

远志去心　菖蒲各二两　人参　白茯神各一两

上为细末，炼蜜为丸，如桐子大，以硃砂为衣，每服三十九，米饮送下。食后，临卧，日进三服。

此病症不是指无法医治的先天性近视病，而是平素无病可以远视，忽然能视近不能视远者。阳不足，阴有余，病于体内火少。无火，则光华不能发越于远处，拘于咫尺只能视近。治疗主要在胆肾，胆肾内藏充足则神膏丰厚，神膏丰厚则经络得到充分的润泽，经络润泽则肾气和畅而阳光内盛。气之所用称为火，其在身为运用，在目为神光。若好酒，偏嗜燥热之物，头风痰火，易怒暴躁者，必定会伤神耗气，神气弱则阳气衰微，阳气衰微则经络滞涩，因此阴盛阳衰而神光不能发越于远处。宜服：

定志丸　主治目能视近，责其有水；不能视远，责其无火；治当宜补益心火。并治心气不定，五脏不足，神志恍惚，时有惊悸，忧愁悲伤，常有错语健忘，多梦易惊，惊恐不宁，喜怒无常，晨起病症减轻黄昏时又加重，或精神躁狂，头目晕眩，可一并服之。常服此药可益气强志，改善人的记忆力。

远志去心　菖蒲各二两　人参　白茯神各一两

上为细末，炼蜜为丸，如桐子大，以硃砂为衣，每服三十丸。饭后，临睡前服用，一日三次。

补肾磁石丸　治肝肾气虚血耗，眼目昏暗，远视不明，时见黑花，渐成内障。

石决明_{醋煅} 甘菊花_{去梗叶}　磁石_{槌碎，煅红，醋淬}　肉苁蓉　菟丝子_{水淘净，酒浸一宿，慢火烘干，各一两}

上为细末。用雄雀十五只，去毛嘴足，留肚肠，以青盐二两，水三升，同煮，令雄雀烂，水欲尽为度，取出先捣如膏，和药末为丸，如桐子大。每服三钱，空心，温酒送下。

补肾磁石丸　治疗肝肾气虚血耗，眼目视物昏暗，视远不清，眼前时有黑色物体飘浮，渐渐发展成为内障眼病。

石决明_{醋煅}　甘菊花_{去梗叶}　磁石_{槌碎，煅红，醋淬}　肉苁蓉　菟丝子_{水淘净，酒浸一宿，慢火烘干，各一两}

上为细末，用雄雀十五只，去毛嘴足，留肚肠，以青盐二两，水三升，同煮，令雄雀煮至糜烂，水将要煮尽为止。取出后先捣槌如膏状，和药末混在一起揉搓成丸，如桐子大。每次服三钱，空心，温酒送下。

谨按，阳气者，犹日火也；阴气者，金水也。先儒所谓金水内明而外暗，日火内暗而外明者也。然人之眼，备脏腑五行精华，相资而神明，故能视，即此理之常也。《难经》曰：目得血而能视。殊不言气者，盖血得气为水火之交，而能神明者也。否则，阳虚不能视远，阴乏不能视近，是为老人桑榆之渐。然学者于目，能求诸此，则思过半矣。

按语：阳气，犹如日火；阴气，犹如金水。医学界的前辈认为金水内部属明而外部属暗，日火内部属暗而外部属明。然而人的眼睛，得脏腑之精华滋养而有神光，故可视物，这是常理。《难经》（疑为《素问·五藏生成论》）中说：目得血的供养而能视物。而不提及气，大概是因为血得气易为水火之交，因此可有神光光明。否则，阳虚不能视远，阴虚不能视近，如人之垂暮之年渐渐皆有衰弱。专于眼目的医者，能考虑到这些，就能得到很多的收益了。

神水将枯症

神水将枯祸不迟，更兼难识少人知。气壅络涩多干燥，莫待膏伤损及珠。

神水将枯症发病迅速，再加上难以辨识很少人知道。为气机壅滞，脉络干涩所致，不能待其发展到耗伤神膏，而损及睛珠。

此症，视珠外神水枯涩而不莹润，最不易识，虽形于言而不能审其状。乃火郁蒸于膏泽，故睛不清而珠不莹润，汁将内竭。若有淫泪盈珠，亦不润泽，视病气色干涩，如蜓蜍唾涎之光。凡见此症，必有危急病来。治之若缓，则神膏干涩，神膏既涩，则瞳神危矣。若小儿素有疳症，粪如鸭溏，并人五十以外，粪如羊矢，而目患此症者，皆死。若热结膀胱之症，神水将枯者，盖下水热蒸不清，故上亦不清，澄其源而流自清矣。其症有二：有阴虚症，有阳虚症，不可浑治。阴虚以补肾丸治之，阳虚以调中益气汤疗之。或曰：既云神水枯者，而又谓阳虚者，何也？盖神水即气中之精液，阳不生即阴不长也。宜服：

滋肾丸　何云滋肾，滋肾阴也。能治溺闭，名通关丸。一名坎离丸。治神水枯，结热蒸炼不清。

黄柏_{盐水制}　知母_{盐水炒过，制，各三两}　肉桂_{二钱}

上为细末，水泛为丸，如梧桐子大，每服百丸，空心，沸汤送下。

此病症，目珠外神水枯涩不莹润，最不易辨识，虽可以用语言描述却不能看见其外显的症状。是因为火郁于内，内蒸神膏，所以眼睛视物不清，目珠不莹润，神水将枯竭。若有眼泪盈于目中，也不能润泽，视其气色，干涩如蜓蚰分泌物的色泽，凡见到此症状，必定有危急的病症出现。治疗若迟缓，则神膏干涩，神膏干涩则有伤及瞳神的危险。如果小儿平素患有疳症，大便如鸭粪一样，或者五十岁以上的人，大便如羊屎状，且患有此目病者，皆为死症。若患有热结膀胱之症，且神水将枯者，是因为下焦之水被热邪所蒸而不清润，导致上之神水亦不清润，治疗当清下焦，而神水自清。其证型有二：有阴虚证，有阳虚证，不可用同一方法治疗。阴虚证用补肾丸治疗，阳虚证用调中益气汤治疗。有人说：既然说此证为神水将枯（水为阴），但又说是阳虚证，这是何道理？大概神水是气中之精液，阴阳互根互用，阳不生则阴不长。宜服：

滋肾丸　何谓滋肾？就是滋肾阴。治热结膀胱症，名为通关丸。又一名坎离丸。主治神水将枯，热结于内，水液蒸炼不清。

黄柏_{盐水制}　知母_{盐水炒过，制，各三两}　肉桂_{二钱}

上为细末，水泛为丸，如梧桐子大，每服百丸，空心，开水送服。

按，热自足心直冲股内而入腹者，谓之肾火，起于涌泉之下。知柏苦寒，水之类也，故能滋益肾水。肉桂辛热，火之属也，故须假之反佐。此《易》所谓：水流湿，火就燥，声应气求之意也。

按语：热从足心直冲腿内循上入腹部者，称之为肾火，起于涌泉穴。知母、黄柏苦寒，水之一类，因此能滋益肾水。肉桂辛热，属性为火，需用此药行反佐法（寒凉方药中加少量温热药，可以减轻或防止格拒反应）。这就是《易·乾卦》所载：水往湿处流，火往干处烧，即为同声相求（即物以类聚）之意。

东垣以此为王道。小便不通，服之如神也。若用五苓散，徒损真阴之气，而小便反秘结愈甚者，非其治也。

补肾丸

杜仲_{姜汁炒}　牛膝_{酒洗}　陈皮_{各二两}　黄柏_{盐水炒}　龟板_{酥制，各四两}　五味子_{夏加一两，焙干}

干姜_{冬加五钱，炒}

上为细末，炼蜜为丸，如桐子大，每服三十丸，空心，盐汤送下。

东垣认为这是正确的。小便不通者，服后效果显著。若用五苓散，只是损伤真阴之气，小便反而更加秘结不通，非其正确的治疗方药。

补肾丸

杜仲_{姜汁炒}　牛膝_{酒洗}　陈皮_{各二两}黄柏_{盐水炒}　龟板_{酥制，各四两}　五味子_{夏加一两，焙干}

干姜_{冬加五钱，炒}

上为细末，炼蜜为丸，如桐子大，每顿服三十丸，空心，盐汤送下。

按，黄柏、龟板、杜仲、牛膝，皆濡润、味厚物也，故能降而补阴。复用陈皮，假以疏滞。夏加五味者，扶其不胜之金也。冬加干姜者，壮其无光之火也。《经》曰：无伐天和，此之谓尔。

按语：黄柏、龟板、杜仲、牛膝，皆为濡润、味厚之药，故能沉降而补阴。加以陈皮，用以疏通滞道。夏天加用五味子，以补肺金。冬天加干姜，以壮肾火。《素问·五常政大论》中说：无伐天和（人体生理病理之间的关系要遵循自然规律），此方正是如此。

调中益气汤　治脾胃不调而气弱，日晡两目紧涩，不能瞻视，乃元气下陷。

黄芪_{炙，一钱}　升麻_{五分}　陈皮_{六分}　木香_{二分}　人参　甘草　苍术_{泔水制}　柴胡_{各五分}

上锉剂，白水二钟，煎至八分，去滓，临卧，温服。

调中益气汤　治脾胃不调而气弱，日晡两目紧涩，不能瞻视，这是元气下陷所致。

黄芪炙，一钱　升麻五分　陈皮六分　木香二分　人参　甘草　苍术泔水制　柴胡各五分

上锉剂，白水二钟，煎至八分，去滓，睡前温服。

按，脾胃不调者，肠鸣、飧泄、膨胀之类也。气弱者，言语轻微、手足倦怠、目暗不明也。补可以去弱，故用人参、黄芪、甘草，甘温之性能补，则中气不弱而目能视矣。苍术辛燥，能平胃中敦阜之气；升麻、柴胡轻清，能升胃家陷下之气；木香、陈皮辛香，去胃中陈腐之气。夫敦阜之气平，陷下之气升，陈腐之气去，宁有不调之中乎？

按语：脾胃不调者，有肠鸣、飧泄（泄泻完谷不化）、腹胀之类症状。气弱者，言语轻微、手足倦怠无力、目视昏暗不明。补药可以疗弱，故用人参、黄芪、甘草，性属甘温者有温补之用，能补益中气则目能视物。苍术辛燥，能平胃中敦阜（运气术语，土运太过之称）之气；升麻、柴胡药性轻清，能升胃中下陷之气；木香、陈皮辛香，可去胃中陈腐之气。敦阜之气得平，下陷之气得升，陈腐之气得除，中气哪会不得到调节呢？

聚开障症

障生或聚开，湿热因瘀脑。浑如云月遮，间视星芒小。痛痒总无常，开聚时常绕。来时昏涩多，医治须图早。

障翳的形成和消散，皆是因为湿热瘀积于脑窍。黑睛上的障翳有时如云月般成片状，有时或如星芒般成点状。时痛时痒没有规律，常常时聚时散。发病时眼睛多视昏、酸涩，宜尽早治疗。

此症谓障或圆或缺，痛则见之，不痛则隐，聚散不一，来去无时，或一月数发，或一年数发。乃脑有湿热之故，痰火人患者多。久而不治，方始生定，加以触犯者，有变症生矣。宜服：

生熟地黄丸　治肝虚目暗，膜入水轮，眼见黑花如豆，累累数十，或见如蝇虫飞者，治即瘥。或视物不明，混睛，冷泪，翳膜遮睛，内外障并皆治之。

川牛膝酒制　石斛　枳壳　防风各六两　生地黄　熟地各一斤半　杏仁泡，去皮尖

羌活各四两　白菊花一斤

上为细末，炼蜜为丸，如桐子大，每服三十九。以黑豆三升，炒令烟尽为度，淬好酒六升，每用半盏，食前，送下，或蒺藜汤亦可。

　　此种病症的障翳其形态不规则，或圆或缺，眼痛时可见其翳，不痛时则不见，其形成和消散没有规律，发病时间不定，有时一月多次发病，有时一年数次发作。这是因为湿热积聚于脑，体内多痰多火的人易患此病。得病的时间长了却没有治疗，翳障病势已定，障翳不再消退，在此基础上再受到其他刺激，就会变生他病。宜服：

　　生熟地黄丸　治疗肝虚所致的视物昏暗，翳膜侵及瞳神，眼前有大量豆状团块暗影，或者有蝇虫样暗影飘动者，服药后便可很快痊愈。或有视物不清，黑睛深层生翳，流冷泪，翳膜遮蔽黑睛者，无论内外障皆可治之。

　　川牛膝_{酒制}　石斛　枳壳　防风_{各六两}　生地黄　熟地_{各一斤半}　杏仁_{泡，去皮尖}　羌活_{各四两}　白菊花_{一斤}

　　上述各药研成细末，炼蜜为丸，如桐子大小，每顿服三十丸。用三升黑豆，翻炒至烟尽为止，浸泡在六升的好酒中，每次服用半盏，在饭前用此酒或蒺藜汤送服。

枣花障症

　　枣花四围起，湿热脑中停。古称如锯齿，不必拘其形。生来多不觉，慢慢入风轮。暴躁并贪酒，劳瞻竭视睛。损伤年月久，干湿每昏疼。圈圆围已极，始悔不光明。

　　形如枣花之障翳从黑睛的四周生起，多因湿热停积在脑。古人称其形如锯齿，但不必过于拘泥于其形态。障翳刚生起时病人多不自觉，慢慢地侵入黑睛。平素性格暴躁并嗜好饮酒，过度地疲劳用眼的人易患此病。眼睛长时间受到损伤，无论环境干燥或者湿润，眼睛都常感到视昏疼痛。等到障翳长成，才开始悔恨视物不明。

　　此症甚薄而白，起于风轮周匝，从白膜之内，四围环布而来也。凡性躁急及患痰火，竭视劳瞻，耽酒嗜辣，伤于湿热之人，多罹此患。久则始有目急干涩，昏花不爽之病。犯而不戒，甚则有瞳神细小、内障等变。或因邪触激，火入血分，泪流赤痛者，亦在变症之例。虽有枣花锯齿之说，实无正形。凡见白圈傍青轮际，从白膜四围圈圆而来，即是此症。若白嫩在轮外，四围生起，珠赤痛者，是花翳白陷，不可误认为此。宜服：

　　羚羊角饮子

　　羚羊角_{锉末}　防风　白茯苓　黄芩_{酒炒}　熟地黄　桔梗　枸杞子　人参

　　车前子　细辛　黑玄参　知母_{各等分}

　　上锉剂，白水二钟，煎至八分，去滓，温服。

　　此种障翳薄且色白，起于黑睛四周，从白睛开始，环绕着黑睛周边长起。凡是平素性格急躁并体内多痰火，过度用眼，好酒嗜辣，伤于湿热的人，多患此病。病久了就会伴有眼睛干涩，视物昏花不适的眼病。犯病后还不节制的人，严重的会有瞳神紧小、内障眼病等变症。或受病邪刺激，火入血分，眼赤痛流泪者，也属变症。虽然有其形如枣花、锯齿这一说法，但其实并没有固定不变的形态。凡是见到在黑睛四周有白色翳膜，从白睛长起环绕黑睛而来的，就是此病症。如果白色翳膜在黑睛生起，目珠赤痛者，是花翳白陷病，不可误诊为此病。宜服：

羚羊角饮子

羚羊角_{锉末}　防风　白茯苓　黄芩_{酒炒}　熟地黄　桔梗　枸杞子　人参

车前子　细辛　黑玄参　知母_{各等分}

上锉剂，白水二钟，煎至八分，去滓，温服。

圆翳障症

此翳薄而且圆，阴阳大小一般。挡珠方是此症，精虚气滞之遭。若要除根去尽，必须得遇神仙。

此种障翳薄且形圆，无论阴证阳证其大小一样。此病之障翳遮蔽黑睛，由于精虚气滞所致。若要除去病根彻底治好，除非遇到神仙。

此症薄而且圆，色白而大小不等，厚薄不同。薄者最多，间有厚者，亦非堆积之厚，比薄者稍厚耳。十有九掩瞳神，亦名遮睛障。病最难治，为光滑深沉之故。有阴阳二症之别：阳者，明处看不觉鲜白，若暗处看则明亮而大；阴者，暗处看则昏浅，明处看则明大。然虽有阴阳验病之别，而治法则同，故阴阳大小一般也。病若久，虽治亦难免终身之患矣。宜服：

空青丸　治沉翳，细看方见，其病最深。空心，茶清送下。

羚羊角饮子　治不痛不痒，圆翳内障。

羚羊角_{锉末，三两}　细辛　知母　人参　车前子　黄芩_{各二两}　防风_{二两半}

上为细末，每服一钱五分，水一钟，煎至五分，去滓，食后温服。

此病症之障翳薄且形圆，色白而大小不等，厚薄不同。翳膜属薄的比较多，偶尔有厚者，也并不是如堆积起来的那种厚，相比薄的翳膜稍厚点罢了。大部分的患者翳膜会遮蔽瞳神，又名遮睛障。此病难治是因其翳膜光滑深沉的缘故。此病分阴阳二证：阳证者，在明亮处观察并不觉其翳膜色白鲜亮，但若在暗处观察则形大白亮；阴证者，

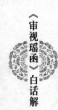

暗处观察则翳膜昏浅，明亮处观察则形大白亮。然而，明暗光线下观察虽然有阴阳二证之别，但其治法相同，因此无论阴证阳证、翳膜大小，治疗是一样的。病程若拖得久了，即使治疗也可能会罹患终身。宜服：

空青丸　治疗沉翳，仔细观察方可见到障翳，此病症病根最深。空心，茶清送服。

羚羊角饮子　治疗无痛痒之症的圆翳内障病。

羚羊角_{锉末，三两}　细辛　知母　人参　车前子　黄芩_{各二两}　防风_{二两半}

上述各药研为细末，每顿服一钱五分，白水一钟，煎至五分，去滓，饭后温服。

水晶障症

眼内障如水晶色，厚而光滑且清白。瞳子隐隐内中藏，视物矇如云雾隔。君子若要尽除根，纵有良医也无策。

此障翳色如水晶，翳膜厚而光滑且色清白。瞳仁隐约可见如藏在翳膜之后，视物昏矇如云雾遮蔽眼前。若要除去病根，即使是医术高明的大夫也没有好办法。

此症色白清莹，但高厚而满珠。看虽易治，得效最迟，盖根深气结故也。乃初起膏伤时，内服寒凉太过，外点冰片太多，致精液凝滞，结为此病。非比白混障之浮嫩之可治者，当识别之，庶无错治之失。其名有三：曰水晶，曰玉翳浮瞒，曰冰瑕翳。如冰冻之坚，傍珠斜视，白透睛瞳内，治虽略减，而亦终身不瘥之症也。宜服：

七宝丸　治内障冰翳，如冰冻坚结睛上。先针拨取之，后以此药散翳。

石决明_{捣研，二两}　琥珀_{研，七钱半}　真珠_{研细}　熊胆_{研，各五钱}　茺蔚子　人参_{各二两}　龙脑_{二钱半}

上为细末，炼蜜为丸，如桐子大。每服十五丸，加至二十丸，食前，茶清送下。

此病症翳膜色白清莹，厚且形大，遮蔽眼珠。看起来容易治，但得效却是最慢的，是因为病根深且气结所致。病初起神膏受损时，在内服寒凉之类的药物太过，在外眼部患处点冰片太多，导致精液凝滞，结聚发为此病。并非如白混障之类，翳膜浮嫩可治，应辨病清楚，才无错治的过失。其名有三：水晶、玉翳浮瞒、冰瑕翳。如果症见障翳如冰冻般坚硬，视物时眼珠偏斜，障翳遮蔽瞳孔，治疗后病虽有减轻，但也属终身不愈之病症。宜服：

七宝丸　治疗内障冰翳，如同冰冻在黑睛上。先用针拨之术去翳，然后服此药散翳。

石决明_{捣研，二两}　琥珀_{研，七钱半}　真珠_{研细}　熊胆_{研，各五钱}　茺蔚子　人参_{各二两}　龙脑_{二钱半}

上述各药研成细末，炼蜜为丸，如桐子大小。每顿服十五丸，渐加至二十丸，饭前，茶清送服。

剑脊翳症

剑脊名横翳，其症有厚薄，精膏有所伤，此症初应恶。妙手肯坚心，也应一半落。

剑脊翳名曰横翳，其翳膜有厚有薄，精膏有损伤，此病症初犯时即为恶症。即使医术高明的大夫有坚定的恒心，也有半数的病人治不好。

此症色白，或如糙米色者，或带焦黄色者，但状如剑脊样，中间略高，两边薄些，横于风轮之外者，即此症也。厚薄不等：厚者虽露上下风轮，而瞳神被掩，视亦不见；薄者虽不尽掩，视亦昏眊，较之重者稍明耳。纵然色嫩根浮，亦有疤迹。若滑涩深沉者，虽有妙手坚心，止可减半；若微微红丝罩绊者，尤为难退。以上不论厚薄，非留心于岁月，难效也。宜服：

七宝汤　治内障横翳，横著瞳仁中心，起如剑脊，针拨后用。

羚羊角_{锉末}　犀角_{锉，各一两}　胡黄连　车前子　石决明_{刷洗，捣碎}　甘草_{炙，各五钱}
明丹砂_{另研}

上除丹砂、石决明外，粗捣为末。每服三钱半，水一盏，煎七分，去滓，入丹砂末三分，石决明末一字，再煎两沸，食后，温服。

此症翳膜色白，或如糙米之色，或带有焦黄色，其形状如剑脊，中间略高，两边薄些，横跨黑睛之外，即为此症。翳膜厚薄不等：厚者虽暴露出黑睛的上下缘，但瞳神处却是被遮掩着的，视物不见；薄者虽然没有完全地遮盖瞳神，视物亦有昏矇，相较于厚者稍稍明亮点罢了。纵然色嫩病根浮浅，也会有疤痕之印迹。若翳膜属滑涩深沉者，即使医术高明的大夫有坚定的恒心，也只可治愈一半；若有新生血管笼罩牵绊于翳膜的，尤其难治。以上不论翳膜厚薄的各症，除非平时多留心长期的治疗，否则很难得效。宜服：

七宝汤　治疗内障横翳，横跨瞳仁中心，翳起如剑脊，金针拨除后服用。

羚羊角_{锉末}　犀角_{锉，各一两}　胡黄连　车前子　石决明_{刷洗，捣碎}　甘草_{炙，各五钱}
明丹砂_{另研}

上述各药除丹砂、石决明外，粗捣为末。每顿服三钱半，用水一盏，煎至七分，去滓，放入丹砂末三分，石决明末一字，再煎沸两次，饭后温服。

鱼鳞障症

鱼鳞障症色昏白，状类鱼鳞不长高。虽有青囊神妙手，也知不得尽除消。

鱼鳞障症翳膜色灰白，形状类似鱼鳞但并不隆起。即使是医术高明的大夫，也知道此病症不可完全消除。

此症，翳虽白色，而不光亮，状带斜歪，故号曰鱼鳞。乃气结膏凝，不能除绝者。皆由病初起，误认他症，服药不得相宜，及点片脑眼药凝结故耳。宜服：

羚羊角散

羚羊角_{锉细末}　细辛　升麻_{各二两}　甘草_{炙，一两}

上为细末，用一半，炼蜜为丸，如桐子大。存一半末，每日煎饮，服丸。每服五十丸，食后，送下。

此病症，翳膜虽色白，但不光亮，形状歪斜，故称为鱼鳞障。乃是因为气结膏凝所致，不能彻底除去治愈。是由于病症初起，误辨为他病，所服之药与病症不符，又外点片脑眼药致翳膜凝结所致。宜服：

羚羊角散

羚羊角_{锉细末}　细辛　升麻_{各二两}　甘草_{炙，一两}

上述各药研为细末，用其一半炼蜜为丸，如桐子大小。剩下的一半细末另存，每日煎饮；送服蜜丸。每顿服五十丸，饭后，煎汤送服。

暴盲症

暴盲似祟最蹊跷，蓦地无光总不知。莫道鬼神来作孽，阴阳关格与神离。

暴盲症似鬼神作祟最为蹊跷，突然的就连光都看不到了。莫说是鬼神之害，多是因阴阳关格和神气涣散所致。

此症谓目平素别无他症，外不伤于轮廓，内不损乎瞳神，倏然盲而不见也。其故有三：曰阴孤，曰阳寡，曰神离。乃闭塞关格之病。病于阳伤者，缘恣怒暴悖，恣酒嗜辛，好燥腻，及久患热病痰火之人，得之则烦躁秘渴；病于阴伤者，多色欲、悲伤、思竭、哭泣太频之故，或因中寒、中风之症起；伤于神者，因思虑太过，用心罔极。忧伤至甚，惊恐无措者，得之则其人如痴呆病发之状。屡有因头风痰火，元虚水少之人，眩晕发而醒则盲瞽不见。能保养者，亦有不治自愈；病后不能养者，乃成瘤疾。其症最速而异，人以为魔魅鬼神为祟之类，泥于祈祷。殊不知急治可复，缓则气定而无用矣。宜服：

加味逍遥饮　治怒气伤肝，并脾虚血少，致目暗不明，头目涩痛，妇女经水不调等症。

当归身_{酒炒}　白术_{土炒}　白茯神　甘草_{梢，生用}　白芍药_{酒炒}　柴胡_{各一钱}　炒栀子
丹皮_{各七分}

上锉剂，白水二钟，煎至八分，去滓，食远服。

患此病的人平素眼睛无其他病症，在外不伤眼睛之轮廓，在内不损伤瞳神，突然的就盲无所见了。其原因有三：一曰阴孤，即阳盛格阴；二曰阳寡，即阴盛格阳；三曰神离，即神气涣散、离失。是阴阳神气闭塞关格之病。因阳气过盛所致损伤者，缘由患者平素性格暴躁易怒，嗜酒好辣，好食燥腻之食物，并久患热病痰火，得此病则烦躁、便秘、口渴；因阴气过盛所致损伤者，多是由于色欲、悲伤、思虑太过、哭泣太频所致，或因伤于寒邪、风邪而发为此病；伤于神者，多是因思虑太过，用心过极无休止所致。忧伤过甚，或惊恐无措者，得此病则其人如同痴呆之病症发作之象。常有头受风痰火之邪侵袭，精气亏虚兼阴虚水少之人，眩晕发作，清醒后就盲无所见。平素知道保养身体的人，也有不治自愈的；发病后不能保养的人，就会成为瘤疾。此病发作最为迅速且异于他病，人们以为是魔魅鬼神之类的作祟所致，只拘泥于祈祷。却不知此病及时地治疗是可以痊愈的，延误治疗等气结凝滞后再治疗就无效了。宜服：

加味逍遥饮　治疗怒气伤肝，并脾虚血少所致的视物昏暗不明，头目涩痛，妇女月经不调等症。

当归身_{酒炒}　白术_{土炒}　白茯神　甘草_{梢，生用}　白芍药_{酒炒}　柴胡_{各一钱}　炒栀子
丹皮_{各七分}

上锉剂，白水二钟，煎至八分，去滓，饭后一段时间后服。

按，《经》曰：肝者将军之官。所主怒，怒则肝伤气逆，气逆则血亦逆，故血少。眼者肝之窍。又曰：目得血而能视。今肝伤血少，故令目暗。越人云：东方常实。故肝脏有泻而无补，即使逆气自伤，疏之即所以补之也。

按语：《素问·灵兰秘典论》中说：肝者将军之官。所主怒，怒则肝伤气逆，气逆则血亦逆，故血少。眼者，肝之窍。又说：目得血之滋养而能视物。肝伤血少，故目暗不明。秦越人说：东方之人多实证。所以肝脏宜泻不宜补，即使气逆伤肝，也应通过疏肝来起到补肝的作用。

此方名曰逍遥，亦是疏散之意。柴胡能升，所以达其逆也；芍药能收，所以损其过也；丹、栀能泻，所以伐其实也；木盛则土衰，白术、甘草扶其所不胜也；肝伤则血病，当归所以养其血也；木实则火燥，茯神所以宁其心也。

此方名为逍遥，即是疏散之意。柴胡能升，所以能引其逆下；芍药能收，收其损耗太过；丹皮、栀子能泻，能泻其实证；木盛则土衰，白术、甘草补益脾土；肝伤则血虚，故用当归补血；木实则火燥，故用茯神宁心。

柴胡参术汤　治：怒伤元阴、元阳，此方主之。
人参_{去芦}　白术_{土炒}　熟地黄　白芍_{各一钱五分}　甘草_{蜜制，八分}　川芎_{七分}　当归身_{二钱}
青皮_{四分}　柴胡_{三分}
上锉剂，白水二钟，煎至八分，去滓，食远服。

柴胡参术汤　治疗怒伤元阴元阳之症，此方主之。
人参_{去芦}　白术_{土炒}　熟地黄　白芍_{各一钱五分}　甘草_{蜜制，八分}　川芎_{七分}　当归身_{二钱}
青皮_{四分}　柴胡_{三分}
上锉剂，白水二钟，煎至八分，去滓，饭后一段时间服用。

肝主怒，怒伤肝，肝伤故令人眼目昏花，视物不明。怒伤元阴，血虚必矣，故用芎归、白芍、熟地以养荣；怒伤元阳，气虚必矣，故用人参、白术、甘草以益卫。青皮平肝，柴胡泻肝。

肝主怒，怒伤肝，肝伤故令人眼目昏花，视物不明。怒伤元阴，必有血虚。故用川芎、当归、白芍、熟地以养荣；怒伤元阳，必有气虚，故用人参、白术、甘草以益卫。青皮平肝，柴胡泻肝。

熊胆丸　治目忽然失光，翳膜障蔽。

熊胆　川黄连　密蒙花　羌活_{各两半}　蛇蜕　地骨皮　仙灵脾　木贼

胆草_{各一两}　旋覆花　甘菊花　瞿麦_{各五钱}　蕤仁_{三钱}　麒麟竭　蔓荆子_{各二钱}

上十五味，而熊胆为主。余同为细末，以羖羊肝一具，煮其一半，焙干，杂于药中。取其一半生者，去膜揭烂，入上药，杵而为丸，如梧桐子大。饭后，用米饮送下三十丸。诸药修治无别法，惟木贼去节，蕤仁去壳皮取霜，蔓荆子井水淘，蛇皮炙之。

熊胆丸　治忽然视物不见，翳膜障蔽。

熊胆　川黄连　密蒙花　羌活_{各两半}　蛇蜕　地骨皮　仙灵脾　木贼

胆草_{各一两}　旋覆花　甘菊花　瞿麦_{各五钱}　蕤仁_{三钱}　麒麟竭　蔓荆子_{各二钱}

以上十五味药，以熊胆为主药，余药共同研为细末，用羖羊肝一具，煮其一半，焙干，杂于药中。取其一半生者，去膜捣烂入上药，杵而为丸，如梧桐子大。饭后用米饮送下三十丸。诸药炮制没有特殊要求，只是木贼去节，蕤仁去壳皮取霜，蔓荆子井水淘，蛇皮炙之。

饶州郭端友，偶染时病，忽患两目失光，翳膜障蔽。忽梦皂衣人告曰：汝要眼明，可服熊胆丸。既觉，其甥至云：昨得治眼熊胆丸。偶与梦相符，即依方市药，旬日乃成。服之二十余日，药尽复明。他人病目者，服其药多愈。郭生自记其本末云。

饶州有一个叫郭端友的人，偶感时邪，忽然两眼失明，光无所见，如有翳膜遮蔽于眼前。有一日梦到一个穿着黑衣服的人告诉他：你想要复明的话，可服用熊胆丸。睡醒后，他的外甥对他说：前两天得到了可治眼病的熊胆丸。竟然与所做的梦相符合，就按照熊胆丸的方子买药制丸，三十日乃成。服用了二十多天，药吃完后眼睛就复明了。有他人患眼病的，服用此药也多痊愈了。郭端友把这件事的前后经过记了下来。

独参汤　治元气离脱，致目无所见。

人参_{数两，清河者佳，用铜刀切片}

银锅、砂锅煎汤频服。

独参汤　治疗元气离脱所致的目无所见。

人参_{数两，清河者佳，用铜刀切片}

银锅、砂锅煎汤，一日多次服用。

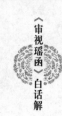

血者气之守，气者血之卫，相偶而不相离者也。一或失血过多，则气为孤阳，亦几于飞越矣，故令脉微欲绝。斯时也，有形之血不能速生，几微之气，所宜急固，故用甘温之参，以固元气，所以权轻重缓急之际也，故曰血脱益气。此阳生阴长之理也。

血为气之守，气为血之卫，两者密切相关不可分离。若失血过多，则气为孤阳，也将要离散，因此脉微欲绝。这时，有形之血不能迅速生成，所剩的很少的气，要急急固护，因此用性属甘温的人参，以固元气，所以要权衡轻重与缓急之时，因此说失血时要补气。这就是阳生阴长的道理。

一人形实，好饮热酒，忽目盲，脉涩，此热酒所伤胃气，污浊之死血使然。以苏木作汤，调人参末，服二日，鼻及两掌皆紫黑。予曰：涩血行矣。以四物汤加苏木、桃仁、红花、陈皮，煎调人参，连服数日而愈。

一人形体壮实，好饮热酒，忽然目盲，脉象艰涩，这是热酒伤了胃气，污浊之死血凝滞所致。用苏木煎汤，调服人参末，服用两日，鼻子和两个手掌发紫发黑。这时可以说：艰涩凝结之血疏通运行了。以四物汤为底方加苏木、桃仁、红花、陈皮，煎汤调服人参末，连着服药数日后可病愈。

青盲症

青盲两样并难医，无如愚人竟不知。最怕年老神气弱，又嫌疲病血精亏。本是神失并胆涩，内膜外障别无些。虽然服药扶根本，不若保养更为奇。若得神光精气足，自是还明如旧时。

青盲症的两种证型都很难治，无奈常人都不知道。年老神气弱，又兼疲乏患病、血少精亏之人最为难治。两种证型为神失和胆涩，目之内外皆无翳障。虽然服药是治其本，但不如平素保养得当效果好。若是神光和精气充足，眼睛自然复明如旧时。

此症谓目内外并无障翳气色等症，只自不见者。乃玄府幽深之源郁遏，不得发此灵明耳。其因有二：一曰神失，二曰胆涩。须讯其为病之始：若伤于七情，则伤于神；若伤于精血，则损于胆。皆不易治，而年老尤难。若能保真固本，抱元守一，屡有不治而愈；

若年高及疲病者，或心肾不清足者，虽治不愈。世人但见目盲，便呼为青盲者，谬甚。夫青盲者，瞳神不大不小，无缺无损，仔细视之，瞳神内并无些小别样气色，俨然与好人一般，只是自看不见，方为此症。若少有气色，即是内障，非青盲也。宜服：

镇肝明目羊肝丸

羖羊肝一具，用新瓦盆焙干，如大，只用一半，竹刀切片　官桂　柏子仁　羌活　家菊花　白术土炒

五味子　细辛各五钱　川黄连炒，七钱

上为细末，炼蜜为丸，如桐子大，每服四十九，空心，食远，沸汤送下。

此病症为目之内外皆无翳障等病症，只自觉视物不见。乃目中经络窍道阻塞，神光不得发越所致。其病因有二：一是神失，二是胆涩。需要询问其发病的原因：若是伤于七情，就是伤到了神，为神失；若是伤于精血，就是损伤于胆，为胆涩。此二症均不易治疗，年龄大的人尤为难治。若是能保其真气，固其本源，抱元守一，常有不治自愈的；若是年事已高又兼过度疲劳患病之人，或心肾不足者，即使治疗了也不会痊愈。人们只要看到有目盲，便称其为青盲，这是一个很大的错误。所谓青盲，瞳神大小不变，没有缺损，仔细观察，瞳神内一点也没有异样的颜色，与正常人一般无二，只是自觉视物不见，才断为此病。若是瞳神内有一点异样，那就属内障眼病，不是青盲了。宜服：

镇肝明目羊肝丸

羖羊肝一具，用新瓦盆焙干，如大，只用一半，竹刀切片　官桂　柏子仁　羌活　家菊花　白术土炒

五味子　细辛各五钱　川黄连炒，七钱

上药研为细末，炼蜜为丸，如桐子大小，每顿服四十丸，空心，饭后一段时间，热水送服。

复明丸

冬青子生用，一斤，陈酒共蜜蒸七次，晒七日，露七夜，焙干　元蝙蝠活捉，一个　夜明砂酒洗，煮，炒　枸杞捣，焙

熟地酒浸，焙　绿豆壳炒，各一两　川黄连微炒　白术制，各三钱　辰砂两半，用一半，共蝙蝠捣烂，余为衣

上为细末，炼蜜为丸，辰砂为衣，如桐子大，每服五十九，食后，热酒送下。

复明丸

冬青子生用，一斤，陈酒共蜜蒸七次，晒七日，露七夜，焙干　元蝙蝠活捉，一个　夜明砂酒洗，煮，炒　枸杞捣，焙

熟地酒浸，焙　绿豆壳炒，各一两　川黄连微炒　白术制，各三钱　辰砂两半，用一半共蝙蝠捣烂，余为衣

上药研为细末，炼蜜为丸，辰砂为药衣，如桐子大小，每顿服五十丸，饭后，热

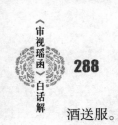

酒送服。

又方　治肝肾两虚，或因他病而弱，青盲初起者，服之如神。

菟丝子_{酒洗，煮，炒}　补骨脂　巴戟　枸杞　川牛膝_{酒洗，炒}　肉苁蓉_{竹刀切片，酒浸，焙干，各一两}

青盐_{二钱，另研}

上为细末，用猪腰子一个，竹刀切开半边，去肉筋膜，入药末一钱，将线缚紧，用上好数年陈酒，蘸湿炙熟，冷定火性，食之即愈。

又方　治疗肝肾两虚，或患有他病致体弱，青盲之症初起者，服后其效如神。

菟丝子_{酒洗，煮，炒}　补骨脂　巴戟　枸杞　川牛膝_{酒洗，炒}　肉苁蓉_{竹刀切片，酒浸，焙干，各一两}

青盐_{二钱，另研}

上药研为细末，用猪腰子一个，竹刀切开，去肉筋膜，放入药末一钱，用线扎紧，用上好的数年陈酒，将其蘸湿，炙熟，放凉定其火性，食之即可痊愈。

本事方　治青盲内障。

白羝羊肝_{只用子肝一片，薄切，新瓦上焙}　蕤仁_{去壳皮}　泽泻　菟丝子　车前子　防风　黄芩

麦冬肉　地肤子_{去壳}　杏仁_炒　桂心_炒　苦葶苈　茺蔚子　细辛　白茯苓

青葙子　五味子　枸杞_{各一两}　熟地_{两半}

上为细末，炼蜜为丸，如桐子大，每服三四十丸，温汤送下。日进三服，不拘时候。

本事方　治疗青盲内障。

白羝羊肝_{薄切，新瓦上焙，只用子肝一片}　蕤仁_{去壳皮}　泽泻　菟丝子　车前子　防风　黄芩

麦冬肉　地肤子_{去壳}　杏仁_炒　桂心_炒　苦葶苈　茺蔚子　细辛　白茯苓

青葙子　五味子　枸杞_{各一两}　熟地_{两半}

上药研为细末，炼蜜为丸，如桐子大小，每顿服三四十丸，温水送服。一日三次，不拘时候。

张台卿常苦目暗，京师医者，令灸肝俞，遂转不见物。因得此方，眼目遂明。一男子内障，医治无效，因以余剂遗之。一夕，灯下语其家曰：适偶有所见，如隔门缝见火者。及旦视之，眼中翳膜俱裂如线。张云：此药灵，勿妄与人，忽之则无验。予益信之，且欲广其传也。

张台卿常受视物昏暗之苦，京师的医者，灸其肝俞，眼睛反而什么都看不见了。因得此药方，眼睛才得以复明。一个男子眼患内障，医治无效，就把剩下的药剂赠予他。一天晚上，他在烛光下对其家人说：刚才似乎看见了，如隔着门缝看到了火光一样。到第二天天亮时查看其眼，眼中的翳膜均裂开成线状。张台卿说：这个药药效灵验，也要正确使用，不要随便给其他患者，若疏忽这一点则用药无效。我很相信这一点，并且想广泛地宣传出去。

高风障症

高风俗号是鸡盲，为类鸡睛夜不明。因损元阳真气弱，亦能致祸勿言轻。能知燮理，不治自宁。不知戒忌，何止双盲。阴阳否塞为中满，不久魂飞入北溟。

高风内障俗称鸡盲，症状像鸡的眼睛一样一到夜晚就视物不清。因元阳受损真气虚弱，亦能导致病祸，不可轻视。知道调理养护，不治疗病情亦可稳定。平素无所戒忌，那就不单单是双眼盲无所见了。阴阳不调发为中满，生命不久也要结束了。

此症俗呼为鸡盲，本科曰高风障，至晚不明，至晓复明也，盖元阳不足之病。或曰既阳不足，午后属阴，何未申尚见？子后属阳，何丑寅未明？曰：午后虽属阴，日阳而时阴，阳分之阴。且太阳明丽于天，日得其类，故明。至酉日没，阴极而暝。子后虽属阳，夜阴而时阳，阴分之阳，天地晦黑之理，当暝。虽有灯月而见不明者，病亦至甚。月太阴，灯亦属阴，不能助内之阳。病轻者视亦稍见，病重者则全不见。至寅时阳盛，日之阳升，故稍明；卯时日出，而明如故。若人调养得宜，神气融和，精血充足，而阳光复盛，不治自愈；若不能爱养，反致丧真，则有变为青盲、内障，甚则有阴阳乖乱，否塞关格，为中满而死者。食之以肝，治之以补气药，即愈，益见其元气弱而阳不足也。宜服：

人参补胃汤　治劳役所伤，饮食不节，内障昏暗。

蔓荆子一钱二分　黄芪蜜制　人参各一钱　甘草炙，八分　白芍药炒　黄柏酒炒，各七分

上锉剂，白水二钟，煎至八分，去滓，食远，温服，临卧再服。能令目明，视物如童时。若觉两脚踏地不知高下，盖冬天多服升阳药故也。病减住服，候五七日再服。此药春间服，乃时药也。

此病症俗称鸡盲，眼科称之为高风障，一到夜晚便视物不明，天亮后视觉恢复，

大概属元阳不足之病。有人说既然是阳不足，午后属阴，为何未时申时还可视物？子后属阳，为何丑时寅时不可视物？应是：午后虽属阴，但白日属阳而时入阴分，为阳中之阴。且太阳高悬，阳光明亮，目得其光，因此视物清明。至酉时太阳落山，阴极而视物不明。子后虽属阳，但黑夜属阴而时入阳分，为阴中之阳，且天地晦黑，视物不见。即使有灯月的光亮仍视物不明者，得病的程度已经很深了。月属太阴，灯亦属阴，不能助体内之阳。得病轻的患者还可稍稍视物，病重者则视无所见。至寅时阳盛，太阳缓缓升起，阳气也随之增加，因此可稍稍视物；卯时太阳完全升起时，视物就和平时一样了。若患者调养得当，神气融合，精血充足，而阳气充盛，那么病就不治自愈；若调养失和，反而散失真元，那么有可能产生变症为青盲、内障，甚至阴阳失调，否塞关格，中满而死。应多吃益肝的食物，治疗上给予补气药，但即使痊愈，也可查见患者有元气弱而阳不足之症。宜服：

人参补胃汤　治疗过劳所伤，饮食不调，内障昏暗。

蔓荆子一钱二分　黄芪蜜制　人参各一钱　甘草炙，八分　白芍药炒　黄柏酒炒，各七分

上锉剂，白水二钟，煎至八分，去滓，饭后一段时间后温服，睡前再服。能使眼睛明亮，视物清晰如同儿时。若觉两脚踏地高低不辨，大概是冬天时过多服用升阳类的药物所致。病有减轻就先停止服药，观察五至七日再服药。此药春天服用，是时宜之药。

补中益气汤　治两目日晡紧涩，不能瞻视，乃元气下陷。并治工作劳力，读书镌刻，勤苦伤神，饥饱失节。此数者，俱发目赤头疼，寒热交作，身强体痛，若劳极复感风寒，则头疼如破，全似外感伤寒之症。误用发表之药，鲜不伤人。故东垣先生发《内外伤辨》，首用此方，取济甚众。

当归身酒洗　白术土炒　陈皮各钱半　人参二钱　炙甘草　升麻　柴胡各一钱　黄芪蜜制，三钱

上锉剂，白水二钟，姜一片，枣三枚，煎，食后，热服。

补中益气汤　治疗两目日晡紧涩，不能睁眼视物，是因元气下陷所致。同时治疗工作劳累，读书、雕刻等用眼过度，劳苦伤神，饮食不规律，饥饱失节。这些人又都可兼有目赤头疼，寒热错杂，身体僵痛，如果劳累过度又外感风寒，则会头疼如劈，这些都好似外感伤寒的症状。误用了发表药，病情一般都会加重。因此东垣先生整理编著了《内外伤辨》，在这本书中首次使用此方，惠众甚广。

当归身酒洗　白术土炒　陈皮各钱半　人参二钱　炙甘草　升麻　柴胡各一钱　黄芪蜜制，三钱

上锉剂，白水二钟，加姜一片，枣三枚，煎煮，饭后热服。

按，中气者，脾胃之气也。五脏六腑，百骸九窍，皆受气于脾胃而后治，故曰：土

者，万物之母。若饥困劳倦，伤其脾胃，则众体无以滋气而生，故东垣谆谆以脾胃为言也。是方，人参、黄芪、甘草，甘温之品，甘者中之味，温者中之气，气味皆中，故足以补中气；白术甘而微燥，故能健脾；当归质润辛温，故能泽土。术以燥之，归以润之，则不刚不柔，而土气和矣。复用升麻、柴胡，升清阳之气于地道也。盖天地之气一升，则万物皆生；天地之气一降，则万物皆死。观乎天地之升降，而用升麻、柴胡之意，从可知矣。或曰：东垣谓脾胃一虚，肺气先绝，故用黄芪以益皮毛，不令自汗而泄肺气，其词切矣，予考古人之方，而更其论，何也？余曰：东垣以脾胃为肺之母故耳。余以脾胃为众体之母，凡五脏六腑，百骸九窍，莫不受其气而赖之。是发东垣之未发，而广其意耳，岂曰更论。

按语：中气为脾胃之气。五脏六腑，百骸九窍，皆受气于脾胃得以功能正常，因此说：土者，万物之母。若饥困劳倦，伤其脾胃，那么身体各部分失却脾气滋养则无以生，因此东垣教导治病当以治脾胃为主。此方中，人参、黄芪、甘草，为甘温之品，甘者中之味，温者中之气，气味皆中，故足以补中气；白术甘而微燥，故能健脾；当归质润辛温，故能泽土。术以燥之，归以润之，则不刚不柔，而土气和矣。复用升麻、柴胡，升清阳之气于身体的下部。大概是天地之气一升，则万物皆生；天地之气一降，则万物皆死。观察天地之升降的道理，使用升麻、柴胡之意义，便可知道了。有人说：东垣认为脾胃亏虚，肺气先绝，故用黄芪以益皮毛，抑制肺气随汗出而外泄，其阐述十分确切。我考究古人所用的药方后，要推翻这一观点，这是为什么呢？因为东垣认为脾胃为肺之母是其用药的原因。我认为脾胃为众体之母，凡五脏六腑，百骸九窍莫不受其气而赖之。我是阐述出东垣未阐述的，把这一观点推广出去，并不是要推翻这一观点。

转光丸　治肝虚雀目，青盲。
生地黄　白茯苓　川芎　山药　蔓荆子　白菊花　防风　细辛　熟地黄各等分
上为细末，炼蜜为丸，如桐子大，每服二十九，空心，桑白皮汤送下。

转光丸　治疗肝虚雀目、青盲。
生地黄　白茯苓　川芎　山药　蔓荆子　白菊花　防风　细辛　熟地黄各等分
上为细末，炼蜜为丸，如桐子大，每顿服二十九，空心，桑白皮汤送服。

还明散　治小儿每至夜不见物，名曰雀目。
夜明砂　井泉石　谷精草　蛤粉

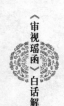

上等分为末，煎黄蜡为丸，如鸡头大。三岁一丸，猪肝一片，切开，置药于内，麻皮扎定，砂罐内煮熟，先熏眼，后食之。

决明夜灵散　见卷二。

还明散　治疗小儿每至夜不见物，名曰雀目。

夜明砂　井泉石　谷精草　蛤粉

上药等分为末，煎黄蜡为丸，如鸡头大。三岁一丸（三岁小儿服一丸），猪肝一片切开，把药放入肝内，麻皮扎定，砂罐内煮熟，先熏眼，后食用。

决明夜灵散　见卷二。

青风障症

青风内障肝胆病，精液亏兮气不正。哭泣忧郁风气痰，几般难使阳光静。莫教绿色上瞳神，散失光华休怨命。

青风内障症为肝胆病，精液亏虚正气不固所致。哭泣、忧郁、风邪侵袭、气滞痰阻，难使肝气宁静平和。莫让病情发展为绿风内障症，到时神光散失视物不见不要埋怨命运不好。

此症专言视瞳神内有气色昏朦，如青山笼淡烟也。然自视尚见，但比平时光华则昏朦日进。急宜治之，免变绿色，变绿色则病甚而光没。阴虚血少之人，及竭劳心思，忧郁忿恚，用意太过者，每有此患。然无头风痰气夹攻者，则无此患。病至可畏，危已甚矣，不知其危而不急救者，盲在旦夕耳。宜服：

羚羊角汤　治青风内障，劳倦加昏重，头旋脑痛，眼内痛涩者。

人参　车前子　玄参　地骨皮　羌活　羚羊角_{锉末，各等分}

上锉剂，白水二钟，煎至八分，去渣，食后服。

此病症专指瞳神内有昏朦之色，如青山笼罩一层淡淡烟雾之象。然而病人自己还可视物，只是相对平时而言视物昏朦且日渐加重。要及时有效地治疗，以免瞳神颜色变成绿色，那么病程进展加重就连光都看不到了。阴虚血少之人，思虑太多，忧郁易怒，心思太重者，易患此病。然而若无头风痰火之邪、气结侵袭者，就不会患此病。发病时应重视，已是到了很严重的程度。不知其严重而不急救者，目盲只在旦夕之间。宜服：

羚羊角汤　治疗青风内障，劳倦，神昏，体重，头目晕眩，头脑疼痛，眼内痛涩者。

人参　车前子　玄参　地骨皮　羌活　羚羊角_{锉末，各等分}

上锉剂，白水二钟，煎至八分，去滓，饭后服。

楼全善曰：诸方以羚羊角、玄参、细辛、羌活、防风、车前子为君，盖羚羊角行厥阴经药也，丹溪曰：羚羊角入厥阴经甚捷，是也。玄参色黑，行少阴经药也，海藏云：玄参治空中氤氲之气，无根之火，为圣药也。羌活、防风、车前子行太阴经药也。如筋脉枯涩者，诸方中更加夏枯草，能散结气，有补养厥阴血脉之功。其草三月开花，逢夏即枯，盖秉纯阳之气也。至哉斯言，故治厥阴目痛如神，以阳治阴也，尝试之有验。然此诸方，又当知邪之所在。若气脱者，必与参膏相伴服之；气虚者，必与东垣补胃人参汤、益气聪明汤之类相伴服之；血虚者，必与熟地黄丸之类相兼服之。更能内观静守，不干尘劳，使阴气平和，方许有效。

楼全善说：诸方（指羚羊角散、补肝散、羚羊角饮子）以羚羊角、玄参、细辛、羌活、防风、车前子为君药，是因为羚羊角是引行厥阴经的药，朱丹溪说：羚羊角入厥阴经甚是迅速。玄参色黑，为引行少阴经之药，海藏云：玄参可治空中变化之气，无根之火，为圣药。羌活、防风、车前子为行太阴经之药。若筋脉枯涩者，诸方中要再加夏枯草，能散结气，有补养厥阴血脉之功效。其草三月开花，逢夏即枯，秉受纯阳之气。这些话都深切中肯，因此治疗厥阴经的目痛症时，其效如神，这是用属阳的药治阴的治法，曾经这样治疗后确实有效。然用诸方时，又当明白病邪之所在。若气脱者，必与人参等药相伴服用；气虚者，必与李东垣的补胃人参汤、益气聪明汤相伴服用；血虚者，必与熟地黄丸之类的药伴服。若是能反省自我，调摄精神，保持宁静的心态，不受外界人事的干扰，使阴气平和，阴阳协调，或许也会有效。

绿风障症

绿风内障其色绿，轻是青风重是黄。视物昏冥浓雾密，头旋风痰火气伤。瞳神甚大害尤速，少失调治散渐黄。目病若到如此际，看看渐失本来光。

绿风内障症其瞳神颜色发绿，色轻者为青风内障，色偏重者为黄风内障。视物昏

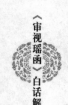

暗如浓雾遮蔽于眼前，头目晕眩，为感受风痰火气诸邪之损伤所致。瞳神明显散大，其对眼睛的损害尤为迅速，调治不当发展为黄风内障。得的眼病若是到这个程度，眼睛会渐渐地失去原有的光华。

此症专言瞳神气色浊而不清，其色如黄云之笼翠岫，似蓝靛之合藤黄，乃青风变重之症，久则变为黄风。虽曰头风所致，亦由痰湿所攻，火郁忧思忿急之故。若伤寒、疟疾热蒸，先散瞳神而后绿后黄，前后并无头痛者，乃痰湿攻伤真气，神膏耗混，是以色变也。盖久郁则热盛，热盛则肝木之风邪起矣，故瞳神愈散愈黄。大凡，病到绿风，极为危者，十有九不能治也。宜服：

半夏羚羊角散　治痰湿攻伤，绿风内障。

羚羊角_{锉细末}　薄荷　羌活　半夏_{炙，各钱半}　白菊花　川乌_炮　川芎　防风

车前子_{各五钱}　细辛_{二钱}

上为末，每服三钱，生姜三片，水二钟，煎至一钟，去滓，服。或荆芥汤调下。

此病症专指瞳神颜色浑浊不清，如黄色的云雾笼罩在青绿色的山峦周围一样，似蓝靛之色同藤黄之色融合后的颜色，是青风内障病的一种严重变症，病程久了就会变成黄风内障症。虽说是头风所致，也有痰湿之邪侵袭，火气郁结，忧思甚重，性情急躁易怒等原因。如伤寒、疟疾热邪上蒸，攻冲瞳神，瞳神先散大，其后颜色变为绿色或黄色，发病前后并无头痛者，是因为痰湿之邪侵袭伤其真气，神膏耗损混浊，所以瞳神的颜色才发生了变化。大概病邪郁结久了则郁而化热，体内热盛，热盛则肝风内动，攻冲瞳神，因此瞳神越散越大，其色越来越黄。大凡病到绿风内障这个程度的，其病极为严重，有九成是不可治了。宜服：

半夏羚羊角散　治疗受痰湿之邪侵袭所致的绿风内障症。

羚羊角_{锉细末}　薄荷　羌活　半夏_{炙，各钱半}　白菊花　川乌_炮　川芎　防风

车前子_{各五钱}　细辛_{二钱}

上述各药研末，每顿服三钱，生姜三片，水二钟，煎至一钟，去滓服，或荆芥汤调下。

羚羊角散　治：绿风内障，头旋目痛，眼内痛涩者服。如痰湿攻伤者，服聚星障症羚羊角散，见卷三。

羚羊角_{锉末}　防风　知母　人参　黑玄参　茯苓　黄芩　桔梗　车前子_{各一两}

细辛_{二两}

上为粗末，每服三钱，白水煎，食后，温服。

羚羊角散　治疗绿风内障，头旋目痛，眼内痛涩者。如若是受痰湿之邪侵袭所伤的患者，服用聚星障症中的羚羊角散，见卷三。

羚羊角_{锉末}　防风　知母　人参　黑玄参　茯苓　黄芩　桔梗　车前子_{各一两}
细辛_{二两}

以上各药研成粗末，每顿服三钱，白水煎煮，饭后温服。

乌风障症

乌风内障浊如烟，气散膏伤胆肾间。真一既飘精已耗，青囊妙药也徒然。

乌风内障症的瞳神颜色浑浊如烟雾，概因胆肾之神气涣散、神膏受损所致。一旦真气消亡，神精耗损，纵然大夫的医术再是高明也无法救治了。

此症色昏，浊晕滞气，如暮雨中之浓烟重雾。风痰之人，嗜欲太多，及败血伤精，肾络损而胆汁亏，精液耗而神光坠矣。宜服：

白附子汤　治发散初起，黑花昏暧，内障。

荆芥穗　防风　白菊花　甘草_{少许}　白附子_炮　苍术　木贼草　羌活　白蒺藜_{去刺}
人参_{各等分}

上锉剂，白水二钟，煎至八分，去滓，食后服。

此病症的瞳神颜色混浊，滞留浊气，如傍晚下雨时候的浓重烟雾般。感受风痰之邪的人，不良的嗜好欲望太多，等到败血伤精，肾络受损，胆汁亏耗，精血真气耗损，神光就消散了。宜服：

白附子汤　治疗气散初起，视物昏暧有暗影的内障眼病。

荆芥穗　防风　白菊花　甘草_{少许}　白附子_炮　苍术　木贼草　羌活　白蒺藜_{去刺}
人参_{各等分}

上锉剂，白水二钟，煎至八分，去滓，饭后服。

凉胆丸

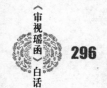

龙胆草_{酒炒} 黄连_{酒炒} 防风 柴胡 地肤子 黄芩_{酒炒} 芦荟 黄柏_{盐水制} 荆芥穗_{各等分}

上为细末，炼蜜为丸，如梧桐子大，每服三钱，茶清送下。

凉胆丸

龙胆草_{酒炒} 黄连_{酒炒} 防风 柴胡 地肤子 黄芩_{酒炒} 芦荟 黄柏_{盐水制}
荆芥穗_{各等分}

上述各药研为细末，炼蜜为丸，如梧桐子大小，每顿服三钱，茶清送服。

偃月障症

偃月侵睛症最恶，风轮上际微微薄。慢慢下瞳来，似此人难觉。脑有湿热连，肝络遭刻剥。莫待如月圆，昏昏难摸捉。

偃月侵睛症最为严重，从黑睛的上缘开始淡淡有薄翳。慢慢地向下向瞳神侵袭，此时患病之人难以察觉。由脑部湿热下注，肝之脉络受到伤害所致。莫等到其翳膜完全遮满黑睛，视物昏朦，此时难以治疗。

此症乃风轮上半边，气轮交际，从白膜内隐隐白片，薄薄盖向下来，其色粉青，乃非内非外，从膜中而来者。初起不觉而无虑，后渐结久始下风轮而损光，或沿偏风轮周匝而为枣花。为害最迟，人不为虑，每中其患。乃脑有风湿，久滞郁中，微火攻击，脑油滴下。好酒暴怒，激滞生郁者，为变亦急。凡经水洗头，不待干而湿蒸者，及痰火之人，好燥腻湿热物者，皆有此患。宜服：

补肝散

羚羊角 细辛 羌活 白茯苓 楮实子 人参 玄参 车前子 夏枯草
防风 石斛_{各等分}

上为细末，每服一钱，食后，米饮调下。

此病症起于黑睛的上半边黑白交际处，从白睛开始隐隐长出白翳，薄薄地向黑睛侵袭而来，其翳膜呈灰白色，不是从内侧外侧，而是从上方白睛翳膜下侵而来。病症初起时多无自觉症状，因此并无对此病的忧虑，病程久了翳膜开始向下侵袭黑睛，遮蔽神光，影响视物，或者沿着黑睛四周环绕生长，形成枣花障翳。它的损害是慢慢形成的，患病之人早期多不注意，因此常会发展为本病。脑有湿热，时间久了郁滞于内，体内微微的火热刺激都会致脑脂流下。好饮酒，性格暴躁易怒，激滞生郁者，为变症中的急症。凡是用水洗过头发，不等头发干燥而受其湿热侵袭者，及体患痰火之人，好食燥腻湿热之物者，都可患此病。宜服：

补肝散

羚羊角　细辛　羌活　白茯苓　楮实子　人参　玄参　车前子　夏枯草

防风　石斛_{各等分}

上为细末，每服一钱，饭后，米饮送服。

坠翳丸　治偃月内障起，微有头旋额痛。

青羊胆　鲤胆　鲭胆_{各七个}　熊胆_{二钱}　石决明_{洗浸，煅，存性另研细，一两}　牛胆_{五钱}　麝香_{少许}

上为细末，面糊为丸，如桐子大，每服十丸，空心，清茶送下。

坠翳丸　治疗偃月内障发病，微有头目晕眩、额角疼痛者。

青羊胆　鲤胆　鲭胆_{各七个}　熊胆_{二钱}　石决明_{洗浸，煅，存性另研细，一两}　牛胆_{五钱}　麝香_{少许}

上述各药研为细末，面糊为丸，如桐子大小，每顿服十丸，空心，清茶送服。

如银障症

如银内障分轻重，轻则中间一点栏。重则瞳神皆白亮，瞳中怫郁气相干。怒伤真气并思虑，色欲劳精竭视瞻。滞涩清纯生障气，精华冥黑过三年。也须爱养休伤变，一拨光开胜遇仙。

如银内障症有轻重之别，轻者瞳神中间有少量的混浊，重者瞳神全部变成灰白色，瞳神的这种病变与体内气血精液郁滞有关。大怒伤其真气，平素思虑太过，房事不节，用眼过度，精气滞涩产生障气，要改善视物昏暗这种情况（自视力开始下降至白内障成熟，适宜针拨）至少要等待三年。平日也要注意调养以防发生变证，针拨术后重见光明，胜过遇到神仙。

此症专言瞳神中之白色内障也。轻者一点白亮，而如银星一片，重则瞳神皆雪白而圆亮。圆亮者，一名圆翳内障。有仰月、偃月变重为圆者，有一点从中起，视渐昏，渐变大

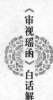

而不见者。乃郁滞伤乎太和清纯之元气，故阳光精华为其闭塞而不得发见。亦有湿热在脑，脑油滴落而元精损，郁闭其光。非若银风内障已散大而不可收者，乃不治之兆。年未过六旬，及过六旬而血气未衰者，治之皆可复明。宜服：

石决明散

石决明_{醋煅}　防风　人参　茺蔚子　车前子　细辛_{减半}　知母　白茯苓　辽五味

玄参　黄芩_{各等分}

上为细末，每服二钱，食前，茶清调下。

此病症专指瞳神中的白色障翳。轻者只有少量的混浊，如一片星芒点点聚集，重者瞳神中的障翳色白而形圆，又名圆翳内障。有仰月内障、偃月内障之病症加重成圆翳障证者，有一点混浊先从瞳神中生起，视物渐昏，点状翳障渐渐扩大终至视物不见。是因为体内气血精液郁滞，损伤太和清纯之元气，因此精华之物因其闭塞不能输于各部濡养，视物就渐不可见。也有湿热在脑，脑脂滴落致元精受损，视物不见。除非像银风内障症那样障翳散大至不可消者，为不治之症。年纪未过六旬，或即使过了六旬但气血未衰者，经治疗后皆可复明。宜服：

石决明散

石决明_{醋煅}　防风　人参　茺蔚子　车前子　细辛_{减半}　知母　白茯苓　辽五味

玄参　黄芩_{各等分}

上述各药研为细末，每顿服二钱，饭前，茶清调服。

瞳神欹侧症

欹侧瞳神，其故当审。外若不伤，内必有损。损外不妨，损内尤慌。莫使损尽，终是无光。

瞳神变形之病症，当辨其病因。若无外伤，则必有内损。伤在外在表者，治疗起来并无多大妨害，但是一旦损伤在内在里，就应该重视起来。别等到损伤太过，最终导致视物不见。

此症专言瞳神歪斜不正，或如杏仁、枣核、三角、半月也。乃肾胆神膏损耗，瞳神将尽矣。若风轮破损，神膏流没，致瞳神欹侧者，轮外必有蟹睛在焉。蟹睛虽平而瞳神不得复圆，外亦结有脂翳，终身不脱。若轮外别无形证，而瞳神欹侧者，必因内伤肾水、肝血、胆汁化源，故膏液自耗，而瞳神欲没，甚为可畏。宜急治之，虽难复圆，亦可挽住，而免坠丧明之患。宜服：

生犀角丸　治五行应变，气血两虚，荣卫凝滞，以致肝肾脏受风邪，瞳神歪斜，内障。

石决明_{醋煅}　当归身　犀角_{锉末}　麻黄_{减半}　楮实子　枸杞子　防风_{各等分}

上为细末，面糊为丸，如桐子大，每服五十丸，清茶送下。

　　此病症专指瞳神歪斜变形，或形如杏仁、枣核、三角形、半月形等。这是因为肾胆之神膏损伤耗尽，瞳神失其滋养将要闭锁了。若黑睛有破损，神膏流失，导致瞳神变形者，在外必有蟹睛症。即使蟹睛症治愈但瞳神是不会恢复其原来的形态的，黑睛上也会有蟹睛症愈后留下的斑脂翳证，终身不可去除。若黑睛上并无他症，而瞳神变形者，必是因在内之肾水、肝血、胆汁之化源受损，因此神膏精液的产生就不足，致使瞳神将要遮蔽消失，此种病症应最为重视。宜及时治疗，虽然瞳神之形态难以恢复，也可避免病程发展导致失明。宜服：

生犀角丸　治疗五脏病变，气血两虚，荣卫之气凝滞，以致肝肾两脏感受风邪，瞳神歪斜之内障病。

石决明_{醋煅}　当归身　犀角_{锉末}　麻黄_{减半}　楮实子　枸杞子　防风_{各等分}

上述各药研为细末，面糊为丸，如桐子大小，每顿服五十丸，清茶送服。

瞳神反背症

　　瞳神反背患者少，医者须当要心巧。不逢妙手拨转来，定是昏冥直到老。

　　患有瞳神反背症的患者较少，医治时大夫须用心且有技巧。若没有高超的技术用手术方法拨正眼球，那么患者直到年老视物都是昏暗的。

　　此症因六气偏胜，风热搏击，其珠斜翻侧转，白向外而黑向内也。药不能疗，止用拨治，须久久精熟者，识其何人何背或带上带下之分，然后拨之，则疗在反掌。否则患者徒受痛楚，医者枉费心机。今人但见目盲、内障或目损，风水二轮坏而膏杂，白掩黑者，皆呼为瞳神反背，谬妄之甚。夫反背实为斜翻乌珠向内也，非是珠端正而向外者，今乱呼为瞳神反背，必其人亦是盲目，岂能治人之盲哉。

此病症因六淫之气偏盛，风热搏击，导致眼珠向一侧偏斜，白睛朝外，黑睛向内。服药无效，只能用手术拨治，需要有丰富临床经验并精通此术者，辨别内斜、外斜，眼珠倾斜偏上还是偏下，然后手术拨治，那么很容易达到治疗目的。若非如此那么患者只是枉受手术之痛楚，医者也是白费心思。现今之人只要见到患有目盲、内障病或目损、风水二轮受损之病症，白睛遮掩黑睛者，都称之为瞳神反背症，这是很大的错误。瞳神反背是黑睛偏斜向内，并非目珠向外偏斜，有不辨别清楚就诊断为瞳神反背的医者，他必定是对眼病知之甚少，又怎么去治疗他人之眼病呢？

内障根源歌

不疼不痛渐昏矇，薄雾轻烟渐渐浓。或见花飞蝇乱出，或如丝絮在虚空。此般状样因何得，肝脏停留热与风。大叫大啼惊与恐，脑脂流入黑睛中。初时一眼先昏暗，次第相牵两目同。苦口何须陈逆耳，只缘肝气不相通。彼时服药宜销去，将息多乖即没功。日久即应全黑暗，因名内障障双瞳。名字随形分十六，龙木禅师早推穷。灵药千般难得效，金针一拨日当空。戒慎将息依前说，如违法则枉费工。

眼睛无疼痛之感而视物渐昏矇，初起时视物略模糊，如隔一薄层烟雾，渐渐的似烟雾变浓模糊加重，有时眼前似有飞蝇样点状暗影飘动，或如丝絮状在眼前飘浮。为何视物会出现这种情况，多是因风热搏击内扰肝脏，过度的惊慌与恐惧，导致脑脂流入黑睛中。初起时只一只眼视物昏暗，渐渐地相引另一只眼也发为此病。不需要苦口婆心用逆耳的忠言去规劝病人，此病是因为体内肝气不通所致。疾病初起时口服药物即可祛除病邪，但平日不规律的休养会阻碍疗效。病程久了就视物全黑不可见，因此双眼患内障眼病。病名随着病形可分十六种，龙木禅师早就对此病有过透彻分析。治疗本病再好的药也难以得效，但采用针拨术治疗犹如天空放晴，立刻可见。平素生活要注意合理休养，否则治疗失效，疾病不愈。

针内障眼法歌

内障由来十六般，学医济世要细看。分明一一知形状，施针方可得安然。若将针法同圆翳，误损神光取瘥难。冷热须明虚与实，调和四体待令安。不然气闷违将息，呕逆劳神翳却翻。咳嗽振头皆不可，多惊先服镇心丸。若求良药膏丹等，用意临时体候看。老翳细针粗薄嫩，针形不可一般般。病虚新产怀娠月，下针才知将息难。不雨不风兼皓月，清斋三日在针前。安心定意行医道，念佛亲姻莫杂喧。患者向明盘膝坐，提撕腰带得心安。针者但行贤哲路，恻隐之心实善缘。有血莫惊须住手，裹封如旧再开看。忽然惊振医重酌，服药三旬见朗然。七日解封难见日，花生水动莫他言。还睛丸散坚心服，百日分明复旧光。

内障眼病分为十六种，学医济世者要细细分辨。知道各种内障的翳膜形状，施针治疗时才可取得相应疗效。若一概采用圆翳内障针拨法这一式式，误治后再想要将眼病治好就难了。观察天气冷热及患者体质虚实，调和身体使其平和。否则休养不当胸闷、呕吐、呃逆等都会使已拨下的障翳再复原位。咳嗽或震动头部的动作应禁止，易受惊吓者术前先服镇心丸。若需要施用膏药丹药等，用心留意观察患者的症候再作对待。拨治老翳可用细针，拨治嫩翳须用扁平的粗拨针，针之粗细要根据病形选择，不可通用一种。体虚或新产后或怀孕的人患得此病，针术后的休养是最难的。施行针术的那一天要无风无雨且气候干燥，术前要斋戒三天。心安意定施行医术，诵念佛经的患者家属不可大声喧哗。患者面对光亮处盘膝而坐，可手握腰带使心思镇定。行针者要以先哲为榜样，对患者怀有怜悯之心实是种善缘。如发生出血，无须惊慌，立即停止施术，包扎患眼过段时间再打开观察。若术后受到外伤，医者需重新酌量，连续服药三旬可见到疗效。七天后解除包扎，患眼会有畏光，视物发暗或有暗影飘动的症状，此时不要认作是发生了其他变症。坚定恒心连续服用还睛丸散，百天后便可复原。

针内障后法歌

内障金针针了时，医师言语要深知。绵包黑豆如毬子，眼上安排日系之。卧眠头枕须安稳，仰卧三朝莫厌迟。封后忽然微有痛，脑风牵动莫他疑。或针或烙依经法，痛极仍将火熨之。拟吐白梅含咽汁，吐来仰卧却从伊。起则恐因遭努损，虽然稀有也须知。七朝厚粥温温食，震动牙关事不宜。大小便时须缓缓，无令自起与扶持。高声叫唤言多后，惊动睛轮见雪飞。如此志心三十日，渐行出入认亲知。清心莫忆阴阳事，夫妇分床百日期。一月不须临洗面，针痕湿着痛微微，五腥酒面周年断，服药消除病本基。

针拨内障术后，医者要细心交代术后禁忌。把黑豆放入布包内摊平如毯子，平覆术眼之上，要天天用此包扎。躺卧休息时要注意头部的平稳，不可有大的震动动作，要仰卧在床上至少三天。包扎后的术眼偶尔会有微痛感，这是脑风牵动不用怀疑有其他问题。按常规方法或针或烙，疼痛剧烈时可采用热熨法。想要呕吐时可口含白梅，要呕吐时仍仰卧不动，任他去吐。起身的话恐怕因周身用力使患处受损，发生这种情况虽然较少但是也应注意。七天内服用清淡温粥，不宜有震动牙齿的动作。大小便时用力要缓，动作要慢，身边需有人时时照应。大声叫嚷或说话太多，目珠受到震动视物会有昏花。用心调养三十日，慢慢地视物就会清楚了，可自行出入辨识亲人。清心寡欲莫有房事，夫妇分床百日为期。一月内不可洗脸，行针处受湿会有微痛，荤腥酒类要戒断一年，坚持服药去除病根。

镇心丸　治心痛惊悸，忧思愁虑伤心，惕然心跳，动振不安，吐舌，面赤目瞪等症。

牛黄一钱, 另研　　生地酒洗, 炒　　当归身酒洗, 炒　　远志肉去心　茯神各五钱　金箔十五片

石菖蒲九节者佳　川黄连各二钱半　辰砂二钱, 另研

上方以前六味，共为细末，后入牛黄、辰砂二末，猪心血为丸，如黍米大，金箔为衣。每服五六十丸，煮猪心汤送下。

镇心丸　治疗心痛惊悸，忧思愁虑损伤心神，恐慌心悸，振动不安，吐舌，面赤目瞪等症。

牛黄一钱, 另研　　生地酒洗, 炒　　当归身酒洗, 炒　　远志肉去心　茯神各五钱　金箔十五片

石菖蒲九节者佳　川黄连各二钱半　辰砂二钱, 另研

上方以前六味，共研为细末，后入牛黄、辰砂二药末，猪心血为丸，如黍米大小，金箔为衣。每顿服五六十丸，煮猪心汤送服。

附太玄真人进还睛丸表

伏以医有圣神工巧之妙，人不可不知；药有温凉寒热之性，医不可不辨。昔黄帝尝百药而著《草本》，叔和察六脉而烛病原，所以扶世道而救民命道，良有在也。上古之人，咸臻寿考。况世之最贵者，莫贵于人；人之最贵者，莫贵于目。夫目者，五脏六腑之精华，百骸九窍之至宝，洞观万物，朗视四方，皎洁如珠，包含天地，内连肝胆，外应睛瞳。窍虽开于肝门，眼乃属肾脏。肾属北方壬癸水，心属南方丙丁火，心肾不和，水火

交战，则血气停留不散，胆损肝虚，定然眼中受病。

我认为医学有圣神工巧（即中医的望闻问切）之精妙，世人不可不知；药物有温凉寒热之性味，医者不可不辨。古时神农尝百草而著《神农本草经》，王叔和察六脉进一步察见疾病的病机，所以济世救民者大有人在。上古之人，皆达到高寿。世间最贵重者，莫贵于人；人身体中最宝贵者，莫贵于目。目者，是五脏六腑之精华，是百骸九窍之至宝，洞察万物，朗视四方，皎洁如玉珠，包含天地，内连肝胆，在外应于睛瞳。虽肝开窍于目，但眼目属于肾脏。肾属北方壬癸水，心属南方丙丁火，心肾不和，水火交战，则气血停留，凝滞不散，胆损肝虚，则眼目必生病疾。

凡疗眼疾，须补肾元，次修肝术。肝乃肾之苗，肾乃肝之本。修肝则神魂安静，补肾则精魄安和。精魄既得安和，眼目自然明朗。譬如种木，当在修根，根壮则枝叶茂盛，根损则花叶凋零。

凡疗眼疾者，须补肾元，次修肝木。肝乃肾之标，肾乃肝之本。修肝则神魂安静，补肾则精魄安和。精魄安和，眼目自得清朗。正如种树，重在修根，根壮则枝叶繁茂，根损则花叶凋零。

且如黑睛属肾，肾虚则眼泪下流；窍门通肝，肝风则冷泪长出；白睛属肺，肺热则赤脉系于白轮；上下睑属脾，脾风则拳毛倒睫；大小眦属心，心热则攀睛胬肉。眼有五轮，外应五行：木火土金水；内应五脏：肝心脾肺肾。五轮者，风血肉气水；八廓者，天地水火风雷山泽。苟有病患，须究根源，勿用庸医，妄行钩割。夫人好服丹药，脾胃损伤，终夜忧思，精神耗惫，或胆中受热，或肺上受寒，或食五辛太多，或纵七情忒甚，或瞻星望月，或近火冲烟，故使三焦受热，致令双目失明，或迎风多泪，或视物如烟，或观空中如云雾，或视太阳如同水底。五脏虚耗，夜梦鬼交，眼前自见黑花缭乱，黑轮常如白翳昏蒙。臣窃悯之，陛下戒之。

黑睛属肾，肾虚则眼泪下流；肝开窍于目，肝风内动则冷泪常流；白睛属肺，肺热则白睛红赤；上下睑属脾，脾受风扰则睫毛内倒；大小眦属心，心热则胬肉攀睛。眼有五轮，外应五行：木火土金水；内应五脏：肝心脾肺肾。五轮者，为风轮、血轮、肉轮、气轮、水轮；八廓者，为天地水火风雷山泽。遇到患病者，须追究其得病根源，勿行庸医之事，妄行钩割之术。好服丹药者，脾胃受损，终夜忧思，精神疲惫，或胆中受热，或肺上受寒，或食五辛类太过，或七情太过，或瞻星望月，或近火冲烟，故使三焦受热，致双目失明，或迎风流泪，或视物模糊如隔烟雾，或观空中如有云雾昏朦，或视太阳如同水底。五脏虚耗，夜睡多梦，眼前黑花缭乱，黑睛前常如白翳遮蔽视之不清。我常怜悯这样的患者，陛下应以此为戒。

今按《本草》，制成仙方，能养性安神，搜风明目，却热除邪，修肝补肾，虽远年内障而可明，治近日赤肿而即去。药共二十九味，名曰还睛丸。修之奇异，有君臣佐使之功；制不寻常，有蒸炮锉炼之妙。不向老幼阴阳，即见光明清白。恭惟皇帝陛下，修凝道德，摄养精神，端居九重之中，明察万里之外，固不赖于此药，亦可保于未然。伏愿普颁百姓，请尝试之，俯赐群臣，必臻捷效。臣元任瞻天养圣激切诚虔之至。谨录其方，随表拜进以闻。

现在按照《神农本草经》，制成一个仙方，能养性安神，搜风明目，祛热除邪，修肝补肾，即使是久患内障病者亦可使之目明，治疗新近得的赤肿眼病也立可见效。此药方共有二十九味药，名字叫作还睛丸。此方组方奇异，有君臣佐使之功；制法上不寻常，有蒸炮锉炼之妙。不分老幼男女，用之皆可视物清明。皇帝陛下，您修凝道德，摄养精神，端居九重之中，明察万里之外，即使不依赖此药，也可防患于未然。愿陛下能把此方普及到普通百姓中，请准许此令，赐予群臣，疗效速得。臣极度地仰望皇帝陛下。记录下此药方，谨拜表以闻。

还睛丸 治远年近日一切目疾：内外翳障，攀睛胬肉，烂弦风眼，及年老虚弱，目昏多眵，迎风冷泪，及视物昏花，久成内障。此药最能降虚火升肾水。若久服之，夜能读细字。

人参　杏仁泡，去皮尖　肉苁蓉酒洗，焙干　杜仲酒洗，炒　牛膝酒洗，炒　石斛　枸杞子各两半

犀角锉细末　防风各八钱　菊花去梗叶　菟丝子酒煮，焙干　当归酒洗，炒　熟地酒洗，焙干

黄柏酒洗，炒　青葙子　枳壳麸炒　白茯苓乳蒸，晒干　蒺藜杵去刺，炒　羚羊角锉细末

草决明　山药各一两　天冬去心，焙干　麦门冬去心，焙干　生地酒洗，炒，各三两　川芎酒洗，炒

黄连酒洗，炒　五味子鼓破，焙干　甘草炒，各七钱　知母酒炒，二两

上除犀、羚角末另入，余为细末，炼蜜为丸，如桐子大。每服四五十丸，空心，盐汤送下。一方内无当归、肉苁蓉、杜仲、黄柏、知母，亦名固本还睛丸。

还睛丸 治疗无论病程长短的一切目疾：内外翳障，胬肉攀睛，烂弦风眼，以及

年老虚弱，目昏多眵，迎风冷泪，以及视物昏花，久成内障。此药最能降虚火升肾水。若坚持长久服用，夜晚也能读小字。

人参　杏仁_{泡，去皮尖}　肉苁蓉_{酒洗，焙干}　杜仲_{酒洗，炒}　牛膝_{酒洗，炒}　石斛　枸杞子_{各两半}

犀角_{锉细末}　防风_{各八钱}　菊花_{去梗叶}　菟丝子_{酒煮，焙干}　当归_{酒洗，炒}　熟地_{酒洗，焙干}

黄柏_{酒洗，炒}　青葙子　枳壳_{麸炒}　白茯苓_{乳蒸，晒干}　蒺藜_{杵去刺，炒}　羚羊角_{锉细末}

草决明　山药_{各一两}　天冬_{去心，焙干}　麦门冬_{去心，焙干}　生地_{酒洗，炒，各三两}

川芎_{酒洗，炒}　黄连_{酒洗，炒}　五味子_{蔽破，焙干}　甘草_{炒，各七钱}　知母_{酒炒，二两}

上药除犀角、羚羊角末另入，余药研为细末，炼蜜为丸，如梧桐子大。每服四五十丸，空心，盐汤送下。一方内无当归、肉苁蓉、杜仲、黄柏、知母。亦名固本还睛丸。

金针辨义

古人云：金针者，贵之也。金为五金之总名，铜、铁、金、银皆是也。

《本草》云：马衔铁无毒，可作针。以马属午属火，火克金，能解铁毒，故用以作针。

古人云：金针，是贵重的物品。金为五金的总称，铜、铁、金、银皆属于金。

《本草纲目》中记载：马衔铁无毒，可以用来制作成拨针。因为马属午属火（十二生肖中，马为第七，地支中，午是第七，故称马属午，午属火，因此亦称马属火），火能克金，能解铁毒，因此可以用来制作成针。

煮针法

煮针一法，《素问》原无，今世用之，欲温而泽也。是法有益而无害，故从之。

煮针这一说法和做法，原是《素问》中没有记载的，现今之人用之，是想要将针保养得温暖、润泽（实为灭菌，防止手术感染）。这种方法在临床上是有益而无害的，因此很多人都遵循此法。

危氏书：用乌头、巴豆各一两，硫黄、麻黄各五钱，木鳖子、乌梅各十个，将针入水，于砂锅或罐内煮一日。取出，再以砂罐用没药、乳香、当归、花蕊石各五钱，又如

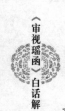

前水煮一日。取出，用皂角水洗，再于犬肉内煮一日。仍用瓦屑打磨净，端直，松子油涂之，常近人气为妙。

危氏书云：用乌头、巴豆各一两，硫黄、麻黄各五钱，木鳖子、乌梅各十个泡水，将针泡入水中，在砂锅或瓦罐内煮满一日。取出针后，再在砂罐中投入没药、乳香、当归、花蕊石各五钱，将针泡水如前法再煮一日。取出针后，用皂角水洗针，再放在狗肉内煮上一日。用瓦屑打磨干净，使针体端直，涂上松子油，经常放在人的身边为好。

金针式

金针柄，以紫檀木、花梨木或犀角为之，长二寸八九分，如弓弦粗。两头钻眼，深三四分。用上好赤金子，抽粗丝，长一寸。用干面调生漆嵌入柄眼内，外余六分。略尖，不可太锋利，恐损瞳神。以鹅毛管套收，平日收藏匣内，临用时始取出之。

金针的针柄，取材于紫檀木、花梨木或犀角，长约两寸八九分，如弓弦般粗细。针柄的两端钻孔，深约三四分。用上等的赤金，抽出长约一寸的粗丝。把干面和未经加工过的生漆调和后将金丝嵌入柄眼内，在外留约六分长。针尖略尖，不可太过锋利，以免扎针时损伤瞳神。以鹅毛管做针套，平时收在盒子里，用的时候再取出来。

用水法

凡拨金针之时，须看患目者人之老弱肥壮。若气盛者，欲行针之际，前二三日，先服退气散血之剂数服，平其五脏，弱者不必服之。临拨，新汲井水一盆，放于桌上，令患目者对盆就洗。医家侧坐，以手蘸水，频频于眼上连眉棱骨淋洗，使眼内脑脂得水乃凝。以洗透数十遍，冷定睛珠为度。然后用针，庶几随手而下，并不黏滞矣。

退气散血饮

大黄　当归身　乳香　没药　连翘　穿山甲　白芷　各等分

上锉剂，白水二钟，煎至八分，去滓，食远服。

施用针拨术前，要先观察患者的年龄和形体肥瘦。若患者为体实气盛者，在针拨术前两三日，先服用几付退气散血的药剂，使其五脏平和，体弱者不必服用。将要施行针拨术时，先在桌上放一盆干净的井水，让患者对盆清洗。医者侧坐在患者旁，用手蘸过水后在患者的患目连及眉棱骨处淋洗，使患目的障翳得冷凝固，不至粘针。反复淋洗数遍，至目珠受冷不动为止。随后施行针术，无论如何用针，都不会使针黏滞。

退气散血饮

大黄　当归身　乳香　没药　连翘　穿山甲　白芷_{各等分}

上锉剂，白水二钟，煎至八分，去滓，食后一段时间口服。

拨内障手法

凡拨眼要知八法。六法易传，惟二法巧妙，在于医者手眼心眼，隔垣见症，手法探囊取物，方得其法。临拨，先令患者以水洗眼如冰，使血气不行为度。两手各握纸团，端坐椅上，后用二人将头扶定。医人先用左手大指、二指分开眼皮，按定黑珠，不令转动，次用右手持金针。如拨右眼，令患者视右，方好下针。庶鼻梁骨不碍手，离黑珠与大眦两处相平分中，慢慢将针插下，然后斜回针首，至患处，将脑脂拨下，复放上去，又拨下来。试问患者，看见指动功或青白颜色，辨别分明，然后将脑脂送至大眦近开穴处护睛水内尽处，方徐徐出针，不可早出，恐脑脂复还原位。拨左眼则左锐眦。

施行针拨内障要熟知它的八个基本程式，其中六个程式易于掌握，剩下的两个程式施行时要求较高，关键在于医者手眼（佛家语，意为以手的感触代替视觉）、心眼（佛家语，意为以正确的判断代替视觉），洞察内部的病症，施行的手法要效仿探囊取物，方得术法的精妙。将要施行针拨术时，令患者用冷水洗患眼，使障翳得冷凝固，眼周气血不行为宜。患者两手中各握一纸团，端坐在椅子上，两人站其身后扶其头部使头部固定。医者先用其左手的拇指和示指分开眼皮，按定目珠使其不能转动，然后右手持针。如果对右眼施术，让患者向右看，方便行针。调整手的位置使患者的鼻梁骨不影响施术，以黑睛和大眦的中点为进针处，慢慢将针插下去，然后针尖偏向患处，将脑脂（障翳）拨下去，若脑脂上升回归原位，再次拨除。询问患者眼前是否有手动或青白颜色，医者要辨别清楚，诊断分明。然后将脑脂移至靠近大眦处进针点的玻璃体腔深处，再慢慢地将针取出，出针不宜过早，以防脑脂移动又回归原位。对左眼施术时从左眼的左锐眦侧进针。

封眼法

预收芙蓉半老绿叶，晒干为末，用井花凉水调匀。以棉纸剪圆如茶钟口大，先将敷药敷眼上眉棱骨及下眶，以纸一层，封贴药上，又上药一层，盖纸一层封定。俟将干，以笔蘸水润之，日夜数次，夏日倍之。一日一换，仰面而卧。若将针眼向下就枕，防脑脂从上复下也。起坐饮食、大小二便俱宜缓，不可用力震动。三日内，只用温和稀粥，烂熟肴馔，不可震动牙齿。三日后，开封视物，服药静养而已。

收集半老的木芙蓉叶子，晒干后研成细末，用凉的井水调匀。把棉纸剪成茶杯口大小的圆形，先将患眼从眉棱骨至下眼眶处敷上药，在药上盖一层棉纸，再敷层药，再盖一层棉纸封闭固定。等药干后，用沾过水的毛笔反复地湿润敷药，日夜数次，夏天的时候加倍次数，一天换一次敷药，令患者仰面而卧。不要趴伏使术眼朝下，以免已拨向玻璃体腔深处的脑脂又移动至前。起卧饮食、大小二便等动作都应慢慢进行，不能使头部有大的震动动作。三天内，只食用温和的稀粥和煮至烂熟的菜肴，牙齿不能有震动。三天后，去掉敷药，可睁眼视物，平素按时服药、静养便可。

针后：若目疼痛，急取生艾或干艾，同生葱各半，共捣，铜锅内炒热，布包熨太阳穴，三五次即止。若瞳神有油气不清，当平肝气，用槟榔、枳壳、柴胡之类。作呕吐，用藿香、淡豆豉、姜制厚朴、半夏之类。火旺体厚者，宜清火、顺气、消痰，用黄连、枳壳、槟榔、半夏、麦冬、瓜蒌之类。老弱者，用茯神、熟地、枸杞、麦冬、枣仁、贝母、白术、橘红、五味子、白芍、当归之类。针后忌用川芎，恐行血作痛。太阳头痛，用防风、白芷、羌活、石膏之类；痛甚，用炒盐熨之。若白睛赤，用柴胡、红花、赤芍、归尾、栀仁、桑皮、防风之类。瞳神微散，用白芍、五味子、麦冬、茯神、人参、当归、酸枣仁之类。受热致瞳神细小者，用寒水石、当归、黄连、麦冬、茺蔚子、柴胡、炒栀仁之类。若障复矇，宜服平肝顺气之剂，其障自退；如不速退，复再针拨亦可。

针拨内障术后：如果术眼疼痛，取生艾或者晒干的艾草，同生葱各半，混在一起捣烂，在铜锅内炒热，放入布包内熨太阳穴，三五次便可。如果瞳神中有油脂样的混浊，当平肝气，用槟榔、枳壳、柴胡之类的疏肝平肝药。若有呕吐，用藿香、淡豆豉、姜制厚朴、半夏之类的药。体内火旺属实者，宜清火、顺气、消痰，用黄连、枳壳、槟榔、半夏、麦冬、瓜蒌之类的药。年老体弱者，用茯神、熟地、枸杞、麦冬、枣仁、贝母、白术、橘红、五味子、白芍、当归之类的药。术后忌用川芎，以防行血作痛。太阳头痛者，用防风、白芷、羌活、石膏之类的药；疼痛剧烈的患者，用炒盐熨之。若白睛红赤，用柴胡、红花、赤芍、归尾、栀仁、桑皮、防风之类的药。瞳神微微散大者，用白芍、五味子、麦冬、茯神、人参、当归、酸枣仁之类的药。患眼受热刺激后瞳神细小者，用寒水石、当归、黄连、麦冬、茺蔚子、柴胡、炒栀仁之类的药。如果障翳复发，宜服平肝顺气的方药，那么障翳自退；如果障翳不退，可再行针拨术。

愚按，此症乃湿热郁积，蒸烁脑脂下垂，故珠内有膜遮蔽瞳仁之光。犹如布幔悬于明窗之内，外人虽见其窗似明，孰知窗内有幔悬挂而不明也。但今人以讹传讹，皆谓瞳仁反背，其讹相传已久，一时难以正之。当知此症惟用金针入珠内，拨去脂膜，顷刻能明。此论惟可与知者道，难与俗人言也。谨辨之，以为后人垂鉴。

依我之见，此病症是因为湿热郁积，热蒸于内使脑脂下垂，因此目珠内有翳膜遮蔽瞳仁，使光不能透入。犹如悬挂在明窗内部的布幔，外人看着窗户似能透光，其实窗内挂着布幔，光难以透入。但现今之人以讹传讹，都说此证是瞳仁反背，这个谣传相传已久，短时间内难以纠正。应知道此病症只能通过金针插入目珠内，将翳膜拨去后，便立刻能视。此言论只能与明于医道的人相交流，与一般人是无法沟通的。在此与错误的说法相辨别，以供后人传阅。

上《龙木论》金针开内障大法。谨按其法，初患眼内障之时，其眼不痛不涩不痒，头不旋不痛，而翳状已结成者，必俟风月，障老始宜金针拨去其翳，如拨云见日而光明也。今具其略于后。

上述为《龙木论》金针拨内障大法。要按照其法，内障眼病初起时，患眼不痛不涩不痒，头无眩晕疼痛，而翳膜已结成的患者，一定要等到障翳长熟再行针拨内障术，如拨云见日般可恢复光明。在这里对此法详细描述，本章之后再有提及便简略概之。

开内障图

圆翳　初患时，见蝇飞花发、垂蟢、薄雾轻烟。先患一眼，次第相牵，俱圆翳，如油点浮水中，阳看则小，阴看则大。金针一拨即去。

滑翳　翳如水银珠，宜金针拨之。

涩翳　翳如凝脂色，宜金针拨之。

浮翳　藏形睛之深处，细看方见，宜金针深拨之。

横翳　横如剑脊，两边薄，中央厚。宜针于中央厚处拨之。

以上五翳，皆先患一目，向后俱损。初患之时，其眼痛涩，头旋额痛，虽有翳状，亦难针拨。独偃月翳、枣花翳、黑水凝翳，微有头旋额痛者，宜针轻拨之。

圆翳：初患时，眼前视物昏花，有飞蝇样暗影飘动，或如罩薄雾轻烟。先患一眼，次第相引另一只眼发病，俱为圆翳病症，如油点浮水中，亮光下观察则小，暗光下观察则大，金针一拨即去。

滑翳：翳如水银珠，宜金针拨之。

涩翳：翳如凝脂色，宜金针拨之。

浮翳：藏形于目睛深处，细看方见，宜金针拨之。

横翳：横如剑脊，两边薄，中央厚，宜于中央厚处针拨之。

以上五翳，皆先患一目，次第相牵另一只眼发病。病初起时，患眼痛涩，头旋额痛，虽可见翳膜，难以行针拨除。只有偃月翳、枣花翳、黑水凝翳，微有头目眩晕，额角疼痛者，宜针轻拨之。

冰翳　初患时，头旋额痛，眼睑眉棱骨、鼻颊骨痛，目内赤涩。先患一目，向后翳状如冰冻坚白。宜于所过经脉针其腧穴，忌出血。宜针拨动，不宜强拨。

偃月翳　初患时，微微头旋额痛。先患一目，次第相牵俱损。翳一半厚，一半薄。宜针，先从厚处拨之。

枣花翳　初患时，微有头旋眼涩，目中时时痒痛。先患一眼，向后俱翳，周回如锯齿。轻轻拨去，莫留断脚，兼于所过之经，针灸其腧。

散翳　翳如酥点，乍青乍白，宜针拨之。

黑水凝翳　初患时，头旋眼涩，见花，黄黑不定，翳凝结青色，宜针拨之。

惊振翳　头脑被打筑，恶血流入眼内，至二三年成翳，翳白色。先患之眼不宜针，牵损后患之眼，宜针拨之。

白翳黄心　翳四边白中心黄者。先服逐翳散，次针足经所过诸穴，后用金针轻拨。拨若先损一目，向后俱损。

冰翳：初患时，头目眩晕，额角疼痛，眼睑眉棱骨、鼻颊骨皆有痛感，患目赤涩。先患一目，后来生出翳膜，状如冰冻样坚硬色白。宜针其所过经脉之腧穴，切忌不可出血。宜针拨动，不宜强拨。

偃月翳：初患时，微有头目眩晕，额角疼痛。先患一目，次第相牵俱损，翳一半厚一半薄，宜针，先从厚处拨之。

枣花翳：初患时微有头目眩晕、患眼干涩不适，患目时时痒痛。先患一眼，次第相牵俱发障翳，翳之周边如锯齿状。宜轻轻拨去，莫让周边组织留有粘连，针灸其所过经脉之腧穴。

散翳：翳如酥点，乍青乍白，宜针拨之。

黑水凝翳：初患时，头目眩晕、患眼干涩不适，视物昏花，黄黑不定，障翳凝结呈青色，宜针拨之。

惊振翳：头脑受外伤，恶血流入眼内，至两三年成翳，障翳呈白色。先患之眼不宜针，牵连损害后患之眼宜针拨之。

白翳黄心：障翳的四周发白而中心发黄者。先服逐翳散，然后针其足经所过诸穴，后用金针轻拨。若针拨不当对患目造成损伤，那么另一只眼也会有损伤。

虽不痛不痒，其翳黄色、红色者，不宜针拨；翳状破散者，不宜针拨；中心浓重者，不宜针拨；拨之不动者，曰死翳，忌拨。独白翳黄心，宜先服药后针之。若无翳者，名曰风赤，不宜针。

虽然此病症不痛不痒，但其翳为黄色、红色者，不宜针拨；翳膜形状破散者，不宜针拨；中央翳膜浓重者，不宜针拨；拨之不动者，曰死翳，忌拨。只有障翳的四周发白而中心发黄者，宜先服药后针之。若无翳者，名曰风赤，不宜针之。

乌风　无翳。但瞳仁小，三五年内结成翳，青白色，不宜针。视物有花为虚，宜药补，不宜药泻。

肝风　无翳。眼前多见虚花，或白或黑，或赤或黄，或一物见二形，两眼同患。急宜补治，切忌房事。

五风变　初患时，头旋额痛。或一目先患，或因呕吐，双目俱暗。瞳子白如霜。

绿风　初患时，头旋额角偏痛，连眼睑眉骨及鼻颊骨痛，眼内痛涩。先患一眼，向后俱损。无翳。目见花，或红或黑。

黑风　初患时，头旋额偏痛，连眼睑、鼻颊骨痛，眼内痛涩。先患一眼，向后俱损。无翳。眼见黑花。

青风　初患时，微有痛涩，头旋脑痛。先患一眼，向后俱损。无翳，劳倦加昏重。

雷头风变　初患时，头旋，恶心呕吐。先患一目，次第相牵俱损。瞳神或大或小，凝脂结白。

乌风：无障翳。但瞳仁小，三五年内结成翳膜，呈青白色，不宜施针拨术。视物昏花为虚证，宜药补，不宜药泻。

肝风：无翳。眼前多视物昏花，或白或黑，或赤或黄，或视一为二，两眼同时患病。宜及时诊治，切忌房事。

五风变：病初起时，头目眩晕，额角疼痛。有的先患一眼，或因呕吐，双目俱视物发暗。瞳子发白如霜。

绿风：病初起时，头目眩晕，额角疼痛，连及眼睑眉棱骨及鼻颊骨均有疼痛，患眼痛涩。先患一眼，次第相牵另眼发病。无翳，视物昏花，或红或黑。

黑风：病初起时，头目眩晕，额角疼痛，连及眼睑及鼻颊骨痛，患眼痛涩。先患一眼，次第相牵另眼发病。无翳。视物昏花发黑。

青风：病初起时，患眼微有痛涩，头晕眩疼痛。先患一眼，次第相牵另眼发病。无翳，劳倦后视物更加昏重。

雷头风变：病初起时，头目眩晕，恶心呕吐。先为单眼发病，次第相牵另眼发病。瞳神或大或小，障翳呈白色。

用针忌日见卷六。

推逐日按时人神所在当忌，凡用针灸钩割俱宜忌犯。

子时在踝　丑时在头　寅时在耳　卯时在面　辰时在头　巳时在乳　午时在脚　未时在腹　申时在心　酉时在背　戌时在腰　亥时在股。

禁止行针的日子见卷六。

每日推算人之神气所在的部位，切忌行针，凡是需要实行针灸钩割之术等均宜有所禁忌。

子时在踝　丑时在头　寅时在耳　卯时在面　辰时在头　巳时在乳　午时在脚　未时在腹　申时在心　酉时在背　戌时在腰　亥时在股。

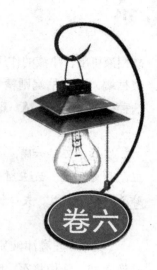

卷六

运气原证

按《内经》运气，泪出，皆从风热。《经》云：厥阴司天之政，三之气，天政布，风乃时举，民病泣出是也。

据《内经》运气中记载，有眼泪流出，皆从风热论治。《素问·六元正纪大论》中记载：厥阴主天气变化，三之气（主气少阳相火，客气厥阴风木）主宰天气的变化，布其政令，此时风邪正盛，人们容易患流泪症。

目泪

《灵枢》黄帝曰：人之哀而泣涕者，何气使然。岐伯曰：心者，五脏六腑之主也。目者，宗脉之所聚也，上液之道也。口鼻者，气之门户也。故悲哀愁忧则心动，心动则五脏六腑皆摇，摇则宗脉感，宗脉感则液道开，液道开故涕泣出焉。液者，所以灌精濡空窍者也，故上液之道开则泣，泣不止则液竭，液竭则精不灌，精不灌则目无所见矣，故命曰：夺精。补天柱经侠颈，侠颈，侠头中分也。

《灵枢》中记载，皇帝问：人因悲哀而哭泣，是什么原因？岐伯答道：心是五脏六腑之主，各经脉皆上聚于目。目是精津液上输的通道。口鼻是气进出的门户。所以悲哀忧愁则心动，心动则五脏六腑皆摇荡，摇荡则经脉有所感触，经脉有感触则津液的通道打开，

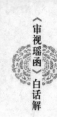

故泪液可出。津液的作用是润泽孔窍，所以津液的道路通畅则眼泪流出，泪流不止则津液枯竭，津液枯竭则精气灌输不到眼睛，精气灌输不到眼睛则眼睛不能视物，所以把这种病命名为：夺精，意为精气丧失。补膀胱经的天柱穴于侠颈间。

又曰：五脏六腑，心为之主，耳为之听，目为之视，肺为之相，肝为之荣，脾为之卫，肾为之主，故五脏六腑之津液，尽上渗于目。心悲气并则心系急，心系急则肺举，肺举则津液上溢。夫心系与肺不能常举，乍上乍下，故咳而泣出矣。

《灵枢·五癃津液别》中记载：五脏六腑中，以心为主宰，耳主听觉，眼主视觉，肺像宰相，肝像将军，脾像护卫，肾脏主骨而成形体，所以五脏六腑的津液都向上渗透于眼睛。当心有悲伤，五脏六腑之气并于心中，引起与心相连的脉络拘急，而致使肺气上逆，津液上溢，心之脉络拘急，肺气时上时下，就会引起咳嗽，流泪。

《素问·解精微论》曰：厥则目无所见。夫人厥则阳气并于上，阴气并于下；阳并于上则火独光也，阴并于下则足寒，足寒则胀。夫一水不胜五火，故目昏盲，是以冲风泣下而不止。夫风之中目也，阳气内守于精，是火气燔目，故风见则泣下。有喻比之：夫火疾风生，乃能雨，此之类也。

《素问·解精微论》中记载：厥证可使眼睛失明。人得厥证时阳气聚集于上，阴气集聚于下。阳气聚集于上，则上部亢热；阴气聚集于下，则足部寒凉而发胀。太阴之水不能制约五脏的阳气，所以目昏目盲，眼睛见风则泪流不止。风邪犯目，阳热之气内客于目，火气烧灼眼睛，所以眼睛见风流泪。有人把此比作火大生风，生风则有雨，大概两者有相似之处。

东垣云：水附木势，上为眼涩，为眵，为冷泪，此皆由肺金之虚，而肝木寡于畏也。

李东垣说：水依附着肝木的上升之势，向上则眼涩，眼屎多，流冷泪，这都是因为肺金虚，肝木反胜于肺的缘故。

迎风冷泪症

迎风冷泪，水木俱虚。血液不足，寒药勿施。失治则重，宜早补之。

眼睛迎风流冷泪，是因为肾水肝木皆虚。血液不足，这时不要用寒凉的药物治疗。错误的治疗可使病情加重，应该尽早补益。

此症谓见风则冷泪流，若赤烂有障翳者，非也。乃水木二经血液不足，阴邪之患，久而失治，则有内障、视眇等症生焉。与无时冷泪不同，此为窍虚，因邪引邪之患，若无时冷泪，则内虚，胆肾自伤之患也。此宜服：

河间当归汤　治风邪所伤，寒中，目泪自出，肌瘦汗不止。

白术_炒　白茯苓　干姜_炮　细辛　川芎　白芍药　甘草_{炙，各五分}　官桂
陈皮_{各一钱}　当归身_{酒制}　人参_{各二钱}

上为剂，水二钟，姜一片，黑枣三枚，煎八分，去滓，热服，不计时，服再服。

此病症为迎风流冷泪，若睑弦赤烂、有障翳者，则不是这个病。此病是由肝肾两经血液不足所致，属阴证。如果病久没有得到有效的治疗，则会出现内障、视眇等症。与时常流冷泪不同，此病是孔窍虚，是由外邪引起的疾病；而时常流冷泪则是因为内虚，肝胆肾亏虚引起的。此病应服：

河间当归汤　治疗风邪所伤，类中风疾病，眼泪自出，形体偏瘦，汗出不止。

白术_炒　白茯苓　干姜_炮　细辛　川芎　白芍药　甘草_{炙，各五分}　官桂
陈皮_{各一钱}　当归身_{酒制}　人参_{各二钱}

上为剂，水二钟，姜一片，黑枣三枚，煎煮八分，去滓，热服，不计时间，可以服后再服。

阿胶散　治目有冷泪，流而不结者，肝经受风冷故也。

阿胶　马兜铃_{各两半}　紫菀　款冬花　糯米_{各一两}　白蒺藜_{炒，二钱半}　甘草_{五钱}
上为细末，每服二钱，水一钟煎，不拘时服。

阿胶散　治疗目有冷泪，流而不断，肝经受冷风。

阿胶　马兜铃_{各两半}　紫菀　款冬花　糯米_{各一两}　白蒺藜_{炒，二钱半}　甘草_{五钱}
上为细末，每服二钱，水一钟煎煮，不拘时间服用。

枸杞酒　治目视不明，迎风冷泪。

枸杞子_{拣肥者，一斤，杵烂，再用绢袋盛贮。须浸酒密封，勿令泄气，候三七日，取饮}　　陈无灰酒_{十斤}
仍用猪肝煮熟切片，蘸花椒、盐同食。每饮酒一二杯，勿宜过饮；若或过饮，反佐

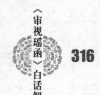

湿热，为害不浅矣。

枸杞酒　治疗目视不明，迎风冷泪。

枸杞子拣肥者，一斤，杵烂，再用袋子盛储，用酒浸泡密封，不要泄气，三七天可服　　　陈无灰酒十斤

用猪肝煮熟切片，蘸花椒、盐同食。每次饮酒一两杯，不宜过量；如果过量则会引起湿热，带来危害。

按：肝气通于目，肝和则能辨五色矣。今肝为劳伤，致目视不明，多出冷泪。《经》曰：味为阴，味厚为阴中之阴。枸杞子味厚，故足以养厥阴之阴。煮以纯酒，取其浃洽气血而已。

按语：肝气通于目，肝和则能分辨五色。若肝为劳伤，导致目视不明，多出冷泪。《素问·阴阳应象大论》中记载：四气五味中五味属阴，味厚者为阴中之阴。枸杞子味厚，所以可以养厥阴之阴。用纯酒煎煮，使其润泽气血。

迎风热泪症

迎风热泪出，肝虚夹火来。水亏火隐伏，久则成内灾。

迎风热泪流出，是肝虚夹火所致。肾水亏虚内火隐伏，日久则成灾祸。

此症不论何时何风，见之则流热泪。若有别症及风、气者，非也。乃肝胆肾水之津液不足，故因虚窍不密，而风邪引出其泪也。中有隐伏之火发，故泪流而热。久而不治，及有触犯，则有变矣。宜服：

羚羊角散　治肝脏受热，眼目昏花，时多热泪。

羚羊角锉细末　羌活　玄参　车前子　山栀仁炒　黄芩　瓜蒌去油，各五钱　胡黄连

家菊花各三钱　细辛一钱

上为细末，每服二钱，食后，竹叶煎汤调下。

此症不论何时、何风，见之则流热泪。如果有其他的症状或遇见不同的风而流泪或睑板腺功能亢进所致的泡沫状分泌物，则不是此症。此症是因肝胆肾水的津液不足致使孔窍虚衰，而风邪侵袭引起流泪。因内有伏隐之火，所以流热泪。长期得不到有效的治疗，若有所触犯，病情则会有恶化。宜服：

羚羊角散　治疗肝脏受热，眼目昏花，时多热泪。

羚羊角锉细末　羌活　玄参　车前子　山栀仁炒　黄芩　瓜蒌去油, 各五钱　胡黄连

家菊花各三钱　细辛一钱

上为细末，每次二钱，饭后，竹叶煎汤服下。

白僵蚕散　治冲风泪出。

白僵蚕炒　粉草　旋覆花　细辛　木贼草　荆芥各二钱半　嫩桑叶一两

上为细末，每服二钱，白水煎，食后，温服。

白僵蚕散　治疗冲风流泪。

白僵蚕炒　粉草　旋覆花　细辛　木贼草　荆芥各二钱半　嫩桑叶一两

上为细末，每次二钱，白水煎煮，饭后，温服。

珍珠散　治肝虚见风泪出。

珍珠另研　丹砂研, 各三分　干姜研, 二分　贝齿火煅, 水淬, 干研, 一两

上共研极细令匀，以熟绢帛筛三遍。每仰卧，以少许点眼中，闭少时为妙。

珍珠散　治疗肝虚见风流泪。

珍珠另研　丹砂研, 各三分　干姜研, 二分　贝齿火煅, 水淬, 干研, 一两

上共研极细末，令其均匀，用细布筛三遍。每次仰卧，用少许点眼，闭目片刻为佳。

无时冷泪症

无时冷泪，水木俱伤。此幽阴之深患，其为病也非常。然斯疾每出不意，非青盲则内障为殃。

时常有冷泪流出，为肝木和肾水皆伤引起。因其隐伏在内，为病也很特殊。所以发病时出人意料，会引起青盲或内障眼病。

此症为目无赤病也，只是时常流出冷泪，久则视瞻昏眇，非比迎风冷泪，因虚引邪之轻者，此盖精液耗伤，肝气渐弱，精膏涩枯，肾水不足，幽阴已甚。久而失治，则有内障青盲之患。精血衰败之人，及悲伤哭泣久郁，妇人产后悲泣太过者，每多此症。且

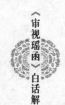

为祸又缓，人不为虑，往往罹其害而祸成也，悔已迟矣。宜服：

菊睛丸　治肝肾不足，眼目昏暗，瞻视不明，茫茫漠漠，常见黑花，多有冷泪。久服补不足、强肝肾。

甘菊花_{去梗叶，四两，炒}　巴戟_{去心，一两}　肉苁蓉_{酒洗，去皮，焙干，切二两}　枸杞子_{捣，焙，三两}

上为细末，炼蜜为丸，如桐子大，每服三钱，温酒或青盐汤，空心，食前送下。

此病症眼睛不红，只是时常流出冷泪，时间长了则会出现视瞻昏眇，它不像迎风冷泪是因为孔窍虚衰，外邪侵袭而致轻症，此病是因为精液耗伤，肝气渐弱，精膏涩枯，肾水不足，病邪藏匿深久而造成的。如果长时间没有得到有效的治疗，则会出现内障、青盲之病。精血衰败的人以及因悲伤哭泣日久生郁的人或妇人产后悲泣太过，比较容易患此症。因此病为害缓慢，常不为人重视，往往等到病情加重，后悔已晚。宜服：

菊睛丸　治疗肝肾不足，眼目昏暗，瞻视不明，茫茫漠漠，时常黑花，多有冷泪，久服补不足、强肝肾。

甘菊花_{去梗叶，四两，炒}　巴戟天_{去心，一两}　肉苁蓉_{酒洗，去皮，焙干，切二两}　枸杞子_{捣，焙，三两}

上为细末，炼蜜为丸，如梧桐子大，每次服用三钱，温酒或青盐汤，空腹，饭前送服。

麝香散　治眼冷泪不止。㗜鼻。
香附子　川椒目_{各等分}　苍术　麝香_{各少许}
上为细末，令病者㗜水一口，将药吹于鼻内。

麝香散　治疗眼流冷泪不止。纳入鼻内。
香附子　川椒目_{各等分}　苍术　麝香_{各少许}
上为细末，令病人㗜水一口，将药吹于鼻内。

无时热泪症

无时热泪，其祸幽微。此损耗中有伏火，乃不足中之有余。服寒凉则伤汁损血，服热药则血壅难舒，当以意消息之，补益当而消除。

时常有热泪流出，病因隐藏较深。此病损耗中有伏火，为不足中之有余。服用寒凉的药物则会损伤阴血，服用热药则致血瘀，应当以消法使之平息，补益之法使之消除。

此症谓目无别病，只是热泪无时而常流也。若有别病而热泪出者，乃火激动其水。非此病之比。盖肝胆肾水耗而阴精亏涩，及劳心竭力，过虑深思，动其心而伤其汁也，故膏液不足，又哭泣太伤者，每每患此。久而失治，触犯者，变为内障。因其为患微缓，故罹害者多矣。宜服：

当归饮子

当归身　人参　柴胡　黄芩　白芍药　甘草　大黄_{各一钱}　滑石_{五分}

上锉剂，水二钟，生姜三片，煎至八分，去滓，温服。

此病症眼睛没有明显病变，只是热泪时常流出。如果是其他疾病引起的热泪，则是肝火旺盛，引动肾水，并不是这个病。这个病是因为肝胆肾水耗损而阴精亏涩，以及劳心竭力，过虑深思，动其心气而耗伤津液，所以膏液不足，加之哭泣太伤，常常患此病。长时间没有得到有效治疗，又有其他诱因触犯者，则变为内障。因其患病隐匿且缓慢，受此害的人很多。宜服：

当归饮子

当归身　人参　柴胡　黄芩　白芍药　甘草　大黄_{各一钱}　滑石_{五分}

上锉剂，水二钟，生姜三片，煎至八分，去滓，温服。

椒地丸　治目昏多泪。

熟地黄_{切，焙干}　川椒_{去目及闭口者，微炒}　生地黄_{切，焙干}

上三味各等分，为细末，炼蜜为丸，如桐子大，每服五十九，盐米饮，空心，送下。

椒地丸　治疗目昏多泪。

熟地黄_{切，焙干}　川椒_{去目及闭口者，微炒}　生地黄_{切，焙干}

上三味各等分，为细末，蜜炼为丸，如梧桐子大。每服五十丸，盐米送饮，空腹送下。

江陵傅氏，家贫，鬻纸为业，好接待游士。一日，客方巾布袍，邀傅饮，傅目昏多泪，客教以此方。服不一月，目能夜视物，享年近九十，聪明不衰。

今湖北省江陵县一带有一户姓傅的人家，家里贫穷，以卖纸为生，喜欢接待出门在外的人士。有一天，有一儒生邀请傅氏饮酒，傅氏说自己目昏多泪，儒生便告诉他这个方子。傅氏服此方不到一月，目能视物，享年近九十，仍耳聪目明。

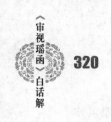

风沿

丹溪云：风沿眼系、上膈有积热，自饮食中挟怒气而成。顽痰痞塞，浊气不下降，清气不上升，由是火益炽而水益降，积而久也。眼沿因脓渍而肿，于中生细小虫丝，遂年久不愈，而多痒者是也。用紫金膏，以银钗脚揩去油腻点之。试问若果痒者，又当去虫，以绝根本。盖紫金膏只去湿与去风、凉血而已。若前所谓饮食挟怒成痰，又须更与防风通圣散，去硝黄为细末，以酒拌匀，晒干，依法服之。禁诸厚味及大料物，方尽诸法之要。

朱丹溪说：睑缘炎是由眼系、上膈积热、饮食中挟有怒气而形成。有顽痰痞闷阻塞，浊气不能下降，清气不能上升，所以火越来越热，水也不断向下，日久积多。睑缘因脓液的侵蚀而肿，里生微小的线条状小虫，多年不能痊愈，而且多伴有瘙痒。用紫金膏，银钗揩去油腻，点到患处。如果有瘙痒者，应当驱虫，治疗疾病的根本。紫金膏能祛湿、祛风、凉血，如果像前面所说为饮食挟怒成痰，则需加防风通圣散，去硝黄，研为细末，以酒拌匀晒干，按照方法服下。禁食厚味及香味浓厚之物等，使药效全部发挥出来为治疗大法。

眦帷赤烂症

眦帷赤烂，惟眦有之。火土燥湿，病有重轻。重则眦帷裂而血出，轻则弦赤烂而难舒。以清润而为治，何患病之不除。

眦帷赤烂，只有大小眦患此症。火燥土湿，病有轻重。重则大小眦周围皮肤裂开而出血，轻则周围赤烂而不舒服。治法以清润为主，不用担心病害不除。

此症专言眦之赤烂，目无别病也。若目有别病而赤烂者，乃因别火致伤其眦，又非此比。赤胜烂者，火多，乃劳心忧郁忿悖，无形之火所伤。烂胜赤者，湿多，乃恣燥嗜酒，哭泣过多，冒火冲烟，风热蒸熏，有形之火所伤。病属心络，甚则火盛而生疮于眦边也。要分大小二眦，相火君火，虚实之症。宜服、点、洗：

防风通圣散　并治中风，一切风热，大便秘结，小便赤涩，眼目赤肿；或热极生风，舌强口噤；或鼻生紫赤风刺、瘾疹而为肺风，或成疠风，即世呼大麻风；或肠风为痔漏；或阳郁而为诸热，谵妄惊狂，并皆治之。

防风　川芎　大黄　赤芍药　连翘　麻黄_{去节}　芒硝　苏薄荷　当归　滑石_{飞过}

甘草　炒栀仁　白术　桔梗　石膏_煅　荆芥穗　黄芩_{各等分}

上为粗末，每服四钱，姜三片，水二钟煎，食前，温服。

此症只是大小眦赤烂，而眼睛没有其他病症。如果因为其他病症而生赤烂，为他邪而致大小眦受伤，则不是此病。大小眦有显著红赤而湿烂轻微者，为火多，劳心忧郁忿悖，无形之火所伤。大小眦有显著湿烂而红赤轻微者，为湿多，食燥嗜酒，哭泣过多，冒火冲烟，风热熏蒸，为有形之火所伤。此病属心经，火盛则大小眦变生疮。要分清大小眦，分清相火、君火，虚实之证。应该服药、点眼、洗眼：

防风通圣散　并治中风，一切风热，大便秘结，小便赤涩，眼目红赤肿痛；或热极生风，舌体强硬，牙关紧闭；或鼻生紫赤痤疮、瘾疹或为红癜或生疬风即麻风病，或大便下血而为痔漏；或阳郁化热，精神错乱谵狂，一并可治。

防风　川芎　大黄　赤芍药　连翘　麻黄_{去节}　芒硝　苏薄荷　当归　滑石_{飞过}

甘草　炒栀仁　白术　桔梗　石膏_煅　荆芥穗　黄芩_{各等分}

上为粗末，每服四钱，生姜三片，水二钟煎煮，饭前温服。

按：防风、麻黄，解表药也，风热之在皮肤者，得之出汗而泄；荆芥、薄荷，清上药也，风热之在巅顶者，得之由鼻而泄；大黄、芒硝，通利药也，风热之在肠胃者，得之由后而泄；滑石、栀子，水道药也，风热之在决渎者，得之由溺而泄。风淫于膈，肺胃受邪，石膏、桔梗，清肺胃也；而连翘、黄芩又所以祛诸经之游火。风之为患，肝木主之，川芎、当归和肝血也，而甘草、白术又所以和胃气而健脾。刘守真氏长于治火，此方之旨，详具悉哉。

按语：防风、麻黄为解表药，风热在肌肤，服之则汗出，使邪得泄；荆芥、薄荷为清上药，风热在巅顶，服之则邪气由鼻得泄；大黄、芒硝为通利药，风热在肠胃，邪气由肛门得泄；滑石、栀子为通利水道之药，风热在三焦，服之邪气由小便得泄。风邪侵袭于膈，肺胃受邪，石膏、桔梗清肺胃之热，连翘、黄芩祛诸经游火。风为患，肝木主之，川芎、当归调和肝血，而甘草、白术又能和胃健脾。刘河间擅长治火，此方的意义，已有详细记载。

如目两睑溃烂，或生风粟，白睛红赤，黑睛生翳障，加菊花、黄连、羌活、白蒺藜，名曰菊花通圣散。虚弱，大便不结燥者，减去硝黄。

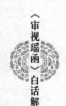

如果两睑溃烂，或生风粟，白睛红赤，黑睛生翳障，加菊花、黄连、羌活、白蒺藜，名曰：菊花通圣散。虚弱者，大便不结燥者，减去大黄和芒硝。

东垣碧天丸　治目疾屡服寒凉不愈，两目蒸热，有如火熏，赤而不痛，红丝赤脉，满目贯睛，瞀闷昏睛，羞明畏日，或上下睑赤烂，或不服水土，而内外眦皆破，以此洗之。

瓦粉_{炒，一两}　铜绿_{七分，为末}　枯白矾_{二分}

上研铜绿、白矾令细，旋入瓦粉研匀，热水和之，共为丸，如黄豆大，每用一丸，热汤半盏，浸一二时辰。洗至觉微涩为度，少闭眼半个时辰许。临卧更洗之，瞑目就睡，尤为神妙，一丸可洗二三日。可在汤内炖热，此药治其标，为里热已去矣，里实者不宜用此，当泻其实热。

东垣碧天丸　治疗目病屡服寒凉药而不能痊愈者，两目蒸热，如有火熏，红而不痛，红丝赤脉，满目贯睛，瞀闷昏睛，羞明畏日，或上下睑赤烂，或水土不服，而内外眦皆溃烂，用此洗眼。

瓦粉_{炒，一两}　铜绿_{七分，为末}　枯白矾_{二分}

上研铜绿、白矾为细末，缓缓入瓦粉研匀，热水和之，共为丸，如黄豆大，每用一丸，热汤半碗，浸泡一二小时。洗眼至感觉微涩为度，闭目半小时。睡前再洗，闭目就睡，效果为佳，一丸可以洗二三日。也可在水里煮热，这个方法只治疗其标，为里热已去，里实证者不宜用，当泻其实热。

紫金膏

用水飞过虢丹，蜜多水少，文武火熬，以器盛之，点。

紫金膏

用水飞过铅丹，蜜多水少，文武火熬，用容器盛之，点眼。

迎风赤烂症

迎风赤烂邪在肝，因虚被克木相传。久不愈今成赤烂，赤烂风弦治又难。

迎风赤烂邪在肝，因脾土亏虚反被肝木相克。日久不愈则成赤烂，睑缘赤烂治疗起来很困难。

此症谓目不论何风，见之则赤烂。无风则好者，与风弦赤烂入脾络之深者不同。夫风属木，木强土弱，弱则易侵，则邪引邪，内外夹攻，土受木克，是以有风则病，无风则愈。赤烂者，土木之病也。赤者，木中火症；烂者，土之湿症。若痰若湿甚者，烂胜赤；若火若燥甚者，赤胜烂。心承、肺承者，珠亦痛而赤焉。此章专言见风赤烂之患，与前章迎风冷、热泪症内之深者又不同。宜服、洗：

柴胡散　治眼眶涩烂，因风而作，用气药燥之。

柴胡　防风　赤芍药　荆芥　羌活　桔梗　生地黄　甘草

上各等分，为细末，每服三钱，白水煎，温服。

此症眼睛不论遇见什么风，见之则赤烂。无风则痊愈，与风弦赤烂入脾络之深不同。风属木，肝木强则脾土弱，弱则容易受侵，因内邪引发外邪，内外夹攻，脾土反被肝木相克，所以有风则病，无风则痊愈。赤烂者，肝木脾土之病。赤者，肝木火症；烂者，脾土湿症。如果痰湿胜者，则烂胜赤；如果火燥胜者，则赤胜烂。如果伤及血轮及气轮，眼珠也会出现红痛。此章只论述迎风赤烂之病，与前章迎风冷、热泪之病位深者不同。宜口服药物，洗眼：

柴胡散　治疗眼眶涩烂，因风而作，用行气的药物以温燥。

柴胡　防风　赤芍药　荆芥　羌活　桔梗　生地黄　甘草

上各等分，为细末，每服三钱，白水煎煮，温服。

疏风散湿汤

赤芍药　黄连　防风各五分　铜绿另入　川花椒　归尾各一钱　轻粉一分，另入

羌活　五倍子各三分　荆芥六分　胆矾　明矾各三厘

上为一处，水三钟，煎至一半，去滓，外加铜绿泡化，后入轻粉搅匀，汤脚用棉纸滤过澄清，可用手蘸洗目烂湿处。

疏风散湿汤

赤芍药　黄连　防风各五分　铜绿另入　川花椒　归尾各一钱　轻粉一分，另入

羌活　五倍子各三分　荆芥六分　胆矾　明矾各三厘

上为一处，水三钟，煎至一半，去滓，外加铜绿泡化，后入轻粉搅匀，沉淀的废料用棉纸滤过澄清，用手蘸取涂抹烂湿处。

一方　治烂弦血风眼。

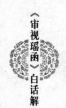

覆盆子叶_{不拘多寡，去梗，日晒干}

研令极细，薄绵裹之，以男小儿所食之乳，浸汁，如人行八九里之时，方点目中，即仰卧。不过三四日，视物如少年，忌酒面油腻物。

一方　治疗烂弦血风眼。

覆盆子叶_{不拘多寡，去梗，日晒干}

研令极细，薄绵裹之，以小儿所食乳浸汁，不足一小时，方点眼，立即仰卧。不到三四天，视物如少年。忌食酒、面、油腻之物。

宋宗室赵太尉乳母，苦烂弦风眼，近二十年，有卖药老媪过门，云此眼有虫，其细如丝，色赤而长，久则滋生。乃入山取此药咀嚼之，而留汁滓，存于竹筒内。以皂纱蒙乳母眼，取笔画双目于纱上，然后滴药汁渍眼下弦。转盼间，虫从纱中出，共数十条，后眼弦肉干如常。太医上官彦诚闻之，有邻妇亦患此症，试之，无不立瘥。考之《本草》，陈藏器云：此药治眼暗不明，冷泪淫淫不止，及青盲等恙，盖治眼妙品也。

宋宗室赵太尉的乳母，患迎风赤烂有二十年，一天，有一卖药的老妇人路过，说她眼中有虫，虫细如丝，色赤而长，是因病久引起的。随后入山取此药咀嚼，留汁滓装入竹筒内。用皂纱蒙住她的眼睛，取笔画双目于纱上，然后滴药汁渍眼下弦。转眼间，虫从纱里出来，共数十条，随后眼病即愈。太医上官彦诚听说了此事，有邻家妇女也患此病，试之，均取得很好的疗效。查阅《本草拾遗》，陈藏器说：此药治疗目暗不明，冷泪不止及青盲等皆有效果，为治疗眼病的妙方。

治烂弦眼生虫方

覆盆子叶_{为末，一钱}　干姜_{烧灰}　生矾_{各半分}　枯矾_{一分}

共研一处，蜜调，用绢片做膏药。贴眼上一夜，次午揭起，其虫自出，粘在绢上。次晚，又将肥猪肉切片，贴眼上一宿，即愈。

治烂弦眼生虫方

覆盆子叶_{为末，一钱}　干姜_{烧灰}　生矾_{各半分}　枯矾_{一分}

共研一处，蜜调，用绢片做膏药。贴敷眼睛一夜，次日中午揭去，其虫自出，粘于绢上。第二天晚上，又将猪肥肉切片，贴敷眼睛一夜，即愈。

敷烂弦眼方

炉甘石煅，飞过，一两　飞丹_{五钱}　枯矾_{二钱五分}　明硃砂_{研细，一钱}　铜绿_{二钱}

共为一处，研极细为度，先用荆芥、陈茶，煎水，洗患处，乘湿将药敷上，二三次立愈。

敷烂弦眼方

炉甘石_{煅，飞过，一两}　飞丹_{五钱}　枯矾_{二钱五分}　明硃砂_{研细，一钱}　铜绿_{二钱}

共为一处，研极细为度，先用荆芥、陈茶，煎水，洗患处，趁湿将药敷上，两三次即愈。

诸因

内外诸因，种种不一。有因七情、六淫、伤感过度而致者，其症随愈随复，最难调治。有外受风邪、燥火克削，致荣卫失调而淹滞涩翳，朦昧不清，宜散宜和，随症施之。若因他症侵乘，及物伤等症累目，虽内外、轻重，各分其类。总之，火郁者，宜疏之；气滞者，宜导之；燥甚风邪，宜审虚实调之；庶不至客邪延久，成痼疾已。

内外病因，各有不同。有因七情、外感六淫过度而致病，此病容易痊愈但容易复发，最难调治。有因外受风邪、燥火克制削弱而致营卫失调，淹滞涩翳，朦昧不清，宜散宜和，随症加减。如因其他病邪侵袭及物伤等症累及眼睛者，要内外、轻重，分其类别。总之，火郁者当疏导；气滞者当顺导；燥邪太过而生风者，当审视虚实进行调治；千万不要使邪气停留太久，而成为难治的疾病。

因风症

风兮风兮祸何多，未伤人身先损目。有因睥反烂弦红，有致偏喎并振搐。有为内障目昏盲，有生外障多胬肉。内外轻重皆不同，比之常症犹难逐。驱风活血养阴精，胜似求仙去问卜。

风邪往往致病较多，还未伤及身体先损害眼睛。有因睥翻粘睑，风弦赤烂者，有口眼歪斜并抽搐者。有为内障目昏盲，生外障多胬肉者。内外轻重各不相同，这比其他病症更难医治。驱风、活血、滋养阴精，则会取得好的疗效。

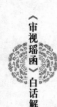
此症谓患风病人而目病也。盖风属木，木为肝，肝之窍在目，本乎一气。病风则热盛，何也，木能生火也。火盛则血内生风，久而不熄，遂致耗损矣。况久病必生郁，郁则又生火，火性上炎，火热极而又生风，辗转相生，内外障翳皆起于此。故患风木之病，各因其故而发之。有日浅而郁未深，为偏喎斜者；有入睥而睥反，湿赤胜烂者；有血虚筋弱而振搐者；有恣燥嗜热，火邪乖乱清和融纯之气，因郁而为内障者；有风胜血滞，结为外障，如胬肉等症者。再加以服饵香燥之药，耽酒纵辛，不善保养，以致阴愈亏而火愈燥，火愈燥而风愈胜，病变为凝瘀之重者。治当各因其证而伐其本，且外内常劫不同。大抵，若因风病目者，当去风为先，清火次之。不然，源既不清，流何能止；目病今虽暂退，后必复来，治之虽至再至三，风不除而火不熄，目终无痊愈之期矣。宜服：

正容汤　治口眼喎斜，仪容不正，服此即能正之，故云。

羌活　白附子　防风　秦艽　胆星　白僵蚕　半夏_制　木瓜　甘草

黄松节_{即茯神心木，各等分}

上锉剂，白水二钟，生姜三片，煎至八分，去滓，加酒一杯，服之。

上方，祛风以羌、防，化痰须星、夏，生草清热，秦艽荣筋，面部需白附、僵蚕舒筋急，资木瓜、松节、姜散风邪。酒行药势，此方服十剂，平服如故，敢陈一得，愿献知音。

此症是因感受风邪而致目病。风属木，木为肝，肝之窍在目，所以风和肝密切相关。风邪侵袭则热盛，这是为什么呢，是因为木能生火。火盛则血内生风，日久不熄，终使身体耗损。久病必生郁，郁则生火，火性上炎，火热极而生风，这样辗转相生，内外障皆起。所以患风邪而致肝木失调的病症，各有不同的原因。有生病未久而郁闭未深者，表现为口眼歪斜；有睥肉粘睑，红赤多于湿烂者；有血虚筋弱抽搐者；有嗜食热性辛燥之品，火邪扰乱清纯之气，因郁而为内障者；有风邪太胜而致血滞，结为外障，如胬肉攀睛等。再加之口服辛燥之药，嗜酒吃辣，不善于保养自己的身体，以致阴精亏虚而火越燥，火越燥而风越胜，病变凝瘀使成重症者。治疗应该根据不同的证型确立治本的方法，且内外病因常常不同。大致为眼睛因风得病，应当先祛风，再清火。不然源头不清，河流亦不会清；眼病今日暂时消退，但还会复发，虽然治疗多次，但是风不祛除，火不会灭，眼睛终无痊愈之期。宜服：

正容汤　治疗口眼歪斜，容貌不正，服此即能正。

羌活　白附子　防风　秦艽　胆星　白僵蚕　半夏_制　木瓜　甘草

黄松节_{即茯神心木，各等分}

上剉剂，白水二钟，生姜三片，煎至八分，去滓，加酒一杯，口服。

上方祛风以羌活、防风，化痰以胆南星、半夏，生甘草清热，秦艽荣筋，面部需要白附子、僵蚕以舒筋缓急，木瓜、松节、生姜散风邪，酒行药势。此方十剂，按照平常的方法服用，在这里我只是陈述了一点，献给眼科同道。

半夏茯苓天麻汤　治痰厥头痛，头旋眼黑，烦闷恶心，气短促，言语心神颠倒，目不敢开，如在风云中；或头痛如裂，身重如山，四肢厥冷。

天麻　黄芪_{蜜制}　人参　苍术_{泔水泡，制}　橘皮　泽泻　白茯苓　炒曲_{各五分}

白术_{炒，一钱}　半夏_{姜制}　麦芽_{炒，各钱半}　黄柏_{酒制，二分}　干姜_{炮，二钱，一方二分}

上剉剂，白水二钟，煎至八分，去滓，食后服。

半夏茯苓天麻汤　治疗痰厥头痛，头旋眼黑，烦闷恶心，气息短促，言语心神颠倒，目不敢开，如在云雾中；或头痛如裂，身重如山，四肢厥冷。

天麻　黄芪_{蜜制}　人参　苍术_{泔水泡，制}　橘皮　泽泻　白茯苓　炒曲_{各五分}

白术_{炒，一钱}　半夏_{姜制}　麦芽_{炒，各钱半}　黄柏_{酒制，二分}　干姜_{炮，二钱，一方二分}

上剉剂，白水二钟，煎至八分，去滓，饭后服用。

此头痛为足太阴痰厥头痛，非半夏不能疗。眼黑头旋，风虚内作，非天麻不能除；天麻苗谓之定风草，乃治内风之神药；内风者，虚风是也。黄芪甘温，泻火，补元气，实表虚，止自汗。人参甘温，调中，补气，泻火。二术甘温，除湿，补中，益气。泽泻、茯苓利小便，导湿。橘皮苦温，益气、调中而升阳。炒曲消食，荡胃中之滞气。麦芽宽中而助胃气。干姜辛热，以涤中寒。黄柏苦寒，用酒洗以疗之。冬日少火在泉，而发燥也。

此头痛为足太阴痰厥头痛，用半夏治疗。眼黑头旋，虚风内作，用天麻治疗；天麻也称定风草，是治疗内风的神效药；内风者，为虚风。方中黄芪甘温，泻火，补元气，实表虚，止自汗。人参甘温，调中，补气，泻火。苍术、白术甘温，除湿，补中，益气。泽泻、茯苓利小便，导湿。橘皮苦温，益气、调中而升阳。炒神曲消食，涤荡胃中滞气。麦芽宽中而助胃气。干姜辛热，以涤中寒。黄柏，苦，大寒，酒洗以主冬天少火在泉，易生燥。

夜光柳红散　治风邪伤胞睑，致风牵睑翻不收，泪出汪汪者。

人参　荆芥穗　川乌_炮　川白芷　南星_制　软石膏　川芎_{各二两}　何首乌

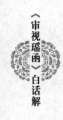

草乌_{去皮尖，炮} 石决明_煅 藁本 川细辛 雄黄 当归身 蒲黄 苏薄荷 防风

茅苍术_{浸，炒} 甘松 藿香叶 全蝎_{各一两半} 川羌活_{三两}

上为细末，每服二钱或三钱，茶清调下。

夜光柳红散 治疗风邪伤及胞睑，而致风牵睑翻不收，泪出汪汪。

人参 荆芥穗 川乌_炮 川白芷 南星_制 软石膏 川芎_{各二两} 何首乌

草乌_{去皮尖，炮} 石决明_煅 藁本 川细辛 雄黄 当归身 蒲黄 苏薄荷 防风

茅苍术_{浸，炒} 甘松 藿香叶 全蝎_{各一两半} 川羌活_{三两}

上为细末，每服二钱或三钱，茶清调下。

加减地黄丸 治男、妇，肝脏积热，肝虚目暗，膜入水轮，漏睛眵泪，眼见黑花，视物不明，混睛冷泪，翳膜遮障；及肾脏虚惫，肝受虚热；及远年近日，暴热赤眼、风毒气眼，并治之。兼治干、湿脚气，消中消渴，及诸风气等疾。由肾气虚败者，但服此能补肝益肾，驱风明目，神效。

生地_{干者，一斤} 熟地_{干者，一斤} 石斛_{去苗} 防风_{去芦} 枳壳_炒

牛膝_{酒洗} 杏仁_{泡去皮尖，麸炒黄，入瓦器研，去油，各四两}

上为细末，除杏霜另入。勿犯铁器，炼蜜为丸，如梧桐子大，每服五十丸。空心以豆淋酒送下，或饭饮及青盐汤亦可，忌一切动风毒等物。

加减地黄丸 治疗男性、妇女，肝脏积热，肝虚目暗，膜入水轮，漏睛眵泪，眼见黑花，视物不明，混睛冷泪，翳膜遮障及肾脏虚惫，肝受虚热；及远年近日，暴热赤眼、风毒气眼，一并治之。兼治疗干、湿脚气，消中消渴及诸风气等疾病。由肾气虚败者，但服此方能补益肝肾，祛风明目，疗效显著。

生地_{干者，一斤} 熟地_{干者，一斤} 石斛_{去苗} 防风_{去芦} 枳壳_炒

牛膝_{酒洗} 杏仁_{泡去皮尖，麸炒黄，入瓦器研，去油，各四两}

上为细末，除杏霜另入。不要用铁器，炼蜜为丸，如梧桐子大，每次服五十丸。空腹时用豆淋酒送下，或米汤或青盐汤也可以，忌食一切扰动风毒之物。

豆淋酒法

黑豆半升，拣簸，炒令烟出，以酒三斤浸之。不用黑豆，用此酒煮独活，即是紫汤也。

豆淋酒法

黑豆半升，挑拣出杂物，炒至烟出，用酒三斤浸泡。不用黑豆，用此酒煮独活，即为紫汤。

唐丞相李恭公，在扈从蜀中，日患眼，或涩，或生翳膜，或疼痛，或见黑花如豆大，云气缠绕不断，或见如飞虫翅羽。百方治之不效，有僧智深曰：相公此病，由受风毒。夫五脏实则泻其子，虚则补其母；母能令子实，子能令母虚。肾是肝之母，今肾受风毒，故致肝虚，肝虚则目中恍惚。五脏亦然，脚气、消中消渴、诸风等症，皆由肾虚，地黄丸主之。

唐丞相李恭公，在随皇上出行去蜀中的路上，患上眼病。眼睛干涩，生翳膜，疼痛，眼前黑花大如豆，云气缠绕不断，时见如飞虫翅羽。用了很多方子都没有效果，有一个僧人智深说：丞相患病是因为感受风毒。正所谓五脏实则泻其子，虚则补其母；母能使子实，子能令母虚。肾为肝之母，肾受风毒，致使肝虚，肝虚则目中恍惚。五脏亦同，脚气、消中、消渴诸风等症，皆是肾虚引起，可以用地黄丸治疗。

蝉花无比散　治大、小、男、妇，远年、近日，一切风眼、气眼攻注，眼目昏暗，睑生风粟，或痛或痒，渐生翳膜遮睛，视物不明，及久患偏正头风，牵搐两眼，渐渐细小，连眶赤烂。小儿疮疹入目，白膜遮睛，赤涩隐痛。常服驱风退翳明目。

白茯苓　防风去芦　甘草炙，各四两　蛇蜕微炒，一两　赤芍药十三两

苍术泔水浸，去皮，切片，炒，十五两　蝉蜕去头，足，翅，一两　白蒺藜炒，半斤　羌活　当归

川芎　石决明用盐入东流水煮一伏时，漉出捣如粉，另入，各三两

除石决粉，余共为细末，搅匀，每服二三钱，食后，米泔调下，或清茶亦可，忌食发风毒等物。

蝉花无比散　治疗大人、小孩、男性、妇女，日久或近日一切风眼、气眼攻注，眼目昏暗，睑生风粟，或痛或痒，渐生翳膜遮睛，视物不明；及久患偏正头风，牵搐两眼，渐渐细小，连眶赤烂。小儿疮疹入目，白膜遮睛，赤涩隐痛。常服驱风退翳明目。

白茯苓　防风去芦　甘草炙，各四两　蛇蜕微炒，一两　赤芍药十三两

苍术泔水浸，去皮，切片，炒，十五两　蝉蜕去头，足，翅，一两　白蒺藜炒，半斤　羌活　当归

川芎　石决明用盐入东流水煮一伏时，漉出捣如粉，另入，各三两

除石决明粉，余共为细末，搅匀。每服二三钱，饭后，米泔水调服，或清茶亦可，

忌食引发风毒的食物。

槐子丸 治肝虚风邪所攻，致目偏视。

槐子仁_{二两} 酸枣仁_{去壳} 蔓荆子 覆盆子 柏子仁 白蒺藜_{炒，去刺} 车前子
牛蒡子 茺蔚子_{各一两}

上为细末，炼蜜为丸，如梧桐子大，每服四五十丸，空心，白滚汤送下。

槐子丸 治疗肝虚风邪所攻，致使目偏视。

槐子仁_{二两} 酸枣仁_{去壳} 蔓荆子 覆盆子 柏子仁 白蒺藜_{炒，去刺} 车前子
牛蒡子 茺蔚子_{各一两}

上为细末，炼蜜为丸，如梧桐子大，每服四五十丸，空腹，白滚汤送下。

川芎石膏散 治风热上攻头目，昏眩痛闷，风痰喘嗽，鼻塞口疮，烦渴淋闭，眼生翳膜，此药清神利头目。

石膏_煅 防风 苏薄荷 连翘_{各一两} 桔梗 甘草 寒水石 滑石_{飞过，各二两} 半夏
川芎 人参 荆芥穗 当归 黄芩 大黄_炮 山栀仁_炒 白术_制 菊花
赤芍_{各五钱} 缩砂仁_{炒，二钱五分}

除寒水石、石膏、滑石各研细另入，余共为细末，搅匀，每服二三钱。食远，滚白汤调服。忌姜、蒜、辛热等物。

川芎石膏散 治疗风热上攻头目，昏眩痛闷，风痰喘嗽，鼻塞口疮，烦渴，小便不畅，眼生翳膜。此药清利头目。

石膏_煅 防风 苏薄荷 连翘_{各一两} 桔梗 甘草 寒水石 滑石_{飞过，各二两} 半夏
川芎 人参 荆芥穗 当归 黄芩 大黄_炮 山栀仁_炒 白术_制 菊花
赤芍_{各五钱} 缩砂仁_{炒，二钱五分}

除寒水石、石膏、滑石各研细另入，余共为细末，搅匀，每服二三钱。饭后一段时间，白滚汤送服。忌食姜、蒜、辛热之物。

摩风膏 治风牵眼偏斜。

白芷 黑附子 广木香 防风 细辛 骨碎补 当归身 藁本_{各一两} 乌头
赤芍药 厚肉桂_{各一两半} 牛酥_{即骨髓} 鹅脂_{各四两} 猪板油_{半斤}

除酥、脂、板油外，以上诸药，各为细末，用真麻油半斤，浸一昼夜，再入酥、脂、

板油，共熬，以文武火熬如膏为度，涂于患处。

摩风膏　治疗风牵眼偏斜。

白芷　黑附子　广木香　防风　细辛　骨碎补　当归身　藁本各一两　乌头

赤芍药　厚肉桂各一两半　牛酥即骨髓　鹅脂各四两　猪板油半斤

除去酥、脂、板油外，以上诸药，各为细末，用真麻油半斤，浸一昼夜，再入酥、脂、板油，共熬，以文武火熬至膏为度，涂患处。

因毒症

人为疮疡肿毒，六阳壅塞勿宁。血瘀气滞不和平，皆是有余火甚。水少不能制伏，故教炎炽飞腾，只缘肝胆未纯清，邪浊扰侵致病。

人患疮疡肿毒，是因为六阳壅塞不通畅。瘀血气滞不调和，皆是因为火邪明显。水少不能制约燥热，致使炎炽飞腾，只因肝胆不能保持纯清，使浊邪侵扰致病。

此症指人生疮疡肿毒，累及目痛也。夫六阳火燥有余，水不能制，以致妄乱无拘，气滞血壅，而始发疮疡肿毒。火性上炎，目窍高，火之所以泄。浊能害清，理之自然，肝胆清净融和之腑，疮疡、毒痛、痘疹，浊邪炽盛，侵扰清和。因其素所斫丧，肝肾有亏，阴虚血少，胆之清汁不充，因化源弱而目络无滋，故邪得以乘虚入目而为害。若病目在于病毒之时，治毒愈而目亦愈，若毒愈而目不愈者，乃邪入至高之深处，难以速退。当浚其流而澄其源，若急迫治之，因而触激甚者，必有瘀滞之变矣。宜服：

内疏黄连汤　治诸疮毒，皮色肿硬，发热作呕，大便闭而脉洪实者，攻及两眼，或一目，赤痛红肿，并治。

黄连　炒栀仁　黄芩　当归身　桔梗　广木香　槟榔　赤芍药　甘草

苏薄荷各八分　连翘　制大黄各钱二分

上锉剂，白水二钟，煎至八分，去滓，食远服。

此症是指人易患生疮疡肿毒，累及眼睛的病症。六阳火燥有余，水不能克制火燥，以致火燥妄乱无拘束，气滞血壅，而发疮疡肿毒。火性上炎，目窍在高位，所以火上攻目窍。湿浊邪气阻遏清阳，肝胆是清净融合的脏腑，疮疡、毒痛、痘疹皆因湿浊之邪炽盛，侵扰肝胆清和所致。因肝胆清和丧失，肝肾有亏，阴虚血少，胆的清汁不足，生化来源较弱而眼睛无所滋养，所以邪得以乘虚而入目为害。如果病目在患肿毒之时，

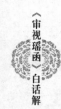
治疗肿毒的同时，眼病自愈，如果肿毒痊愈而眼病未愈，是邪入深处，难以很快去除。应当疏通经络并且清其源头，治疗疾病的根本。如果操之过急，则会触激病邪而使病情加重，必有瘀滞等变症。宜服：

内疏黄连汤　治疗诸疮毒，皮色肿硬，发热作呕，大便闭塞而脉象洪实者，攻击两眼或一眼，赤痛红肿，并治。

黄连　炒栀仁　黄芩　当归身　桔梗　广木香　槟榔　赤芍药　甘草

苏薄荷_{各八分}　连翘　制大黄_{各钱二分}

上锉剂，白水二钟，煎至八分，去滓，饭后一段时间温服。

还阴解毒汤　治梅疮余毒未清，移害于肝肾，以致蒸灼神水，目眶窄小，兼赤丝绕白轮，视物昏眊不明。

川芎　当归_{酒洗}　生地黄　金银花_{去叶}　连翘　黄芩_{酒炒}　土茯苓　细甘草_{减半}　黄连_{酒炒}

苦参　麦门冬_{去心}　白芍药_{酒洗}　玄参_{各等分}

上锉剂，白水二钟，煎至八分，去滓，温服。

还阴解毒汤　治疗梅毒余毒未清，移害于肝肾，以致蒸灼神水，眼裂缩小，兼有抱轮红赤，视物昏朦不明。

川芎　当归_{酒洗}　生地黄　金银花_{去叶}　连翘　黄芩_{酒炒}　土茯苓　细甘草_{减半}

黄连_{酒炒}　苦参　麦门冬_{去心}　白芍药_{酒洗}　玄参_{各等分}

上锉剂，白水二钟，煎至八分，去滓，温服。

因他症

因他之症为别病，内外轻重总不定。内因七情，外缘六淫。不斫不丧顺天和，能守能安颐清净。五味四气慎其宜，不独目明亦长命。戒慎恐惧，如响如应。

因他症是其他病症累及目病，内外轻重没有定数。内因七情，外因六淫。不狂喜也不沮丧，顺应天地之理，使精神内守，心情安宁，内心清净。药物、饮食应该适宜，这样不仅使眼睛明亮，也可延年益寿。不要过度地恐惧害怕，效果必然即速出现。

此症专言因害别病而累及目也。所致不同：有阴病而阴自伤，有阳病而阳自损。有寒病热药太过，伤其神气；热病寒药太过，耗其精血。补者泻之，泻则损其元；泻者补之，补则助其邪。砭针之泄散真气，炮炙之激动火邪。实实虚虚，损不足益有余之为害。

亦各因人触犯感受，脏腑经络衰旺，随其所因，而入为病，内外轻重不等。当验其标而治其本，譬如：伤寒阳症热郁，蒸损瞳神，内症也；热甚血滞，赤痛泪涩者，外症也。阴症脱阳而目盲，内症也；服姜、附温剂多而火燥赤涩者，外症也。疟疾之热损瞳神，内症也；火滞于血而赤涩，外症也。精泻液耗而膏汁不得滋润，内症也；山岚瘴气目昏者，邪气蒙蔽正气，外症也。蛊胀中满赤痛者，阴虚难制阳邪，内症也；气滞怫郁，热多昏花，皆内症也；痰症之腻滞，火症之赤涩，皆外症也。余仿此。

此症是因患别病而累及眼睛。致病原因各不相同，有阴病而阴自伤，有阳病而阳自伤，有寒病热药太过而伤害神气，有热病寒药太过，而损耗其精血。依据病情当补者，反而泻之，泻则损害其元气；当泻者反而补之，补则会助使邪气更盛。用针刺之法会泄散真气，用炮炙之品会激动火邪。补实泻虚，耗损其不足，补益其有余对身体来说是有害的。也因为个人触犯感受不同，脏腑经络或衰或旺，随其病因入内为病，内外轻重各不相同。应该查验其标而治疗其本，例如，伤寒阳症热郁，蒸损瞳神，为内症；热甚血滞，赤痛泪涩者，为外症。阴症脱阴可以使眼盲，是内症。生姜、附子温燥剂过多而火燥太甚使眼睛赤涩者是外症；疟疾之热邪损伤瞳神，为内症。火滞于血而眼睛赤涩，是外症；精泻液耗而膏汁不能滋润眼睛，为内症；因为感受瘴气而目昏者，邪气蒙蔽正气，是外症。鼓胀中满，眼睛赤痛，阴虚难治阳邪，是内症；气滞郁结，眼睛昏花，是内症；痰症腻滞，眼睛因火而赤涩，是外症。其余的病因亦是如此。

呜呼，身之精血有限，人之斫丧无穷。故虚者多而实者少，明者少而眇者多。若能知爱养之方，而不犯禁忌之戒，外不纵性以伤于五味四气，内不放心于六欲七情；顺时气，养天和；颇立清净之志，而存恒久之心；则三真不丧，而六贼潜消，血充精固，神定气清，阴阳和而水火济，精华盛而目力全，复何病之有哉。若久久不辍，绵绵若存，不独目无病而瞻视明，命亦长矣。若治之，须看因何症为害于目，则以本症治之。难执方括，亦不可拘定眼科药法治之。如伤寒阳症热郁，蒸损瞳神，则看是何经之热，分表里攻发，使其热退，则目自愈。若必用眼科之药，其症坏矣，余症仿此。

人身体的精血有限，但是损耗却是无穷。所以虚证多于实证，眼睛明亮者少，昏朦者多。知道保养的方法，并且不犯禁忌，对外不放纵任性而不至于伤于四气五味，对内不放纵恣欲之心与七情六欲；顺应时节，怡养天和；立清净之志，而存恒久之心；不失真血、真气、真精，外邪不能侵袭机体，血充精固，神定气清，阴阳调和、水火共济，精华盛而目力充，则不容易得病。如果长时间地保持这个状态，持续不断，不但

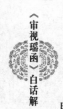

眼睛没有疾病，而且明亮，亦能长寿。如果治疗，要看什么原因对眼睛造成危害，要从原发病变医治。如果难以确定疾病的本质，也不可以乱用眼科药治疗。如伤寒阳症热郁，蒸熏瞳神，则要看是哪个经之热，治疗要分表里，使其热退，则眼病自愈。若没有用治本药而只是用眼科药治疗表证，则眼病不能治愈。其余的病症也是如此。

前胡犀角饮　治伤寒两目昏暗，或生浮翳。

黄芪一钱二分　蔓荆子　犀角锉末　青葙子　前胡　炒栀仁　防风　麦门冬去心

羌活　生地黄　细辛　车前子　菊花　草决明炒，各八分　甘草四分

上锉剂，白水二钟，煎至八分，去滓，食后，温服。

前胡犀角饮　治疗伤寒两目昏暗，或者眼生浮翳。

黄芪一钱二分　蔓荆子　犀角锉末　青葙子　前胡　炒栀仁　防风　麦门冬去心

羌活　生地黄　细辛　车前子　菊花　草决明炒，各八分　甘草四分

上锉剂，白水两钟，煎至八分，去滓，饭后温服。

茺蔚子丸　治时气后目暗及有翳膜。

黄连炒，三两　枸杞子　枳壳去瓤，麸炒　青葙子　生地焙，各一两　茺蔚子　泽泻各一两半

石决明煅　细辛　麦门冬去心，焙　车前子各二两

上为细末，炼蜜为丸，如梧桐子大，每服三钱，食后，浆水送下。

茺蔚子丸　治疗时气后目暗或有翳膜。

黄连炒，三两　枸杞子　枳壳去瓤，麸炒　青葙子　生地焙，各一两　茺蔚子　泽泻各一两半

石决明煅　细辛　麦门冬去心，焙　车前子各二两

上为细末，炼蜜为丸，如梧桐子大，每服三钱，饭后浆水送下。

明目大补汤　治气血俱损，眼目昏花，神光不足；及久患眼疾，服凉药过多，气血凝滞昏朦，服此以镇阳光壮肾水。

干熟地酒蒸　白术土炒　白茯苓焙　人参　白芍药　甘草炙　当归身酒洗　川芎

白豆蔻取肉　黄芪蜜炙　大附子炮　沉香　厚肉桂各等分

上锉剂，白水二钟，生姜一片，黑枣二枚，煎至八分，不拘时，温服。

明目大补汤　治疗气血俱损，眼目昏花，神光不足；及久患眼疾，服凉药过多，气

血凝滞昏朦。服此以镇阳光，壮肾水。

干熟地_{酒蒸} 白术_{土炒} 白茯苓_焙 人参 白芍药 甘草_炙 当归身_{酒洗} 川芎
白豆蔻_{取肉} 黄芪_{蜜炙} 大附子_炮 沉香 厚肉桂_{各等分}

上锉剂，白水二钟，生姜一片，黑枣两枚，煎至八分，不拘时候温服。

东垣清神益气汤　治因脾胃虚弱之人，误服洗肝散，或服寒凉过多，而目愈病者，宜此：

白茯苓 人参 白术_{制，各一钱} 苍术_{泔水制} 白芍药 升麻 防风 黄柏_{盐水制}
广陈皮 青皮_{各六分} 甘草_炙 麦冬_{去心} 五味子_{肥者，打破，各五分}

上锉剂，白水二钟，煎至八分，去滓，温服。

东垣清神益气汤　治疗脾胃虚弱之人，误服洗肝散，或服寒凉过多，而眼病更加严重者，宜服用：

白茯苓 人参 白术_{制，各一钱} 苍术_{泔水制} 白芍药 升麻 防风 黄柏_{盐水制}
广陈皮 青皮_{各六分} 甘草_炙 麦冬_{去心} 五味子_{肥者，打破，各五分}

上锉剂，白水二钟，煎至八分，去滓，温服。

顺经汤　治室女月水停久倒行，逆上冲眼，红赤生翳，先服调气，则血通矣。

当归身 川芎 柴胡 桃仁_{泡去皮尖} 香附子_制 乌药 青皮 红花 广陈皮
苏木 赤芍 玄参

上锉剂，白水二钟，煎至八分，去滓，加酒一钟，食远，温服。热甚加酒炒黄连，煎服。

顺经汤　治疗未婚妇女，月经停久倒行，逆上冲眼，红赤生翳。先服药调畅气机，气行则血通。

当归身 川芎 柴胡 桃仁_{泡去皮尖} 香附子_制 乌药 青皮 红花 广陈皮
苏木 赤芍 玄参

上锉剂，白水二钟，煎至八分，去滓，加酒一杯，饭后一段时间温服。热甚者加酒炒黄连煎服。

磁石丸　治眼因患后起早，元气虚弱，目无翳膜，视物昏暗，欲成内障。

肉苁蓉_{刮去皱皮，酒浸一宿，焙干，一两} 磁石_{醋煅淬七次，杵碎，细研，水飞过，二两}

菟丝子_{酒浸五日，曝干，另研为末，三两}　巴戟_{去心}　远志肉　熟地黄_{焙干}　石斛_{各一两}　桂心

辽五味　广木香　甘草_{炙赤色，各五钱}

除磁石、菟丝子末另入，余共为细末，和匀，炼蜜为团，仍捣二三百杵，丸如梧桐子大，每服三四十丸。食前，温酒送下，或青盐汤亦可。

磁石丸　治疗眼因为全身患大病后过早劳累，元气虚弱，目无翳膜，视物昏暗，内障病早期。

肉苁蓉_{刮去皱皮，酒浸一宿，焙干，一两}　磁石_{醋煅淬七次，杵碎，细研，水飞过，二两}

菟丝子_{酒浸五日，曝干，另研为末，三两}　巴戟_{去心}　远志肉　熟地黄_{焙干}　石斛_{各一两}　桂心

辽五味　广木香　甘草_{炙赤色，各五钱}

除磁石、菟丝子末另入，余共为细末，和匀。炼蜜为团，仍捣二三百杵，丸如梧桐子大，每服三四十丸。饭前，温酒送服，或青盐汤也可。

羊肝丸　治肥人酒色太过，红筋侵目，毒气伤肝，白膜伤睛者，并治。

白蒺藜_{炒，去刺}　菊花_{去根叶}　石决明_煅　生地_{各一两}　楮实子　槐角_炒　五味子　黄连

当归尾_{各五钱}　防风　荆芥穗_{各二钱半}　甘草_{一钱}　川芎_{三钱}　蕤仁_{去壳，油，净七钱}

上共为细末，用雄羊肝一具，滚水沸过，共前药捣为丸，每服五六十丸，空心，薄荷汤送下，忌椒、姜、辛辣、烧酒等物。

羊肝丸　治疗形体肥胖，饮酒太过，热盛伤睛，邪气伤肝，白睛损伤者，一并治疗。

白蒺藜_{炒，去刺}　菊花_{去根叶}　石决明_煅　生地_{各一两}　楮实子　槐角_炒　五味子

黄连　当归尾_{各五钱}　防风　荆芥穗_{各二钱半}　甘草_{一钱}　川芎_{三钱}　蕤仁_{去壳，油，净七钱}

上共为细末，用雄羊肝一具，滚水沸过，共前药捣为丸，每服五六十丸，空腹时薄荷汤送下，忌辣椒、姜、辛辣、烧酒等物。

物损真睛症

物损真睛症，伤之在木轮。白黄两般病，黄急白迟行。若然伤得重，损坏及瞳神，纵然医得速，终必欠光明。

物损真睛症，伤之在木轮。有损伤处组织水肿和炎性浸润，呈灰白色，还有继发性感染，出现黄色化脓性病灶。前者发病迟缓，后者迅速。如果损伤严重则可波及瞳

神。即使迅速治疗，视力也难以恢复。

此症谓目被物触打，迫在风轮之急者，故曰物损真睛。有黄白色，黄者害速，白者害迟。若尖细之物触伤者，浅小可治；若粗砺之物，伤大而深，内损神膏者，虽愈亦有痕迹。若触之破珠，为害已甚，纵然急治，瞳神虽在，亦难免欹侧之患。物虽尖小，而伤深膏破者，亦有细细黑颗，如蟹睛而出，愈后有疤。每见耘苗之人，竹木匠辈，往往误触竹丝、木屑、苗叶，在风轮而病者。若飞扬之物撞入而致破风轮者，必致青黄牒出。轻而膏破者，膏汁流出黑颗为蟹睛；又轻而伤浅者，黑膏未出，有白膏流出，状如稠痰，凝在风轮，欲流不流，嫩白如凝脂，此是伤破神珠外边气分之精膏也，不可误认为障。若神昏者，瞳神有大小、欹侧之患，久而失治，目必枯凸。大凡此症不论大小黄白，但有流泪、赤障等病者，急而有变；珠痛头疼者，尤急也。宜服：

加味四物汤　治打损眼目。

白芍药　川芎　当归身　荆芥　熟地黄　防风各等分

上吹咀为剂，白水二钟，煎熟去滓，再入生地黄捣汁少许，温服。

外，又再以生地黄一两，杏仁二十粒，泡去皮尖，研为细末。用水调稠，绵纸摊药，敷在眼上，令干。

此症是眼睛被外物触伤，损害风轮的急症，所以叫作物损真睛。有黄白两种证型，黄者危害迅速，白者危害缓慢。如果是尖细之物触伤，病害浅小可以医治；如果是大而粗糙之物触伤，病害大而深，内损神膏者，即使痊愈也会留有瘢痕。如果触打使眼珠破裂，伤害最大，瞳神虽在，也难免会失去正圆。物体虽然尖小，但是如果是伤害较深，使神膏流出，可有细细黑点，如蟹睛而出，痊愈后也会留有疤痕。常见耕苗之人，竹木匠人，往往误触竹丝、木屑、苗叶，而病及风轮。如果飞起之物撞入而使风轮破裂者，必致青黄牒出。轻者神膏破裂，膏汁流出变为蟹睛；伤势轻浅者，黑膏未出，只有白膏流出，状如稠痰，凝在风轮，欲流不流，嫩白如凝脂，这是伤及神珠外面气分之精膏的缘故，不要误以为是翳障。如果伴有神昏者，瞳神可有大小不等、失去正圆的可能。日久没有得到较好的治疗，眼睛必枯凸。一般情况下，此症不论大小黄白，只要有流泪、赤障者，病情急恐有变化；如果珠痛头疼者，最是急症。宜服：

加味四物汤　治疗打损眼目。

白芍药　川芎　当归身　荆芥　熟地黄　防风各等分

将以上各药打碎，白水二钟，煎熟，去滓，再加入生地黄捣汁少许，温服。

另外，又再以生地黄一两，杏仁二十粒，泡去皮尖，研为细末，用水调稠，绵纸摊药，敷在眼上，令干。

局方黑神散

熟地黄　蒲黄　归尾　干姜_炮　赤芍药　肉桂　甘草梢_{各等分}

上为细末，量病之轻重大小，以童便、生地黄汁相和多寡，调服。

局方黑神散

熟地黄　蒲黄　归尾　干姜_炮　赤芍药　肉桂　甘草梢_{各等分}

上为细末，根据疾病的轻重，以童便、生地黄汁相和多寡，调服。

经效散　治眼因撞刺生翳，疼痛无时，经久不安，复被物之所击，兼为风热所攻，转加痛楚，不能睁开见物等症。

柴胡_{一两}　犀角_{锉末，三钱}　赤芍药　当归尾　大黄_{各五钱}　连翘　甘草梢_{各二钱五分}

上为末，每服二三钱，白水二钟煎，食远服。

经效散　治疗因撞刺生翳，疼痛无时，经久不安，复被外物所击，兼为风热所攻，转加痛楚，不能睁眼见物等症。

柴胡_{一两}　犀角_{锉末，三钱}　赤芍药　当归尾　大黄_{各五钱}　连翘　甘草梢_{各二钱五分}

上为末，每服二三钱，白水二钟煎，饭后一段时间服用。

一绿散　治打扑伤损，眼胞赤肿疼痛。

芙蓉叶　生地黄_{各等分}

上二味，共捣烂，敷眼胞上。或为末，用鸡蛋清调匀，敷，亦可。

一绿散　治疗打扑伤损，眼胞赤肿疼痛。

芙蓉叶　生地黄_{各等分}

上二味，共捣烂，敷眼胞上。或为末，用鸡蛋清调匀，敷眼，亦可。

眯目飞扬症

眯目多因出路行，风吹沙土入人睛。频擦频拭风轮窍，气滞神珠膏血凝。昏昏目不爽，渐渐病生成。

灰沙入眼多是因为在路上行走时，风把沙土吹进人的眼睛里。频频揉眼后以致气血凝滞，神膏受损，视物昏花，眼目不爽，导致病生。

此症因风吹沙土入目，频多揩擦，以致血气凝滞而为病也。初起涩湿赤脉，次后泪出，急涩渐重，结为障翳。然有轻重赤白，亦因人之戒触所致。当验形症，别经络，因其形症而治其本末也。

此病症是因风吹沙土入眼，频频擦揉，以致气血凝滞而为病。初起时眼部涩痛、充血，然后流泪，涩磨逐渐加重，结为障翳。也有轻重赤白（赤者指有显著充血；白者指无显著充血）两种不同的病情，因病人触犯禁戒所致。应当验明表现出来的症状，辨别经络，依据形态和症状找到病因病机，从根本上治疗本病。

经效四法
孙真人治眯目，盐与豉置于水中浸之，视水，其物立出。
《千金》治稻麦芒入眼，以新布覆眼上，将蛴螬从布上摩之，其芒自著布上。
《山居》物落眼中，用新笔蘸水激出。
又方，用上好徽墨，研浓，点之，立出。

经效四法
孙思邈治疗灰沙入眼，用盐和豆豉放在水中浸泡，用此水洗眼，则异物立出。
《千金要方》中治疗稻麦芒尖入眼者，把新布覆在伤眼上，用蛴螬在布上摩擦，则芒尖立出，附于布上。
《山居》治疗异物入眼，用干净的毛笔蘸水刺激眼部，则异物立出。
又方，用上好的徽墨，研成浓墨，用之点眼，则异物立出。

飞丝入目症

偶被游丝入目，皆缘没意提防。模糊眸子泪如汤，涩急壅瘀肿胀。且更羞明怕热，头疼珠痛难当。金蚕老鹳定珠伤，恶毒无如这样。

偶尔有丝状物进入眼内，都是因为没有提防。眼睛模糊，泪流如汤，涩磨壅瘀肿胀。而且更加畏光怕热，头疼、眼睛疼，难以忍受。如果是金蚕、老鹳伤害目珠，则恶毒无比。

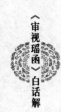

上症谓风扬游丝，偶然撞入目中而病痛也，即今人呼为天丝打眼。若野蚕、蜘蛛等虫之丝，其患尚迟；若金蚕、老鹳丝，当日不出，三日必珠裂破碎。今人但患客风暴热，天行赤热，痛如针刺，一应大实之症，便呼天丝入目。殊不知飞丝入目，及人自知者，但回避不及，不意中被其入也。入目之时，亦自知之，倏然而痛，眼涩难开。又非木偶人，岂有不知，今之愚人，不度理之有无，但以己意谬呼人疾，失之甚矣。

上症是由于风扬游丝，偶然撞入目中而患得的病痛，即是今人所说的天丝打眼。如果是野蚕、蜘蛛等虫之丝，其病发展较缓慢；如果是金蚕、老鹳之丝，当日不出，三日之内目珠定会破碎。今人如果患客风暴热、天行赤热，痛如针刺，一看便知是大实之证，认为是飞丝入目。而不知道飞丝入目，是其人自知，但是来不及回避，不注意而使其入目中。入目之时，自己也是知道的，突然疼痛，眼涩难以睁开。病人又不是木偶人，又怎么会不知道呢，现在有些人不懂得推理，还以自己的理解，错误地诊断病情，实在是错得离谱。

经效三法
丹溪治飞丝入眼，红肿如眯，痛涩不开，两鼻流清涕。用金墨浓磨，以新笔涂之入目中。闭目少时，以手张开，其丝自成一块，着在眼白上，用新笔轻轻拭出则愈。如不尽，再涂，此法神效。
治飞丝入眼，用柘树浆点之，用绵裹箸头，蘸水入目内，缴拭涎毒。
又方，飞丝入目，以火麻子一合，捣碎，井花水调一碗浸搅，却将舌浸水中，涎沫自出，立效。

经效三法
朱丹溪治疗飞丝入眼，红肿好像眯着眼，痛涩不开，两鼻流清涕。用金墨浓磨，用新笔涂入目中。闭目少时，用手撑开眼睛，其丝自成一块，附着在白眼上，用新笔轻轻拭出即可痊愈。如果没有取干净，可以再次涂抹，此方法神效。
治疗飞丝入目，用柘树浆点之，用绵裹箸头，蘸水入目，诱邪外出，拭去毒邪。
又方，飞丝入目，以火麻子一合，捣碎，井花水一碗浸搅，将舌浸水中，涎沫自出，立即见效。

时复症

若言时复症，岁岁至期末。莫言无后患，终久变成灾。

提及时复症，年年按时来至。不可以说没有后患，如果没有得到好的治疗，最终会变成重症。

此症谓目病不治，延捱忍待自愈；或治不得当，有犯禁戒，触其脉络，遂致深入，又不治之，致邪正击搏，不得发散之故。或年之月，月之日，如花如潮，至期而发，过期而又愈。久而不治，及因激发者，遂成其害。未发问其所发之时，别其病本在何经络。既发者，当验其形色经络，以别何部分。分别症候施治，或发于春，宜服：

洗肝散　治风毒上攻，暴作目肿，痛涩难开，眵泪不绝。

当归尾_{酒洗}　川芎　苏薄荷　甘草_{减半}　生地黄　羌活　炒栀仁　大黄_煨

龙胆草　防风_{各等分}

上为细末，每服三钱，白滚汤送下。

此症是目病没有医治，拖延忍耐等待自愈而造成的；或者治疗不得当，有犯禁忌，触其脉络，遂致深入，又不治疗，致使邪正搏击，不能发散的缘故。或者一年的某个月，或某月的某一天，固定的季节或时刻，至期而发，过期而又痊愈。日久不治疗或因为某种因素诱发，终成此症。未发病时要看发病的时间，辨别其病的根本是在哪条经络。发病者，应该看其形色经络，以辨别是哪个部分。根据不同的症候分别治疗。发于春季，宜服：

洗肝散　治疗风毒上攻，暴作目肿，痛涩难开，眵泪不绝。

当归尾_{酒洗}　川芎　苏薄荷　甘草_{减半}　生地黄　羌活　炒栀仁　大黄_煨

龙胆草　防风_{各等分}

上为细末，每服三钱，白滚汤送服。

发于夏，宜服：

洗心汤　治心经积热，目眦赤涩。

黄连　生地黄_{各一钱半}　木通　炒栀仁_{各一钱}　甘草_{三分}　当归尾　菊花_{各一钱二分}

上锉剂，白水二钟，煎至八分，去滓，温服。

发于夏季，宜服：

洗心汤　治疗心经烦热，目眦赤涩。

黄连　生地黄_{各一钱半}　木通　炒栀仁_{各一钱}　甘草_{三分}　当归尾　菊花_{各一钱二分}

上锉剂，白水二钟，煎至八分，去滓，温服。

发于秋，宜服：

泻肺汤　治暴赤客热外障，白睛肿胀。

川羌活　玄参　黄芩_{各一钱半}　桔梗　地骨皮　大黄　芒硝_{各一钱}

上锉剂，白水二钟，煎至八分，去滓，食远服。

发于秋季，宜服：

泻肺汤　治疗暴赤客热外障，白睛肿胀。

川羌活　玄参　黄芩_{各一钱半}　桔梗　地骨皮　大黄　芒硝_{各一钱}

上锉剂，白水二钟，煎至八分，去滓，饭后一段时间服用。

发于冬，宜服：

六味地黄汤　治肾虚不能制火者。

熟地黄　山茱萸_{去核}　山药　泽泻　白茯苓　牡丹皮_{各等分}

上锉剂，白水二钟，煎至八分，去滓，温服。

以上四时，虽定四方，不必拘执，仍须视其时、症，诊何脏腑相克，然后加减，更变施治可也。

发于冬季，宜服：

六味地黄汤　治疗肾虚不能制火。

熟地黄　山茱萸_{去核}　山药　泽泻　白茯苓　牡丹皮_{各等分}

上锉剂，白水二钟，煎至八分，去滓，温服。

以上四时，虽定四方，不必拘执，乃需视其时、症，诊断何种脏腑相克，然后加减变更施治。

通明散　治气眼，凡人之目，必患后伤其经络，喜怒哀乐之情，多有伤于心肺，发作不时，此乃气轮受病之故也。

升麻　炒栀仁_{各一两半}　细辛　川芎　白芷　草决明　防风　白及　白蔹

夏枯草　羌活_{各一两}　蝉蜕_{去头足}　杨梅皮　五倍子_{各五钱}　甘草_{二钱}

上为细末，每服三钱，白水一钟半，淡竹叶七片，同煎，食后，温服。

通明散　治疗气眼，眼睛患病后定会伤其经络，喜怒哀乐之情，多又伤于心肺，发作不定时，乃是气轮受病的缘故。

升麻　炒栀仁各一两半　细辛　川芎　白芷　草决明　防风　白及　白蔹

夏枯草　羌活各一两　蝉蜕去头足　杨梅皮　五倍子各五钱　甘草二钱

上为细末，每服三钱，白水一钟半，淡竹叶七片，同煎，饭后温服。

肿痛，赤脉从上而下，太阳病者，服：

东垣羌活除翳汤　治太阳寒水，翳膜遮睛，不能视物。

麻黄根五分　薄荷四分　生地黄酒洗，七分　川芎　当归身各六分　黄柏酒制，八分

荆芥穗煎成乃入　藁本各一钱　川羌活一钱五分　防风一钱　北细辛二分　知母酒制，八分

川花椒去目，五分

上锉剂，白水二钟，煎至八分，加荆芥穗再煎，去滓，食远，稍热服。忌酒、辛热、湿面等物。

眼睛肿痛，赤脉从上而下，为太阳病，宜服：

东垣羌活除翳汤　治疗太阳寒水，翳膜遮睛，不能视物。

麻黄根五分　薄荷四分　生地黄酒洗，七分　川芎　当归身各六分　黄柏酒制，八分

荆芥穗煎成乃入　藁本各一钱　川羌活一钱五分　防风一钱　北细辛二分　知母酒制，八分

川花椒去目，五分

上锉剂，白水二钟，煎至八分，加荆芥穗再煎，去滓，食后一段时间稍热服。忌酒、辛热、湿面等物。

肿痛，赤脉从下而上，阳明病者，服：

明目流气饮　治肝经不足，内受风热上攻，眼目昏暗，视物不明，常见黑花，当风多泪，怕热羞明，堆眵赤肿，隐涩难开；或生障翳，倒睫拳毛，眼眩赤烂，及妇人血风眼，及时行暴赤肿眼，眼胞紫黑，一应眼病，并宜服之。

苍术米泔水，浸一宿，焙炒，二钱　细辛　牛蒡子炒　大黄煨　川芎　防风　白蒺藜炒，去刺

栀仁炒　黄芩　菊花　蔓荆子　甘草炙　木贼　玄参各七分　草决明炒，一钱

上锉剂，白水二钟，加酒一小钟，煎至八分，去滓，临睡，温服。

眼睛肿痛，赤脉从下而上，为阳明病，宜服：

明目流气饮　治疗肝经不足，内受风热上攻，眼目昏暗，视物不明，常见黑花，迎风多泪，怕热畏光，眵多眼红，隐涩难开；或见翳障，倒睫拳毛，眼眩赤烂，及妇人血风眼，及时行暴赤肿眼，眼胞紫黑，这些眼病，均可服用。

苍术_{米泔水，浸一宿，焙炒，二钱}　细辛　牛蒡子_炒　大黄_煨　川芎　防风　白蒺藜_{炒，去刺}

栀仁_炒　黄芩　菊花　蔓荆子　甘草_炙　木贼　玄参_{各七分}　草决明_{炒，一钱}

上锉剂，白水两钟，加酒一小杯，煎至八分，去滓，临睡时温服。

肿痛，赤脉从外走内，少阳病者，服：

神仙退云丸　治一切翳膜，内外等障，昏无光者。

荆芥穗　蛇蜕　密蒙花_{各二钱，此三味同甘草焙干，拣去甘草不用}　川芎　当归身_{各一两半}　枳实

苏薄荷_{不见火}　犀角_{锉末，酒蒸}　川楝子　蝉蜕_{去头足，洗}　家菊花_{各五钱}　生地_{酒洗，焙干}

白蒺藜_{炒，去刺}　羌活　地骨皮_{炒，各三钱}　蒌仁_{生用，六钱}　木贼草_{去节，二两}　童便_{浸一宿，焙干}

上为细末，炼蜜为丸，每一两重，分作十九，米泔汤调服，日进二三丸，俱食后服。妇人用当归汤化下，有气者，广木香汤化下，佐使在人，消息活变。

眼睛肿痛，赤脉从外走内，为少阳病，宜服：

神仙退云丸　治疗一切翳膜，内外障等，昏无光者。

荆芥穗　蛇蜕　密蒙花_{各二钱，此三味同甘草焙干，拣去甘草不用}　川芎　当归身_{各一两半}　枳实

苏薄荷_{不见火}　犀角_{锉末，酒蒸}　川楝子　蝉蜕_{去头足，洗}　家菊花_{各五钱}　生地_{酒洗，焙干}

白蒺藜_{炒，去刺}　羌活　地骨皮_{炒，各三钱}　蒌仁_{生用，六钱}　木贼草_{去节，二两}　童便_{浸一宿，焙干}

上为细末，蜜炼为丸，每一两重，分作十九，米泔汤调服，日进两三丸，都食后服。妇人用当归汤化下，有气者广木香汤化下，药方的佐使在于医者的灵活应用。

天王补心丹　治心血不足，神志不宁，津液枯竭，健忘怔忡，大便不利，口舌生疮，不眠，致目疾久而不愈等症。能清三焦，化痰涎，去烦热，除惊悸，疗咽干，养育心神。

当归身_{酒洗}　天冬_{去心}　柏子仁_炒　麦冬_{去心}　酸枣仁_{炒，各二两}　丹参_{微炒}　拣人参_{去芦}

玄参_{微炒}　白茯苓　远志_{去心，炒}　辽五味_{烘干}　桔梗_{各五钱}　生地黄_{酒洗，四两}

辰砂_{五钱，研细，为衣}

上为细末，炼蜜为丸，如梧桐子大，空心，每服三钱，白滚汤送下，或龙眼汤俱佳。忌胡荽、大蒜、萝卜、鱼腥、烧酒。

天王补心丹　治疗心血不足，神志不宁，津液枯竭，健忘怔忡，大便不利，口舌生疮，不眠，致使目疾久而不愈等症。能清三焦，化痰涎，去烦热，除惊悸，疗咽干，养心神。

当归身_{酒洗}　天冬_{去心}　柏子仁_炒　麦冬_{去心}　酸枣仁_{炒，各二两}　丹参_{微炒}　拣人参_{去芦}

玄参_{微炒}　白茯苓　远志_{去心,炒}　辽五味_{烘干}　桔梗_{各五钱}　生地黄_{酒洗,四两}

辰砂_{五钱,研细,为衣}

上为细末，蜜炼为丸，如梧桐子大，空腹，每服三钱，白滚汤送下，或龙眼汤俱佳。忌食胡荽、大蒜、萝卜、鱼腥、烧酒。

心者，神明之官也。忧愁思虑则伤心，神明受伤，则主不明而十二官危，故健忘怔忡。心主血，血燥则津枯，故大便不利。舌为心之外候，心火炎上，故口舌生疮。是丸以生地为君者，取其下入足少阴，以滋水主，水盛可以伏火；况地黄为血分要药，又能入手少阴也。枣仁、远志、柏仁，养心神者也。当归、丹参、玄参，生心血者也。二冬助其津液，五味收其耗散，参苓补其气虚。以桔梗为使者，欲载诸药入心，不使之速下也。目病日久不瘥，以致虚甚，可间服后，加味地黄丸并进。

心者，神明之官。忧愁思虑则伤心，神明受损，则会出现君主不明，所有脏器便会进入危境，因此，会出现健忘怔忡。心主血，血燥则津枯，故大便不利。舌为心之外候，心火上炎，故口舌生疮。此丸以生地为君药，取其下入足少阴，以滋水为主，水盛可以伏火；况地黄为血分要药，又能入手少阴经。酸枣仁、远志、柏子仁养心神。当归身、丹参、玄参，生心血。天冬、麦冬能助其津液，五味子收其耗散，人参、白茯苓补其气虚。以桔梗为使药，载诸药入心，而不致药效峻猛。如目病日久不瘥以致虚甚，可交替服用加味地黄丸。

加味六味地黄丸　滋阴，固精，明目，不寒不热，平和之剂，久服延年。

怀生地_{酒制,八两}　茯苓_{乳拌,晒干}　山萸肉_{酒洗,焙干}　山药_{各四两}　牡丹皮_{酒洗,炒}　泽泻_{各三两}

枸杞子_{焙干}　菊花_{各六两}　辽五味_{焙二两半}　蒺藜_{炒,去刺,五两}

除地黄膏另入，余为细末，炼蜜为丸，如桐子大，每服三四钱，空心，淡盐汤送下。虚甚者，地黄丸内再加紫河车一具，酒洗极净，瓷罐内酒水煮烂，捣如泥，或焙干为末，入丸，临晚睡，服天王补心丹。

二方朝夕并服，久久自效，今之治目多补肾，不知补心，然心者君火也。

加味六味地黄丸　滋阴，固精，明目，不寒不热，平和之剂，久服延年。

怀生地_{酒制,八两}　茯苓_{乳拌,晒干}　山萸肉_{酒洗,焙干}　山药_{各四两}　牡丹皮_{酒洗,炒}　泽泻_{各三两}

枸杞子_{焙干}　菊花_{各六两}　辽五味_{焙二两半}　蒺藜_{炒,去刺,五两}

除地黄膏另入，余为细末，蜜炼为丸，如梧桐子大。每服三四钱。空心，淡盐汤

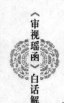

送下。虚甚者，地黄丸内加紫河车一具，酒洗极净，放入瓷罐内酒水煮烂，捣如泥，或焙干为末，入丸。晚上临睡前，服天王补心丹。

二方早晚共服，日久见效。而现代人治疗眼病多从补益肝肾入手，却不知补益心，不知心为君之火。

眼科针灸要穴图像

正头风及脑痛

此症针后，或一二日再发，如前痛甚。但头为诸阳会首，宜先补后泻，又宜泻多补少。或错补泻，再发愈重，当再针百会、合谷、上星三穴泻之，无不效也。初发，宜刺上星、太阳。

此症（正头痛连及脑，即真头痛）针灸后，可能一二日再发，如以前那么痛。头为诸阳之会首，应该先补后泻，又应该泻多补少。如果补泻不正确，再次发作会加重病情；应当用泻法再针刺百会、合谷、上星三穴，每次都有效果。病初发时，应该针刺上星、太阳。

正头痛，旦发夕死，夕发旦死。医用心刺疗，如不然，难治也。端的正头风，十死之症，又名肾厥头痛。

正头痛早上发作的话，等到了晚上就会死亡；或晚上发作的话，等到了早上就会死亡。医师应该用心针刺，如果不这样，就会很难治疗。正头痛是要死亡的疾病，又叫作肾厥头痛（因下虚上实，肾气厥逆所致）。

口眼㖞斜

此症皆因醉后，睡卧当风，窜入经络，痰饮灌注；或因怒气伤肝，房事不节。宜先刺颊车、合谷、地仓、人中。如不愈，再刺地仓、合谷、承浆、瞳子髎。

此症都是因为醉酒后，睡卧当风，邪气窜入经络，痰饮灌注；或因为怒气伤肝，房室没有节制。应该先刺颊车、合谷、地仓、人中。如果没有痊愈，再针刺地仓、合谷、承浆、瞳子髎。

头顶痛

此症乃阴阳不分，风邪窜入脑户，故刺不效。先去其痰，后去其风，自然效也。宜先刺百会、后顶、合谷。不效，再刺风池、合谷、三里。

此症（头顶痛）是因阴阳不和，风邪窜入脑户，所以针刺没有效果。应该先去痰邪，再去风邪，自然会有效果。宜先针刺百会、后顶、合谷。如果没有效果，再针刺风池、合谷、足三里。

头风目眩

此症多因醉饱行房，未避风寒而卧，贼风入于经络。宜刺解溪、合谷、丰隆。再发后，刺风池、上星、三里。

此症多因为醉酒行房，没有避风寒而卧，邪风入于经络。宜针刺解溪、合谷、丰隆。如果再次发作，针刺风池、上星、足三里。

外障眼

此乃头风灌注瞳仁，血气涌溢，上盛下虚，故得此疾。宜刺太阳、睛明、合谷、小骨空。不效，再刺临泣、攒竹、三里。

此症（外障类眼病）是因为头风灌注瞳仁，气血上涌，上实下虚，所以患此病。宜针刺太阳、睛明、合谷、小骨空。如果没有效果，再针刺头临泣、攒竹、足三里。

眼生翳膜

此症受病既深，未可一时便能针愈。先刺睛明、合谷。不效，须是三次针之，方可。如发，再刺太阳、光明。

此症受邪已深，针刺一次恐不能痊愈。先针刺睛明、合谷。如果没有效果，需要再三针刺才行。如果再次发作，则针刺太阳、光明。

迎风冷泪

此症乃醉后当风，或暴赤眼痛，不忌房事，恣食热物；妇人多因产后当风坐视，贼风窜入眼中，或行经与男子交感，秽气冲于头目，故成此疾。宜刺攒竹、合谷、大骨空、小骨空。如未愈全，再刺小骨空。

此症乃醉酒后感受风邪，或者暴赤眼痛，不忌房事，喜食热性食物；妇女多因为产后当风坐视，贼风窜入眼中，或者月经期间与男子性交合，污浊之气冲于头目，而成此病。宜针刺攒竹、合谷、大骨空、小骨空。如果没有痊愈，再针刺小骨空。

暴赤肿痛眼

此症乃时气所作，血气壅滞，当风睡卧，饥饱劳役。宜先刺合谷、三里、太阳、睛明。不效，后再刺攒竹、太阳、丝竹空。

此症是感受季节戾气而发作，气血壅滞，当风睡卧，过饥、过饱、过劳所致。宜先针刺合谷、足三里、太阳、睛明。如果没有效果，再针刺攒竹、太阳、丝竹空。

红肿涩烂沿眼

此症乃醉饱行房，气血凝滞，用手揩摸，贼风窜入，故有此症。宜先刺合谷、二间。不效，再刺睛明、三里。

此症是因醉酒行房，气血凝滞，用手揩摸，贼风窜入，所以得此症。宜先针刺合谷、二间。如果没有效果，再针刺睛明、足三里。

内障眼

此症乃怒气伤肝，血不就舍，肾水枯竭，血气耗散。初病不谨，恣贪房事，用心过多，故得难治。先宜刺临泣、睛明、合谷、瞳子髎。如不效，刺光明、风池。

此症是因为怒气伤肝，血不能归其位，肾水枯竭，气血耗散。病初不谨慎，房事过劳，用心过多，所以变得难治。先宜针刺头临泣、睛明、合谷、瞳子髎。如果没有效果，针刺光明、风池。

羞明怕日眼

此症乃暴痛，在路迎风，窜入眼中，血不就舍，肝不藏血。观灯则泪出，见日则酸涩，痛疼难开。宜刺攒竹、合谷、小骨空、二间。不愈，再刺睛明、行间。

此症痛甚，在路途中迎风，窜入眼中，血不循常道，肝不藏血。看见灯光则泪出，看到太阳则酸涩、疼痛，难以睁开。宜针刺攒竹、合谷、小骨空、二间。如果没有痊愈，再针刺睛明、行间。

偏正头风

此症乃痰饮停滞胸膈，贼风窜入脑户。偏正头风，发来连半边皮肉疼痛，或手足沉冷。久而不治，变为瘫患。亦分阴阳针之；或针力未到，故不效也。此症宜先针风池、合谷、丝竹空。后可针三里泻之，以去其风。针后穴、前穴，丝竹空、鞋带。

此症是痰饮停滞胸膈，贼风窜入脑户所致。偏头风，发作时，半边皮肉皆疼痛，或者手足沉冷。日久不治疗，变为瘫痪。又分阴阳针；或者针刺力度不够，所以没有效果。此症宜先针刺风池、合谷、丝竹空。随后可针刺足三里泻之，以祛其风。针刺后穴、前穴，丝竹空、鞋带。

红肿疼痛眼

此症因伤寒未解，却有房事，上盛下虚，气血壅上；或头风不早治，则血灌瞳仁；或暴赤肿痛；或怒气伤肝，房事伤肾，脾胃二经，饮食不节，饥饱醉劳，皆有此症。心火炎上，故不散。及妇人产后怒气伤肝，产期未满。非一时可疗，渐而为之，无不效也。宜先刺睛明、临泣、合谷。不愈，再刺风池、太阳、行间。

此症因为伤寒还未治愈，却又行房事，导致上盛下虚，气血上壅；或者头风没有得到及早的治疗，导致血灌瞳仁；或者暴赤肿痛；或者怒气伤肝，房事伤肾，脾胃二经，饮食没有节制，饥饱醉劳，皆可以患此症。心火上炎，所以红肿不易退散。以及妇人产后怒气伤肝，产期未满。此症不是很快就可以痊愈，必须要循序渐进，这样才能取得疗效。应该针刺睛明、临泣、合谷。如果没有痊愈，再针刺风池、太阳、行间。

百会 一名三阳五会，一名巅上，一名天满。在前顶后一寸五分，顶中央，旋毛心，容豆许，直两耳尖上对是穴。灸五壮。《甲乙经》曰：刺三分，灸三壮。一曰：灸头顶不得过七壮。

主治：头风头痛。

百会　一名三阳五会，一名巅上，一名天满。在前顶穴后一寸五分，头顶中间，头发旋涡的中心，豆粒大小，两耳尖经头顶连线的中点就是这个穴位。灸五壮。《针灸甲乙经》中记载：刺三分，灸三壮。又说：灸头头顶不过七壮。

主治：头风头痛。

合谷　一名虎口。在手大指次指歧骨间陷中，手阳明所过为原。刺三分，留六呼，灸三壮。

主治：偏正头痛，面肿目翳。《神农经》云：治鼻衄，目痛不明。《席弘赋》云：晴明治眼若未效，合谷、光明不可缺。《千金十一穴》云：曲池兼合谷，可彻头痛。《马丹阳天星十二穴》云：疗头疼并面肿，体热，身汗出，目暗，视茫然。

合谷　一名虎口。在手大指次指连接成角的凹陷处，是手阳明经的原穴。刺三分，留六呼，灸三壮。

主治：偏正头痛，面肿目翳。《神农本草经》记载：治疗鼻衄，目痛不明。《席弘赋》记载：针刺睛明治疗目病没有效果，就用合谷、光明治疗。《千金十一穴》记载：曲池配合谷，可以治疗头痛。《马丹阳天星十二穴》记载：治疗头痛兼面肿、体热、身汗出、目暗、视物茫然。

上星　一名神堂。在鼻直上，入发际一寸，陷者中可容豆。刺三分，留六呼，灸五壮。一云：宜三棱针出血，以泻诸阳热气。

主治：头风头痛，鼻塞目眩，睛痛不能远视。三棱针刺之，即宣泄诸阳热气，无令上冲头目。

上星　一名神堂。在鼻子直上，入发际一寸凹陷处，可以放下一粒豆子。刺三分，留六呼，灸五壮。有记载：可以用三棱针点刺出血，以泻诸阳热气。

主治：头风头痛，鼻塞目眩，睛痛不能远视。三棱针刺之，即宣泄诸阳热气，使其不能上冲头目。

神庭　直鼻上，入发际五分；发高者，发际是穴；发低者，加二三分。督脉、足太阳、阳明之会。灸三壮，禁刺，刺之令人癫狂、目失明。一曰：灸七壮，至三七壮止。

主治：发狂，登高妄走，风痫癫疾，角弓反张，目上视，不识人，头风鼻渊，流涕不止，头痛目泪，烦满，喘渴，惊悸不得安寐。

神庭　在鼻子之上，入发际五分；发高者，发际即是穴；发低者，发际上加两三分。督脉、足太阳、阳明三经汇合之处。灸三壮，禁刺，刺之令人精神错乱、眼目失明。有记载：灸七壮，至三七壮止。

主治：发狂、登高妄走，风痫癫疾，角弓反张，目上视，不识人，头风鼻渊，流涕不止，头痛流泪，烦满，喘渴，惊悸不得入睡。

瞳子髎　一名太阳，一名前关。在目外，去眦五分，手太阳、手足少阳三脉之会。刺三分，灸三壮。

主治：头痛目痒。外眦赤痛，翳膜青盲，远视䀮䀮泪出多眵。

瞳子髎　一名太阳，一名前关。在目外，距离目外眦外侧五分，手太阳、手足少阳三经汇合之处。刺三分，灸三壮。

主治：目痛目痒。外眦赤痛，翳膜青盲，远视，视物不清，泪出多眵。

颊车　一名机关，一名曲牙。在耳下齿颊端近前陷中，倒卧开口取之。刺三分，灸三壮。一曰：灸七壮至七七壮，炷如小麦。

主治：中风，牙关不开，失音不语，口眼㖞斜，颊肿牙痛，不可嚼物，颈强不得回顾。凡口眼㖞斜者，㖞则左泻右补，斜则左补右泻。《玉龙赋》云：兼地仓，疗口歪。

颊车　一名机关，一名曲牙。在耳下齿颊端近前陷中，倒卧开口取之。刺三分，灸三壮。有记载：灸七壮至七七壮，炷如小麦。

主治：中风，牙关紧闭，失音不语，口眼歪斜，颊肿牙痛，不可嚼物，颈强不可回顾。凡口眼歪斜者，歪则左泻右补，斜则左补右泻。《玉龙赋》中记载：配合地仓，治疗口歪。

地仓　一名会维。夹口吻旁四分外，如近下微有动脉。若久患头风，其脉亦有不动者。手足阳明、任脉、阳跷之会。刺三分，留五呼。灸七壮或二七壮，重者七七壮，病左治右，病右治左。艾炷宜小，如粗钗脚；若过大，口反㖞，却灸承浆即愈。

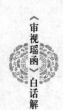

主治：偏风，口眼㖞斜，牙关不开，齿痛颊肿，目不得闭，失音不语，饮食不收，水浆漏落，眼瞤动，远视䀮䀮，昏夜无见。

地仓　一名会维。夹口角两旁四分外，如近下触之微有动脉。若久患头风，其脉亦有不动者。手足阳明、任脉、阳跷三经汇合之处，刺三分，留五呼。灸七壮或二七壮，重者七七壮。病在左治疗右边，病在右治疗左边。艾炷宜小，如粗钗脚；若过大口反歪，灸承浆即愈。

主治：半身不遂，口眼歪斜，牙关不开，齿痛颊肿，目不得闭，失音不语，饮食不消化，水浆漏落，双眼瞤动，远视，视物不清，夜间不能视物。

后顶　一名交冲。在百会后一寸五分，枕骨上。刺二分，灸五壮。

主治：颈项强急，额颅上痛，偏头痛，恶风，目眩不明。

后顶　一名交冲，在百会之后一寸五分，枕骨上。刺二分，灸五壮。

主治：颈项强急，前额痛，偏头痛，恶风，目眩不明。

临泣　在目上，直入发际五分陷中，正睛取之。足太阳、少阳、阳维三脉之会。刺三分，留七呼。

主治：鼻塞，目眩，生翳，多眵，流冷泪，眼目诸疾，惊痫反视。《百证赋》云：兼头维，可治目中出泪。

临泣　在目上，直入发际五分陷中，两目向前平视取穴。足太阳、少阳、阳维三经汇合之处。刺三分，留七呼。

主治：鼻塞，目眩，生翳，多眵，流冷泪，眼目诸疾，惊痫反目直视。《百证赋》中记载：配合头维，可治目中泪出。

足三里　即下陵，出《本输篇》。在膝下三寸，胻骨外廉，大筋内宛宛中，坐而竖膝，低跗取之。极重按之，则跗上动脉止矣。足阳明所入为合。刺五分，留六呼。灸三壮。《千金》云：灸二百壮至五百壮。一云：小儿忌灸三里，三十外方可灸，不尔则生疾。秋月不宜出血，恐下虚。

主治：泻胃中腕热，与气冲、巨虚、上下廉同。秦承祖曰：膝胻酸痛，目不明。《外台》《明堂》云：人年三十以外，若不灸三里，令气上冲目，使眼无光，盖以三里能下气也。

足三里　即下陵，出自《灵枢·本输篇》。在膝下三寸，胫骨外侧，大筋肉凹陷中，坐位，膝踝关节伸直取穴。极重按之，则踝关节上动脉停止跳动。是足阳明经的合穴。刺五分，留六呼。灸三壮。《千金方》中记载：灸二百壮至五百壮。有记载：小儿忌灸足三里，三十岁开外方可灸，否则则会生病。秋天不宜针刺出血，恐怕会导致肾虚。

主治：泻中脘热，与气冲、巨虚、上廉、下廉一样。秦承祖云：膝腿酸痛，目不明。《外台秘要》《明堂孔穴图》中记载：人年三十岁以上，如果不灸足三里，使气上冲于目，眼睛则会无光，主要是因为足三里能下气。

风池　在耳后颞颥后脑空下，发际陷中，按之引耳。一云：耳后陷中，后发际大筋外廉，足少阳、阳维之会。刺四分，灸三壮至七壮，炷不用大。

主治：中风，偏正头痛，颈项如拔，痛不得回，目眩，赤痛，泪出。《通玄赋》云：头晕、目眩觅风池。

风池　在耳后脑空下，发际凹陷中，按之疼痛牵引到耳朵。有记载：耳后陷中，后发际大筋外侧，足少阳、阳维汇合之处。刺四分，灸三壮至七壮，炷不用大。

主治：中风，偏正头痛，颈项如拔，痛不得回，目眩，赤痛，泪出，《通玄赋》中记载：头晕、目眩用风池穴。

丝竹空　一名巨髎。在眉后陷中。《甲乙经》曰：足少阳脉气所发。刺三分，留三呼。禁灸，灸不幸令人目小及盲。

主治：头痛，目赤，目眩，视物䀮䀮，拳毛倒睫，风痫戴眼，发狂吐涎沫，偏正头风。《通玄赋》云：治偏头痛难忍，一传：主眼赤痛，针一分出血。

丝竹空　一名巨髎。在眉后凹陷中。《针灸甲乙经》中记载：足少阳脉气所发。刺三分，留三呼。禁灸，如果不慎施灸，可使人目小及盲。

主治：头痛、目赤、目眩、视物模糊、倒睫拳毛、中风、癫痫所致的戴眼征，发狂，口吐涎沫，偏正头风。《通玄赋》中记载：治疗偏头痛难忍，也有记载：主眼赤痛，针一分，出血。

人中　一名水沟。在鼻下人中陷中。督脉、手足阳明之会。刺三分，留六呼，得气即泻。灸三壮至七壮，炷如小麦，然灸不及针。

主治：中风口噤，牙关不开，口眼㖞斜。

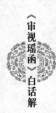

　　人中　一名水沟。在鼻下人中陷中。督脉、手足阳明汇合之处。刺三分，留六呼，得气即泻。灸三壮至七壮，炷如小麦。但是施灸没有针刺效果好。

　　主治：中风口噤，牙关不开，口眼歪斜。

　　承浆　一名天池，一名悬浆。在颐前下唇棱角下陷中。足阳明、任脉之会。刺三分，留五呼。灸三壮，日可七次，至七七壮止；即血脉宣通，其风应时立愈。艾炷不必大，但令当脉，即能愈疾。

　　主治：偏风，半身不遂，口眼㖞斜，口噤不开。一云：疗偏风，口㖞面肿。

　　承浆　一名天池，一名悬浆。在下巴前下唇棱角下凹陷中。足阳明、任脉汇合之处。刺三分，留五呼。灸三壮，一日七次，至七七壮；即血脉宣通，邪则立刻得到治愈。艾炷不必过大，只要位置准确就能治愈。

　　主治：偏风，半身不遂，口眼歪斜，口噤不开。有记载：治疗偏风，口歪面肿。

　　迎香　一名冲阳。在禾髎上一寸，鼻孔旁五分。手足阳明之会。刺三分，禁灸。

　　主治：鼻塞，不闻香臭，喘息不利，偏风，口眼㖞斜，浮肿风动，满面作痒，状如虫行。《玉龙赋》云：能消眼热之红。

　　迎香　一名冲阳。在禾髎上一寸，鼻孔旁五分。手足阳明汇合之处。刺三分，禁灸。

　　主治：鼻塞，不闻香臭，喘息不利，偏风，口眼㖞斜，浮肿，满面作痒，似有小虫爬行。《玉龙赋》中记载：迎香穴能消除眼热之红。

　　客主人　一名上关。在耳前起骨上廉，开口有空，侧卧张口取之。手足少阳、足阳明三脉之会。《本输篇》曰：刺之则㕮，不能欠者，即此穴。刺一分，留七呼，灸三壮。《甲乙经》曰：刺上关不得深，刺下关不得久。

　　主治：口眼㖞斜，耳聋耳鸣，聤耳，目眩齿痛，瘛疭。

　　客主人　一名上关。在耳前起骨上，开口凹陷中，侧卧张口取之。手足少阳、足阳明汇合之处。《灵枢·本输篇》中记载：刺之张口，即是此穴。刺一分，留七呼，灸三壮。《针灸甲乙经》记载：针刺上关穴不能深刺，针刺下关穴不能留针太久。

　　主治：口眼歪斜，耳聋耳鸣，化脓性中耳炎，目眩齿痛，抽风。

角孙　在耳郭中间，上发际下，开口有空。手太阳、手足少阳三脉之会。《甲乙经》曰：主治三阳寒热之病。又曰：足太阳有入頄偏齿者，名曰角孙。则足太阳脉，亦会于此。刺三分，灸三壮。

主治：目生翳，齿龈肿不能嚼，唇吻燥，颈项强。

角孙　在耳郭中间，上发际下，开口有缝，手太阳、手足少阳三脉汇合之处。《针灸甲乙经》中记载：主治三阳寒热之病。又有记载：足太阳有入颧偏齿者，名曰角孙。足太阳脉也交会于此。刺三分，灸七壮。

主治：眼目生翳，牙龈肿痛，不能嚼东西，口唇干燥，颈项强痛。

光明　在外踝上五寸，足少阳络，别走厥阴。刺六分，留七呼。灸五壮。

主治：热病。《席弘赋》云：睛明治眼未效时，合谷光明不可缺。《标幽赋》云：兼地五会，治眼痒痛。

光明　在足外踝上五寸。足少阳经，别走厥阴。刺六分，留七呼。灸五壮。

主治：热病。《席弘赋》中记载：用睛明穴治疗眼病没有效果时，合谷和光明穴是不能缺少的。《标幽赋》中记载：光明穴加上地五会，可以治疗眼痒痛。

地五会　在足小指次指本节后陷中，去侠溪一寸。刺一分，禁灸。

主治：《标幽赋》云：兼光明治眼痒痛。

地五会　第四、第五跖骨后凹陷中，距侠溪穴旁一寸。刺一分，禁灸。

主治：《标幽赋》中记载：配合光明穴治疗眼痒痛。

解溪　一名鞋带。在冲阳后一寸五分，足腕上系鞋带处陷中。一曰：在足大指直上跗上，陷者宛宛中。《刺疟论》论注曰：在冲阳后三寸半。《气穴论》注曰：二寸半。《甲乙经》曰：一寸半。足阳明所行为经，刺五分，留五呼，灸三壮。

主治：风气，面浮头痛，目眩生翳。《神农经》云：治腹胀，脚腕痛，目眩头痛。可灸七壮。

解溪　一名鞋带。在冲阳后一寸五分，足腕上系鞋带处凹陷中。有记载：在足大指直上足跗上凹陷中。《刺疟论》论注中记载：在冲阳穴后三寸半。《素问·气穴论》注中记载：在冲阳穴后二寸半。《针灸甲乙经》中记载：在冲阳穴后一寸半。足阳明经所行之处，刺五分，留五呼，灸三壮。

主治：风气，面肿头痛，目眩生翳。《神农本草经》记载：治疗腹胀，脚腕痛，目眩头痛。可灸七壮。

丰隆　在外踝上八寸下廉，胻骨外廉陷中。阳明络，别走太阴。刺三分，灸三壮。

主治：头痛面肿，气逆癫狂，见鬼好笑。《百证赋》云：兼强间治头痛难禁。

丰隆　在外踝上八寸下方，胫骨外侧凹陷中。是阳明经的络穴，别走太阴。刺三分，灸三壮。

主治：头痛面肿，气逆癫狂，如见鬼、傻笑。《百证赋》中记载：配合强间可以治疗头痛难止。

攒竹　一名始光，一名员柱，一名夜光，又名光明。在两眉头梢宛宛中。刺五分，留五呼，不宜灸。《甲乙经》云：《明堂》用细三棱针刺之，宜泄热气，眼目大明。宜刺三分，出血。

主治：目视䀮䀮，泪出目眩，瞳子痒，眼中亦痛，及眼睑瞤动，不卧。《玉龙赋》云：兼头维治目疼头痛。《百证赋》云：兼三间可治目中漠漠。《通玄赋》云：脑昏、目赤，泻此。

攒竹　一名始光，一名员柱，一名夜光，又名光明。在两眉梢凹陷中。刺五分，留五呼，不宜灸。《针灸甲乙经》中记载：《明堂孔穴图》用细三棱针刺，宜宣泄热气，则眼目光明。宜刺三分，出血。

主治：目视不明，泪出目眩，眼睛痒，眼中赤痛，及眼睑跳动，失眠。《玉龙赋》中记载：配合头维穴，治疗目疼头痛。《百证赋》记载：配合三间穴可治视物不清。《通玄赋》记载：脑昏、目赤，泻此穴。

印堂　在两眉中间。《神农针经》云：治小儿急慢惊风。可灸三壮，艾炷如小麦。《玉龙赋》云：善治惊搐。

印堂　在两眉中间。《神农针经》中记载：该穴治疗小儿急慢惊风。可灸三壮，艾炷如小麦大小。《玉龙赋》中记载：擅于治疗惊吓、抽搐。

睛明　一名泪孔。在目内眦。《明堂》云：内眦头外一分宛宛中。《气府论》注曰：手足太阳、足阳明、阴蹻、阳蹻五脉之会。刺一分半，留六呼。《甲乙经》曰：刺六分。一曰：禁灸。

主治：目痛视不明，见风泪出，胬肉攀睛，白翳，眦痒，疳眼，头痛目眩。凡治雀目者，可久留针，然后速出之。《席弘赋》云：治眼若未效，并合谷、光明不可缺。《百证赋》云：兼行间可治雀目。

睛明　一名泪孔。在目内眦。《明堂》中记载：内眦头外一分凹陷中。《气府论》中记载：手足太阳、足阳明、阴蹻、阳蹻五脉汇合之处。刺一分半，留六呼。《针灸甲乙经》中记载：刺六分。又有记载：禁灸。

主治：目痛，视不明，见风泪出，胬肉攀睛，白翳，眦痒，疳眼，头痛目眩。凡治疗雀目者，可久留针，然后迅速出针。《席弘赋》中记载：治疗眼病没有效果，可加合谷、光明。《百证赋》中记载：配合行间可治疗雀目。

巨髎　夹鼻孔八分，直瞳子，阳蹻、足阳明之会，由此入上齿中，后出地仓。刺三分，灸七壮。

主治：瘛疭，唇颊肿痛，口㖞目痒，青盲无见，远视䀮䀮，面风鼻颔肿，脚气膝胫肿痛。

巨髎　在鼻孔两侧八分，瞳孔直下。阳蹻、足阳明汇合之处。由此入上齿中，后出地仓。刺三分，灸七壮。

主治：抽风、唇颊齿痛，口眼歪斜，目痒，青盲，视远不清，面目浮肿，脚气，膝胫肿痛。

大骨空　在手大指前二节前尖上，屈指当骨节中。灸二七壮，禁针。

主治：内障久痛及吐。

大骨空　在手大指前二节前尖上，屈指当骨节中。灸二七壮，禁针。

主治：内障眼病久痛及呕吐。

小骨空　在手小指第一节前尖上，屈指当骨节中。灸二七壮，禁针。

主治：迎风冷泪，风弦烂眼等症。以上大小骨空二穴，宜口吹火灭。

小骨空　在手小指第一节前尖上，屈指当骨节中。灸二七壮，禁针。

主治：迎风冷泪，风弦烂眼等症。以上大小骨空二穴，宜口吹艾炷以增强火力，并迅速将其熄灭。

后溪　在手小指末节后外侧横纹尖上陷中，仰手俯拳取之。一云：在手腕前外侧，拳尖起骨下陷中。手太阳所注为腧。刺一分，留二呼，灸一壮。一云：三壮。

主治：目翳，鼻衄，耳聋。《通玄赋》云：治头顶痛立安。《捷法》云：肺与三焦热病，肾虚头痛，肝厥头晕及头目昏沉，偏正头风疼痛，两额颅眉角疼痛，太阳痛，头项拘急，痛引肩背，醉后头痛，呕吐不止，恶闻人言，眼赤痛，冲风泪下不已。

后溪　在手小指末节后外侧横纹尖上凹陷中，仰手握拳取穴。有记载：在手腕前外侧，拳尖起骨下凹陷中。手太阳小肠经的腧穴。刺一分，留两呼，灸一壮。有记载：三壮。

主治：目翳，流鼻血，耳聋。《通玄赋》记载：治疗头顶痛，立刻取效。《捷法》中记载：肺与三焦热病，肾虚头痛，肝厥头晕及头目昏沉，偏正头风疼痛，两额颅眉角疼痛，太阳痛，头项疼痛，痛引肩背，醉酒后头痛、呕吐不止，怕听人声，眼目赤痛，迎风流泪不止。

行间　在足大指间动脉应手陷中。一云：在足大指次指歧骨间，上下有筋，前后有小骨尖，其穴正居陷中，有动脉应手。足厥阴所溜为荣。刺三分，留十呼。灸三壮。

主治：中风口㖞，四逆，嗌干烦渴，瞑不欲视，目中泪出。《百证赋》曰：兼睛明，可治雀目汗气。

行间　在足大指间动脉搏动处凹陷中，有记载：在足大指次指歧骨间，上下有筋，前后有小骨尖，其穴正居凹陷中，有动脉搏动。足厥阴肝经的荣穴。刺三分，留十呼。灸三壮。

主治：中风口歪，四肢逆冷，咽干烦渴，睁眼但是不想看东西，流泪。《百证赋》中记载：配合睛明穴可以治疗雀目，汗气。

二间　一名间谷。在食指末节前内侧陷中。手阳明所溜为荣。刺三分，留六呼。灸五壮。

主治：目黄口干，口眼㖞斜。《通玄赋》云：治目昏不见。

二间　一名间谷。在食指末节前内凹陷中。手阳明大肠经的荥穴。刺三分，留六呼。灸五壮。

主治：目黄口干，口眼歪斜。《通玄赋》中记载：治疗目昏不见。

毫针式

尖如蚊虻喙，取法于毫毛，长一寸六分，主寒痛痹在络。

毫针，尖如蚊虻的口器，尖细而长，长一寸六分，治疗寒痛痹证，邪在络脉。

或问曰：睛明、迎香、承泣、丝竹空等穴皆禁灸，何也。曰：穴近目，目畏火，故禁灸也。以是推之，则知睛明不可灸矣。凡灸头面之艾炷，宜小麦大；不宜多灸，盖头面为诸阳之首故也。若四肢，炷稍大，背腹则又大，不妨多灸，四肢多灸则枯细。瘦人，春夏之月，刺宜浅；肥人，秋冬之月，刺宜深。此行针灸之大法也。

有人问：睛明、迎香、承泣、丝竹空等穴，是禁灸的，这是为什么？是因为穴位如果靠近眼睛，眼睛怕火，所以禁灸。由此可推之，睛明不可以灸。凡是灸头面部的穴位，艾炷要像小麦大小，且不能多灸，因为头面是诸阳之会。如果是四肢，则艾炷可以稍大，背部、腹部则可以更大，但是不能多灸，四肢多灸则枯细。瘦人，春夏应该浅刺；胖人，秋冬应该深刺，这是行针灸的大法。

古人灸，着艾炷火，便用洗法。以赤皮葱、薄荷叶煎汤，温洗疮周围，约一时久。令驱逐风散于疮口出，更令经脉往来不涩，自然疾愈。若灸疮退痂后，用东南桃枝青嫩皮煎汤温洗，能护疮中诸风；若疮内黑烂，加胡荽煎洗；若疼不可忍，加黄连煎洗，神效。

古人用灸法，如果被艾炷烧伤，便用洗法，用赤皮葱、薄荷叶煎汤，温洗疮疡周围，约一小时。使风邪从疮口出，使经脉往来不涩，使疾病自然痊愈。如果疮口褪痂后，用东南桃枝青嫩皮煎汤温洗。能保护疮口不受外邪侵袭。如果疮内黑烂，加胡荽煎洗，如果疼痛难忍，加黄连煎洗，效果显著。

古人贴灸疮不用膏药，要得脓水出多而疾除。《资生》云：春用柳絮，夏用竹膜，秋用新绵，冬用兔腹下白细毛或猫腹细毛。今人多以膏药贴之，日两三易，欲其速愈，此非治疾之本意也。但今贴膏药，意在避风，亦取其便，惟久久贴之可也。

古人治疗灸疮不用膏药，使脓水流出，疾病得以痊愈。《针灸资生经》中记载：春用柳絮，夏用竹膜，秋用新绵，冬天用兔子腹下的白细毛或者猫腹下的细毛。今人多用膏药贴之，每日更换两三次，使其尽快痊愈，这不是治疗疾病的根本方法。但是现在贴膏药，是为了避风，还很方便，所以长期贴还是可以的。

针灸避人神论

《千金》云：欲行针灸，先知行年宜忌，及人神所在，不与禁忌相犯即可。故男忌除，女忌破；男忌戌，女忌巳。有日神忌，有每月忌，有十二时忌，有四季人神，有十二部年人神，九部傍通人神，有杂忌傍通人神，有血支血忌之类。凡医者，不能知此避忌，若逢病人厄会，男女气怯，下手至困。通人达士，岂拘此哉；若遇卒暴急患，皆不拘禁忌。许希云：卒暴之疾，须速灸疗，一日之间，止忌一时是也。《千金》云：痈疽疗肿，喉痹客忤，尤为急切，凡作汤药宜速，不可避凶。又曰：凡卒暴急症，并中风卒仆、痰厥等症，即用针灸治疗。若论忌神，少缓则不可救，此所以不可拘泥也。若平居从容，治病于未形，选吉日，避人神可也。

《千金方》中记载：要行针灸之前，要先知道这一年的宜忌，以及人神所在，不能与禁忌相犯。故男忌除，女忌破；男忌戌，女忌巳。有日神忌，有月神忌，有十二时忌；有四季人神，有十二部年人神，九部傍通人神，有杂忌傍通人神，有血支血忌之类。凡医者，如果不知道避开禁忌，而又恰逢病人厄运的际会，则会使其气怯、困乏。通达事理的医者有时是不会拘泥于此。如果遇到急性病患者，就不要拘泥于禁忌。许希云说：卒暴的疾病，应该迅速灸疗，一日之内，触犯一时禁忌是可以的。《千金方》中记载：痈疽肿毒，喉痹癫痫，尤为急切，所以应该迅速用药，不用避凶吉。又说，凡是卒暴急症，如中风、痰厥等应马上用针灸治疗。如果遵照禁忌，延误最佳时机可能使病人丧命，所以不能拘泥于此。如果在平时疾病还是初期阶段，应该选吉日，避人神。

取十二建人神之忌时

建日在足禁晡时，除日在眼禁日入。

满日在腹禁黄昏，平日在背禁人定。

定日在心禁午夜，执日在手禁鸡鸣。

破日在面禁平旦，危日在鼻禁日出。

成日在唇禁食时，收日在头禁寅时。

开日在耳禁午时，闭日在目禁日昳。

建日在足禁下午三到五时，　除日在眼禁傍晚五到七时。

满日在腹禁夜晚七到九时，平日在背禁夜晚九到十一时。

定日在心禁夜半十一到一时，执日在手禁夜一到三时。

破日在面禁晨三到五时，危日在鼻禁晨五到七时。

成日在唇禁上午七到九时，收日在头禁上午九到十一时。

开日在耳禁中午十一到一时，闭日在目禁下午一到三时。

附前贤治目医案补遗诸方

十全大补汤　治诸虚百损，荣卫不和，形体羸瘦，面色痿黄，脚膝酸痛，腰脊倦痛，头眩耳重，口苦舌干，骨热内烦，心忪多汗，饮食进退，寒热往来，喘嗽吐衄，遗精失血，妇人崩漏，经候不调。凡病后不爽，及忧虑伤动血气，此药平补有效。

白茯苓　白术土炒　肉桂去粗皮　川芎　当归身　人参　黄芪蜜制　白芍　熟地黄
甘草炙，各等分

上锉剂，水二钟，生姜三片，黑枣一枚。煎至八分，去滓，温服，不拘时候。

十全大补汤　治疗诸虚百损，荣卫不和，身体羸瘦，面色萎黄，脚膝酸痛，腰脊倦痛，头眩重听，口苦舌干，骨蒸内烦，怔忡多汗，饮食进退，寒热往来，喘嗽吐血，遗精失血，妇人崩漏，月经不调。凡是病后不爽，以及忧虑太过耗伤血气，此药平补有效。

白茯苓　白术土炒　肉桂去粗皮　川芎　当归身　人参　黄芪蜜制　白芍　熟地黄
甘草炙，各等分

上锉剂，水二钟，生姜三片，黑枣一枚，煎至八分，去滓，不拘时候服用。

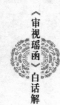

按,《经》曰：气主煦之，血主濡之。故用人参、白术、黄芪、茯苓、甘草甘温之品以补气，气盛则能充实于肌肉矣。用当归、川芎、芍药、地黄、肉桂等厚味之品以补血，血生则能润泽其枯矣。

按语：《难经·二十二难》中记载：气的作用是温煦，血的作用是濡润。所以用人参、白术、黄芪、茯苓、甘草甘温之品补气，气血充足则能充实于肌肉。用当归、川芎、芍药、地黄、肉桂等味厚之品补血，血生则能润泽其枯。

七宣丸　治风气结聚，宿食不消。兼砂石皮毛在腹中，及积年腰脚酸痛，冷如冰石；脚气冲心，烦愤闷乱；头旋昏倒，肩背重痛；心腹胀闷，胸膈闭塞；风毒脚气，连及头面；大便或秘，小便时涩；脾胃气痞，不能饮食；脚气转筋，掣痛挛急；心神恍惚，睡卧不安等疾。

锦纹大黄_{面裹煨，十五两}　甘草_{炙，四两}　柴胡_{去苗，洗}　诃黎勒皮　枳实_焙　木香_{各五两}

桃仁_{泡去皮尖，焙干，六两}

上为细末，炼蜜为丸，如梧桐子大，每服二三十丸，食远，临卧，水饮送下。渐增至四五十丸，取宣利为度。觉病势退愈，则止服。不问男女老少，并宜服之，量虚实增减。

七宣丸　治疗风气结聚，消化不良。如有沙石皮毛在腹中，以及多年的腰脚酸痛病，冷如冰石；脚气冲心，心情不畅；头眩晕倒，肩背重痛；心腹胀闷，胸膈闭塞；风毒脚气，连及头面；便秘，小便时涩；脾胃气滞，不能进食；脚气抽筋，掣痛痉挛；心神恍惚，睡眠不好等病。

锦纹大黄_{面裹煨，十五两}　甘草_{炙，四两}　柴胡_{去苗，洗}　诃黎勒皮　枳实_焙　木香_{各五两}

桃仁_{泡去皮尖，焙干，六两}

上为细末，炼蜜为丸，像梧桐子大小，每次服二三十丸。饭后一段时间，临睡之前，水饮送下。逐渐增加至四五十丸，以宣利为度。感觉病情好转，则停止服用。不论男女老少，都可以服用此药，依照病情增减药量。

神功丸　治三焦气壅，心腹痞闷，六腑风热，大便不通，腰腿疼痛，肩背重痛，头昏面热，口苦咽干，心胸烦躁，睡卧不安，及治脚气，并素有风人大便结燥。

火麻仁_{另捣如膏}　人参_{去芦，各二两}　锦纹大黄_{面裹煨}　诃黎勒_{取干皮，各四两}

上为细末，另入麻仁膏擦匀，加炼蜜为丸，如梧桐子大，每服二三十丸，滚白汤或温酒米饮皆可，送下。食远，临卧时服。如大便不通，可倍丸数，以通利为度。

神功丸　治疗三焦气壅，心腹胀闷，六腑风热，大便不通，腰腿疼痛，肩背重痛，头昏面热，口苦咽干，心胸烦躁，睡卧不安，以及治疗脚气，并常常大便秘结之病。

火麻仁_{另捣如膏} 人参_{去芦，各二两} 锦纹大黄_{面裹煨} 诃黎勒_{取干皮，各四两}

上为细末，另入麻仁膏搅匀，加蜂蜜制成丸，如梧桐子大小，每次服用二三十丸，滚白汤或者温酒水送下。饭后一段时间，临睡觉之前服下。如果大便不通，可以多服几丸，大便通即止。

小柴胡汤　治伤寒温热病，身热恶风，颈项强急，胸满胁痛，呕哕烦渴，寒热往来，身面皆黄，小便不利，大便秘涩；或过经未解，或潮热不除；及瘥后劳复，发热疼痛；妇人伤风，头痛烦热，经血适断，寒热如疟，发作有时；及产后伤风。并宜服之。

柴胡_{去芦，半斤} 人参_{去芦} 甘草_炙 黄芩_{各三两} 半夏_{汤泡七次，焙干，二两五钱}

上锉剂，或为粗末，每服三五钱，水二钟，生姜三片，枣一枚去核，同煎至七分，去滓，温服，不拘时候。小儿分作二服，量其大小多寡。

小柴胡汤　治疗寒温热病，身热恶风，颈项强急，胸满胁痛，干呕烦渴，寒热往来，身面皆黄，小便不利，大便秘涩；或者疾病过程中由一经的证候转入另一经证候的病还未痊愈，或者潮热不除；以及疾病复发，发热疼痛；妇女伤风，头痛烦热，月经断续，寒热往来如疟疾，发作有规律；以及产后伤风，都可以服此方。

柴胡_{去芦，半斤} 人参_{去芦} 甘草_炙 黄芩_{各三两} 半夏_{汤泡七次，焙干，二两五钱}

上锉剂，或为粗末，每次服三五钱，水二钟，生姜三片，大枣一枚去核，同煎至七分，去滓，温服，不分时间服用。小儿分作两次服用，量要适当。

按，邪在表则恶寒，邪在里则发热，邪在半表半里则恶寒且热，故令寒热往来。少阳之脉，行于两胁，故令胁痛；其经属于胆，胆汁上溢，故口苦；胆者肝之腑，在五行为木，有垂枝之象，故脉弦。柴胡性辛温，辛者金之味，故用之以平木；温者春之气，故用之以入少阳。黄芩质枯而味苦，枯则能浮，苦则降。君以柴胡，则入少阳矣。然邪之伤人，常乘其虚，用人参、甘草者，欲中气不虚，邪不得复传入里耳。是以，中气不虚之人，虽有柴胡证，而人参在可去也。邪初入表里，气逆而烦呕，故用半夏之辛，以除呕逆。邪半在表，则营卫争，故用姜枣之辛甘，以和荣卫。

按语：邪在表则恶寒，邪在里则发热，邪在半表半里则恶寒且热，所以会出现寒热往来。少阳之脉，行于两胁，所以出现胁痛；其经属于胆，胆汁上溢，所以口苦；胆者肝之腑，在五行为木，有垂枝之象，故脉弦。柴胡性辛温，辛者金之味，故用之以平木；温者春之气，所以可以入少阳经。黄芩质枯而味苦，枯则能浮，苦则能降。君以柴胡，则入少阳经。邪之伤人常常乘其虚，用人参、甘草，可以使中气不虚，邪不能深入机体。所以说中气不虚之人虽有柴胡证，可以不用人参。邪气初入表里，气逆而烦呕，所以用半夏之辛，以去除呕逆。邪半在表则营卫相争，所以用姜枣之辛甘，以调和营卫。

二陈汤　治痰饮为患，或呕吐恶食，或头眩心悸，或中脘不快，或发热恶寒，或因食生冷脾胃不和。

半夏_{汤泡洗七次，姜汁炒}　广陈皮_{汤泡，去白，各一钱半}　甘草_{炙，七分}　白茯苓_{一钱}

上锉剂，水二钟，生姜三片，乌梅一个，同煎至六分，去滓，不拘时，温服。

二陈汤　治疗痰饮为患，或呕吐恶食，或头眩心悸，或腹部胀闷不舒，或发热恶寒，或因食生冷食物而脾胃不和。

半夏_{汤泡洗七次，姜汁炒}　广陈皮_{汤泡，去白，各一钱半}　甘草_{炙，七分}　白茯苓_{一钱}

上锉剂，水二钟，生姜三片，乌梅一个，共同煎至六分，去滓，不分时间温服。

按，水谷入胃，无非湿也。脾土旺则能运化水谷，上归于肺，下达膀胱，无湿气之可留也。惟夫脾弱不能制湿，则积而为痰饮。半夏之辛能燥湿，茯苓之淡能渗湿，甘草之甘能健脾，陈皮之辛能利气，脾健则足以制湿，气利则积饮能行。东南之人，多有湿饮之痰，故丹溪恒主之，其曰加升提之剂者，亦清气升而浊气自降之谓。

按语：水谷入胃，则会产生湿邪。脾土旺则能运化水谷，上归于肺，下达膀胱，则没有湿气存留。脾弱则不能制湿，则积而为痰饮。半夏之辛能燥湿，茯苓之淡能渗湿，甘草之甘能健脾，陈皮之辛能利气，脾健则足以制湿，气血通利则积饮能消。居住在东南之地的人，体内多有痰湿，所以丹溪总是把它用作主治方剂，正如他所说加入升提之剂，可以使清气升浊而气自降。

按，此汤乃治一身之痰都管之要药也。欲下行加引下药，黄柏、木通、防己之类；欲上行加引上药，升麻、柴胡、防风之类。又曰二陈加升降之药，能使大便润而小便长。

按语：此方剂是治疗一身之痰的重要方剂。治疗下部之痰加引下药，如黄柏、木通、防己等药；治疗上部痰饮加引上药，如升麻、柴胡、防风等药。又说此方剂加升降之药能使大便润而小便通畅。

温白丸　治心腹积聚，久癥癖块，大如杯碗；黄疸宿食，朝起呕吐，肢满上气，时时腹胀，心下坚结，上乘抢心，傍攻两胁；十种水病；八种痞塞；翻胃吐逆，饮食噎塞；五种淋疾，九种心痛；积年食不消化，或疟疾连年不瘥；及疗一切诸风，身体顽痹，不知痛痒，或半身不遂，或眉发坠落；及疗七十二种风，三十六种遁尸疰忤及癫痫；或妇人诸疾，断续不生，带下淋沥，五邪烦心，忧愁思虑，意思不乐，饮食无味，月水不调；及腹中一切诸疾，有似怀孕，积年屡月，羸瘦困惫，或歌或哭，如鬼所使。俱服此药，无不除愈。

川乌头炮，去皮脐，二两五钱　紫菀去苗、土、叶　柴胡去芦头　石菖蒲　厚朴去皮，姜制　桔梗
皂角去皮、子，炒　吴茱萸用汤洗，炒　干姜炮　黄连　人参　白茯苓　肉桂去粗皮
巴豆去心、皮、膜，出油，炒，另研　蜀花椒去目及闭口者，微炒，去污，各五钱
上为细末，另入巴豆拌匀，炼蜜为丸，如梧桐子大，每服三丸，姜汤送下，食后，临卧，服。渐加至五丸、七丸，通利则止，再缩减回服。

温白丸　治疗心腹积聚，腹腔内有肿块，如钟碗大小；黄疸宿食，早起呕吐，四肢肿胀，时时胀气，心下坚结，上乘扰心，又攻两胁；十种水病；八种痞塞；翻胃吐逆，饮食堵塞咽喉；五种淋疾，九种心病；常年食不消化，或者疟疾连年不愈；并且可以治疗诸风症，身体顽痹，不知痛痒，或者半身不遂，或者眉毛头发脱落；以及治疗七十二种风，三十六种可以致死的传染病和癫痫；或者妇女诸病，不孕，带下淋沥，五脏之病邪烦心，忧愁思虑，心情不佳，饮食无味，月经不调；以及腹中诸疾，腹胀如孕，积年累月，羸瘦困惫，或者唱歌或者哭泣，好像被鬼所驱使。以上疾病服用此药都能痊愈。

川乌头炮，去皮脐，二两五钱　紫菀去苗、土、叶　柴胡去芦头　石菖蒲　厚朴去皮，姜制　桔梗
皂角去皮、子，炒　吴茱萸用汤洗，炒　干姜炮　黄连　人参　白茯苓　肉桂去粗皮
巴豆去心、皮、膜，出油，炒，另研　蜀花椒去目及闭口者，微炒，去污，各五钱
上为细末，另入巴豆拌匀，炼蜜为丸，如梧桐子大小，每次服三丸，用姜汤送服，饭后，临睡前服用。逐渐加至五丸或者七丸，好转则止，以后改为三丸。

川芎茶调散　治男妇小儿，诸风上攻，头目昏重，偏正头风疼痛，鼻塞声重，伤风

壮热，肢体烦疼，肌肉蠕动，膈热痰盛，妇人血风攻注，太阳穴疼。但是感风气，悉皆治之。

苏薄荷_{去梗取叶，不见火，八两}　防风_{三两}　白芷　川羌活　甘草_{炙，各二两}　细辛_{去芦，八钱}　川芎　荆芥穗_{各四两}

上为细末，每服二钱，食后，茶清调下，或姜葱煎服亦可。

一方加菊花、僵蚕、蝉蜕，名曰菊花茶调散，常服清头目。

川芎茶调散　治疗男女小儿，诸风上攻，头目昏重，偏正头风疼痛，鼻塞声重，伤风壮热，肢体烦疼，肌肉缓慢抽动，膈热痰盛，妇女血风攻注，太阳穴痛。凡是感风气之症都可以治疗。

苏薄荷_{去梗取叶，不见火，八两}　防风_{三两}　白芷　川羌活　甘草_{炙，各二两}　细辛_{去芦，八钱}　川芎　荆芥穗_{各四两}

上为细末，每次服二钱，饭后，茶清调下，或者姜葱煎服也可以。

一方加菊花、僵蚕、蝉蜕，名为菊花茶调散，常服可以清利头目。

四物汤　能调益荣卫，滋养气血。治冲任虚损，月水不调，脐腹㽲痛，崩中漏下，血瘕块硬，发歇疼痛，妊娠腹冷，将息失宜，胎动不安，血下不止；及产后荣虚，风寒内搏，恶露不下，结生瘕聚，少腹坚痛，时作寒热。

当归身_{去须，酒浸，微炒}　白芍药_{酒洗}　川芎_{酒洗}　干熟地_{酒蒸，各等分}

上锉剂，白水二钟，煎至八分，去滓，温服。

四物汤　能够调和荣卫，滋养气血。治疗冲脉和任脉虚损，月经不调，脐腹抽痛，崩漏，血块结硬，时时疼痛，妊娠腹冷，作息失宜，胎动不安，血流不止；以及产后血虚，风寒内搏，恶露不止，而生瘀血肿块，少腹坚痛，时作寒热。

当归身_{去须，酒浸，微炒}　白芍药_{酒洗}　川芎_{酒洗}　干熟地_{酒蒸，各等分}

上锉剂，白水二钟，煎至八分，去滓，温服。

按，是方治血分之圣药也。用当归引血归肝经，川芎引血归肺经，芍药引血归脾经，地黄引血归肾经。惟心生血，肝纳血，脾统血，肺行血，肾藏血，男子化而为精，女子化而为月水。血有形之物，属乎阴，故名曰四物汤。

按语：此方是治疗血分病的圣药。用当归引血归肝经，川芎引血归肺经，芍药引血归脾经，地黄引血归肾经。所谓心生血，肝纳血，脾统血，肺行血，肾藏血，男子血化为精，女子血化为月经。血为有形之物，属阴，所以名为四物汤。

《经》云：气血，人身之二仪也。天地之道，阳常有余，阴常不足。人与天地相似，故阴血难盛而易亏。是方也，当归、芍药、地黄，味厚者也，味厚为阴中之阴，故能生血。川芎味薄而气清，为阴中之阳，故能行血中之气。然草木无情，何以便能生血？所以谓其生血者，以当归、芍药、地黄能养五脏之阴，川芎能调荣卫中之气，五脏和而血自生耳。若曰四物便能生血，则未也。师云：血不足者，以此方调之则可。若上下失血太多，气息机微之际，则四物禁勿与之。所以然者，四物皆阴，阴者天地闭塞之令，非所以生万物者也，故曰禁勿与之。

《内经》中记载：气血，是人身体的阴阳。天地之道，阳常有余，阴常不足（自然界的法则，即常由于精血亏损所产生的虚火）。人与天地相似，所以阴血不易盛而容易亏。此方，当归、芍药、地黄是味厚之物，为阴中之阴，所以可以生血。川芎味薄而气清，为阴中之阳，故能行血中之气。然而草木无情，怎能生血？之所以说其能生血，是因为当归、芍药、地黄能养五脏之阴，川芎能调养荣卫中之气，五脏调和所以血自然可以生成。如果说服用四物汤便能生血，并不是那样。师云：血不充足，可以用此方治疗。如果上下失血过多，气息微弱之时，则不能用四物汤治疗。因为四物汤的药物都属阴，阴者可以使天地闭塞，并不能使万物生，所以此时不能用四物汤治疗。

凉膈散　治男妇小儿，脏腑积热，烦躁多渴，面热头昏，唇焦咽燥，舌肿喉闭，目赤疼痛，鼻衄，颌颊结硬，口舌生疮，痰实不利，涕唾稠黏，睡卧不宁，谵语狂妄，肠胃燥涩，便溺秘结。凡一切风壅等症，并宜治之。

黄芩_{酒炒}　栀仁_{炒黑}　苏薄荷_{各三两}　连翘_{四两}　大黄_{酒炒}　甘草_炙　玄明粉_{各二两}

上为粗末，每服四钱，白水二钟，煎至八分，去滓，食远，热服。

凉膈散　用于治疗男女小儿，因脏腑积热引起的烦躁多渴，面热头昏，唇干咽燥，舌肿喉闭，目赤肿痛，鼻孔出血，颌面部出现硬肿块，口舌生疮，痰黏不易咳出，鼻涕唾液黏稠，睡卧不宁，狂妄乱语，胃肠燥涩，大便秘结。此方可以治疗一切因风邪壅盛引起的病症。

黄芩_{酒炒}　栀仁_{炒黑}　苏薄荷_{各三两}　连翘_{四两}　大黄_{酒炒}　甘草_炙　玄明粉_{各二两}

上为粗末，每次服用四钱，白水二钟，煎至八分，去滓，饭后一段时间热服。

按，是方黄芩、栀子，味苦而气凉，故泻火于中。连翘、薄荷，味薄而气薄，故清热于上。大黄、芒硝，咸寒而味厚，故诸实皆泻。用甘草者，取其性缓而恋膈也。不作汤液而作散者，取其泥膈而成功于上也。

按语：方中黄芩、栀子，味苦而气凉，所以可以泻中焦之火。连翘、薄荷，味薄而气薄，可以清上方之热。大黄、芒硝，咸寒而味厚，可以泻一切实证。用甘草，取其性缓，多停留于膈上，以充分发挥凉膈的作用。此方不用作汤剂而用散剂，也是使其凉膈的作用充分发挥。

三黄丸　治三焦积热上攻，眼目赤肿，小便赤涩，大便结燥，五脏俱热，肠风痔漏等症，并皆治之。

川黄连　黄芩　黄柏_{俱用酒润，炒，各等分}

上为细末，炼蜜为丸，如梧桐子大，每服三钱，空心，白滚汤送下。忌煎炒、椒姜、辛辣等热物。

三黄丸　治疗因三焦积热上攻引起的眼目红肿，小便赤涩，大便秘结，五脏积热，以及痔疮肛瘘等病，此方都可以治疗。

川黄连　黄芩　黄柏_{俱用酒润，炒，各等分}

上为细末，制成蜜丸，如梧桐子大小，每次服用三钱，空心，白滚汤送下。忌食煎炒、辣椒、姜等辛辣热物。

按，少火之火，无物不生；壮火之火，无物不耗。《经》曰：壮火食气是也。故少火宜升，壮火宜降。今以三物降其三焦之壮火，则气得其生，血得其养，而三焦皆受益矣。黄芩苦而枯，故清热于上；黄连苦而实，故泻火于中；黄柏苦而润，故泻火于下。虽然，火有虚实，是丸但可以治实火，若虚者用之，则火反盛，谓降多亡阴也。丹溪曰：虚火宜补。则虚实之辨，若天渊矣，明者当求之证焉。

按语：少火之火，可以使万物生；壮火之火，可以使万物耗损。《素问·阴阳应象大论》中说：壮火耗气。所以少火宜升，壮火宜降。此方剂用三味药治疗三焦壮火，则可以使气得生，使血得养，从而使三焦受益。黄芩苦而枯，清上焦之热；黄连苦而实，泻中焦之火；黄柏苦而润，可以泻下焦之火。火有虚实，此丸可以治疗实火，如果虚火用之，反而可以使火盛，正所谓泻下之药可以耗阴。《丹溪心法》中说：虚火治疗应该用补法。所以虚证和实证的治疗有天壤之别，应该明辨虚实之证。

一名三补丸。三补云何？以黄连、黄芩、黄柏三黄，能泻三焦之火，火泻则阴生，故曰三补。

此丸又名三补丸。三补是何道理？此丸以黄连、黄芩、黄柏三黄，泻三焦之火，火泻则阴生，所以名为三补。

按，是方乃泻中之补，非补中之补也。若真以为补，是向痴人说梦也。程岩泉曰：人皆知补之为补，而不知泻之为补；知泻之为泻，而不知补之为泻。真知言哉。

按语：此方是以泻药为补，而非用滋补药来补。如果真的以为此为补法，就如同痴人说梦。程岩泉说：大家都知道用补益的方法为补法，却不知用泻下的方法也可以补；用泻药去泻，却不知用补的方法也可以泻。这才是有见识的道理。

四季三黄泻心丸　治男妇三焦积热：上焦有热攻冲，眼目赤肿，头项疼痛，口舌生疮；中焦有热，心膈烦躁，不美饮食；下焦有热，小便赤涩，大便秘结；五脏俱热，即生痈疖疮痍。及治五般痔疾，粪门肿或下鲜血。小儿积热，亦宜服之。

大黄<small>酒浸，九蒸晒，春秋三、夏一、冬五两</small>　黄连<small>酒炒，春四、夏五、秋三、冬一两</small>　黄芩<small>酒炒，春四、夏秋六、冬二两</small>
上为细末，炼蜜为丸，或用水迭为丸亦可，如梧桐子大，每服二三钱，白滚汤送下。

四季三黄泻心丸　治疗男女三焦积热：因上焦有热，而眼目赤肿，头颈疼痛，口舌生疮；因中焦有热，而心膈烦躁，不思饮食；因下焦有热，而小便赤涩，大便秘结；五脏俱热，而生痈疖疮痍。以及治疗五种痔疾，肛门肿胀或者下鲜血。小儿积热，亦可以服用此方。

大黄<small>酒浸，九蒸晒，春秋三、夏一、冬五两</small>　黄连<small>酒炒，春四、夏五、秋三、冬一两</small>　黄芩<small>酒炒，春四、夏秋六、冬二两</small>
上为细末，制成蜜丸，或者制成水丸，如梧桐子大小，每次服二三钱，白滚汤送下。

按，味之苦者，能降火。黄芩味苦而质枯，黄连味苦而气燥，大黄苦寒而味厚。质枯则上浮，故能泻火于膈；气燥则就火，故能泻火于心；味厚则喜降，故能荡邪攻实。此天地亲上亲下之道，水流湿，火就燥之义也。

按语：味苦者，能降火。黄芩味苦而质枯，黄连味苦而气燥，大黄苦寒而味厚。质枯则药力上行，能泻膈之火；气燥能就火，可以泻心之火；味厚可以使药力下行，能荡邪攻实。正所谓在天者亲上，在地者亲下，水往湿处流，火往干处烧之意。

青州白丸子　治男妇半身不遂，手足顽麻，口眼㖞斜，痰涎壅塞，及一切风，他药所不能疗者。小儿惊风，大人头风，洗头风，妇人血风，并宜服之。

天南星生，三两　白附子二两　半夏以水浸，洗过，白大者用七两　川乌头去皮脐，五钱。各生用

上为细末，以生绢袋盛，用井花水摆，未出者更以手揉令出，如有滓，更研，再入绢袋，摆净为度。放瓷盆中，日晒夜露，至晓弃水。别用井花水搅，又晒至来日早，再换新水搅。如此，春五日，夏三日，秋七日，冬十日。去水，晒干后如玉片，碎研，以糯米粉煎粥清为丸，如绿豆大。初服五丸，服至十五丸，生姜汤送下，不计时候。如瘫痪风，以温酒下二十九，日进三服。至三日后，当有汗，便能舒展，服经三五日渐愈。如痰壅膈上，欲用吐法，研末，每服三钱，用薤汁调服，吐痰为度。

青州白丸子　治疗男女半身不遂，手足久治不愈的麻木，口眼歪斜，痰涎壅盛，以及其他药物治疗无效的一切风证。小儿惊风，大人头风，洗头风，妇女血风，都可以治疗。

天南星生，三两　白附子二两　半夏以水浸，洗过，白大者用七两　川乌头去皮脐，五钱，各生用

上为细末，放入生绢袋中，在井花水中来回摆动，使药末滤入水中，未滤出者用手揉绢袋使其进入水中，如果还有渣，再次研细，放入绢袋，以将药末摆净为度。将药液放入瓷盆中，日晒夜露，到天亮将上面的水倒去，再倒入新的井花水搅拌，再晒，第二天再用新水搅拌。如此，春季五天，夏季三天，秋季七天，冬季十天。最后，将水倒出，晒干后如同玉片，将其研碎，并用糯米粉熬成的清粥做成绿豆大小的糊丸。起初每次五丸，最多服用十五丸，不分时候，用生姜汤送服。如因中风瘫痪，用温酒送服二十九，日三次。如此服药后三天，若有汗出，四肢当能活动，三五天后逐渐好转。如因痰涎壅阻膈上，将用吐法，把药研成细末，每次用薤白汁调服三钱，直至吐痰为度。

大承气汤　治阳明胃经积热攻目，其脉沉实，睛珠疼痛，眩晕，红肿生翳，累发累治，久服寒凉之剂太过，以致寒裹火邪，结热未除，实于腹内，秘结不通。治宜通泻，行大便，下实热可也。

锦纹大黄酒洗，炒　芒硝各三钱　厚朴去皮，炙　枳实炙，各二钱

上为剂，水四钟，先煮厚朴、枳实，至二钟，入大黄煎二三沸，入硝煎，温服，取利为度。如未利，再投一服。

大承气汤　治疗阳明胃经积热攻目，脉象沉实，目珠疼痛，头目眩晕，红肿生翳障，多次发作并经过多次治疗，久服寒凉方剂太多，以致寒裹火邪，热结未除，积于腹中，大便秘结不通。治疗应该通泻大便，使实热得下。

锦纹大黄_{酒洗，炒}　芒硝_{各三钱}　厚朴_{去皮，炙}　枳实_{炙，各二钱}

上为剂，水四钟，先煮厚朴、枳实，至二钟，入大黄煎沸二三次，入芒硝再煎，温服，以大便通利为度，如果大便不通再服一剂。

按，《经》云：燥淫所胜，以苦下之。大黄之苦寒，以泻实热；枳实之苦辛温，攻肠胃壅滞，润燥除热。又曰：燥淫于内，治以苦温。厚朴之苦辛温，破腹中结燥。又曰：热淫所胜，治以咸寒。芒硝之咸，以攻蕴热之坚癖。

按语：《素问·至真要大论》中记载：燥邪壅盛，可用苦寒的药物治疗。用大黄苦寒，以泻实热；枳实苦辛温，使胃肠壅滞得以滋润，燥热能除。又有记载：燥邪在内，宜用苦温之药治疗。厚朴苦辛温，可以破腹中结燥。还记载：热邪壅盛，宜用咸寒之药治疗。用芒硝之咸，可攻蕴热而导致的痞满。

白通汤　治少阴肾水客寒自利。宣通阳气，温中散寒。故用葱白通气，助干姜、附子，温中散寒可也。

葱白_{四茎}　干姜_{二钱}　附子_{制过，三钱}

水二钟，煎服。本方加人尿、猪胆汁，苦寒，使热药不为寒气所格，乃《内经》所谓甚者从治之法是也。

白通汤　治疗少阴肾经客寒自利，此方可以宣通阳气，温中散寒。所以用葱白通气，以助干姜、附子，温中散寒。

葱白_{四茎}　干姜_{二钱}　附子_{制过，三钱}

水二钟，煎服。本方加入人尿、猪胆汁，苦寒，使热药不被寒气所阻隔，正如《内经》所说对于深重复杂的病症应采用从治的方法。

十枣汤　治伤寒邪热，内蓄伏饮，以致头疼，心下痞满，引胁下痛，干呕气。治宜

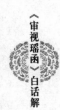

下热逐饮为当。《经》云：辛以散之，故用芫花之辛以散饮；苦以泄之，故用甘遂、大戟之苦以泄水；大枣之甘以益脾土。

芫花_{钱半}　甘遂_{四分}　大戟_{一钱}　大枣_{六枚}

共为一剂，白水二钟，先煎大枣至八分，入前三味同煎。或共为细末，每服二钱，赢人减半。若下少，病不除者，明日更服，得快下。利后糜粥自养。

十枣汤　治疗伤寒邪热，或者痰饮潜伏于体内，经常发作，以致头疼，心下痞满，胁下痛，干呕气。治疗应下热逐饮为宜。《素问·至真要大论》中说：辛味药能散，所以用芫花之辛使痰饮得散；苦味药可以泻，所以用甘遂、大戟之苦使水得以泻；用大枣的甘味补益脾土。

芫花_{钱半}　甘遂_{四分}　大戟_{一钱}　大枣_{六枚}

共为一剂，白水二钟，先煎大枣至八分，再将前三味同煎。或者共为细末，每次服用二钱，赢瘦的人每次服用一钱。如果泻下较少，病没有去除，可明日再服，使快下。泻下后再服用烂稀饭使胃肠得以滋养。

导痰汤　治风痰涌盛者。
半夏_{制，三钱}　广陈皮_{去白}　枳实_{去瓤}　赤茯苓　甘草_炙　胆南星_{各一钱}
上锉剂，白水二钟，生姜三片，煎至八分，去滓，温服。

导痰汤　治疗风痰壅盛。
半夏_{制，三钱}　广陈皮_{去白}　枳实_{去瓢}　赤茯苓　甘草_炙　胆南星_{各一钱}
上锉剂，白水二钟，生姜三片，煎至八分，去滓，温服。

按，风痰者，湿土生痰，痰生热，热生风也。半夏、陈皮、茯苓、甘草，前之二陈汤耳。加南星以治风痰，入枳实去痰如倒壁。

按语：风痰的病机是湿土生痰，痰生热，热生风。半夏、陈皮、茯苓、甘草组成二陈汤，加南星可以治疗风痰，再加入枳实可以取得显著的疗效。

保命集当归汤　治翳，补益瞳仁。
当归身　黄芩　赤芍药_{各一钱半}　柴胡　川黄连_{各一钱}　甘草_{六分}　熟地黄_{二钱}
上锉剂，白水二钟，煎至八分，去滓，温服。

保命集当归汤　治疗翳障，可以补益瞳仁。

当归身　黄芩　赤芍药_{各一钱半}　柴胡　川黄连_{各一钱}　甘草_{六分}　熟地黄_{二钱}

上锉剂，白水两钟，煎至八分，去滓，温服。

保命集羚羊角散　治冰翳久不去者。

羚羊角_{锉细末}　升麻　北细辛_{各等分}　甘草_{炙，减半}

上为细末，一半炼蜜为丸，每服五六十丸。用一半为散，以清水煎滚。吞丸子，食后送下。散服二钱，空心滚汤送下。

保命集羚羊角散　治疗冰翳日久不愈者。

羚羊角_{锉细末}　升麻　北细辛_{各等分}　甘草_{炙，减半}

上为细末，一半制成蜜丸，每次服用五六十丸。另一半制成散，用清水煎煮。饭后将蜜丸吞服，另将散二钱，空腹时滚汤送服。

济阴地黄丸　治三阴亏损，虚火上炎，致目睛散大，视物不真，或昏花涩紧，作痛畏明，或卒见非常之处等症。其功效与六味、还少丹相似。

辽五味　当归　山茱萸　菊花　肉苁蓉　山药　巴戟肉　枸杞　熟地黄

麦冬_{去心，各等分}

上为细末，炼蜜为丸，如梧桐子大，每服四十丸，空心，白滚汤送下。

济阴地黄丸　治疗三阴亏损，虚火上炎所致的瞳仁散大，视物不清，或昏花干涩，疼痛怕光，或者突然看见不正常的地方等症状。其功效与六味地黄丸、还少丹相类似。

辽五味　当归　山茱萸　菊花　肉苁蓉　山药　巴戟肉　枸杞　熟地黄

麦冬_{去心，各等分}

上为细末，炼蜜为丸，如梧桐子大小，每次服用四十丸，空腹，白滚汤送下。

点眼药法

凡治目点眼药，必按时候，每日须过巳至午时点。盖人之阴阳，与天地同，子后一阳生，午后一阴生。正是阳生之际，火亦生焉，若点药犯之，则火势难遏；午后属阴，方宜点药。或膏、或散、或锭，有犀簪、骨簪。如锭膏，必蘸水乳磨化；如散，则干挑。俱

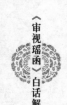

光宜少点些微，若目受药，再略多点些不妨。不可令患目者疼而怕点，即系仙丹，患者畏惧，要在医者轻乎，徐徐对病投药。命患者闭目仰面，久坐不动，切戒妄想多言。轻者可点二三次，重者点三四次，每次必用簪拨净药滓。不可过点，过多点则未必爽快，恐激动其火，反复增其患矣。

　　凡是治疗眼病点眼药，必须根据时间，每日要在巳时至午时之间点药（即上午9时至下午1时）。因为人身体的阴阳，与天地相同，子时过后阳气开始升发，午时过后阴气开始滋生。阳气升发时火也开始滋生，如果此时用药，火势难以控制；午后属阴，适合用药。有的用膏剂，有的用散剂，有的用锭剂，用犀簪、骨簪来点眼。如果使用锭剂，需要蘸水磨成乳状；如果是散剂，可以直接使用。如果眼睛怕光应该适当少点，如果眼睛能够承受眼药，再适当加量。不要使病人疼痛而产生畏惧心理，医生要用药轻熟，逐渐加量，不可操之过急。使患者闭上眼睛扬起头，坐在凳子上，不要胡思乱想，使其定气凝神。病情轻的人可以点两三次，病情重的人点三四次，每次都要用长针把药滓去除干净。不可以过多点眼，过多反而对病情不利，激发火邪，使病情反复。

秘制点眼丹药诸方

灵飞散　治目疾。消肿止泪，明目去翳，退赤定痛，收湿除烂，一切等症。

炉甘石_{火煅通红，用童便淬，如此七次，水飞净，晒干，听用。每用一两}　明硃砂　琥珀　珍珠　牛黄

真熊胆_{以上俱各另研腻粉，各一钱}　灵药_{二钱}

上和极匀，每次用牙簪挑少许，点眼，闭目片时，再点，又闭目片时。待药性过，然后用簪拨去药滓，温水洗净。每日点二三次，久闭为妙。

灵飞散　治疗眼病。可以消肿止泪，明目去翳，退红止痛，收湿除烂等。

炉甘石_{火煅通红，用童便淬，如此七次，水飞净，晒干，听用。每用一两}　明硃砂　琥珀　珍珠　牛黄

真熊胆_{以上俱各另研腻粉，各一钱}　灵药_{二钱}

以上药物搅拌均匀，每次用长针挑少许，点眼，闭目片刻，再点，再闭目片刻。等药力过后，用长针把药滓拨去，用温水清洗干净。每日点两三次，用药后闭目时间适当延长为佳。

附灵药方

水银　黑铅各五分　火硝八钱　官硼二钱

先将铅化开，入水银作一家，再加硝、硼研匀，入阳城罐内，盐泥封固，打火三炷香，先文后武，待冷，取出听用。

附灵药方

水银　黑铅各五分　火硝八钱　官硼二钱

先将铅化开，与水银合二为一，再加火硝、硼砂研均匀，放到耐火罐内，用盐泥把罐封固，先用文火再用武火一共烧三炷香的时间，冷却后即可取出备用。

按，此灵飞散所宜制也。是散也，甘石收湿除烂；灵药磨翳拨云；若砂、珀、珠末、牛黄、熊胆者，解毒清热，止泪退赤，明目之品也。凡目有外症者，俱可用。

按语：这就是灵飞散的制作过程。其中，炉甘石可以收湿除烂；灵药可以去除云翳；如果加入硃砂、琥珀、珍珠末、牛黄、熊胆，可以解毒清热，止泪退赤，是明目的重要药物。凡是眼病有这些外部症候的，都可以用。

五胆膏　治一切火热赤眼，流泪烂弦，怕热羞明，或痛或痒等症。

熊胆　鲭胆　鲤胆　猪胆　羊胆　川蜜等分

上将胆、蜜入银铫或铜铫中，微火熬成膏，取起用瓷盒藏之，出火毒，点眼神良。

五胆膏　治疗一切因火热之邪引起的红眼、流泪、眼睑溃烂、怕热畏光，或痛或痒等症状。

熊胆　鲭胆　鲤胆　猪胆　羊胆　川蜜等分

将以上各胆及蜂蜜放入银铫或者铜铫中，文火熬成膏，然后放入陶瓷盒内储藏以去火毒，点眼效果非常好。

夫目症，内热则睑赤，肝热则出泣，微热则痒，痒盛则肿痛，或痒或痛，皆火之故也。气热则神浊昏冒，故令昼不能视物。阳盛者喜水恶火，故目不可以近灯光，此《经》所谓天明则日月不明，邪害空窍也。五胆之苦，是以清热；用蜜之润，是以济火。且诸胆者，乃甲木之精也；蜜者，百花之精也。皆有滋润九窍之妙焉。

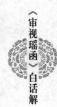
眼科疾病，如为内热引起则出现眼睑发红，肝经有热则流泪，微热则出现眼部发痒，痒重就会出现肿痛，无论发痒还是疼痛，均为火邪所致。气热则引起视功能不佳，白天视物不清。阳气盛的人喜水恶火，所以眼睛不能靠近灯光。正如《素问·四气调神大论》中所说的白天视力不好，是邪气侵袭眼睛的缘故。五胆之苦，可以清热，用蜜滋润，可以济火。而且胆是肝之精，蜜是百花之精，都可以滋润九窍。

宋真宗皇帝敕封琼液膏　治目一切不疗之久病等症。

熊胆　牛黄　硼砂　蕤仁_{去壳皮净肉}　黄连_{各一钱}　龙脑_{五分}　蜂蜜_{一两}

上熊胆、牛黄、蕤仁、黄连四味，长流水两大碗，倾于砂锅之内，熬至半碗，用重绵纸滤过，去滓，入蜂蜜，再用文武火熬至紫金色，蘸起牵丝为度，不可太过不及。取出，入硼砂、龙脑，研极细末，和匀，入瓷罐内封固，入土埋七日，出火气。每簪脚挑少许，点于目内，瞑目片时，候药性过方开。每日点二三次，仍忌一切动风之物。

宋真宗皇帝敕封琼液膏　治疗一切久治不愈的眼病。

熊胆　牛黄　硼砂　蕤仁_{去壳皮净肉}　黄连_{各一钱}　龙脑_{五分}　蜂蜜_{一两}

以上熊胆、牛黄、蕤仁、黄连四味药物，和清水两大碗一起放入砂锅内，熬至半碗，用双层绵纸滤去药滓。再倒入蜂蜜，用文武火熬至紫金色，以蘸起成丝状为度，不可太过也不可不及。取出硼砂、龙脑研成细末，放入熬好的药液中和匀，再放入瓷罐内封固。把瓷罐埋入土中七日以去除药中火气。用时以长针挑少许，点入眼中，闭目片刻，待药力过后再睁开眼睛。一天点两三次。忌食一切动风之物。

紫金锭子　治眼疾，不分远年近日，诸般翳膜，血灌瞳仁，胬肉攀睛，拳毛倒睫，积年赤瞎，暴发赤肿，白睛肿胀，沙涩难开，眵睐紧涩，怕日羞明，眵多热泪，烂弦风痒，视物昏花，迎烟泪出，目中溜火，诸般目疾。

炉甘石_{煅，飞}　黄丹_{各半斤}　当归　硼砂_{各五钱}　川黄连　硃砂_{各一两}　白矾_{生用}　硇砂_制

白丁香　轻粉　贝齿　石蟹_{煅，飞}　海螵蛸　熊胆　乳香　没药　白珍珠

麝香_{各一钱二分半}　梅花片_{二钱。其片、麝久留，气味走泄，宜诸药合毕加入}

上除片、麝外，余各另制为末，秤合和匀，入黄连水，研至千万余下，曝晒干。次入麝香，研细罗过，又次入片脑，再研复罗。入后膏，搜和作锭子，阴干。

紫金锭子　治疗不论新旧眼病，一切翳障，血灌瞳仁，胬肉攀睛，倒睫，多年不愈的睑弦赤烂，突发红肿热痛，白睛肿胀，目涩难开，羞明，眵多，流热泪，睑弦溃烂

发痒，视物昏花，迎烟流泪，目中溜火，一切目病。

炉甘石_{煅，飞} 黄丹_{各半斤} 当归 硼砂_{各五钱} 川黄连 硃砂_{各一两} 白矾_{生用} 硇砂_制

白丁香 轻粉 贝齿 石蟹_{煅，飞} 海螵蛸 熊胆 乳香 没药 白珍珠

麝香_{各一钱二分半} 梅花片_{二钱，其片、麝久留，气味走泄，宜诸药合毕加入}

以上药物除冰片及麝香外，均做成末，称后和匀，加入黄连水，再研数下，然后曝晒干。再加入麝香，研细用箩筛过，再加入冰片，再次研细用箩筛，加入后面制成的药膏中，做成药锭并阴干。

猪胰子_{四枚，以稻草水洗去膏膜，干净无油为度，再用布包捣烂，入药} 生地黄 当归_{各四两} 黄连_{半斤} 防风

龙胆草 黄柏_{各二两} 诃子_{八枚} 蕤仁_{去皮壳，五钱} 大鹅梨_{八枚，取汁} 冬蜜_{八两，另熬，待干为度}

上将黄连等八味，洗净锉碎，以水浸于铜器内，春夏三、秋四、冬七日。滤去滓，复添水熬三次，取尽药力，以密绢绵纸重滤过，澄去砂土，漫火煎熬。槐柳枝各四十九条，互换一顺搅，不住手，搅得此药如饴糖相类。入蜜和匀，瓷器盛，放汤瓶口上，重汤蒸炖成膏。复滤净，滴入水中，沉下成珠可丸为度。待数日，出火毒，再溶化，入末和匀，杵捣为丸锭，阴干，金银箔为衣。每以少许，新汲水浸化开，鸭毛蘸点眼大眦内。又可以热水泡化，作洗眼药亦可。如水冷，再暖用。日洗五六次，日点二三次，大效。

猪胰子_{四枚，以稻草水洗去膏膜，干净无油为度，再用布包捣烂，入药} 生地黄 当归_{各四两} 黄连_{半斤} 防风

龙胆草 黄柏_{各二两} 诃子_{八枚} 蕤仁_{去皮壳，五钱} 大鹅梨_{八枚，取汁} 冬蜜_{八两，另熬，待干为度}

将黄连等八味药物洗净捣碎，用水浸泡于铜器内，浸泡时间以春夏三日、秋天四日、冬天七日为宜。去滓，再添水熬三次，使药力出尽。再用细密的绵纸过滤几次，把沙土去除，再用小火煎熬。同时用槐柳枝各四十九条，交替用手不停向一个方向搅动，直到药像饴糖黏稠。再加入冬蜜搅匀，用瓷器盛放，再蒸制成膏状。再一次滤去杂质，如果药膏滴入水中成珠状，说明已经制作成功。放置几日使火毒出，再次熔化，倒入药末和匀，杵捣成丸或锭，阴干，以金箔或者银箔为衣。每次用少许，用新井水化开，鸭毛蘸少许点入目大眦内。也可以用热水化开洗眼。如果水凉了，加热再用。每日洗五六次，每日点眼两三次，会有很好的疗效。

阳丹药品法制

炉甘石，眼科之要药也。选轻白者佳，四两，用苏薄荷、羌活、防风、麻黄、荆芥

穗、川芎、白芷、细辛发散之药各二钱，用清河水，雪水更妙，四大碗，煎至二碗，去滓，将甘石槌碎，入药水中，于瓶内煮干为度。此阴制用阳药煎水法也。又用龙胆草、黄芩、赤芍药、大黄、生地黄、黄连、木贼草、连翘、刘寄奴、黄柏、夏枯草、当归、千里光、菊花、山栀仁苦寒之药各二钱，用井水五碗，春夏浸二日，秋冬浸四日，常以手搅之，浸毕去滓，将药水分作清浊二碗，将所煮甘石，入阳城罐内，大火煅红，钳出少时，先以浊水淬入，再煅再淬，以水尽为度。此阳制用阴药浸水法也。又将前阴制煎水药滓，及阳制浸水药滓共合一处，浸水二碗，去滓滤净，再澄清，将炼过甘石倾内研搅，浸露一宿，飞过，分轻重两处晒干，上者为轻，下者为重，各研极细收藏。轻者治轻眼，重者治重眼。此阳丹合制用药之法也。盖甘石经火炼，本阳药也，又用发散药制度，是辛甘发散为阳之象，故以阳丹名。又用阳药为阴制者，是阳中亦有微阴之象，及治火毒法也。

炉甘石，是眼科的重要药物。选用质轻色白者四两，用苏薄荷、羌活、防风、麻黄、荆芥穗、川芎、白芷、细辛等发散之药各二钱，用干净的河水，雪水更好，四大碗，煎至两碗，去滓，将炉甘石捣碎，放入药水中，煮干。这是用阴制的方法炮制阳药的方法。用龙胆草、黄芩、赤芍药、大黄、生地黄、黄连、木贼草、连翘、刘寄奴、黄柏、夏枯草、当归、千里光、菊花、山栀子等苦寒之药各二钱，用井水五碗，春夏浸泡两日，秋冬浸泡四日，并且常常搅动，浸泡后去滓，将药水分成清浊两碗，将炉甘石放入耐火罐内，大火煅红取出，片刻后倒浊水淬入，再煅再淬，直到水尽，这是用阳制的方法炮制阴药。将前面阴制所得之药及这次所得之药一起放入两碗水中，去滓过滤干净，澄清，将炉甘石倒入搅匀，在屋外放置一夜后水飞，分成轻重两份，晒干，在上面为轻，在下面为重，分别研成细末收藏。轻的治疗病情轻的眼，重的治疗病情重的眼病，这是阳丹合制用药的方法。因为炉甘石经过火炼，为阳药，又用发散药，辛甘发散是阳药，所以命名为阳丹。如果阳药用阴药的方法炮制，是阳中求阴的制法，可以治疗火毒。

阴丹药品法制

铜绿 黄连水煮，飞过，阴干，一钱五分　青盐块 白水洗　乳香 各三分　硇砂　甘草 水洗，六分　密陀僧 飞过，二分　没药 三分五厘

又将前制阳丹炉甘石一两，共七味，俱研极细。勿令犯火，所以为阴药也。中用阳

丹甘石者，为阴中有阳之象也。但只用苏州薄荷净叶、川黄连、龙胆草三味各等分，浸水二盏，露一宿，去滓，滤净。水一盏，入前药在内，调匀，明月下露一宿，而得月之阴气。次日晒干，又得日之阳气也。俟夜露日晒透干，再研极细，入后药，此制阴丹之法也。

铜绿_{黄连水煮，飞过，阴干，一钱五分}　青盐块_{白水洗}　乳香_{各三分}　硇砂　甘草_{水洗，六分}
密陀僧_{飞过，二分}　没药_{三分五厘}

再加阳丹炉甘石一两，一共七味药，研成极细粉末。其过程没有用到火所以叫作阴药。阳丹炉甘石是阴中有阳的药物。用苏薄荷净叶、川黄连、龙胆草三味各等分，浸入二盏水中，放到屋外一夜，去滓，过滤干净，再加入一盏水，把前面的药一并放入，调制均匀，在明月下面放置一夜，得到明月的阴气。第二天晒干，得到太阳的阳气。如此这样夜露日晒使药物干透，再研成细末，加入后面的药中，这就是阴丹的制作方法。

川黄连_{去皮毛，洗净，干，六分三厘}　草乌_{新白者，六分}　细辛_{去土、叶，五分}　胡黄连_{条实者，洗净，干，四分}
薄荷_{要苏州，净叶，洗净，晒干，三分}

以上五味，乃疏风退热之药，取象于五轮之义也。各研极细拌匀，用人乳和丸，如小豆大。用绢袋盛之，悬于东屋角头风干，再研极细，筛过，和前药内共研匀，又入后药。

川黄连_{去皮毛，洗净，干，六分三厘}　草乌_{新白者，六分}　细辛_{去土、叶，五分}　胡黄连_{条实者，洗净，干，四分}
薄荷_{要苏州，净叶，洗净，晒干，三分}

以上五味为疏风退热的药物，取象于五轮之义。把药物研成细末，用人乳制成如小豆大小的丸。装进袋子悬置于东屋角风干，再研成极细末，过筛，和前面的药物一起研均匀，加入后面的药中。

生姜粉_{用大生姜四五块，竹刀齐中切开，剜孔，以黄连末填内，湿纸包，火煨，取出捣烂，绢滤出姜汁，晒干，一分半}
礞砂_{明者，飞过，六分}　黄丹_{黄连水飞过，晒干，研为细末}　白丁香_{直者，飞过}　粉霜_{各一分}　螵蛸_{去粗皮，研}
轻粉_{各一分半}　制牙硝_{四两}　血竭_{艾熏，研，四分}　雄黄_{飞过，分半}　珍珠_{五分，细研}

以上阴丹药味，共和一处，研极细，用瓷罐收贮，是为阴丹。药虽颇峻，但合时有轻重缓急之分，而有病轻则轻，病重则重之法也。如用者，须当斟酌。

生姜粉_{用大生姜四五块，竹刀齐中切开，剜孔，以黄连末填内，湿纸包，火煨，取出捣烂，绢滤出姜汁，晒干，一分半}
礞砂_{明者，飞过，六分}　黄丹_{黄连水飞过，晒干，研为细末}　白丁香_{直者，飞过}　粉霜_{各一分}　螵蛸_{去粗皮，研}

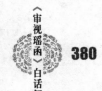

轻粉各一分半　制牙硝四两　血竭艾熏，研，四分　雄黄飞过，分半　珍珠五分，细研

以上阴丹药物，放到一起，研成极细粉末，收到瓷罐中，这就是阴丹的制作方法。此药物虽然药力较强，但是病有轻重缓急，病轻者用轻药，病重者用重药，用药时要斟酌。

配合阴阳法式

前所制阴阳二丹，无独用之理。所谓孤阳不生，孤阴不长之义。然配合之法，其名有五，取阴阳生五行之义也，开列于后。

前述所制成的阴丹和阳丹，一般不单独应用，即同所说的孤阳不能化生，孤阴不能生长的道理一样。然而根据阴阳生五行的道理，其二者配制的方法，共有五种，列于后面。

上药研有先后，二丹为先后所配，如加粉、砂、矾味为次，而片、麝则又候诸药研至极细时，方可加入同研。凡合眼药，皆依此法，而粗细须以舌尝之。大抵，女人眼药宜从右转，男子宜从左转，否则，治目有反攻之患，须识此意。

研制药物时应该有先后，这两种丹药也应该有先后顺序，比如先加粉，再加砂，再加矾，而冰片、麝香是其他药物研成极细末时才能加入一起研制。只要是制作眼药都要遵从此法，然而粗细须用舌尝之。大概，制作女性用的眼药时，研药方向是顺时针，制作男性用的眼药时，研药方向是逆时针，否则，治疗眼病可能没有疗效，必须明白其中的道理。

一九金丹

阳丹九分　阴丹一分　硼砂一分二厘　玄明粉风化，一厘　明矾一厘　麝香二厘　冰片三厘

二八木丹

阳丹八分　阴丹二分　粉霜二厘　玄明粉风化，二厘　硼砂二分　明矾一厘　麝香二厘

梅花片三厘

三七水丹

阳丹七分　阴丹三分　粉霜四厘　硼砂一分　麝香一厘　冰片三厘　此丹不用矾。

四六火丹

阳丹_{六分} 阴丹_{四分} 粉霜_{六厘} 硼砂_{一分五厘} 明矾_{二厘} 麝香_{厘半} 冰片_{三厘}

阴阳合配土丹

阳丹_{五分} 阴丹_{五分} 粉霜_{八厘} 硼砂_{二分} 明矾_{二厘} 麝香_{一厘} 冰片_{三厘} 俱研如前法。

一九金丹

阳丹_{九分} 阴丹_{一分} 硼砂_{一分二厘} 玄明粉_{风化,一厘} 明矾_厘 麝香_{二厘} 冰片_{三厘}

二八木丹

阳丹_{八分} 阴丹_{二分} 粉霜_{二厘} 玄明粉_{风化,二厘} 硼砂_{二分} 明矾_厘 麝香_{二厘}

梅花片_{三厘}

三七水丹

阳丹_{七分} 阴丹_{三分} 粉霜_{四厘} 硼砂_{一分} 麝香_{一厘} 冰片_{三厘} 此丹不用矾。

四六火丹

阳丹_{六分} 阴丹_{四分} 粉霜_{六厘} 硼砂_{一分五厘} 明矾_{二厘} 麝香_{半厘} 冰片_{三厘}

阴阳合配土丹

阳丹_{五分} 阴丹_{五分} 粉霜_{八厘} 硼砂_{二分} 明矾_{二厘} 麝香_{一厘} 冰片_{三厘} 研制的方法和前面一样。

用丹头大要

前所配合诸丹，按阴阳生五行之义也。其轻重之分，则金丹为轻，而木丹、水丹则渐加重；暴发赤眼，近年翳膜，可以酌点者也。至若火、土二丹，则为峻重，远年老翳膜，胬肉攀睛，方可施治；可暂点数次，不可常点。所谓邪轻则轻，邪重则重；又须量人眼内容受何如，以意推裁，不光拘执。故曰：神而明之，存乎其人。然点眼宜饱，治重眼须用吹。若翳膜在眼珠上，必吹可到，吹较点多有神效；眼轻则不可吹。吹点后，则以桑白皮、侧柏叶煎水，稍热洗之，一可以退散赤脉，二可以洗去药毒。切勿用冷水洗，忌寒凉。点至将愈时，则不可过点，盖留有余不尽之意，恐过点以致复发，须识此意。

前面用到的丹药，都是按照阴阳生五行的道理制作的，并且有轻重之分，金丹为轻，木丹、水丹依次加重，可以治疗暴发赤眼，近年翳膜可斟酌点喂。而火丹、土丹药力峻重，治疗日久不愈的老翳膜、胬肉攀睛，一次只可以用几天，不可作为长期用药。

邪轻则用药轻，邪重则用药重；应该斟酌病眼的耐受能力，用药不能太过死板。故有记载：真正明白其中的奥妙，在于各人的领会。点眼药时应该把药量用足，治疗眼病重时需要用吹法。如果翳膜在眼珠上，只有吹法才能使药力充分发挥，吹法要比点眼效果好，眼病较轻时则不能用吹法。吹点后，用桑白皮、侧柏叶煎水，温水洗眼，既可以退赤脉，又可以洗去药毒。千万不能用冷水洗眼，禁忌寒凉之物。点眼到疾病快要痊愈时，则不能多点，大概是因为余邪尚未消尽，恐怕过分点眼，会导致眼病复发，一定要明白其中的道理。

不换金拨云丹　治一切远年近日翳障，皆能复明。

大石蟹一个，为则，照后制法　大黄　桔梗　川黄连　黄柏　黄芩　防风　荆芥穗

羌活　乌药　陈皮　苏薄荷　枳壳　干姜　前胡　桑白皮　姜黄　细辛

当归　木贼草　菊花　柴胡各等分

上将二十二味细锉，用水五大碗，放铜器内，浸三日，将布滤去滓。却将石蟹微火煅令紫色，入药汁内，蘸冷取起，细研为末，就将药水淘飞。浮清者，以净器盛浮水，安静室勿动，以物覆器上，毋使尘垢入内。俟其澄清，倾去药水，以蟹粉曝干，取用配合后之诸药。

不换金拨云丹　治疗一切翳障，都能使眼睛复明。

大石蟹一个，为则，照后制法　大黄　桔梗　川黄连　黄柏　黄芩　防风　荆芥穗

羌活　乌药　陈皮　苏薄荷　枳壳　干姜　前胡　桑白皮　姜黄　细辛

当归　木贼草　菊花　柴胡各等分

将以上二十二味药锉成细末，用五大碗水，放到铜器中，浸泡三天，用布滤去杂质。将蟹用小火煅烧成紫色，放入药水中浸泡，待冷却后，研成细末，用药水水飞，取其上清浮水，放置到安静的地方不要移动，用器皿覆盖其上，以免灰尘入内。待其澄清后把药水倒掉，把蟹粉晒干，以备和后面的药物同用。

蟹粉　坯子各五钱　熊胆　明硼砂　胆矾各二钱　银朱　轻粉　蕤仁霜　硃砂各一钱

川椒　黄连　夜明砂　牛黄　珍珠　鹰条各五分　巴豆霜　血竭　金墨各二分

上各依制法，合研一日，极细无声，瓷罐贮之听用，名曰丹头。随病轻重加减点眼，其效如神。

蟹粉　坯子各五钱　熊胆　明硼砂　胆矾各二钱　银朱　轻粉　蕤仁霜

硃砂_{各一钱}　川椒　黄连　夜明砂　牛黄　珍珠　鹰条_{各五分}　巴豆霜

血竭　金墨_{各二分}

以上药物依据制法，一起研制一日，研成极细末，放置在瓷罐中备用，命名为丹头。随着病情的轻重酌情加减，效果很好。

轻号

丹头_{五分}　冰片_{一分}　麝香_{三厘}　坯子_{一钱}

上共研极细。专治一切风热，暴赤烂弦、迎风冷泪、怕热羞明。或兼半年一发，或一年一发，歇作无时，悉以轻剂点之。不可轻用重药，病轻药重，反受其害，内服合病之剂为助。

轻号

丹头_{五分}　冰片_{一分}　麝香_{三厘}　坯子_{一钱}

以上药物研成极细末。治疗一切风热眼病，如暴赤烂弦、迎风冷泪、怕热羞明。或者眼病半年发作一次，或者一年发作一次，发作没有规律，应该用轻剂点眼，重药不可以轻易使用，如果轻病使用了重药，反而会使病情加重，要服用和病情相符合的药剂治疗。

次轻号

丹头_{六分}　冰片_{一分}　麝香_{三厘}　坯子_{一钱}

上共研极细。专治久患不瘥，珠上必生薄翳，或有红筋赤膜，悉以此次轻药点之。每日三四次，若见退减，日点一二次，愈则勿点。

次轻号

丹头_{六分}　冰片_{一分}　麝香_{三厘}　坯子_{一钱}

以上药物研成极细末。治疗病久不愈，或眼生薄翳，或红筋赤膜，这时应该用次轻号药点眼。每日三四次，如果病情好转，每日一两次，痊愈后，不能再点。

重号

丹头_{七分}　冰片_{一分}　麝香_{三厘}　坯子_{一钱}

上共研极细。治眼患颇重，或翳障垂帘，或赤滞痛涩，用此吹点，每日三四次。目渐愈即止吹药，点数亦减。内服稍轻药为愈。

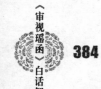

重号

丹头_{七分}　冰片_{一分}　麝香_{三厘}　坯子_{一钱}

以上药物研成极细末。治疗眼病比较严重，翳障如垂帘，或者赤滞痛涩，用此药吹点患眼，每日三四次。眼睛逐渐痊愈时，则停止吹药，点眼的次数也要减少，口服稍轻药直至痊愈。

至重号

丹头_{九分}　冰片_{一分}　麝香_{三厘}　坯子_{一钱}

上共研极细。专治重眼，厚膜遮睛，钉白翳，昏盲无见，方点此药。每日二三次，渐愈渐减。

至重号

丹头_{九分}　冰片_{一分}　麝香_{三厘}　坯子_{一钱}

以上药物研成极细末。治疗重眼病，厚翳遮睛，钉白翳，视昏目无所见，才能用此药。每日两三次，随病情好转逐渐减量。

秘授制炉甘石法

用好田泥做成大窝球二个，外以硼砂、硝石，不拘多少，共为末。即将所做窝球二个，日中曝干极透。用上好羊脑甘石一斤，装在窝内，将球相合。又用前硼、硝盐水调涂固济，又用泥包过，以干为度。以大炭周围架之居中，煅至三炷香尽，色如松花样为度。取出，淬入童便内。略轻研一遍，浮上者，逼在一处。重浊不碎者装入，照前复煅，又淬再研，又逼所沉者，石脚不用。细末须炙烘得极干，再用三黄汤，开列于后。煮过晒干，收贮听用。

用好田泥做两个如鸟窝状的半球体，硼砂、硝石，不论多少，共为细末。将两个半球体在太阳下晒至干燥。用上好的如羊脑状的炉甘石一斤放置在两个半球所组成的球体中。用前面所制的硼砂、硝石盐水调成糊状，涂于球体表面加固球体，再用泥包裹，以干为度。放置在炭火上，煅烧三炷香的时间，直至色如松花样为止。取出，淬入童便内。研制成细末，取浮上者，放在一边，所剩部分按照前面，重新煅烧，再淬再研，又取浮上者，将所剩的下脚料弃之不用。把细末烘制极干燥，再加入三黄汤，煮过晒干，以备用。

煮炉甘石三黄汤药味

川黄连　黄柏　川羌活　黄芩　山栀仁　防风　木贼草　蝉蜕　家菊花
白芷　苏薄荷　细辛　当归身　川芎　荆芥穗　大黄　赤芍药　连翘_{等分}
上锉一剂，白水四碗，煎至二碗，去滓，澄清。入煅过炉甘石煮之。

煮炉甘石三黄汤药味

川黄连　黄柏　川羌活　黄芩　山栀仁　防风　木贼草　蝉蜕　家菊花
白芷　苏薄荷　细辛　当归身　川芎　荆芥穗　大黄　赤芍药　连翘_{等分}
以上药物共锉成一剂。用白水四碗，煎至两碗，去滓，澄清。把煅烧过的炉甘石
放入煮之。

取汞粉法

此粉，如遇痰火症配痰火药，惊风症配惊风药。每剂中加四厘，无有不效。

此粉，如果治疗痰火症配伍治疗痰火的药物，治疗惊风症时配伍治疗惊风的药物。
每剂中加入四厘，均有好的疗效。

汞一两，铅二钱五分，铁杓熔化，另放，冷定。再将白矾、牙硝、皮硝、皂矾各
五钱，青盐二钱，炒干，再入铅汞。共研极细，入罐升打，铁盖扎好，硼砂、盐泥固济，
三钉架于火上，先用文一炷，后武二炷为度。武火时，以新羊毛笔蘸水，盖内画圈，香
尽画止，冷开取用。

汞一两，铅二钱五分，在铁勺内将其融化，待冷却后备用，再将白矾、牙硝、皮
硝、皂矾各五钱，青盐二钱，炒干，再放入铅、汞，一同研成细末，放入罐内升炼。
铁盏扎好，硼砂、盐泥固定，用三钉架到火上，先用文火烧一炷香的时间，再用武火
烧两炷香的时间。武火时用新羊毛笔蘸水，在盏内画圈，待两炷香燃尽停止，待冷却
后备用。

制硇砂法

用好硇砂五钱，以初生男儿乳汁浸透，放古镜背面，碗盖，密布包定。埋土内四十九日，取出。色绿的是活砂，听用。

用好硇砂五钱，用初生男婴的乳汁浸泡，放置在古镜的后面，再用碗盖上，其上用密布包裹，埋于土内四十九日，取出。颜色绿的是活砂，取下备用。

眼科取灵砒法

白砒五钱，为末。用牙硝白腜子一个，切如豆大，将砒拌匀。用乌公鸡一只，饿二日，将腜喂之。食尽半顿饭时，杀鸡取出，淘净，入罐内封固。打火三炷香，取升盏灵砒。再用多年老鹅油拌砒，封固，放净处四十九日。去油，加蕤仁去壳皮五钱，黄连三钱，生砒五分，俱为末，再入罐内打火，取出听用。

白砒五钱，研成细末。用牙硝白腜子一个，切成如豆大小，和白砒搅拌均匀。用乌公鸡一只，饿两天后，用白腜子喂食。食后半顿饭的时间，把鸡杀掉取出药物，淘洗干净，密封进罐子中，烧制三炷香的时间，取升到盏上的灵砒。再用多年的老鹅油和白砒搅拌均匀，密封存放四十九天。把油去掉，加入去壳皮的蕤仁五钱，黄连三钱，生砒五分，研成细末，再放入罐中，烧制后备用。

烂翳方　用虎掌草根烧灰点之，胬肉并点亦妙。

烂翳方　用虎掌草的根烧成的灰点眼，也可以治疗胬肉。

点翳膜老障验方　凡难退翳障，须用是药点除。如畏痛，勿用治之。

明矾二两，要上好者　人言七分　番硇砂一钱

共研细。入阳城罐内，打火，先文后武。罐口留一孔出烟，以烟尽为度。埋土中一宿，去其火毒，次早开出。研极细末，加银朱一分二厘，再研匀，似桃红色，收贮罐内听用。

点翳膜老障验方　凡是日久难愈的翳障，要用这个方子点眼。如果有畏痛的症状，不能用此方治疗。

明矾二两，要上好者　人言七分　番硇砂一钱

共同研成细末。放入耐火罐中，烧制，先用文火再用武火。罐口留一个小孔出烟，把烟出净为度。埋进土中一夜，以去除其火毒，次日早上打开，取出，研成细末，加银朱一分二厘，再研均匀，颜色如桃红色时，收起备用。

收泪散　治风泪不止。

绿炉甘石制，煅，飞细，一钱　海螵蛸五分　梅花片少许

共研极细，点出泪窍处。

收泪散　治疗迎风流泪不止。

绿炉甘石制，煅，飞细，一钱　海螵蛸五分　梅花片少许

共同研成极细末，点于泪小点处。

蟹睛不收方

凡蟹睛不收，捉大白花蜘蛛数个，用阴阳瓦焙干，研细末。或滚于丸药上，或温酒调服，即收，神效。

蟹睛不收方

凡是蟹睛长时间不能愈合，捉几只大白花蜘蛛，用阴阳瓦焙干，研成细末。或者覆盖在药丸上，或者用温酒调服，即可治愈，效果极好。

敷眼诸药方

玉龙丹　治一切火眼赤肿。

明矾六分　没药二钱　乳香二钱五分　炉甘石煅，飞过，一两　珍珠一钱　黄丹飞净，一两

麝香七分　梅花片三分

共研极细，炼蜜为丸。银朱五分为衣，收贮听用。如用，将井花凉水磨，涂眼皮外立效。

玉龙丹　治疗一切火邪引起的胞睑红肿。

明矾_{六分}　没药_{二钱}　乳香_{二钱五分}　炉甘石_{煅，飞过，一两}　珍珠_{一钱}　黄丹_{飞净，一两}　麝香_{七分}

梅花片_{三分}

以上药物共同研成极细末，制作成蜜丸，银朱五分，包裹蜜丸，收起备用。用时将井花凉水研磨后涂于眼皮外面，立刻起效。

散血膏　治赤肿不能开，睛痛，热泪如雨。

紫金皮　白芷　大柏皮　大黄　赤小豆　南星　寒水石　姜黄

上各等分，为细末，生地黄汁调成膏，敷眼四围。

散血膏　治疗眼睑红肿不能睁开，眼睛疼痛，热泪如雨。

紫金皮　白芷　大柏皮　大黄　赤小豆　南星　寒水石　姜黄

以上药物各等分，研成细末，用生地黄汁调成膏，敷于眼睛四周。

清凉膏

南星_{生用}　苏薄荷_{各五钱}　荆芥　百药煎_{各二钱}

上为细末，井水调成膏。贴眼角上，自然清凉。

清凉膏

南星_{生用}　苏薄荷_{各五钱}　荆芥　百药煎_{各二钱}

以上药物共为细末，用井水调成膏。敷于眼角，自然清凉。

搜风散　治风热眼及肿痛。

川黄连　大黄　朴硝　黄丹

上各等分为末，以苦参同煎汤，外加炼过白蜜同调。敷眼四弦，甚妙。

搜风散　治疗风热眼病和肿胀疼痛。

川黄连　大黄　朴硝　黄丹

以上药物各等分，共为细末，和苦参一同煎制，再加入白蜜调匀。敷眼睛周围，效果很好。

洗眼诸药方

神仙碧霞丹　能治内外诸障。

当归　没药_{各二钱}　血竭　白丁香　硼砂　片脑　麝香　马牙硝　乳香_{各五分}

黄连_{三钱}　铜绿_{一两五钱，为衣}

上为细末，熬黄连膏和丸，如鸡头实大。每用新汲水半盏，于瓷盒内浸。常用每一丸可洗四五日，大病不过一月，小病半月。冷泪三日见效。

神仙碧霞丹　治疗内外诸障。

当归　没药_{各二钱}　血竭　白丁香　硼砂　片脑　麝香　马牙硝　乳香_{各五分}

黄连_{三钱}　铜绿_{一两五钱，为衣}

以上药物研成细末，熬黄连膏和丸，如鸡头大小。每次用新井水半钟，盛于瓷盒内，把药丸浸入水中。经常用，一丸可以洗四五日，大病不到一个月就能痊愈，小病半个月就能痊愈。流冷泪者三天内见效。

洗烂弦风赤眼方　其效如神。此药，人家不可少，无目病则以施人，价廉工省，济人甚便。

苦参_{四钱}　五倍子　荆芥穗　防风　黄连_{各三钱}　铜绿_{五分}

上为细末，外以苏薄荷煎汤，丸如弹子大。临用时，以热水化开，洗眼，每日三次。立愈，神效。

洗烂弦风赤眼方　此方疗效神奇。家中可以常备此药，自己没有眼病也可以赠与他人，价格低廉，方便赠与。

苦参_{四钱}　五倍子　荆芥穗　防风　黄连_{各三钱}　铜绿_{五分}

以上药物共同研成细末，用苏薄荷汤调成如子弹大小的丸。临用时，用热水化开，洗眼，每日三次。效果显著。

洗眼红枣儿　治不论年久烂弦风眼，俱可洗。

皮硝一斤，滚水泡化，澄清，去滓。取上好红枣儿一斤，去核，入硝汁内，浸一日。取出，晒干，又浸，如此数次，以汁尽为度。将枣儿一个，装黄连末三分，小者二分，将枣仍旧合之，勿令泄气。用时取枣一个，投白滚汤泡之，不时洗眼，极妙。

洗眼红枣儿　治疗新患或者日久不愈的烂弦风眼，都可以洗。

朴硝一斤，滚水化开，澄清、去滓。取上好的红枣一斤，去核，入朴硝内浸一日。取出晒干，再浸再晒干，如此几次，直到硝汁用尽。一个枣中装三分黄连末，小枣装二分，将枣恢复原状，密封好。用的时候，取一个枣用白滚汤浸泡后，用水不时洗眼，效果很好。

治眼吹药诸方

立应散　治内外障翳，昏涩多泪及暴赤眼，一切目疾，并皆治之，每日嗵鼻。

蹋躅花_{减半}　香白芷　当归　雄黄_{另研}　川附子_炮　鹅不食草_{洗净，各等分}

上为细末，入麝香少许和匀。含水嗵鼻内，去尽浊涕、眼泪为度。

立应散　治疗内外翳障，视昏多泪，暴赤眼，一切眼病，都可以治疗。每日吹药入鼻。

蹋躅花_{减半}　香白芷　当归　雄黄_{另研}　川附子_炮　鹅不食草_{洗净，各等分}

以上药物共为细末，再加少许麝香，搅拌均匀。含水吹鼻内，直到浊涕、眼泪去除干净。

碧玉散　治眼睛肿胀，红赤昏暗，羞明怕日，隐涩难开，疼痛风痒，头重鼻塞，脑鼻酸疼，翳膜胬肉，眵泪稠黏，拳毛倒睫，一切眼症。

羌活　蹋躅花　薄荷　川芎　防风　蔓荆子　细辛　荆芥　白芷_{各一钱}

风化硝　石膏_煅　青黛　黄连_{各三钱}　鹅不食草_{三两}

上为细末。吹鼻中，一日吹三次。

碧玉散　治疗眼睛肿胀，红肿，视物昏暗，羞明怕日，隐涩难以睁开，疼痛瘙痒，头重鼻塞，脑鼻酸疼，翳膜胬肉，眵泪黏稠，倒睫，一切眼病。

羌活　蹋躅花　薄荷　川芎　防风　蔓荆子　细辛　荆芥　白芷_{各一钱}

风化硝　石膏_煅　青黛　黄连_{各三钱}　鹅不食草_{三两}

以上共为细末。吹入鼻中，一日吹三次。

青火金针　治火眼赤肿及头痛牙疼者。

焰硝一两　青黛　苏薄荷净叶　川芎各五钱

上为细末。令患人口含水，以管吹入鼻内，浊涕、热泪去净即愈。

青火金针　治疗由于火邪引起的红赤肿胀以及头痛、牙痛。

焰硝一两　青黛　苏薄荷净叶　川芎各五钱

以上共研细末。令患者口中含水，用管子吹入鼻子内，直到浊涕、热泪去除干净即可痊愈。

赤火金针　治赤眼头风，冷泪鼻塞，耳鸣牙疼者。

焰硝一两　川芎　雄黄　乳香　没药　石膏各一钱

上为细末，每用一二分，如前嗜鼻三次。

赤火金针　治疗眼红头风，流冷泪鼻塞，耳鸣，牙痛。

焰硝一两　川芎　雄黄　乳香　没药　石膏各一钱

以上药物共为细末，每次一二分，每日吹鼻三次。

通顶散　治风毒攻眼，并夹脑风。

香白芷　细辛　藿香叶　川芎各七钱　踯躅花三钱

上为细末。每令病患先嚼新汲冷水一口，然后，芦筒少挑，嗜于鼻内，以手擦两太阳穴。

通顶散　治疗风毒攻眼，合并头风。

香白芷　细辛　藿香叶　川芎各七钱　踯躅花三钱

以上药物共为细末，每次使病人含一口冷井水，然后用芦苇筒蘸少许药物，吹于鼻子内，并且用手揉搓两侧太阳穴。

止痛药方

乳香丸　治眼疼头痛，或血攻作而急，遍身疼痛。

五灵脂二钱　乳香　没药　草乌　夏蚕砂各五钱　木鳖子五枚

上为细末，酒煮面糊为丸，如梧桐子大。每服七丸，薄荷汤或茶清任意送下。如头

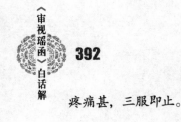

疼痛甚，三服即止。

乳香丸　治疗眼疼，头痛，瘀血所致的遍体疼痛。

五灵脂_{二钱}　乳香　没药　草乌　夏蚕砂_{各五钱}　木鳖子_{五枚}

以上药物共为细末，用酒煮的面糊制成如梧桐子大小的药丸。每次服用七丸，薄荷汤或茶水送下。如果头痛更加严重者，服用三剂即可停止。

按：乳香、没药，总为定痛之要药也。必审其病之源，而佐之以乳、没，则其效速也；如有风而痛者，用散风药中加乳香、没药，则痛可止；如血滞而痛者，当用行血药中加乳香、没药，而痛即止；如热郁而痛者，当用清热药中加乳香、没药，而痛即止；今人不工于此，而惟恃乳香、没药定痛，服之而痛不止者，不知治痛之所由也。乳香、没药，岂能奈之何哉，而徒嗟其药之不效，弗思甚耳。

按语：乳香、没药，是治疗疼痛的重要药物，必须辨明疾病的真正病因，而加乳香、没药，疗效才能显著。如果是风邪引起的疼痛，在散风药中加乳香、没药，则可以止痛；如果因为血瘀而致的疼痛，在行血药中加入乳香、没药，则可以止痛；如果因为热郁而引起的疼痛，在清热药中加乳香、没药，则可以止痛。现在的人不知道这些，只知道乳香、没药可以止痛，令患者服用后却没有效果，是因为不知道疼痛的病因。只服用乳香、没药，是没有效果的，而却说药物没有效果，这确实值得思考。

神仙拈痛散　治一切暴发火眼，疼痛昼夜不止。

生明矾_{拣上好明透者佳，研极细如粉样}

上用鸡蛋清，共矾粉调匀，将鹅翎毛搽眼胞疼痛之处，如干再搽，其痛即止。

神仙拈痛散　治疗一切因火邪引起的眼病，昼夜疼痛不止。

生明矾_{拣上好明透者佳，研极细如粉样}

用鸡蛋清和明矾调制均匀，将鹅毛蘸少许涂搽到眼睑疼痛处，干燥时再涂，则疼痛即可停止。